全国中医药行业高等教育经典老课本

普通高等教育“十五”国家级规划教材
新世纪（第二版）全国高等中医药院校规划教材

药　理　学

（供中医药类专业用）

主　编　吕圭源（浙江中医药大学）
副主编　王乃平（广西中医学院）
金若敏（上海中医药大学）
苏云明（黑龙江中医药大学）
李　军（天津中医药大学）

中国中医药出版社
·北　京·

图书在版编目（CIP）数据

药理学/吕圭源主编. —北京：中国中医药出版社，2017.3

全国中医药行业高等教育经典老课本

ISBN 978-7-5132-4041-3

Ⅰ. ①药…　Ⅱ. ①吕…　Ⅲ. ①药理学-中医学院-教材　Ⅳ. ①R96

中国版本图书馆 CIP 数据核字（2017）第 037224 号

中国中医药出版社出版

北京市朝阳区北三环东路 28 号易亨大厦 16 层

邮政编码　100013

传真　010 64405750

保定市西城胶印有限公司印刷

各地新华书店经销

开本 850×1168　1/16　印张 26.25　字数 605 千字

2017 年 3 月第 1 版　2017 年 3 月第 1 次印刷

书　号　ISBN 978-7-5132-4041-3

定价　55.00 元

网址　www.cptcm.com

如有印装质量问题请与本社出版部调换

社长热线　010 64405720

购书热线　010 64065415　010 64065413

微信服务号　zgzyycbs

书店网址　csln.net/qksd/

官方微博　http://e.weibo.com/cptcm

淘宝天猫网址　http://zgzyycbs.tmall.com

全国高等中医药教材建设
专家指导委员会

普通高等教育"十五"国家级规划教材
新世纪全国高等中医药院校规划教材

《药理学》（新世纪第二版）编委会

出版说明

“新世纪全国高等中医药院校规划教材”是全国中医药行业规划教材，由“政府指导，学会主办，院校联办，出版社协办”，即教育部、国家中医药管理局宏观指导，全国中医药高等教育学会和全国高等中医药教材建设研究会主办，全国26所高等中医药院校各学科专家联合编写，中国中医药出版社协助管理和出版。本套教材包含中医学、针灸推拿学和中药学三个专业共46门教材。2002年相继出版后，在全国各高等中医药院校广泛使用，得到广大师生的好评。

“新世纪全国高等中医药院校规划教材”出版后，国家中医药管理局、全国中医药高等教育学会、全国高等中医药教材建设研究会高度重视，多次组织有关专家对教材进行评议。2005年，在广泛征求、收集全国各高等中医药院校有关领导、专家，尤其是一线任课教师的意见和建议基础上，对“新世纪全国高等中医药院校规划教材”进行了全面的修订。“新世纪（第二版）全国高等中医药院校规划教材”（以下简称“新二版”教材）语言更加精炼、规范，内容准确，结构合理，教学适应性更强，成为本学科的精品教材，多数教材至今已重印数十次，有16门教材被评为“‘十二五’普通高等教育本科国家级规划教材”。

当今教材市场“百花齐放”“百家争鸣”，新版教材每年层出不穷，但仍有许多师生选用“新二版”教材。其中有出于对老主编、老专家的敬仰和信任，当时的编者，尤其是主编，如今已经是中医学术界的泰斗；也有些读者认为“新二版”教材的理论更为经典；还有部分读者对“绿皮书”有怀旧情结，等等。为更好地服务广大读者，经国家中医药管理局教材建设工作委员会、中国中医药出版社研究决定，选取“新二版”中重印率较高的25门教材，组成“全国中医药行业高等教育经典老课本”丛书，在不改动教材内容及版式的情况下，采用更优质的纸张和印刷工艺，以飨读者，并向曾经为本套教材建设贡献力量的专家、编者们致敬，向忠诚的读者们致敬。

热忱希望广大师生对这套丛书提出宝贵意见，以使之更臻完善。

国家中医药管理局教材建设工作委员会

中国中医药出版社

2017年2月

再版前言

“新世纪全国高等中医药院校规划教材”是全国唯一的行业规划教材。由“政府指导，学会主办，院校联办，出版社协办”。即：教育部、国家中医药管理局宏观指导；全国中医药高等教育学会及全国高等中医药教材建设研究会主办，具体制定编写原则、编写要求、主编遴选和组织编写等工作；全国26所高等中医药院校学科专家联合编写；中国中医药出版社协助编写管理工作和出版。目前新世纪第一版中医学、针灸推拿学和中药学三个专业46门教材，已相继出版3~4年，并在全国各高等中医药院校广泛使用，得到广大师生的好评。其中34门教材遴选为教育部“普通高等教育‘十五’国家级规划教材”，41门教材遴选为教育部“普通高等教育‘十一五’国家级规划教材”（有32门教材连续遴选为“十五”、“十一五”国家级规划教材）。2004年本套教材还被国家中医药管理局中医师资格认证中心指定为执业中医师、执业中医助理医师和中医药行业专业技术资格考试的指导用书；2006年国家中医、中西医结合执业医师、执业助理医师资格考试和中医药行业专业技术资格考试大纲，均依据“新世纪全国高等中医药院校规划教材”予以修改。

新世纪规划教材第一版出版后，国家中医药管理局高度重视，先后两次组织国内有关专家对本套教材进行了全面、认真的评议。专家们的总体评价是：“本次规划教材，体现了继承与发扬、传统与现代、理论与实践的结合，学科定位准确，理论阐述系统，概念表述规范，结构设计合理，印刷装帧格调健康，风格鲜明，教材的科学性、继承性、先进性、启发性及教学适应性较之以往教材都有不同程度的提高。”同时也指出了存在的问题和不足。全国中医药高等教育学会、全国高等中医药教材建设研究会也投入了大量的时间和精力，深入教学第一线，分别召开以学校为单位的座谈会17次，以学科为单位的研讨会15次，并采用函评等形式，广泛征求、收集全国各高等中医药院校有关领导、专家，尤其是一线任课教师的意见和建议，为本套教材的进一步修订提高做了大量工作，这在中医药教育和教材建设史上是前所未有的。这些工作为本套教材的修订打下了坚实的基础。

2005年10月，新世纪规划教材第二版的修订工作全面启动。修订原则是：①有错必纠。凡第一版中遗留的错误，包括错别字、使用不当的标点符号、不规范的计量单位和不规范的名词术语、未被公认的学术观点等，要求必须纠正。②精益求精。凡表述欠准确的观点、表达欠畅的文字和与本科教育培养目的不相适应的内容，予以修改、精练、删除。③精编瘦身。针对课时有限，教材却越编越厚的反应，要求精简内容、精练文字、缩编瘦身。尤其是超课时较多的教材必须“忍痛割爱”。④根据学科发展需要，增加相应内容。⑤吸收更多院校的学科专家参加修订，使新二版教材更具代表性，学术覆盖面更广，能够全面反应全国高等中医药教学的水平。总之，希冀通过修订，使教材语言更加精炼、规范，内容准确，结构合理，教学适应性更强，成为本学科的精品教材。

根据以上原则，各门学科的主编和编委们以极大的热情和认真负责的态度投入到紧张的修订工作中。他们挤出宝贵的时间，不辞辛劳，精益求精，确保了46门教材的修订按时按质完成，使整套教材内容得到进一步完善，质量有了新的提高。

教材建设是一项长期而艰巨的系统工程，此次修订只是这项宏伟工程的一部分，它同样要接受教学实践的检验，接受专家、师生的评判。为此，恳请各院校学科专家、一线教师和学生一如既往关心、关注新世纪第二版教材，及时提出宝贵意见，从中再发现问题与不足，以便进一步修改完善或第三版修订提高。

全国中医药高等教育学会

全国高等中医药教材建设研究会

2006年10月

修订说明

新世纪全国高等中医药院校规划教材《药理学》第二版，是根据教育部有关普通高等教育教材建设与改革的意见精神，按照全国高等中医药教材建设研究会的要求，强调教材应符合专业培养目标，力求进一步提高其思想性、科学性、先进性、启发性、实用性和趣味性。充分考虑中医药院校教学时数少、专业分类多，并需与中医药学科互相促进的特点，从教学实际出发，结合临床用药、医药科研及药品市场情况，努力运用辩证唯物主义观点，在内容选择和编写方式上与多数其他《药理学》教材有较大差异，充分体现“深、广、新、明和生动活泼”的编写原则。采用详细论述与表格法相结合的方式，重点阐述药理学的基本理论、基本知识和基本技能，并尽可能多地充实新理论、新知识和新药物，努力做到易教易学，生动有趣，使教师能分清主次、深入浅出，学生能熟悉全面、掌握重点。

本教材修订后共八篇五十一章，收录药物826个，超过现有药理学教材；并充实了新的内容，附录编写了一些实用知识，如消毒防腐药、精神药品和麻醉药品、药物剂量折算法等，以增加本教材的实用性。同时，对少部分内容作了调整，使教材更加精练。希望通过本教材的学习，除了掌握药理学知识以外，还能培养学生的创新思维，分析、归纳和解决问题的能力，提高自学水平。

本教材主要供高等中医药院校中医、骨伤、针灸等专业和中药专业本科生及相应专业的成教学生使用，中医药各专业的专科生也可选用。使用本教材时，应根据各专业具体情况和教学大纲要求，对教材内容作适当取舍。

本教材在修订过程中，得到了各参编单位的大力支持，各位编委各尽其责，确保书稿如期完成。河南中医学院李建平，浙江中医药大学张涵、刘玫琦、刘赛月、张园，温州医学院胡淑平等在本书的统稿过程中做了大量工作，在此谨致以诚挚的谢意。

限于我们的水平和能力，本教材的缺点和错误在所难免，敬请读者给予批评、指正。

吕圭源

2007.6 于杭州

目 录

第一篇 药物作用的基本原理

第二篇 外周神经系统药

第三篇 中枢神经系统药

第四篇 自体活性物质类药

第五篇 内脏系统药

第六篇 内分泌系统药

第七篇 化学治疗药

第一篇 药物作用的基本原理

第一章 绪论

一、药理学的概念、内容和任务

1. 概念

（1）药物（drug，pharmakon） 即药，是指用于预防、治疗、诊断疾病及某些特殊用途（如避孕、堕胎等）的化学物质。药物经加工制成符合应用要求、便于病人使用，且能安全贮运的成品，称药物制剂或药品。古代药以天然产物为主（多数是植物，也有动物和矿物及其加工品，都不是单纯的化学物质），现代药多为人工合成化学药物、天然药的有效成分及生物制品；近年来还发展了基因治疗及基因工程药物。

（2）药理学（pharmacology） 是研究药物与机体（包括病原体）相互作用及作用规律的一门学科。药理学以生理学、生物化学、病理学、微生物学、免疫学、分子生物学等为基础，为指导临床合理用药提供基本理论，是基础医学与临床医学、医学与药学之间的桥梁（图 1－1）。

2. 内容

1. 药物效应动力学(pharmacodynamics) 简称药效学，主要研究药物对机体的作用，包括药物的作用（action）、作用机制（mechanism of action）、临床应用或称适应证(indication)等。

（2）药物代谢动力学（pharmacokinetics） 简称药动学，主要研究机体对药物的作用，包括药物在机体的吸收、分布、转化及排泄过程，并运用数学原理和方法阐述血药浓度随时间变化的规律。

（3）影响药物效应的因素

（4）药物的不良反应（adverse reaction，untoward reaction）和禁忌证（contraindication）

另外，也涉及一些必要的药物学知识，如药物的理化性质、制剂和用法、用量等。

3. 任务

（1）阐明理论 阐明药物与机体相互作用的基本规律和原理，包括生理、生化、病理过程。

（2）指导用药 指导临床合理用药，以求发挥药物的最佳疗效，降低不良反应。

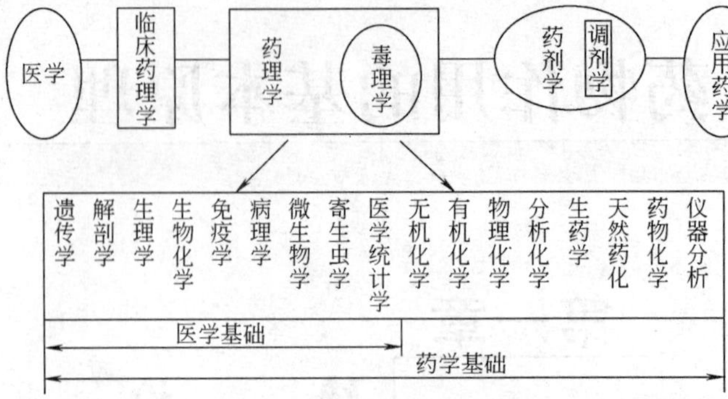

图 1-1 药理学与相关学科的关系

(3) *开发新药* 为寻找新药或老药新用及发现不良反应提供线索，为比较同类药物的优势提供实验依据。

(4) *发展中医药* 为发展中医药理论、开展中医药现代化提供研究方法。

二、药物与药理学发展简史

药理学是在药物学的基础上发展起来。药物的历史可以追溯到 5000～6000 年前，古人在生活、生产、争斗等过程中，无意间因食物中毒或受伤等，而发现了药物。在中国和埃及的最早文字记载中，收录了许多种类的药品，其中包括迄今仍认为有效的药物。约公元前 2000 年的《山海经》和约公元前 1550 年古埃及出版的《埃伯斯纸莎草书》（Ebers Papyrus）均有药物记载。《神农本草经》记载药物 365 种。罗马医生 Galen（131～201 年）将天然药制成便于口服的制剂，统称为 Galen 制剂（galenicals）。唐代的《新修本草》（公元 659 年）是中国第一部由政府颁发的药典，也是世界上最早的药典，比欧洲最早的《佛罗伦萨药典》和《纽伦堡药典》分别早 839 年和 883 年。明代的《本草纲目》（公元 1593 年）是举世闻名的药物学巨著，已被译成英、德、法、俄、日、朝、拉丁语等 7 种语言文本，传播到世界各地。中国“本草”以四气五味说明药物的作用性质，用归经说明药物的作用部位，古代西方医学也有与之相似的四要素学说等。17 世纪末，英国等欧洲医生仿效物理学的研究方法，开始用实验和观察的方法取代纯理论化的医学思想，研究临床所用的传统药物，主要研究药物制剂及其应用方法。记载药物知识的书籍称为“药物学”（materia medica）。

化学合成药最早起源于中国，公元 328 年晋朝葛洪在浙江炼丹，炼成的丹砂主要成分为硫化汞。公元 1681 年，康熙皇帝诏令全国，推广人痘接种以防天花。德国药师 Serturner 于 1803 年首先从植物药鸦片中分离出吗啡。Wohler 于 1828 年率先用氰酸铵合成尿素，1831 年合成了氯仿、氯醛（1832 年）等有机药物。意大利生理学家 Fontana（1720～1805）用动物测定了数以千计的药物毒性，开创了实验动物生理学和药理学实验方法。Magendie 于 1819 年用青蛙实验证明了士的宁的作用部位。在此基础上，德国 Buchheim（1820～1879 年）于 1847 年建立了第一个药理实验室，1849 年成为世界上第一位药理学教授，随后又写出第一本药理学教科书，1870 年创刊第一本药理学杂志。其学生 Schmiedeberg（1838～1921 年）

继续发展了实验药理学，开始以脏器研究药物的作用部位，称为器官药理学。1878 年 J. N. Langley 根据阿托品与毛果芸香碱对猫唾液分泌的拮抗作用研究，首先提出受体的概念，1921 年 Loewi 证实递质的存在。Sutherland 1957 年发现 cDNA，1965 年提出第二信使学说，20 世纪 70 年代初，美国 Rodbell 提出 G 蛋白假设，使受体的研究更加深入，后来又出版了《受体学》。

1909 年德国微生物学家 Ehrlich 发现砷凡纳明（606）能治疗梅毒，1928 年英国 Fleming 发现青霉素；1935 年德国 Domagk 发现"百浪多息"（磺胺类）能治疗链球菌感染；1940 年 Florey 和 Chain 继续研究青霉素，并开始应用于临床，从而进入了研究抗生素的新时代。1946 年后，药物与药理学飞速发展，涌现出抗生素、抗癌药、抗精神病药、抗高血压药、抗组胺药、抗胆碱酯酶药、抗肾上腺素药、抗溃疡病药等新领域，至今仍在深入发展。近 20 ~ 30 年来，由于分子生物学、生物化学、生物物理学、免疫学、生物统计学的迅猛发展，以及组织和细胞培养、微电极测量、同位素、电子显微镜、电子计算机、各种色谱和生物工程等新技术的广泛应用，药理学有了很大的发展。如对药物作用机制的研究，由原来的系统、器官水平，深入到细胞、亚细胞、受体、分子和量子水平。1983 年 Numa 第一个分离纯化得到烟碱受体，随后出现了钙离子通道等多种受体的拮抗药，并阐明了多种药物对受体或钙等离子通道的作用机制。抗感染药物扩大到抗病毒领域，新一代抗生素不断涌现。此外，在抗炎免疫药理、心血管药理、神经药理等的理论研究和新药开发等方面也取得了显著进展和成效。

在学科发展上，药理学出现了许多新的分支，如毒理学（toxicology）和临床药理学（clinical pharmacology）、生化药理学（biochemical pharmacology）、分子药理学（molecular pharmacology）、遗传药理学（pharmacogenetics）、时辰药理学（chronopharmacology）、免疫药理学（immunopharmacology）、肾脏药理学（renal pharmacology）、生殖药理学（genesis pharmacology）、内分泌药理学（endocrine pharmacology）等。

临床药理学（clinical pharmacology）以药理学和临床医学为基础，主要以人体为研究对象，其内容涉及临床用药研究的各个领域，包括临床药效学、临床药动学、新药临床试验、临床疗效评价、不良反应监测以及药物相互作用等。

我国现代药理学的形成是在 20 世纪 20 年代，陈克恢等开展了对麻黄的药理作用研究，于 1924 年发表论文指出麻黄碱的药理作用与肾上腺素作用类似，且更持久。1926 年创立了包括药理学会的中国生理科学会。1962 年张昌绍和邹岗发现吗啡的作用部位在大脑第三脑室周围灰质。1963 年周廷冲院士阐明梭曼磷酰化乙酰胆碱酯酶的老化机制是梭曼磷酰化酶的脱烷基反应，为解毒药设计指明了方向。1965 年合成了牛胰岛素。1972 年成功分离得到青蒿素，1986 年获一类新药证书。在抗血吸虫病药、抗心血管病药、抗肿瘤中药等方面我国的药理学者都取得了重大成果。1972 年出版了《中药药理学》，1979 年成立了中国药理学会，1980 年创办《中国药理学报》，此后相继创办了《中国药理学与毒理学杂志》、《中国临床药理学杂志》、《中国药理学通报》、《中药药理与临床》，并出版了《药理实验方法学》及《中药药理研究方法学》等。1985 年中国药理学会成为一级学会。1987 年陈宜张院士提出糖皮质激素快速作用的"非基因组机制"学说。

随着化学药的快速发展，药物不良反应事件也不断发生，如砷制剂（arsenical）治疗梅毒引起黄疸，二硝基酚（dinitrophenol）减肥引起的白内障约致1万人失明，反应停（thalidomide）用于孕妇的妊娠反应，使全球诞生了12000多畸形儿等，引起了世界各国对药物不良反应的高度重视。荷兰于1972年出版了第一部《药源性疾病》专著，美国于1976年颁布了《有毒物质管理法》，世界经济合作与发展组织编写了《毒物毒性测试指导手册》。毒理学（toxicology）研究也在不断深入和发展。

由于化学药药源性疾病的不断出现和分子生物学研究的不断深入，药物研究的重点逐渐转向天然药物和生物工程药物（基因药物）。药理学研究也将会在中药复方成分、天然药有效成分及生物工程（基因）药物方面开展更深入、广泛的研究。中药研究还需研制中医"证"的动物模型，利用这些动物模型进一步开展中药药理学研究。

三、药理学的研究方法

药理实验方法的建立和发展对于现代药理学的发展和药理学理论体系的建立起了关键性的作用。药理学实验方法种类繁多，根据其实验对象可分为基础药理学方法和临床药理学方法。

1. 基础药理学方法 以动物为实验对象，研究药物与动物相互作用的规律，包括如下两个方面：

（1）*实验药理学方法* 以健康正常动物为实验对象，分整体和离体两种实验类型。

① 整体实验：可用健康清醒动物进行药效学或药动学研究，也可用健康麻醉动物进行研究，观察药物对某些或某个系统或器官的影响。

② 离体实验：是以正常动物的器官、组织、细胞、亚细胞或受体分子为实验对象，在体外进行药效学研究。这些方法可用于分析药物作用、作用部位及作用机制。

（2）*实验治疗学方法* 是先用实验病理学的方法，将正常动物造成类似于人体疾病的病理模型，进行药效学或药动学研究，如用四氧嘧啶造成糖尿病模型，观察药物的降糖作用，用自发性高血压大鼠（SHR）观察药物的降压作用及机制。实验治疗也可用体外培养细菌、病毒、肿瘤细胞等方法进行。

2. 临床药理学方法 以人体为研究对象，研究药物与人体相互作用的规律，也分整体和离体实验。通常是在系统的动物实验（包括药效和毒理实验）取得充分资料后在正常或有病的人体上进行实验，也可采用正常人或病人的血液、骨髓等样本，以及外科手术切除的人体组织或器官，如子宫、胃、肺等进行药理研究，以了解药物对人体的作用、作用机制及药动学过程。主要观察药物对人体疾病的防治效果、不良反应，也包括药物相互作用以及新药的临床评价等，对指导临床合理用药更具有重要意义。

3. 新技术应用 随着现代科学技术的发展、学科的互相渗透，生物物理学、遗传学、分子生物学、数学、计算机应用等学科的研究方法也越来越多地应用于药理学的研究，如色谱技术（气相、液相、气-质或液-质联用等）、电生理学技术（诱发电位、微电极记录、电压钳、膜片钳技术等）、分子生物学技术（DNA克隆、DNA聚合酶链式反应、蛋白质表达及转基因技术等）、电镜技术、放射自显影技术、放射免疫分析技术及其他先进技术，使药理学得以更快地发展。

药理学研究必须遵循科学研究的一般规律，进行科学的实验设计（随机、对照、重复、均衡的原则）和严格的实验操作。

四、药理学在新药研究中的任务

1. 新药的研究内容 新药是指化学结构、药品组分或药理作用不同于现有药品，并在我国未上市销售的药品。新药研究过程分临床前研究、临床研究和上市后药物监测 3 个阶段。临床前研究包括制备工艺、理化性质、质量标准、稳定性、药效学、药动学、毒理学等研究。临床研究主要对药品的安全性、有效性进行评价。不同类型的新药，在药理学和毒理学研究等方面有不同的要求。

2. 药理学的任务 ①为新药研制或老药新用提供线索；②进行药效学、生物等效性或药代动力学研究；③新药的作用机制研究；④毒理学研究（包括急性毒性，长期毒性，皮肤、黏膜用药的毒性，生殖毒性，致突变、致癌试验及制剂安全性评价等）。

第二章 药物对机体的作用——药效学

药效学是研究药物对机体的作用，即研究药物对机体产生的生理生化反应、产生药物作用的机制、作用强度与剂量之间的关系以及临床适应证等。

第一节 药物作用的基本规律

一、概念和分类

（一）概念

药物作用（drug action）：也称药物效应（drug effect）或药理效应（pharmacological effect），是指药物引起机体生理、生化机能或形态的变化。严格地说，二者是有区别的。药物作用是指药物与机体组织间的原发作用；药物效应是指药物原发作用所引起的机体机能或形态的改变。如阿托品对眼的作用是阻断虹膜环状肌上的 M 受体，其效应是阻断受体后产生的环状肌松弛及瞳孔扩大。药物作用有时也称生物活性或药物反应。

（二）分类

药物作用的类型可从不同角度进行分类。

1. 根据用药目的分为对因治疗和对症治疗

（1）对因治疗（etiological treatment） 用药目的在于消除原发致病因素，也可称治本。如青霉素用于流行性脑脊髓膜炎，目的在于杀灭脑膜炎奈瑟菌。

（2）对症治疗（symptomatic treatment） 用药目的在于消除或减轻疾病症状，也可称治标，如吗啡用于严重剧痛、阿司匹林用于发热。这种治疗不能消除病因，仅能解除病人痛苦。对症治疗在某些情况下也是必不可少的。

2. 根据作用部位分为局部作用和吸收作用

（1）局部作用（local action） 是药物被吸收入血之前在用药部位直接产生的作用。如口服硫酸镁在肠道不易吸收而产生导泻作用、酮康唑用于局部皮肤真菌感染。

（2）吸收作用（absorptive action） 也称全身作用（general action）或系统作用（systemic action），是指药物被吸收入血后分布到机体各部位而产生的作用。如口服地高辛被吸收后产生强心作用。

3. 根据作用产生的先后顺序可分为原发作用和继发作用

（1）*原发作用*（primary action） 又称直接作用（direct action），是指药物对机体先产生的作用。如口服地高辛被吸收后，首先作用于心脏，使心肌收缩力加强。

（2）*继发作用*（secondary action） 又称间接作用（indirect action），是指由药物的原发作用引起的进一步的作用。如地高辛加强心肌收缩力而引起的尿量增加。

4. 根据药物作用机制可将药物的基本作用归纳为3个方面

（1）*调节功能*（regulating function） 即调节机体原有生理生化功能水平。凡能使机体原有功能提高的称为兴奋（stimulation，excitation）或亢进（accetuation），引起兴奋的药物称兴奋药（stimulants），但过度兴奋可转入衰竭（failure）；能使原有功能降低的称抑制（depression，inhibition），使原有功能降低的药物称为抑制药（depressants，inhibitors），深度抑制称麻痹（paralysis）。由于很多疾病可使机体某些功能过度增强或减弱，故通过调节功能可达到治病目的。

（2）*抗病原体及抗肿瘤*（antipathogen and anticancer） 即杀灭或抑制病原体，使病原体（包括细菌、病毒、寄生虫等）引起的感染性疾病得到控制，抑制肿瘤细胞繁殖或破坏肿瘤细胞从而治疗肿瘤。

（3）*补充不足*（supplement lack） 又称补充治疗（supplement therapy），机体某些物质（如激素、维生素、元素、蛋白质等）不足，可引起多种疾病，及时补充相应的物质（药物），能达到防治疾病的效果，如胰岛素治疗由于胰岛素分泌不足而引起的糖尿病，硫酸亚铁治疗缺铁性贫血。

二、选择性和二重性

多数药物在适当剂量时，只对少数器官或组织产生明显作用，而对其他器官或组织的作用较小或不产生作用。这种现象称为药物作用的选择性（selectivity）。如碘主要作用于甲状腺，对其他器官或组织影响很小。选择性高的药物大多药理活性较强，使用针对性强；选择性低的药物，应用时针对性不强，不良反应比较多，但作用范围广。选择性是相对的，并与剂量密切相关，一般药物在较小剂量或常用量时选择性较高，随着剂量增大，选择性降低，中毒量时可产生更广泛的作用（包括严重的中毒反应）。如苯巴比妥随着剂量增加，可依次产生镇静、催眠、抗惊厥、抗癫痫、麻醉作用，最后麻痹中枢，可引起死亡。

产生选择性的原因，可能与药物的化学结构、机体（包括病原体）的组织结构及生化功能、药物在体内的分布、药物与受体结合及组织器官对药物的敏感性等有关。

药物对机体能产生预防和治疗作用（therapeutic action），同时也会产生不良反应，称药物作用的二重性（dualism）。凡符合用药目的或能达到防治效果的作用称治疗作用。

三、量效关系

药物的效应，在一定范围内随着剂量的增加（变化）而增强（变化），这种剂量与效应之间的关系称为量效关系（dose-effect relationship）。量效关系是从量的角度阐明药物作用的规律性。

（一）剂量

剂量一般是指药物每天的用量，是决定血药浓度和药物效应的主要因素（图 2－1），可根据需要分次使用。

1. 无效量（no-effect dose） 不出现效应的剂量。

2. 最小有效量（minimum effective dose）或称阈剂量（threshold dose），指刚引起药理效应的剂量。

3. 最大有效量（maximal effective dose）或称极量（maximum dose），指引起最大效应而不出现中毒的剂量。《中华人民共和国药典》对剧毒药的极量有明确的规定，用药时一般不得超过极量，否则可能发生医疗事故，医护人员对此应负法律责任。极量有一次量、一日量、疗程总量及单位时间内用药量之分，应予区别。

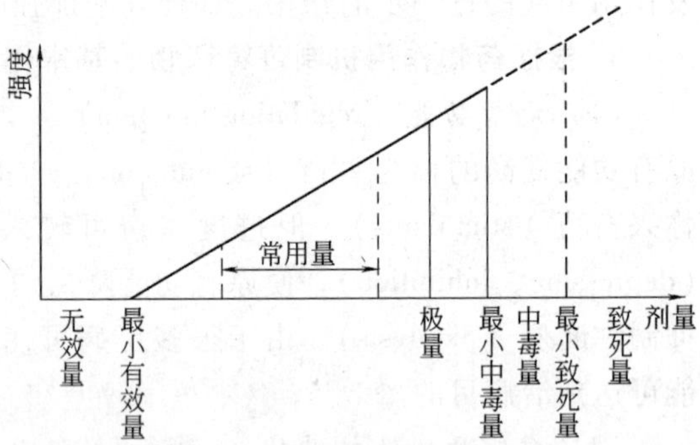

图 2－1 剂量与作用关系示意图

4. 治疗量（therapeutic dose） 或称常用量，比阈剂量大而又小于极量的剂量，临床使用时对大多数病人有效而又不会出现中毒。

5. 最小中毒量（minimum toxic dose） 刚引起中毒的剂量。

6. 致死量（lethal dose） 达到导致死亡的剂量。

（二）反应（效应）

药理效应按性质可分为量反应和质反应两种情况。

1. 量反应（graded response） 指药物效应的强弱用数量表示，如血压、心率、血脂浓度、平滑肌收缩或舒张程度等。

2. 质反应（quantal response） 也称全或无反应（all or none response），是指药物效应的强弱用阳性或阴性反应率来表示，如死亡、惊厥、麻醉等。

（三）量效曲线

量效曲线（dose－effect curve）是以药物的效应为纵坐标，剂量（或血药浓度）为横坐标所作的曲线图。分为量反应量效曲线和质反应量效曲线。

1. 量反应量效曲线 为一先陡后平的直方双曲线（图 2－2A）。为使量效规律更加直观，将横坐标的剂量转变成对数值，则曲线成为近对称的 S 型（图 2－2B）。量效曲线包含 4 个特征性的变量，即强度、效能、量效变化速度和差异。

（1）强度（potency） 指药物作用强弱的程度。常用一定效应所需的剂量或一定剂量产生的效应来表示。有些药物（如青霉素）的强度用效价表示，效价的单位以单位（U）表示，如青霉素每瓶 80 万 U 等。故强度与效价意义相同，可通用。

（2）效能（efficacy） 指药物产生的最大效应（maximal effect），此时已达最大有效

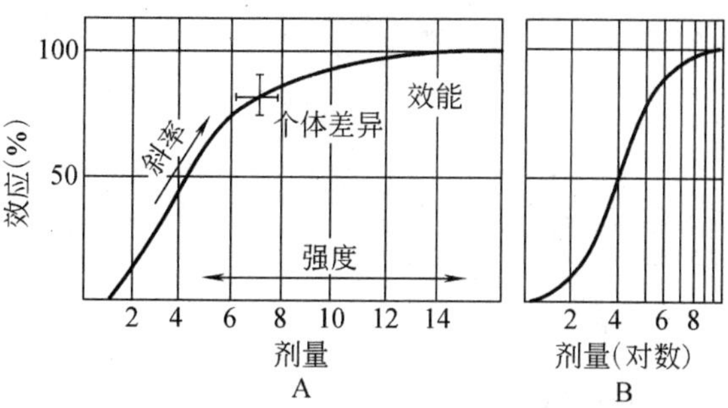

图 2-2 量反应量效关系曲线

量，若再增加剂量，效应不再增加。效能常用药物效应指标的最大数值来表示，如氢氯噻嗪的每日最大排钠量为 150mmol。

强度和效能的含义明显不同。如图 2-3 所示，环戊氯噻嗪、氢氯噻嗪和呋塞米都是利尿剂，三药的等效剂量分别为 0.6mg、30mg 及 90mg；强度之比为 1∶0.02∶0.0067；说明环戊氯噻嗪的强度较高，约为后两药的 50 倍和 150 倍。并经测量得知，前两药的最大效应只能达到每日排钠 150mmol，而后者的每日排钠量可达到 250mmol。说明呋塞米的效能高于氢氯噻嗪和环戊氯噻嗪。由此可见，药物的强度和效能不一定一致。在临床应用时，对同类药的强度和效能应进行综合考虑和比较，强度高的药用量小，而效能高的药物效应强，各有特点。一般说来，药物的效能较有实际意义，因为效能高的药物比效能低的药物可取得更强的治疗效果。

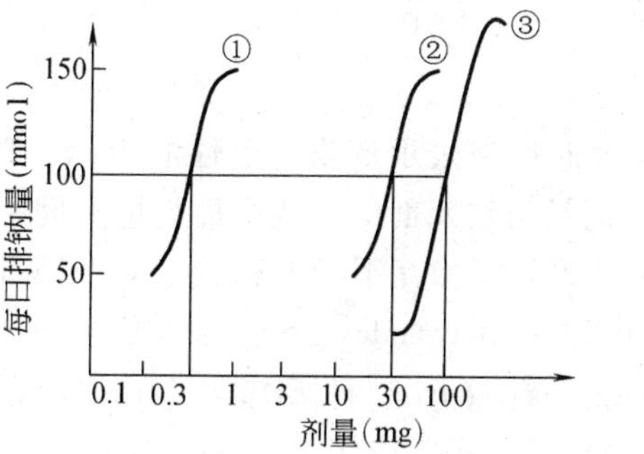

图 2-3 利尿药作用强度及效能的比较
①环戊氯噻嗪；②氢氯噻嗪；③呋塞米

(3) *量效变化速度* 是以曲线的斜率（slope）来表示。曲线的不同部位斜率不同，一般以中央段最大。斜率大的药物剂量稍有增减，效应即有明显变化，治疗量也可能越接近中毒量。

(4) *差异*（variation） 如图 2-2A 中相交的符号表示量效关系中的差异，可从两个方向来观察。纵向表示给予同一剂量而产生不同效应，横向表示产生同一效应需给予不同剂量，这就是差异，即生物变异性（biological variability）。以此值（常用标准差）表示个体差异（individual variation）。

2. 质反应量效曲线 有两种状态，横坐标采用对数剂量，纵坐标采用反应频数时为常态分布曲线，说明大多数个体是在中等剂量时发生效应，少数是在较小剂量或很大剂量时才发生效应；如改用累加阳性频数（发生阳性反应的个数相加）为纵坐标时，则为 S 型量效曲线（图 2-4）。每种药物都有其独特的量效曲线。

3. 评价指标

(1) *半数效应量* 量效曲线表示在一定范围内药物效应随着剂量的变化而变化的规律，药理效应可以是治疗作用、毒性反应或致死。S 型曲线在效应 50% 处，其相应的剂量为半数效应量。如效应为疗效，则称为半数有效量（median effective dose，ED_{50}），即引起 50% 最大反应强度或引起 50% 实验对象出现阳性反应时的药物剂量；如效应为中毒反应，则为半数中毒剂量（median toxic dose，TD_{50}）；如效应为死亡，则为半数致死量（median lethal dose，LD_{50}）。都用来表示药物效应强度。

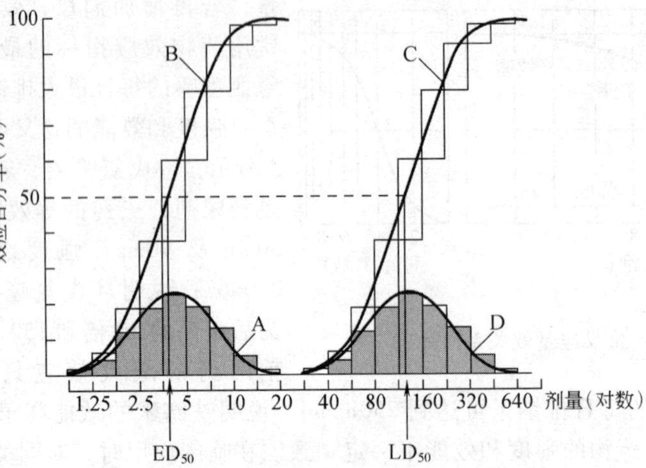

图 2－4 质反应量效关系示意图

A. 频率分布曲线：如产生某种效应的 100 人的有效剂量分布情况

B. 累加量效曲线：在某一剂量下产生某种效应的动物数的百分率

C、D 是以死亡率为效应，其余同 A、B

（2）治疗指数（therapeutic index，TI） 药物研究时用来表示药物安全性的指标，TI $= LD_{50}/ED_{50}$或 $TI = TD_{50}/ED_{50}$。此数值越大，表示有效剂量与致死剂量（或中毒剂量）间距离越大，越安全。TI 只适用于治疗效应和致死效应的量效曲线相互平行的药物，对于两种量效曲线不平行（斜率不同）的药物，还应参考安全指数（safety index，SI）来评价药物的安全性，$SI = LD_1/ED_{99}$。有时也可参考安全范围（margin of safety），即 ED_{95}与 LD_5 之间的距离。TI 是一个粗略的、相对的理论参数，理论上容易接受，实际应用上还存在不少问题：如可测得 LD_{50}，但无法测得头痛、头晕、恶心、腹痛等轻微不良反应的 TD_{50}。不少药物的毒性反应和作用都有多种，因而 TD_{50}和 ED_{50}的值又会各不相同。治疗不同疾病的药物对 TI 的要求也各不相同，如治疗致命性疾病——癌症，即使采用有效治疗剂量时会发生白细胞减少、胃肠道反应或脱发等较严重反应，可能仍是临床常用的有效药；而阿托品小剂量就有解痉作用，即使剂量增加 30 倍也不会严重中毒，但医生和患者均不愿意作为常用的解痉药。可见 TI 不能完全反映药物的医疗价值。

四、构效关系

构效关系（structure activity relationship），是指药物的结构与药物效应或毒性之间的关系。

化学结构相似的药物可通过同一机制发挥作用，引起相似或相反的效应。药物结构的改变，包括其基本骨架、侧链长短、立体异构的改变，可影响药物的理化性质，进而改变药物的体内过程、药效乃至毒性。

20 世纪 30 年代以后，药物研究进入快速发展时期，60 年代出现了定量构效关系（QSAR）研究。近年来，人们注意到分子空间构象的三维定量构效关系（3D－QSAR），运用分子形状分析、距离几何、比较分子力场分析等方法，分析药物分子三维结构与受体作用的相互关系，深入揭示药物与受体相互作用的机制。了解药物的构效关系有助于深入认识药物的作用，对定向设计药物结构、研制开发新药意义重大。

第二节　药物的不良反应

药物不良反应是指药物产生的不符合用药目的或对病人不利的反应。

一、不良反应的种类

1. 副作用（side reaction）　指药物在治疗剂量时产生的与治疗目的无关的作用。这是与治疗作用同时发生的药物固有的作用，通常不可避免，可给病人带来不适或痛苦，一般较轻微，大多是可自行恢复的功能性变化。产生副作用的原因是由于药物的选择性低，故副作用是可以随着治疗目的而改变的。将药物的某一作用作为治疗作用时，其他作用则成为副作用。

2. 毒性反应（toxic reaction）　指药物剂量过大或用药时间过长引起的机体损害性反应，一般较严重，是可以预知的。药物基本上都有毒性反应，可以是药理作用的延伸。毒性反应主要是对神经、消化、血液、循环系统及肝、肾等造成功能性或器质性的损害，甚至可危及生命。毒性反应可因剂量过大而立即发生，称为急性毒性（acute toxicity）；也可因长期使用而逐渐发生，称为慢性毒性（chronic toxicity）。因此试图用增加剂量或疗程来增强疗效，其作用是有限的，甚至是很危险的。

3. 变态反应（allergic reaction）　也称过敏反应（anaphylaxis），是指少数人对某些药物产生的病理性免疫反应。这种反应只发生在少数过敏体质的病人，且与原药理作用、使用剂量及疗程无明显关系，在远远低于治疗量或第一次治疗应用时也可发生严重反应。变态反应通常分为4种类型，即速发型变态反应（又称过敏反应）、细胞毒型变态反应、免疫复合体型变态反应和迟发型变态反应。临床表现有药热、皮疹、哮喘、溶血性贫血、类风湿性关节炎等，严重时也可引起过敏性休克。

4. 后遗效应（residual effect）　是指停药后血药浓度已降至阈浓度以下时仍残存的药理效应。如服用巴比妥类催眠药后，次晨仍有困倦、头昏、乏力等反应。

5. 继发反应（secondary reaction）　是指药物发挥治疗作用所引起的不良后果，又称治疗矛盾。如长期服用广谱抗生素后，肠道内一些敏感的细菌被抑制或杀灭，使肠道菌群的共生平衡状态遭到破坏，而一些不敏感的细菌如耐药葡萄球菌、白色念珠菌等大量繁殖，导致葡萄球菌性肠炎或白色念珠菌病等。

6. 致畸作用（teratogenesis）、**致癌作用**（carcinogenesis）、**致突变作用**（mutagenesis）　有些药物能影响胚胎正常发育而引起畸胎。目前认为在怀孕的最初3个月内，胚胎发育分化很快，最易受药物的影响，故在怀孕的头3个月内尽量以不用药为宜。某些药物可能有致癌作用、致突变作用，应予警惕。

7. 药物依赖性（drug dependence）　是指病人连续使用某些药物以后，产生的一种不可停用的渴求现象。根据使人体产生的依赖性和危害程度可分为两类，即生理依赖性和精神依赖性。

(1) 生理依赖性 (physiological dependence)　也称躯体依赖性 (physical dependence)，或成瘾性 (addiction)。是指反复使用某些药物后造成的一种身体适应状态。其特点是一旦中断用药，即可出现强烈的戒断症状 (abstinence syndrome)，如剧烈疼痛、严重失眠等，并变得身不由己，甚至为获取这些药物而不顾一切，走向严重犯罪。其原因可能是机体已产生了某些生理生化的变化。

(2) 心理依赖性 (psychological dependence)　也称精神依赖性 (psychic dependence)，或习惯性 (habituation)。是指使用某些药物以后可产生快乐满足的感觉，并在精神上形成周期性不间断使用的欲望。其特点是一旦中断使用，不产生明显的戒断症状，可出现身体多处不舒服的感觉，但可以自制。其原因可能只是一种心理渴求，是主观精神上的渴望，机体无生理生化改变。

根据国际禁毒公约规定，依赖性药物分为3大类：

① 麻醉药品 (narcotics)：包括阿片类、可卡因类、大麻类。麻醉药品可产生生理依赖性。

② 精神药品：包括镇静催眠药和抗焦虑药、中枢兴奋药、致幻剂。

③ 其他：包括烟草、酒精、挥发性有机溶剂等，烟草、酒精可产生心理依赖性。

我国有《麻醉药品管理办法》和《精神药品管理办法》，对前两类药品的生产、供应和使用均有严格规定，包括使用对象、剂量、疗程等，严禁滥用。

二、药物滥用

药物滥用 (drug abuse)，或称物质滥用 (substance abuse)，是国际通常术语。指大量反复使用与医疗目的无关的依赖性药物或物质，包括成瘾性及习惯性药物，引起生理或心理依赖性，不仅损害自身健康，还造成严重的社会、经济等问题。我国将滥用麻醉药品等称为“吸毒”。

成瘾性药物和习惯性药物之间并无明显界限。如可乐定久用停药会发生严重的“戒断”症状，但并无成瘾性；苯环利定可以成瘾，但并无明显的戒断反应；吸烟一般认为是习惯性，但突然停吸确能引起心血管、胃肠及中枢神经的机能紊乱。滥用药物的共同特点是：药理效应能获得心理或生理上的愉快和满足；反复服用产生耐受性，伴有心理和/或生理上的依赖性，成瘾者不惜代价或不择手段以获取更多的药物来维持依赖性，药物中断就会产生不适甚至严重的戒断症状。

常见的成瘾性药物和习惯性药物按其危害程度可分为：阿片类、可卡因、印度大麻、致幻药（包括麦角二乙胺、阿托品类、苯环利定、麦斯卡林等）、中枢兴奋药、镇静催眠药、尼古丁（香烟）、乙醇（酒）、咖啡碱（茶）、甾体同化激素等。这一顺序未考虑受害人数及服用剂量。

三、不良反应研究与监测

药物不良反应的发现主要来自临床前毒理学研究和临床监测。

1. 临床前毒理学研究 临床前毒理学研究一般是以实验动物为对象，研究实验动物接触外源化学物后发生的毒性反应。目的是发现毒性反应，寻找中毒靶器官，判断毒性的可逆性，制订必要的解救措施，找出中毒剂量，确定安全范围。主要内容有：急性毒性试验、长期毒性试验、特殊毒性试验、局部给药毒性试验、药物依赖性试验、毒代动力学试验。常用动物为大鼠、小鼠、犬等，通过不同时间给药后，观察生理、生化、病理学及一般反应等各项指标，来确定或预测毒性情况。

2. 临床不良反应监测 通过临床前毒理学研究和临床研究，可以预测和了解药物的不良反应情况。为了控制和减少不良反应的发生，避免“反应停”样灾难，对已上市的药品进行不良反应监测，国际上成立了 WHO 药品不良反应监测中心，国内成立了国家和省级不良反应检测中心，建立了不良反应报告制度，生产、经营和使用单位必须按规定及时报告本单位药品出现的不良反应，患者和医护人员等也可报告药品引起的可疑不良反应，由国家不良反应监测中心进一步分析研究和公告，以便较全面地掌握药品的不良反应情况，确保用药安全。

第三节 药物的作用机制

药物的作用机制（mechanism of action），或称作用原理（principle of action）是研究药物在何处起作用及如何起作用。研究药物的作用机制，对提高疗效、防止不良反应及开发新药等都有重要意义。

因药物种类繁多，机体生理、生化机能复杂，而药物产生作用大都是干扰或参与体内各种生理、生化过程的结果，因此，药物的作用机制也是多种多样、非常复杂的。对药物作用机制的认识已从器官水平深入到细胞、亚细胞及分子水平，但仍不能把药物作用机制看成是固定不变的、完美无缺的，而应视为发展的、逐渐趋向完善的理论。有些药物的作用机制尚不清楚，有待继续研究。药物的作用机制可分为药物作用于受体的受体机制和药物通过其他途径而产生作用的非受体机制。

一、药物作用的受体机制

（一）受体起源

受体假设是 Langley 在 1878 年首先提出的，用机体内存在“受体物质”（receptive substance）来解释阿托品和毛果芸香碱对猫唾液分泌的拮抗作用。1909 年 Ehrlich 提出寄生虫体内含有特殊的受体，能与药物结合，并用锁与钥匙的假设来解释药物的起始作用，即药物与受体的互补关系。

1933 年 clark 在研究药物对蛙心的量效关系中发现，具有结构特异性的药物，在很小剂量即可产生生物效应，从而定量地阐明了药物与受体的相互作用，为受体学说奠定了基础。以后，人们继续进行药物与受体相互作用的定量研究，测定受体的结合性能。20 世纪 70 年代证明了 N－胆碱受体的存在，并分离、提纯得到 N－胆碱受体蛋白，精确测定了该受体的氨基酸顺序，阐明了它的立体构象、离子通道、受体亚型、分布和功能等。近 20 年来，随着受体的分离纯化及分子克隆技术的发展，大量受体结构被阐明，不仅促进了药物作用机制的研究，还推动了新药的研制，促进了生命科学和医药学的发展。

（二）受体概念

1. 受体（receptor） 是存在于细胞膜或细胞内的一种能选择性地同相应的递质、激素、自体活性物质或药物等相结合，并能产生特定生理效应的大分子物质（主要为糖蛋白或脂蛋白，也可以是核酸或酶的一部分）。受体分子在细胞中的含量极微，1mg 组织一般只含 10fmol 左右。

受体广泛存在于中枢神经系统和外周组织。目前已确定的受体有 30 余种，大多数受体存在于靶细胞膜上，并镶嵌在双层脂质膜结构中，如胆碱受体、肾上腺素受体、阿片受体、胰岛素受体等；少数受体存在于靶细胞的胞浆内，如肾上腺皮质激素受体、性激素受体等；还有的位于靶细胞的细胞核内，如甲状腺素受体。

2. 受点（receptor-site） 受体某个部位的构象具有高度选择性，能正确识别并特异地结合某些立体特异性配体，这种特异的结合部位称受点。

配体（ligand）是指内源性递质、激素、自体活性物质或结构特异的药物。配体与相应的受体结构互补，能结合成配体－受体复合物，并传递信息，引起一系列生理、生化效应。受体种类很多，其命名根据内源性配体而定，如与神经递质结合的有乙酰胆碱受体、肾上腺素受体、多巴胺受体等，与激素结合的有胰岛素受体等。

（三）受体特性

受体由于其结构的特殊性，以及数量和分布特点，从而形成了一些基本特点。

1. 特异性（specificity） 受体能准确识别并与其相适应的药物结合，从而产生特定的生理效应，故具有很强的特异性。由于多种受体各有不同的亚型等原因，受体与配体的结合也非极为严格，这就表现为受体特异性的相对性。

2. 敏感性（sensitivity） 受体只占细胞体积极微小的一部分，而且有些药物仅在 $10^{-12} \sim 10^{-9}$mol/L 时就能引起明显的生理效应。这一高度生理活性是由极微量的药物－受体复合物激活的一系列生物化学反应（称生物放大系统）而完成的，故具有很高的敏感性。

3. 饱和性（saturability） 能与药物结合并能引起效应的受体的数目有限，且体内有特定的分布点，故体内药物达一定量后，再增加用量，效应却不再增加，出现饱和性。

4. 可逆性（reversibility） 药物与受体结合形成的复合物不仅可解离，而且解离后的仍是药物原形，受体也恢复原有状态，故药物与受体的结合是可逆的。

5. 多样性（multiple－variation） 受体的分布和亚型种类繁多是产生多样性的基础。同一受体可分布于不同的细胞，多种受体各有不同的亚型，兴奋时产生的效应各不相同。

（四）受体与药物结合

不少药物必须与受体结合后才能产生效应。多数药物与受体上的受点结合是通过分子间的吸引力（范德华力，Vander Walls force）、离子键、氢键形成药物 - 受体复合物，由于这些键引力不大，容易解离，为可逆性结合，故药物作用时间比较短暂。少数药物通过共价键与受体形成复合物，由于共价键结合牢固，不易解离，故药效持久。药物与受体结合后引起药理效应，须具备两个条件，即具有亲和力和内在活性。

1. 亲和力（affinity） 是指药物与受体结合的能力。作用性质相同的药物，如亲和力大，则作用强，故亲和力是作用强度的决定因素。

2. 内在活性（intrinsic activity） 也称效应力（efficacy），是指药物与受体结合引起受体激动产生效应的能力，是药物最大效应或作用性质的决定因素。

（五）受体药物类型

与受体结合的药物，根据其结合后产生的效应，可分成 3 种类型：

1. 激动药（agonist） 或称兴奋药，指既有较强的亲和力，又有较强的内在活性的药物，这些药物与受体结合能产生该受体兴奋的效应，如去甲肾上腺素与 α 受体结合引起血管收缩、血压升高。近年又报道了一类称为反转激动药（inverse agonist）或负性拮抗剂（negative antagonist），如苯二氮䓬类 ethyl β - carboline 3 - carboxylate（β - CCE）可产生与地西泮相反的作用，即产生焦虑和惊厥。

2. 拮抗药（antagonist） 或称阻滞（断）药（blockers），是指具有较强的亲和力，而无内在活性的药物。这些药物与受体结合后不能产生该受体兴奋的效应，却占据了受体而拮抗激动药兴奋该受体的作用。如阿托品与 M 受体结合后，拮抗乙酰胆碱及毛果芸香碱的作用，表现出胃肠平滑肌松弛等。拮抗药按作用性质分为竞争性拮抗药和非竞争性拮抗药两类。

（1）竞争性拮抗药（competitive antagonist） 可与激动药竞争相同受体，拮抗激动药的作用，且其拮抗作用可随增大激动药浓度而逆转，而激动药仍可达到与其单用时相同的最大效应，故拮抗作用是可逆的。一定量的竞争性拮抗药存在时，再测定激动药的累计浓度效应曲线，可见量效曲线平行右移，斜率和最大效应不变（图 2 -5）。

（2）非竞争性拮抗药（noncompetitive antagonist） 能不可逆地作用于某些部位而妨碍激动药与受体结合，并拮抗激动药的作用。其拮抗作用也可通过增大激动药浓度而逆转，但激动药不断提高浓度仍不能达到与其单独使用时相同的最大效应。一定量的非竞争性拮抗药存在时，再测定激动药的累计浓度效应曲线，可见量效曲线下移，斜率降低，最大效应降低（图2 -5）。

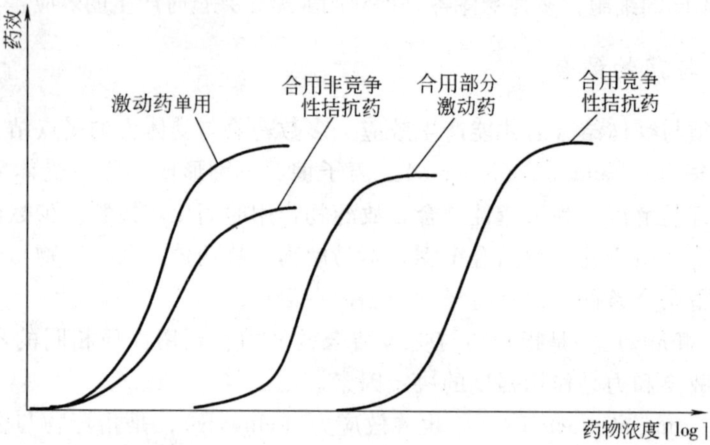

图2-5　不同药量激动药与不同类型拮抗药和部分激动药相互作用量效关系

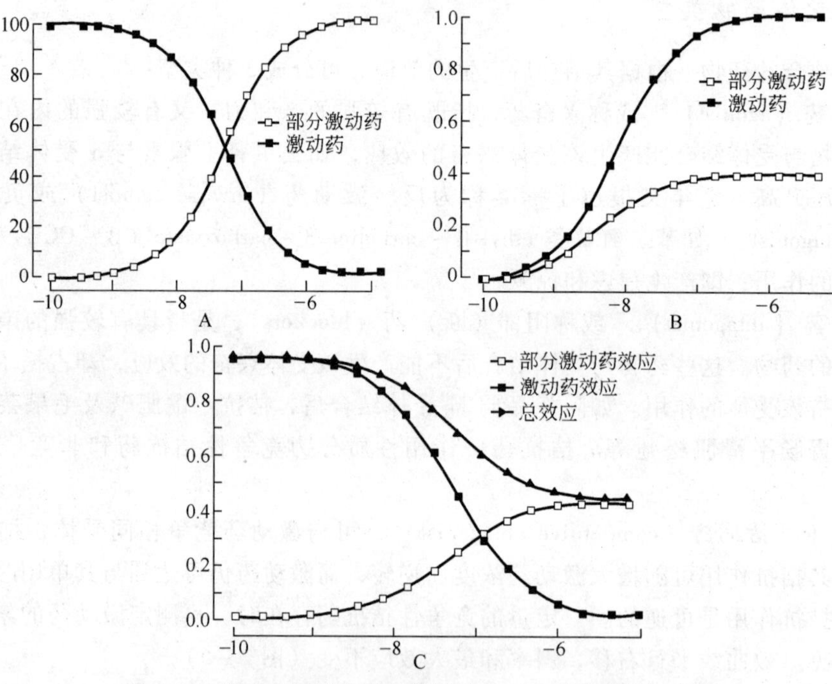

图2-6　激动药和部分激动药的效应（受体结合率）变化

A. 激动药和部分激动药合用时受体结合率变化

B. 激动药和部分激动药分别应用时效应变化

C. 激动药和部分激动药合用时效应变化

3. 部分激动药（partial agonist）　具有激动药和拮抗药双重特性。这类药物的亲和力较强，但内在活性弱，其单独应用时产生较弱的激动效应。若与激动药合用，二药浓度均很低时，部分激动药发挥激动效应，并随其浓度增大而增强，达一定浓度后，则表现出与竞争性拮抗药相似的拮抗激动药的作用，使同浓度激动药的量效曲线下移（图2-5），需增大浓度才能达到最大效应。激动药存在时，再使用部分激动药，则部分激动药的量效曲线形状改变。随着部分激动药浓度提高，激动药（一种浓度）占领受体的百分率下降（图 2 – 6A）；两药分别应用，部分激动药的效应比激动药小（图 2 – 6B）；单剂量激动药应用后，再加部分激动药，随着后者浓度提高，前者效应降低，后者效应提高，而总效应（二药相加的效应）逐渐下降，最后达到部分激动药的最大效应（图 2 – 6C）。

（六）受体调节

受体虽是遗传获得的固有蛋白，但并不是固定不变的，而是经常代谢更新处于动态平衡的状态，其数量、构象、亲和力及效应力受到各种生理及药理因素的影响。受体调节是维持机体内环境稳定的一个重要因素，其调节方式有下列类型：

1. 受体脱敏（receptor desensitization） 是指在长期使用一种激动药后，组织或细胞对激动药的敏感性和反应性下降的现象。如仅对一种类型的受体激动药的反应性下降，而对其他类型受体激动药的反应性不变，称之为激动药特异性脱敏（agonist – specific desensitization）；若组织或细胞对一种类型激动药脱敏，对其他类型受体激动药也不敏感，称为激动药非特异性脱敏（agonist – nonspecific desensitization）。前者可能与受体磷酸化或受体内移有关；后者则可能是由于所有受影响的受体有一个共同的反馈调节机制，也可能受到调节的是它们信号转导通路上的某个共同环节。

2. 受体增敏（receptor hypersensitization） 是与受体脱敏相反的一种现象，可因受体激动药水平降低或长期应用拮抗药而造成。如长期应用 β – 受体拮抗药普萘洛尔，突然停药可致“反跳”现象，这是由于 β – 受体的敏感性增高所致。

若受体脱敏和增敏只涉及受体密度的变化，则分别称之为下调（down – regulation）和上调（up – regulation）。

3. 同种调节和异种调节 配体作用于特异性受体，使其自身的受体数量和亲和力发生变化，称同种调节。如异丙肾上腺素导致 β – 肾上腺素受体脱敏（结合量下降），表皮生长因子（epidermal growth factor，EGF）引起 EGF 受体减少。若配体作用于特异性受体，对另一种配体的受体产生调节，称异种调节。如 β 肾上腺素受体可被甲状腺素、糖皮质激素和性激素所调节；M 受体可被血管活性肽所调节。同种调节和异种调节的最终结果仍然是使受体产生脱敏或增敏。

（七）药物 – 受体作用学说

由于药物与受体结合而产生效应的化学反应过程还不清楚，故用药物 – 受体作用学说来解释药物作用机制占有重要地位。药物 – 受体作用学说主要有如下几种：

1. 占领学说（occupation theory） Clark 于 1926 年首先提出受体占领学说，认为药物作用的强度与被药物占领的受体数量成正比，被占领的受体数量越多，药物作用越强。但不能解释拮抗药等现象。1954 年 Ariens 修正了占领学说，认为只有亲和力而没有内在活性的药物不能产生效应。现认为还存在未与药物结合的储备受体。

激动药产生最大效应时，并未占领全部受体，未被占领的受体与该药理效应无关，这部分受体称为储备受体（spare receptor）。储备受体与非储备受体之间并无质的差异，一旦被激动药占领，也可产生同样的药理效应。其生物学意义在于对受体亲和力小的激动药在低浓度时仍可产生最大效应，且与受体解离快，效应消失也快；而亲和力大的激动药与受体解离慢，生物效应消失也慢。储备受体的存在可用不同浓度的非竞争性拮抗药与高浓度激动药合用来加以证实（图 2-7），可见，拮抗药必须完全占领储备受体后，才能发挥其拮抗作用。

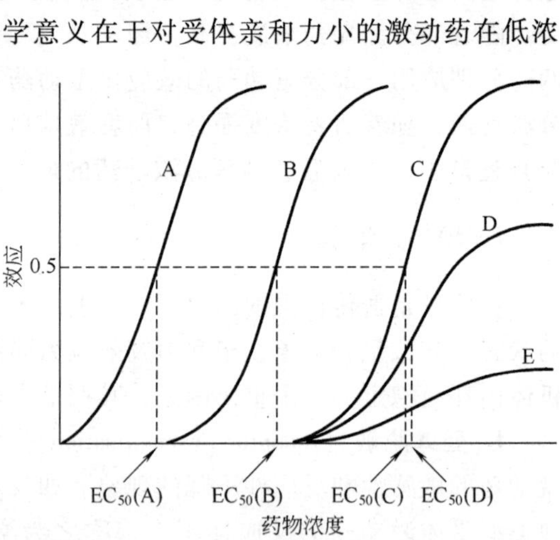

图 2-7 储备受体存在证明图

A. 单用激动药；B. 少量拮抗药 + 激动药，曲线右移，仍达最大效应，说明储备受体存在；C. 大量拮抗药 + 激动药，曲线右移，仍达最大效应，但已耗尽储备受体；D、E. 分别为更大量拮抗药 + 激动药，曲线右下移，未达到最大效应，说明拮抗药除占领全部储备受体外，还占领部分非储备受体。

2. 速率学说（rate theory） 1961 年 Paton 提出速率学说，认为药物作用强度并不取决于被药物占领的受体数量，而是取决于药物与受体结合与解离的速率。激动药结合和解离的速率均较快；部分激动药结合快，解离慢；拮抗药结合快，解离很慢。但这种学说不能解释药物与多种类型受体的相互作用。

3. 二态学说（two state theory） 或称变构学说（allosteric theory），认为受体有两种构象状态，即活化状态（R^*）和静息状态（R）。二者可相互转变，保持动态平衡状态。静息时平衡趋向 R，激动药只与 R^* 有较大亲和力，结合后产生效应；拮抗药对 R^* 和 R 的亲和力相等，且能牢固结合，保持静息时的两种受体平衡状态，不能激活受体，但能减弱或阻断激动药的作用；部分激动药对二者都有不同程度的亲和力，但对 R^* 的亲和力大于 R，故可引起弱的作用，也可阻断激动药的部分作用（图 2-8）。

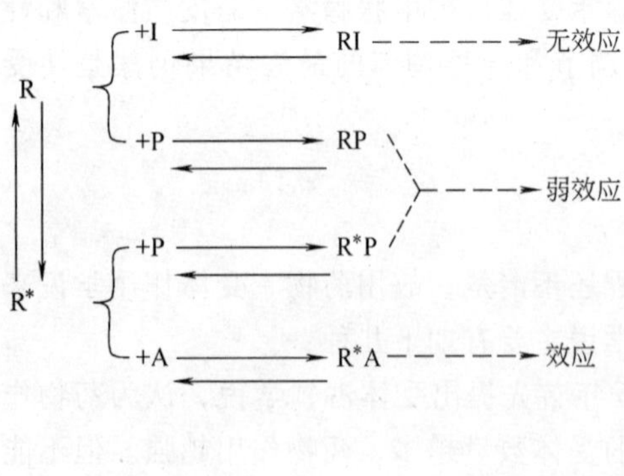

图 2-8 受体二态学说示意图

I：拮抗药；P：部分激动药；A：激动药

1977 年 Greaves 提出能动受体学说（motile receptor theory），用以说明受体分子是如何在细胞膜内运动、耦联、传递和放大信息。

（八）跨膜信息传递的受体分类

细胞跨膜信息传递（transmembrane signaling），是指细胞外界的信息分子特异地与细胞膜表面的受体结合，刺激细胞产生胞内信息调节信号，并传递到细胞特定的反应系统而产生应答的过程。

生物活性物质与受体结合是信息传递至细胞的第一步，随后由受体构象的变化引起一系列信息传导过程。不同的受体传导信息的机制或方式不同。根据受体蛋白结构、信号传导过程、效应性质、受体位置等特点，把受体分为下列6类：

1. 门控离子通道受体（gated ion channel receptor）　又称离子通道受体。按生理功能分类，可分为配体门控离子通道受体和电压门控离子通道受体。它们存在于快速反应细胞的膜上，由单一肽链往返4次穿透细胞膜形成1个亚单位，并由4～5个亚单位组成穿透细胞膜的离子通道，受体激动时离子通道开放使细胞膜去极化或超极化，引起兴奋或抑制效应。如N－胆碱受体、γ氨基丁酸（GABA）受体、甘氨酸受体、天门冬氨酸受体均属这一类型。

2. G－蛋白耦联受体（G－protein－coupled receptor）　G蛋白（G－protein）是鸟苷酸结合调节蛋白的简称，由一大类通过G蛋白介导其生物效应的膜受体组成。存在于细胞膜内侧，由α、β、γ3个亚单位组成杂合三聚体，含有300～500个氨基酸残基，分子量在40～55kda范围内，具有7个为α螺旋结构并由疏水氨基酸组成的跨膜区段。这一类受体最多，约40多种神经递质或多肽类激素的受体通过G蛋白耦联机制产生作用，如肾上腺素、多巴胺、5－羟色胺、乙酰胆碱、阿片类、嘌呤类、前列腺素及一些多肽激素等受体。

3. 酪氨酸激酶受体（tyrosine kinase receptor）　这一类受体存在于细胞膜上，都是跨膜糖蛋白，由三部分组成。细胞外部分构成结合域以结合配体，中间有20多个疏水氨基酸构成跨膜段，胞内有可被磷酸化的酪氨酸残基。胰岛素、表皮生长因子（EGF）、血小板衍生生长因子（PDGF）及某些淋巴因子（lymphokines）受体属于这一类型。

4. 细胞内受体（intracelluar receptor）　包括某些脂溶性药物（如NO）作用的受体和细胞核激素受体。细胞核激素受体（cell nuclear hormone receptor）本质上属于转录因子（transcript factor），能与细胞核内染色体附近的特异性DNA结合，促进它所调节基因的转录，而激素则是这种转录因子的调控物。这类受体能与亲脂性的糖皮质激素、盐皮质激素、甲状腺激素、性激素、维甲酸、维生素A、维生素D等结合，形成激素受体复合物，通过调节基因表达过程而产生作用。在治疗学上有两方面的重要意义：①由于促进新的蛋白质合成需要时间，激素应用后一般需要30分钟至数小时才能产生疗效，如应用糖皮质激素后不会立即缓解哮喘状态。②大多数酶和蛋白质的更替相对缓慢，当血药浓度减少到0以后，激素的作用还能持续数小时或数天，说明停药后激素的作用（毒性）不会立即消失。

5. 细胞因子受体（cytokine receptor）　由细胞外和细胞内两部分形成双分子聚合体，与适当的配体结合以后，参与特异性基因调节过程。白细胞介素受体（interleukins receptor）、红细胞生成素受体（erythropoietin receptor）、粒细胞、巨噬细胞集落刺激因子受体（granulocyte macrophage colony stimulating factor receptor）属于这一类。

6. 其他酶类受体　如鸟苷酸环化酶（guanylate cyclase）也被认为是一受体系统，可分成两类：一类为膜结合酶，另一类存在于胞浆中。

（九）跨膜信息传递

细胞外信号物质种类繁多，受体本身也具有多型性，但目前已知的细胞内传导系统以及效应器系统的种类却有限。大多数跨膜信号传导过程仅通过几种不同的分子机制完成，因此，可能存在多种细胞外信号物质共用有限的细胞内信使物质和效应体系而发挥作用的现象；可能存在多种介质、激素及调节物质与同一或几种细胞内信使物质间的相互作用；可能存在一种受体亚型与若干不同的效应器耦联，而若干个不同种受体又可能影响同一效应器的现象（图2-9）。多数信息传递需要第一信使、第二信使及第三信使的传递。

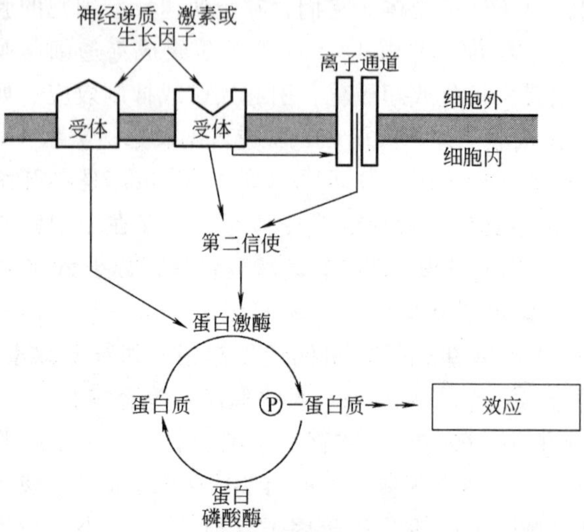

图2-9　跨膜信息传递示意图

1. 第一信使（first messenger）　是指多肽类激素、神经递质及细胞因子等细胞外信使物质。大多数第一信使不进入细胞，而是与靶细胞膜表面的特异受体结合，进而改变受体的构象，激活受体，引起细胞膜对离子通透性或酶活性等的变化，从而调节细胞功能。

2. 第二信使（second messenger）　指第一信使作用于靶细胞后刺激胞浆内产生的信息分子，是胞外信息与细胞内效应之间必不可少的中介物。受体具有灵敏的识别能力，能与周围的微量配体结合，引起广泛而复杂的效应，主要靠第二信使。第二信使将获得的信息增强、分化、整合，传递给效应机制，发挥特定的生理功能或药理效应。最早由Sutherland发现的第二信使是环磷腺苷，后来Gilman在G蛋白研究中作出巨大贡献，两人均获诺贝尔奖。现已知道还有许多其他物质参与细胞内信息传递，研究较多的第二信使有环磷腺苷、环磷鸟苷、肌醇磷脂、钙离子等。

（1）环磷腺苷（cAMP）　cAMP是三磷酸腺苷（ATP）经腺苷酸环化酶（AC）作用的产物。肾上腺素、胰高血糖素、组胺、多巴胺（DA）、前列环素（PGI_2）、抗利尿素等受体能激活AC使cAMP增加。cAMP主要参与调节肝糖原分解、脂肪水解、肾脏保水、心脏兴奋、血管舒张、血钙上升及钙通道开放等。

（2）环磷鸟苷（cGMP）　cGMP是三磷酸鸟苷（GTP）经鸟苷酸环化酶（GC）作用的产物，也受磷酸二酯酶（phosphodiesterase，PDE）灭活。cGMP与cAMP作用相反。

（3）肌醇磷脂（phosphatidyl inositol）水解产物　肌醇磷脂水解产物为三磷酸肌醇（IP_3）和二酰甘油（DAG）。IP_3引起肌浆网等胞内钙池释放Ca^{2+}，通过钙调蛋白及蛋白激酶C（PKC）激发多种细胞功能；DAG则在Ca^{2+}协同作用下激活PKC，使许多靶蛋白磷酸化而产生效应，如腺体分泌、血小板聚集等。

（4）钙离子（calcium ion）　细胞内Ca^{2+}浓度在1μmol以下，不到血浆Ca^{2+}的0.1%，对细胞功能有着重要的调节作用，如肌肉收缩、腺体分泌、白细胞及血小板活化等。细胞内Ca^{2+}激活PKC，与DAG有协同作用，共同促进其他信息传递蛋白及效应蛋白活化。

（5）G蛋白（G-protein）　G蛋白是由3个亚单位组成的杂合三聚体，静息状态时与二磷酸鸟苷（GDP）结合，调节AC的激活与抑制过程。也可以作为第二信使来看待。

3. 第三信使（third messenger）　指细胞核内外信息传递的物质，包括生长因子、细胞因子等。参与基因调控、细胞增殖与分化、肿瘤的形成等过程。

从分子生物学角度看，细胞信息传递是以一系列蛋白质的构型和功能改变，引发瀑布式级联反应的过程。一个胞外信号逐级经过胞浆中雪崩式的酶促放大反应，迅速在细胞中扩布到特定的靶系统，发挥效应。

二、药物作用的非受体机制

机体功能多种多样，细胞生命过程的基础是极其复杂的物理化学反应。药物除了与受体结合产生作用以外，不少药物并不与受体直接作用也能引起细胞功能的变化。非受体结合的药物作用机制如下：

1. 影响酶 酶的种类很多，分布极广，几乎参与所有的生命机能，且极易受到各种因素的影响。影响酶的方式如下：

（1）*抑制* 多数药物通过抑制酶活性而产生作用，如新斯的明竞争性抑制胆碱酯酶而提高肌张力，奥美拉唑不可逆性抑制胃黏膜 H^+-K^+ - ATP 酶，使胃酸分泌减少。

（2）*激活* 尿激酶激活纤溶酶原产生抗血栓作用。

（3）*复活* 碘解磷定通过复活胆碱酯酶而解救有机磷酸酯类中毒。

（4）*诱导* 苯巴比妥诱导肝微粒体酶，使其自身及其他药物的代谢加快。

（5）*生成或补充* 烟酸是辅酶Ⅰ及Ⅱ的组成部分，有些药物本身就是酶，如胃蛋白酶，能增加体内酶。

2. 影响离子通道 细胞膜上存在着药物直接作用的离子通道（除受体操纵者外），控制 Na^+、Ca^{2+}、K^+、Cl^- 等离子跨膜转运，影响细胞功能。如局麻药通过抑制 Na^+ 通道而产生局麻作用，硝苯地平通过抑制 Ca^{2+} 通道而产生抗高血压作用。

3. 影响转运 许多生理物质如神经递质、激素、代谢物、内在活性物质及无机离子等经常在体内转运，干扰这一环节可以产生明显的药理效应。如利尿药抑制肾小管 Na^+-K^+、Na^+-H^+ 交换而发挥排钠利尿作用；麻黄碱促进去甲肾上腺素能神经释放去甲肾上腺素，产生拟肾上腺素作用；大剂量碘抑制甲状腺素的释放，产生抗甲状腺作用；苯溴马隆通过抑制肾近曲小管对尿酸的重吸收和促进尿酸的排泄而产生抗痛风作用。

4. 影响代谢 核酸（DNA、RNA）是控制蛋白质合成及细胞分裂的生命物质，许多抗肿瘤药是通过干扰细胞 DNA 或 RNA 代谢过程而发挥疗效的；磺胺类抗菌药通过抑制细菌体内叶酸的代谢而干扰核酸的合成；许多抗生素（包括喹诺酮类）也是作用于细菌核酸代谢而发挥抑菌或杀菌作用的。补充营养代谢物质以治疗相应缺乏症的药物很多，如铁盐、胰岛素、维生素及多种元素等。有些药物化学结构与正常代谢物质非常相似，掺入细胞代谢过程使细胞代谢被抑制或阻断，称为伪品掺入（counterfeit incorporation），如 5 - 氟尿嘧啶结构与尿嘧啶相似，取代尿嘧啶掺入肿瘤细胞 mRNA 中干扰蛋白质合成而发挥抗肿瘤作用。

5. 影响免疫 有一类影响免疫反应过程的药物，如免疫增强药（如干扰素）和免疫抑制药（如环孢素），某些药物本身就是抗体（如丙种球蛋白）或抗原（如疫苗）。

6. 理化反应 有些药物通过简单的理化作用发挥药理作用，如消毒防腐药使微生物的蛋白质变性，抗酸药中和胃酸，脱水药改变渗透压（如甘露醇高渗液使脑水肿减轻），四乙酸钠钙络合铅，全麻药扰乱细胞膜脂质结构，局麻药和抗心律失常药稳定细胞膜、阻止动作电位的产生及传导。

7. 基因治疗 是指通过基因转移方式将正常基因或其他有功能的基因导入体内，并使之表达以获得疗效。

第三章 机体对药物的作用——药动学

药物代谢动力学（pharmacokinetics）是研究药物在体内变化规律的一门学科，简称药动学。药动学是药理学的重要组成部分。它研究的内容主要为两部分：一是药物的吸收、分布、转化和排泄的规律及影响因素；二是药物随时间变化的动力学（或速率）过程，并以数学公式和图表表示之。

药物在作用部位达到适当的浓度并产生特定的效应，既取决于给药剂量的大小，还取决于药物在体内吸收、分布、转化和排泄等变化的过程，即药物的体内过程。药物的体内过程还对药物的起效时间、效应强度及持续时间有很大的影响。

通过药动学的学习，可以为临床合理用药、控制不良反应、制订和调整最佳给药方案打下基础。

第一节　药物的跨膜转运

药物吸收、分布、转化和排泄的共同特点是在体内均需跨膜转运（图 3-1）。因此首先必须了解生物膜及药物跨越生物膜转运的类型、机制和影响因素。

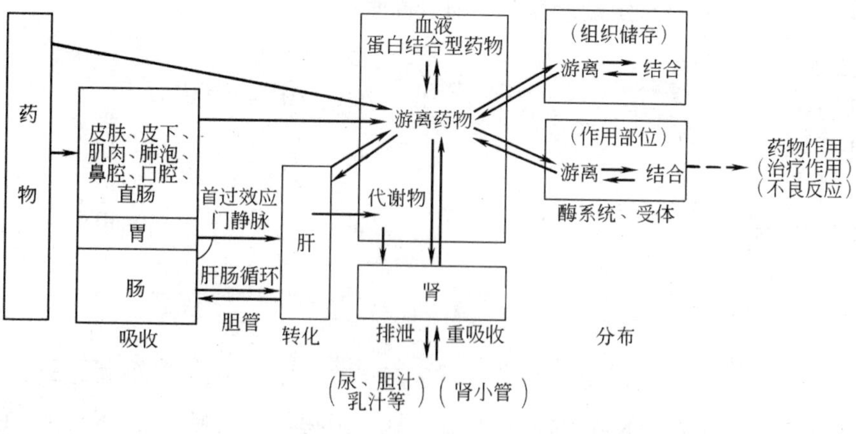

图 3-1　药物体内过程示意图

生物膜是细胞膜和细胞器膜（如线粒体膜、核膜、溶酶体膜等）的总称，可以是单层细胞（如小肠上皮）或多层细胞（如皮肤、胎盘等）。它由蛋白质和液态的脂质双分子层

（主要是磷脂）所组成。蛋白质分布在脂质层的两侧，有些则嵌入膜内部或贯穿至膜两侧，构成膜孔（直径约 0.8nm）及特殊转运系统。由于生物膜的脂质性的特点，故脂溶性大、极性小的药物较易通过；极性大的药物则只允许分子量小的（200D 以下）通过膜孔转运，或通过特殊转运系统转运（图 3－2）。

药物的跨膜转运方式大致可分为两类：

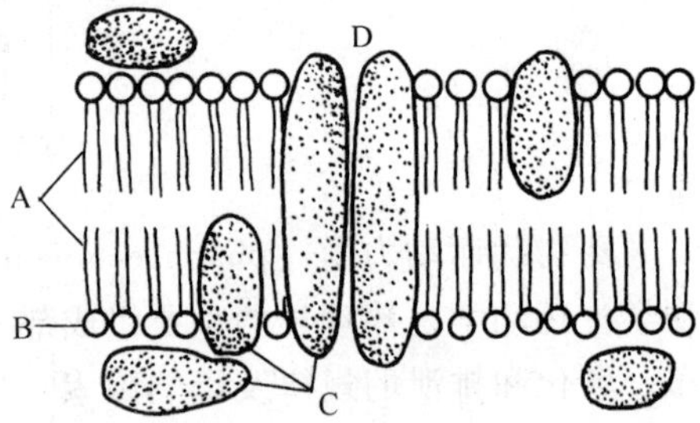

图 3－2 生物膜结构

A. 脂质双分子层；B. 极性头部；C. 膜蛋白；D. 膜孔

一、被动转运

被动转运（passive transport）又称顺流转运，即药物从浓度高的一侧向浓度低的一侧的扩散渗透。它不耗能、不需要载体（易化扩散除外）、不受饱和限速和竞争性抑制的影响，当膜两侧药物浓度达到平衡时，转运即保持在动态稳定水平。被动转运又分为 3 种情况：

1. 脂溶扩散（lipid diffusion） 又称简单扩散（simple diffusion），即药物通过溶于脂质膜的被动扩散。绝大多数药物的转运都是通过此种方式进行的。影响脂溶扩散的因素：

（1）膜两侧浓度差 药物在脂质膜的一侧浓度越高，扩散速度越快。

（2）药物的脂溶性 是每个药物固有的一种特性，用油/水分配系数表示，分配系数越大，药物在脂质膜中溶入越多，扩散就越快。

（3）药物的解离度 因为除少数极性分子的药物（如去乙酰毛花苷）外，大多数药物都是弱酸性或弱碱性的解离型分子，在体内以非解离型和解离型两种形式存在。通常只有非解离型的部分才能以脂溶扩散方式通过脂质膜，而解离型的部分一般较难通过脂质膜。药物的解离度取决于药物的解离常数（Ka）和药物所在环境的 pH，它们之间的关系可用 Henderson－Hasselbalch 公式进行定量计算，并加以说明：

弱酸性药物

$$HA \rightleftharpoons H^{+} + A^{-}$$

$$Ka = \frac{[H^{+}][A^{-}]}{[HA]}$$

$$pKa = pH - \log\frac{[A^{-}]}{[HA]}$$

$$pH - pKa = \log\frac{[A^{-}]}{[HA]}$$

$$10^{pH-pKa} = \frac{[A^{-}]}{[HA]}，即\frac{[解离型]}{[非解离型]}$$

弱碱性药物

$$BH^{+} \rightleftharpoons H^{+} + B$$

$$Ka = \frac{[H^{+}][B]}{[BH^{+}]}$$

$$pKa = pH - \log\frac{[B]}{[BH^{+}]} = pH + \log\frac{[BH^{+}]}{[B]}$$

$$pKa - pH = \log\frac{[BH^{+}]}{[B]}$$

$$10^{pKa-pH} = \frac{[BH^{+}]}{[B]}，即\frac{[解离型]}{[非解离型]}$$

式中 pKa 是解离常数（Ka）的负对数值。每个药物都有其特定的 pKa 值，它与药物本身属于弱酸或弱碱无关。当 pH = pKa 时，$[HA] = [A^{-}]$ 或 $[BH^{+}] = [B]$，pKa 等于弱酸性或弱碱性药物在 50% 解离时溶液的 pH 值。药物所在体液 pH 微小的变化，就会明显影响药物的解离度。如阿司匹林 pKa 为 3.5，若胃酸 pH 为 1.5，当药在胃内时：

$$\frac{[A^-]}{[HA]}=10^{1.5-3.5}=10^{-2}=\frac{1}{100}$$

其解离型与非解离型的比例为1∶100，即约1%属解离型，约99%属非解离型。当药在血液（血液pH值为7.5）中时：

$$\frac{[A^-]}{[HA]}=10^{7.5-3.5}=10^{4}=\frac{10000}{1}$$

即约0.01%属非解离型，约99.99%属解离型。

综上所述，弱酸性药物在酸性环境中解离少，易透过生物膜；而在碱性环境中解离多，不易透过生物膜。弱碱性药物在酸性环境中解离多，不易透过生物膜；而在碱性环境中解离少，易透过生物膜。

2. 膜孔扩散（membranes pore diffusion） 也称滤过（filtration）或水溶扩散（aqueous diffusion），指分子量小、分子直径小于膜孔的水溶性极性或非极性的物质（如水、乙醇、尿素、乳酸等），借助膜两侧的流体静压和渗透压差被水带到低压一侧的过程。其扩散速率也与药物在膜两侧的浓度差成正比。

3. 易化扩散（facilitated diffusion） 也称载体转运（carrier transport），此种转运也顺浓度差，不消耗膜能量，但需载体或通道介导，故存在饱和限速性和竞争抑制，如葡萄糖和体内一些离子如Na^+、K^+、Ca^{2+}等都采用此种转运方式。这种方式扩散的速度远比脂溶扩散更快。

二、主动转运

主动转运（active transport）又称逆流转运，即药物可从低浓度一侧跨膜向高浓度的一侧转运。这种转运要消耗能量，需载体参与，有饱和限速性和竞争抑制。采用主动转运方式的药物并不多，主要在神经元、肾小管及肝细胞中进行。主动转运可使药物在体内分布不均匀，使药物在体内聚集于某一器官组织，并影响其消除速度。

另外，极少数药物还可通过膜动转运（cytosis）方式转运，即通过膜的运动使大分子物质被转运的过程。还有胞饮（pinocytosis）和胞吐（exocytosis）两种方式。

第二节 吸 收

药物由给药部位进入血液循环的过程称为吸收（absorption）。静脉注射和静脉滴注，药物直接进入血液，没有吸收过程。不同的给药途径，直接影响到药物的吸收程度和速度。不同给药途径吸收快慢依次为：吸入>舌下>肌内注射>皮下注射>口服>直肠>皮肤。常用的给药途径有：

一、消化道给药

1. 口服给药（per os，po） 是常用的给药途径，其吸收部位为胃肠道。影响药物经胃肠道吸收的因素，除了前已所述影响药物简单扩散的因素外，还与许多其他因素有关。

（1）*药物方面* ①理化性质（脂溶性、解离度等）；②剂型（包括赋形剂种类等）；③溶出度（包括崩解度等）；④在消化道稳定性。

（2）*胃肠功能* ①蠕动功能；②血流量。

（3）*首过消除* 药物在胃肠道吸收后都要先经门静脉进入肝脏，再进入体循环。其在肠黏膜和肝脏中，极易被代谢灭活，使进入体循环的药量减少，这种现象称为首过消除（first-pass elimination）或首过效应（first pass effect）。首过消除明显的药物不宜口服给药（如硝酸甘油，首过灭活约95%）。但首过消除现象也有饱和性，若剂量加大，口服仍可使血中药物浓度明显升高。

（4）*其他方面* ①胃肠内 pH，药物在胃肠中相互作用；②食物；③肠内细菌对药物的代谢。

小肠是绝大多数药物吸收的主要场所，这是因为小肠 pH 范围较广（pH 4.8～8.2），能满足绝大多数药物吸收对 pH 值的要求；同时小肠黏膜表面有丰富的绒毛，绒毛上皮细胞为单细胞，吸收面积大（约 $300m^2$）。加之药物在小肠中移动速度较慢（10cm/min，4～5 小时才达回盲部）而停留时间长，故吸收充分。值得提及的是，一般情况下，非解离型药物的吸收率远较解离型的为高，但因为胃黏膜表面积小（约 $1\ m^2$），胃黏膜表层有较厚的黏液膜，以及药物在胃中停留时间短，即使药物在肠内完全解离，小肠吸收的量也比非解离型药物在胃内吸收的量多。大肠黏膜无环形皱襞和绒毛，其主要功能是贮存食物残渣和吸收水分及无机盐，与药物吸收关系不大。

2. 舌下给药（sublingual） 虽然吸收面积较小，但由于血流丰富，吸收较快。加之药物可经舌下静脉，不经肝脏而直接进入体循环，在一定程度上可避免首过消除。特别适合口服吸收时易于被破坏或首过消除明显的药物，如硝酸甘油、异丙肾上腺素等。

3. 直肠给药（per rectum） 过去传统观点认为，直肠内给药的最大优点在于可避开肝脏的首过消除，从而提高药物的生物利用度。但近年来有学者研究发现从直肠吸收的大部分药物经痔上静脉通路仍要进入门静脉到达肝脏，因此，大部分药物仍避免不了首过消除。直肠给药，因其吸收表面积很小，肠腔液体量少，pH 为 8.0 左右，对许多药物溶解不利，吸收反不如口服给药迅速和规则，因此，直肠内给药的唯一优点仅在于防止药物对上消化道的刺激性。

二、注射给药

皮下注射（subcutaneous injection）和肌内注射（intramuscular injection），是最常用的两种注射给药途径，注射后药物可沿结缔组织迅速扩散，再经毛细血管及淋巴内皮细胞进入血液循环。该处毛细血管壁的细胞间隙宽大（约 600～1200nm），一般药物均可直接通过该间隙，按膜孔扩散或脂溶扩散方式迅速吸收，所以注射给药的特点是吸收迅速而完全。

注射给药与口服给药相比具有以下特点：①适用于在胃肠中易破坏或不易吸收的药物，如青霉素 G、庆大霉素；②适用于肝脏首过消除明显的药物，如利多卡因；③使药物的效应产生更快。但必须指出，注射给药对少数药物不仅不能增加其吸收速度或吸收量，反而会因为药物在注射部位发生理化性质的变化，而导致吸收障碍和注射部位的不适及疼痛，吸收反而比口服差（如地西泮、苯妥英钠、地高辛等）。

三、吸入给药

即一些气体及挥发性药物经呼吸道直接由肺泡表面吸收的给药方式。由于肺泡表面积大（达 $200m^2$），与血液只隔肺泡上皮及毛细血管内皮各一层，而且血流量大，药物只要能到达肺泡，吸收极其迅速。气体及挥发性药物（如吸入麻醉药及亚硝酸异戊酯等）可直接进入肺泡被迅速吸收；液体药物及固体药物则需要经过雾化以后成极细颗粒（一般很难达到）方能有效吸收。颗粒直径 3～5μm 的药物可达细支气管，小于 2μm 才可进入肺泡。较大雾粒的喷雾剂（nebula）只能用于鼻咽部或气管的局部治疗。所以一般意义上的喷雾给药，都以局部治疗为主要目的（如抗菌、消炎、祛痰、通鼻塞等）。

四、经皮给药

传统观点认为完整皮肤吸收药物的能力较差，对多数药物均不易吸收，仅脂溶性极强的有机溶剂和有机磷酸酯类可以经皮吸收而发生中毒。近年发现不少药物仍能经皮吸收，尤其在皮肤较单薄部位（如耳后、胸前区、阴囊皮肤部位）或有炎症等病理改变的皮肤。儿童的皮肤含水量高，经皮肤吸收的速度也比成年人快。特别是当药物中加入了促皮吸收药，如氮酮、二甲基亚砜、月桂酸等制成贴皮药或软膏，经皮给药（transdermal）后都可达到局部或全身疗效，如硝苯地平、雌二醇、芬太尼等制成的贴皮剂。另外，贴皮的药物还可制成缓释药，以维持持久的作用。如硝酸甘油缓释贴皮剂用于预防心绞痛发作，每日只需贴 1 次。中药中的膏药也是经皮给药产生局部作用的给药方法。

第三节 分　　布

药物吸收后随血液循环到各组织器官的过程称为药物的分布（distribution）。药物吸收后可分布到多个组织器官，各组织器官药物的分布是不均匀和动态变化的。药物作用的快慢和强弱，主要取决于药物分布进入靶器官的速度和浓度。而药物消除的快慢，则主要取决于药物分布进入代谢和排泄器官（肝脏、肾脏）的速度。影响药物分布的因素很多，主要有以下几个方面：

1. 血浆蛋白结合率 药物吸收后都可不同程度地与血浆蛋白（主要与白蛋白）结合，不同药物的结合率有很大差异。药物与血浆蛋白结合后，不能透出血管到达靶器官，也不会到达代谢器官被代谢，故暂时失去活性，可视为药物在体内的一种暂时贮存形式，只有游离型的药物才有药理活性。但药物与血浆蛋白的结合是疏松可逆的，当血液中游离型药物减少时，结合型药物又可转化为游离型，透出血管，恢复其药理活性。游离和非游离型药物在血管中始终处于一种动态变化过程中。

由于血浆蛋白总量和结合能力有限，加之药物与血浆蛋白的结合是非特异性的（即多种药物均可竞争性地与血浆蛋白结合），这就带来两个方面的问题：一是从理论上讲，当一个药物结合达到饱和以后，再继续增加药物剂量，游离型药物可迅速增加，药物作用或不良反应会明显增强。但在临床实践中，这种情况不易出现，因为绝大多数药物的治疗剂量达不到这种饱和状态。二是当同时使用两种或两种以上的药物时，因相互间竞争与血浆蛋白结合，使其中某些药物游离型增加，药理作用或不良反应明显增强。如口服抗凝药香豆素类与解热镇痛药阿司匹林合用时，将导致抗凝过度，发生出血倾向。药物还可能与内源性代谢物竞争与血浆蛋白结合，如磺胺药可置换胆红素与血浆蛋白的结合，而导致新生儿核黄疸症。但药物与血浆蛋白结合的竞争作用并非都有临床意义。一般认为，对于血浆蛋白结合率高、分布容积小、消除慢或治疗指数低的药物，临床上应注意调整剂量。对于一般药物，被置换出来的游离药物将向组织间液再分布或消除，血浆游离药物浓度可以恢复到原有水平。

另外，当血液中血浆蛋白过少（如慢性肾炎、肝硬化）或变质（如尿毒症）时，可与药物结合的血浆蛋白减少，也容易发生药物作用的增强和中毒。

研究药物与血浆蛋白的结合状况与规律，可帮助我们预测药物的作用、毒性及药物间的相互作用，对调整药物剂量、合理用药有重要意义。

2. 体内屏障

（1）血脑屏障（blood - brain barrier）　是指脑的血液与脑细胞外液及脑脊液间的屏障。它们对药物的通过具有重要屏障作用，有利于维持中枢神经系统内环境的相对稳定。这主要是因为脑内的毛细血管内皮细胞间连接紧密，间隙较小，基底膜外还有一层星状胶质细胞包围，药物一般很难进入脑脊液和脑细胞内，只有脂溶性高、分子量较小及少数水溶性药物可以通过血脑屏障。治疗脑病可选用极性低的脂溶性药物，如硫喷妥钠。

（2）胎盘屏障（placental barrier）　是指胎盘绒毛与子宫血窦间的屏障。它能将母体与胎儿的血液隔开。但胎盘屏障对药物而言，通透性和一般毛细血管没有明显的区别，所以几乎所有药物都能穿过胎盘屏障进入胎儿体内，只是程度和快慢不同。在妊娠期间，应特别注意某些药物进入胎儿循环的毒性作用和妊娠早期引起畸胎的危险。

3. 体液 pH 值　药物的 pKa 及体液的 pH 是决定药物分布的另一因素。细胞内液 pH（约为 7.0）略低于细胞外液（约 7.4），所以一般弱碱性药物在细胞内浓度较高，而弱酸性药物则在细胞外液中浓度高。根据这一原理，弱酸性药物苯巴比妥中毒时，用碳酸氢钠碱化血液及尿液不仅可使脑细胞中药物迅速向血浆转移，并可减少药物在肾小管中的重吸收，加速自尿中的排泄，使病人迅速脱离危险。

另外，药物首先向血流量大的器官分布，然后向血流量少的组织转移，这种现象称为药物的再分布（redistribution）。如静注硫喷妥钠后，其先在血流量丰富的脑中迅速发挥麻醉效应，然后迅速向体内血流较少的脂肪组织转移，使其麻醉作用在数分钟内又迅速消失。

其他如局部器官的血流量及药物与某些组织器官的亲和力（如碘可集中分布于甲状腺组织中）等因素也会影响药物的分布。

第四节 转 化

药物作为外源性活性物质（xenobiotic）在体内发生化学结构的改变，称为转化或生物转化（biotransformation）。体内能够使药物发生转化的器官主要是肝脏，其次是肠、肾、肺等组织。

1. 药物转化的方式与步骤 转化过程一般分为两个时相进行：第Ⅰ时相是氧化（oxidations）、还原（reductions）、水解（hydrolysis）过程。该过程使药物分子结构中引入或暴露出极性基团，如产生羟基、羧基、巯基、氨基等。第Ⅱ时相是结合（conjugations）过程，该过程在药物分子结构中暴露出的极性基团与体内的化学成分如葡萄糖醛酸、硫酸、甘氨酸、谷胱甘肽等经共价键结合。

2. 药物转化的意义 绝大多数药物经过转化后，药理活性都减弱或消失，称为灭活（inactivation）；但也有极少数药物经转化后才出现药理活性，称为活化（activation），如阿司匹林（乙酰水杨酸钠）只有在体内脱去乙酰基，转化为水杨酸才具有药理活性。大多数脂溶性药物经过转化生成易溶于水且极性高的代谢物，以利迅速排出体外。

3. 药物转化酶系统 药物在体内的转化必须在酶的催化下才能进行。这些催化酶又分为两类：一类是专一性酶，如胆碱酯酶、单胺氧化酶等，分别转化乙酰胆碱和单胺类等一些特定的药物或物质。另一类是非专一性酶，它们是一种混合功能氧化酶系统（hepatic microsomal mixed - function oxidase system），一般称为肝脏微粒体细胞色素 P450 酶系统，简称肝微粒体酶。该酶系存在于肝细胞内质网上，故又称“肝药酶”。细胞色素 P450（cytochrome P450，CYP）酶系是一个超家族，包含多种异构酶，能催化数百种药物的转化，现已在人体中分离出 50 余种具有功能活性的 P450 酶系。根据氨基酸序列的同一性分为 17 个家族和许多亚型。近年还发现在肾上腺、肾、肺、胃肠黏膜及皮肤等组织中也有少量存在。

肝药酶系统主要由 3 部分组成：①血红蛋白类：包括细胞色素 P450（cytochrome P450）、细胞色素 b_5（cytochrome b_5）；②黄素蛋白类：包括还原型辅酶Ⅱ - 细胞色素 P450 还原酶（NADPH - cytochrome，P450 reductase）、还原型辅酶Ⅰ- 细胞色素 b_5 还原酶（NADH - cytochrome b_5 reductase）；③磷脂类：主要是磷脂酰胆碱。其中最关键的酶为细胞色素 P450。肝药酶催化的反应式为：

$$RH + NADPH + O_2 + H^+ \rightarrow ROH + NADP^+ + H_2O$$

式中 RH_2 代表催化底物（药物）；$NADPH_2$ 为供 H^+ 体。在 O_2 参与下，一个氧原子加入底物分子使其羟化；另一个氧原子接受电子被还原为水。该系统催化反应中的电子传递见图 3 - 3。

4. 药酶的诱导药和抑制药 肝药酶是药物在机体内转化的主要酶系统，它有如下特点：①选择性低，能同时催化多种药物；②变异性较大，常因遗传、年龄、营养状态、机体状态、疾病的影响，而出现明显的个体差异；③药酶活性易受药物的影响而出现增强或减弱现象。凡能够增强药酶活性的药物称为药酶诱导药（enzyme inducer）；而能够减弱药酶活性的

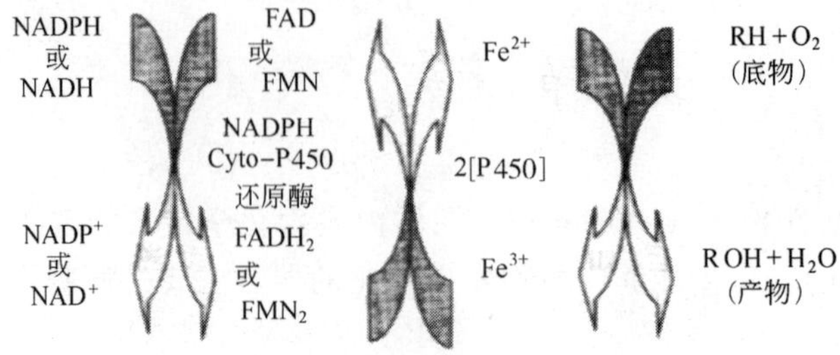

图 3-3 肝药酶催化药物反应的电子传递示意图

药物称为药酶抑制药（enzyme inhibitor）。药酶诱导药和药酶抑制药不仅可增强或减弱药物自身的转化，导致药物本身效应强弱的变化，当合并使用其他药物时，药酶诱导药和抑制药还可使其他药物的效应比单用时增强或减弱。常见的药酶诱导药和药酶抑制药见表 3-1。

表 3-1　常见的药酶诱导药和药酶抑制药及相互作用

	药物种类	受影响的药物
诱导药	巴比妥类	巴比妥类、氯霉素、氯丙嗪、可的松、香豆素类、洋地黄毒苷、地高辛、阿霉素、雌二醇、保泰松、苯妥英钠、奎宁、睾酮
	灰黄霉素	华法林
	保泰松	氨基比林、可的松、地高辛
	苯妥英钠	可的松、地塞米松、地高辛、茶碱
	利福平	双香豆素类、地高辛、糖皮质激素类、美沙酮、美托洛尔、口服避孕药
抑制药	异烟肼	安替比林、双香豆素类、丙磺舒、甲苯磺丁脲
	西咪替丁	地西泮、氯氮䓬
	双香豆素类	苯妥英钠
	口服避孕药、去甲替林	安替比林
	保泰松	苯妥英钠、甲苯磺丁脲

第五节　排　　泄

药物及其代谢物被排出体外的过程称排泄（excretion）。排泄是药物最后被彻底消除的过程。肾脏是最主要的排泄器官，非挥发性药物主要由肾脏随尿排出；气体及挥发性药物则主要由肺随呼气排出；某些药物还可从胆汁、乳腺、汗腺、唾液腺及泪腺等排出体外。

1. 肾脏　药物及其代谢产物经肾脏排泄主要决定于：肾小球滤过（glomerular filtration）、肾小管被动重吸收（passive tubule reabsorption）和肾小管主动分泌（active tubule secretion）。肾小球毛细血管的基底膜通透性较大，因此，除了与血浆蛋白结合的药物外，绝大多数游离型药物及其代谢产物均可滤过进入肾小管腔内。其中脂溶性高、非解离型的药物和代谢产物又可经肾小管上皮细胞重吸收入血。尿液 pH 值影响药物的解离度，影响药物的重吸收，从而影响药物的排泄。当苯巴比妥、水杨酸等弱酸性药物中毒时，碱化尿液可使药物的重吸收减少，排泄增加而解救药物中毒。

少数药物经肾小管主动分泌排泄，属于主动转运过程。肾小管上皮细胞有两类转运系统，即有机酸和有机碱转运系统。前者转运弱酸性药物，后者转运弱碱性药物。分泌机制相同的两类药合用并经同一载体转运时，可发生竞争性抑制。如丙磺舒可抑制青霉素的主动分泌，依他尼酸可抑制尿酸的主动分泌等，在临床治疗中，两药均可产生有益或有害的影响。

肾脏排泄药物的多少，还与药物和血浆蛋白的结合率及肾血流量等因素有关。

2. 胆汁 某些药物经肝脏转化为极性较强的水溶性代谢产物，也可自胆汁排泄，由胆汁排入肠腔并随粪便排出。有些药物可经肠黏膜上皮细胞吸收，经门静脉、肝脏重新进入体循环，这种小肠、肝脏、胆汁间的循环过程称为肝肠循环（hepato - enteral circulation）。某些肝肠循环明显的药物（如洋地黄毒苷、地高辛、地西泮），其药物的作用时间会延长。

3. 其他途径 药物还可通过唾液、乳汁、汗液、泪液等排泄。乳汁 pH 略低于血浆，弱碱性药物（如吗啡、阿托品）可以较多地自乳汁排泄，哺乳婴儿可能因此受累；胃液中酸度高，某些生物碱（如吗啡等）即使注射给药，也可向胃液扩散，洗胃是该类药物中毒的治疗措施；由于药物可自唾液排泄，而唾液容易采集，药物在唾液中的浓度与血药浓度有一定相关性，现在临床上常用唾液代替血液标本进行血药浓度的监测。

第六节 药物代谢动力学的一些基本概念

药物在体内的吸收、分布、转化、排泄使药物在不同器官、组织、体液间的浓度不断发生着变化，这些变化是一个随时间变化的动态过程。为了准确地描述这种动态变化，一般可通过绘制曲线图，建立一定的房室模型和数学方程，最后计算出药动学参数。这些参数能够定量地反映药物在体内变化的动态过程，同时也是临床制订和调整给药方案的重要依据。下面将常用的药动学基本概念和重要参数介绍如下。

1. 药物浓度 - 时间曲线 给药后药物浓度随着时间的改变而发生变化，以药物浓度（C）为纵坐标，以时间（T）为横坐标绘出的曲线图，称为药物浓度 - 时间曲线图（concentration - time curve，C - T），简称浓度 - 时间曲线或时量曲线。最常用的是血药浓度 - 时间曲线，即以血浆（或血清）药物浓度为纵坐标，以时间为横坐标作图所得的曲线。

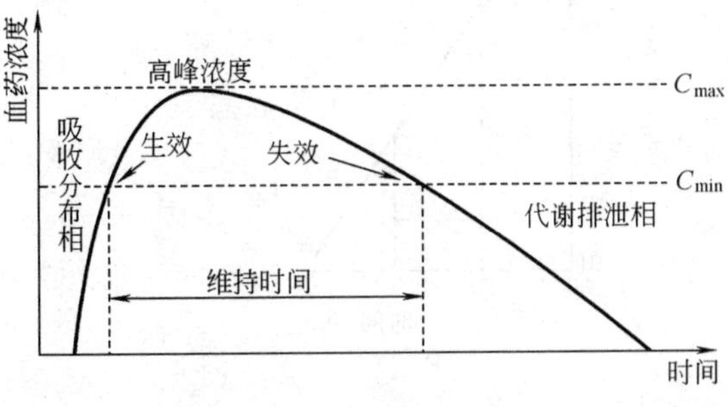

图 3 - 4 单次血管外给药的血药浓度 - 时间曲线

图 3 - 4 是血管外单次用药后的血药浓度 - 时间曲线图。其上升支主要反映吸收的情况，与吸收同时，分布及少量药物的代谢和排泄已开始。当代谢和排泄过程逐渐占据主要地位后，曲线就开始下降。由此可见，吸收、分布、代谢和排泄没有严格的分界线，只是在某段时间内以某一过程为主而已。

由坐标横轴和曲线围成的面积称为曲

线下面积（AUC），它表示一段时间内药物吸收到血中的累积量，反映了药物吸收的情况，是重要的药动学参数之一。如一个药物在某一时间内吸收良好，则其剂量与AUC成正比。

2. 生物利用度（bioavailability，F） 生物利用度或称生物有效度，是指血管外给药时，药物制剂被机体吸收利用的程度和速度。它是评价药物制剂质量的重要指标，与药物起效快慢和作用强弱密切相关。生物利用度可用一定时间内药物被机体吸收的百分率来表示，计算公式如下：

$$F=\frac{\text{吸收入体循环的药量}}{\text{给药量}}\times 100\%$$

$$F=\frac{AUC(\text{血管外给药})}{AUC(\text{血管内给药})}\times 100\%(\text{绝对生物利用度})$$

$$F=\frac{AUC(\text{供试药})}{AUC(\text{标准品})}\times 100\%(\text{相对生物利用度})$$

药物制剂的生物利用度是由药物的颗粒大小、晶形、赋形剂、制备工艺等因素所决定的。不同工厂生产或同一工厂生产不同批号的同一产品，生物利用度都可能有所差异。

3. 药物消除类型 药物在体内消除（转运或转化）的速率可分为两种类型。

（1）一级动力学消除（first - order kinetics） 又称恒比消除，是大多数药物消除的类型。其消除速率与血药浓度成正比，即单位时间内按血药浓度的恒定比例进行消除。将血药浓度 C 的对数与时间 t 作图为一直线（图3－5B）。此恒定比例的值，就是消除速率常数 K_e。药物吸收、分布中的被动转运方式，都是按照一级动力学方式转运的。

一级动力学的方程式为：

$$dC/dt=-KeC$$

式中 dC/dt 表示药物消除速率，Ke 为消除速率常数。

积分后得：

$$C_t=C_0e^{-Ke\cdot t}$$

式中 C_t 为给药后某一时间（t）的血药浓度，C_0 为初始血药浓度。

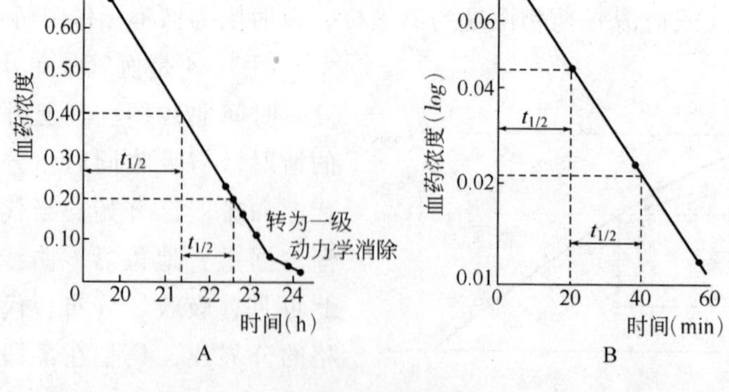

图3－5 恒比消除和非线性消除曲线

（2）零级动力学消除（zero - order kinetics） 又称恒量消除，即在单位时间内始终以一个恒定的数量进行消除。如主动转运、易化扩散在载体饱和时按此方式进行。

零级动力学的方程式为：

$$dC/dt = -K_0$$

积分后得：

$$C_t = C_0 - K_0 t$$

式中 C_t 为给药后某一时间(t)的血药浓度，C_0 为初始血药浓度，K_0 为零级消除速率常数。

因为主动转运、易化扩散都需要在酶的催化下进行，当药物达到一定浓度后，会出现饱和限速现象，此时，再增加药物量，其消除不会再增加。这种药物的消除在血药浓度高时先以零级动力学方式消除，当血药浓度低时再以一级动力学的方式消除，被称为非线性消除。它们的血药浓度 C 与时间 t 作图为一折线（图 3－5A）。有少部分药（如苯妥英钠、普萘洛尔、苯海拉明、保泰松、乙醇等）按此种方式消除。如乙醇在血液中当浓度 >0.05mg/ml 时，按零级动力学消除，当 <0.05mg/ml 时，则转成按一级动力学消除。

4. 半衰期（half－life time，$t_{1/2}$）**和连续多次用药的药－时曲线**　半衰期一般是指血药浓度下降一半所需要的时间，也称血浆半衰期。绝大多数药物在体内属一级动力学消除，其半衰期是固定值，即 $t_{1/2}=0.693/Ke$，Ke 是消除速率常数，指单位时间内药物消除的百分率。它反映了药物消除的快慢，Ke 值大，说明消除速率快。

$t_{1/2}$的意义在于：①它反映药物消除快慢的程度。②$t_{1/2}$与药物转运和转化关系为：一次用药后经过 4～6 个 $t_{1/2}$后体内药量消除 93.5%～98.4%。③按 $t_{1/2}$的长短不同常将药物分为 5 类：超短效 $t_{1/2} \leq 1$ 小时，短效为 1～4 小时，中效为 4～8 小时，长效为 8～24 小时，超长效 >24 小时。④肝肾功能不良者其 $t_{1/2}$将改变，绝大多数药物 $t_{1/2}$延长。可通过测定病人肝肾功能调整用药剂量或给药间隔。

临床上连续多次给药，若每隔 1 个 $t_{1/2}$用药一次，则经过 4～6 个 $t_{1/2}$后体内药量可达稳态水平的 93.5%～98.4%（表 3－2，图 3－6）。这个相对稳态的水平称为稳态血药浓度（steady－state plasma concentration，Css），也称坪值（plateau）。此时给药量与消除量达到相对的动态平衡。若能将坪值控制在治疗血药浓度范围内是最理想的状况。如每隔一个 $t_{1/2}$给药一次，采用首次剂量加倍的方法可迅速达到稳态血药浓度（图 3－6C）。

表 3－2　按一级速率消除，药物消除量及累积量与 $t_{1/2}$ 间关系

$t_{1/2}$数	单次给药后药物消除量	以 $t_{1/2}$为给药间隔重复给药时，体内药物的累积量
1	100%×〔1/2〕=50%	50%
2	100%×〔1/2〕=25%	75%
3	100%×〔1/2〕=12.5%	87.5%
4	100%×〔1/2〕=6.25%	93.8%
5	100%×〔1/2〕=3.12%	96.9%
6	100%×〔1/2〕=1.56%	98.4%
7	100%×〔1/2〕=0.78%	99.2%

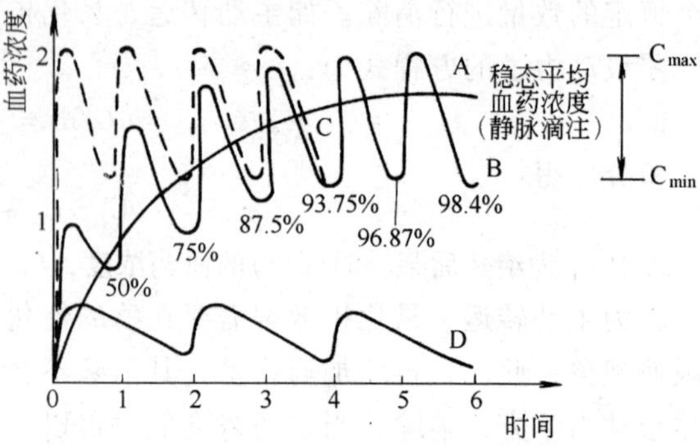

图 3-6 多次给药的药-时曲线

A. 静脉滴注，$D_m/t_{1/2}$ B. 静脉注射，$D_m/t_{1/2}$ C. 静脉注射，$2D_m \cdots D_m/t_{1/2}$ D. 静脉注射，$\frac{1}{2}D_m/2t_{1/2}$。D_m：维持剂量

5. 表观分布容积（apparent volume of distribution，Vd） 是指药物在体内达到动态平衡时，药物分布所需要的容积。假设药物在体内是均匀地分布于各组织与体液中，且浓度与血液中相同，在这种假想条件下，常用下式表示：

$$V_d(\text{L 或 L/kg}) = \frac{\text{A(体内药物总量 mg)}}{\text{C(血药浓度 mg/L)}}$$

$$\text{或 } V_d = \frac{FD}{C}$$

式中 F 为生物利用度，D 为给药量，C 为血药浓度。

表观分布容积（Vd）只是理论上或计算所得到的表示体内药物应占有的体液容积，而并非药物在体内占有体液的真实容积，也不代表某个特定的生理空间，它只是在假设状态下药动学的一个重要参数。

如一个70kg体重的正常人，总体液量约占体重的60%，其中，细胞内液占55%（约40L），细胞外液占35%（约25L），细胞外液中，血浆占7.5%（约5L）。所以当Vd在5L左右时表示药物大部分分布于血浆；Vd = 10 ~ 20L时表示药物分布于全身体液中；Vd > 40L时表示药物分布到组织器官中；Vd > 100L时则表示药物集中分布至某个器官内（如碘集中于甲状腺）或大范围组织内（如集中分布于骨骼或脂肪组织中等）。一般来说，Vd的意义在于可反映药物在体内分布的广泛程度。另外，Vd值的大小与血药浓度有关，血药浓度越高，Vd越小，药物排泄越快，在体内存留时间越短；反之，血药浓度越低，Vd越大，药物排泄越慢，在体内存留时间越长。

6. 房室模型（compartment model） 是药代动力学研究中采用的一种数学模型。它把机体看成一个系统，根据药物在体内转运或转化的速率不同，划分成若干个抽象的房室。常见的有一室模型、二室模型和三室模型，并配以相应的数学方程式，以求得一系列的药动学参数，指导临床合理用药。

（1）一室模型（one compartment model） 它假定机体是由一个房室组成，即给药后，药物进入血液循环并迅速均匀分布到全身各部位，瞬即达到动态平衡，并以一定速率从中消除。属于一室模型的药物单次静脉注射给药，虽然也通过分布、代谢和排泄，但其血药浓度随时间衰减的速率始终是一致的，若将血药浓度的对数与时间作图，则血药浓度-时间曲线为一条直线（图3-7A）。

（2）二室模型（two compartment model） 它假定机体是由两个房室组成（即中央室与周边室），并有两种消除（转运、转化）的速率。给药后，药物立即分布到中央室（包括血液和能与血液取得瞬时分布平衡的组织，如肾、脑、心、肝等），然后再缓慢地分布到周边室（指血流供应较少的组织，如脂肪、肌肉、皮肤、骨、软骨等）。属于二室模型的药物单

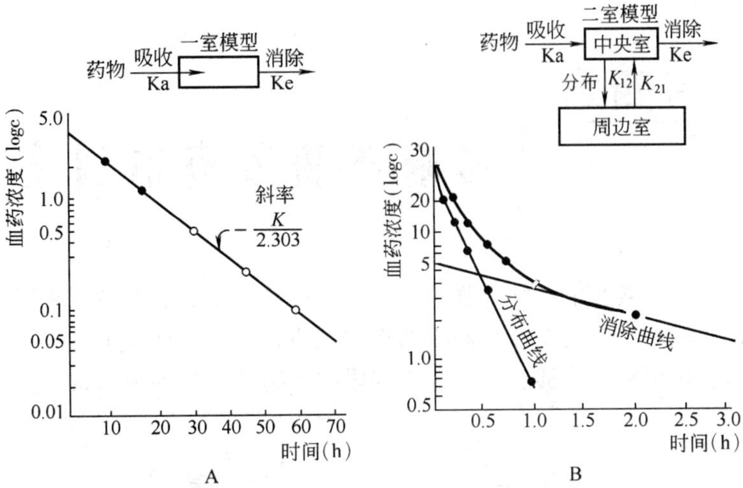

图 3-7 一室及二室模型示意图

次快速静脉注射给药，若将血药浓度的对数与时间作图，可呈现特殊的血药浓度-时间曲线（图 3-7B）。初期血药浓度迅速下降，称为分布相，主要反映药物自中央室向周边室的分布过程。分布平衡以后，曲线进入较平的消除相，主要反映药物从中央室的消除过程。

第四章 影响药物效应的因素

药物效应受多种因素影响，如药物因素、病人体质因素、病原微生物因素以及环境因素等，可使药效减弱或增强，甚至改变药物的作用性质，产生或增加不良反应。因此，用药时仅依据药物的药理作用显然不够，还应考虑到影响药物效应的各种因素。

第一节 药物因素

一、剂量

剂量不同，同一药物对机体作用的强度也不一样，如苯巴比妥低于阈剂量，不产生任何效应，但随着剂量的增加，依次产生镇静、催眠、抗惊厥、抗癫痫等作用，甚至可使中枢麻痹，引起机体死亡。

二、剂型、生物利用度

一个药物的不同剂型对药物的吸收快慢、起效时间、维持时间等均有影响，如注射剂的水溶液较油剂或混悬液吸收快，而作用维持时间较短；药物口服时的吸收率为水剂 > 散剂 > 片剂。随着生物制剂学的发展，出现了一些新制剂，如缓释剂（slow release formulation，SLF）、控释剂（controlled release formulation，CLF）、靶向制剂（targeted drugs delivery system，TDDS）等。缓释剂可使药物按一级速率缓慢释放而吸收，延长药效；控释剂使药物按零级速率释放，使血药浓度稳定在有效浓度水平，产生持久药效，如透皮贴剂（transdermal patch）。缓释剂有延迟释放剂（extended release formulation）和持续释放剂（sustained release formulation）。靶向制剂是药物接上一载体，使药物导向分布到靶细胞，可提高疗效，减少不良反应。同一剂型如生物利用度不同，也可使进入体循环的药量明显不同。

三、给药途径

不同给药途径对药物的吸收、分布、转化和排泄都有较大影响，因而使药物效应强弱亦不同，甚至会改变作用性质。如硫酸镁口服产生导泻作用，肌内注射则抑制中枢、降低血压。

四、给药时间、给药间隔时间及疗程

1. 给药时间　确定适当的给药时间，应从药物性质、对胃肠道刺激性、病人的耐受能力和需要药物产生作用的时间来考虑。一般情况下，饭前服药吸收较好，发挥作用较快；饭后服吸收较差，显效也较慢。与胃酸关系密切的药物如健胃药宜饭前服；对胃肠道有刺激性的药，宜饭后服；催眠药宜睡前服。

人体机能活动昼夜变化对某些药物作用有一定影响，研究药物作用昼夜变化规律的药理学分支，称为时辰药理学（chronopharmacology）。如有些高血压病人在早晨几小时内血压最低，用药物治疗时，上午较易出现体位性低血压；肾上腺皮质激素在清晨分泌达高峰，将其一日剂量于上午 8～10 时一次使用可减轻对腺体的抑制；茶碱对小鼠的毒性在夜间 0～4 时最小，在白天 12～16 时最大。又如给大鼠腹腔注射苯巴比妥 190mg/kg，14 时给药大鼠全部死亡，23～1 时给药则全部存活。排泄速度也有昼夜节律，如水杨酸钠在上午给药排泄较慢，下午给药排泄较快。

2. 给药间隔时间　维持稳定的有效血药浓度至关重要，不按规定间隔时间用药，血药浓度会产生很大波动，过高可发生毒性反应，过低则无效。一般以药物的半衰期为参考依据，还应根据病人的病情和病程需要而定。

3. 疗程　是指为达到一定的治疗目的而连续用药的时间。疗程是根据病情及病程决定的，一般在症状消失以后即可停止用药。但在抗菌药物治疗某些感染性疾病时，为了巩固疗效和避免耐药性产生，往往在症状消失以后尚需保留一定时间用药；某些慢性疾病需长期用药，为了减少不良反应，需按规定疗程用药。有的药长期使用后，不能突然停用，如久用肾上腺皮质激素后突然停药会导致反跳现象。

五、反复用药

1. 耐受性（tolerance）　指同一药物连续使用过程中，会出现药效逐渐减弱，需加大剂量才能产生相同的药效；但在停用一段时间后，机体仍可恢复原有的敏感性。少数患者存在先天耐受性，也称低敏性。产生耐受性的主要原因可能是药物的药动学改变（如吸收减少、转运受阻、消除加快及肝药酶的诱导作用等）和药效学改变（如机体调节功能适应性改变、受体的脱敏调节等）。

根据耐受性的产生时间或表现形式可分为两种情况：

（1）快速耐受性（tachyphylaxis）　在短期内连续用药数次后立即发生的耐受现象。如麻黄碱及脑垂体后叶素等注射后易产生快速耐受性。

（2）交叉耐受性（cross tolerance）　机体对某药产生耐受性后，对同类的另一药敏感性也降低。

2. 耐药性（resistance）　化疗药长时间使用后，病原体或肿瘤细胞对药物的敏感性降低，称耐药性或抗药性，此时往往需加大剂量才能有效，或不得不改用其他药物。产生耐药性的原因可能主要是病原体发生基因变异。抗病原体药同样可产生快速耐药性和交叉耐药性。

六、联合用药

联合用药（drug combination）指为了达到治疗目的而采取的两种或两种以上药物同时或先后应用。联合用药往往会发生体内或体外药物之间的相互影响。

药物相互作用（drug interaction）指同一时间或间隔一定时间两种或两种以上药物合用，药物与药物之间或药物与机体之间产生的相互影响。广义上讲，药物相互作用应包括发生在体外的药剂学上的配伍禁忌和发生在体内的药理学上的疗效及毒性的增强或减弱。一般而言，用药种数越多，不良反应发生率也越高。如2~5种药合用，不良反应发生率为4%，6~10种时则为10%。有时可能在停用一种药物后发生不良反应，也应注意。

药物配伍禁忌（incompatibility）指两种或两种以上药物调配在一起时，发生的物理或化学反应，如混浊、沉淀、变色、减效、失效或产生有害物质。例如，去甲肾上腺素或肾上腺素在碱性溶液中易氧化而失效；生物碱水溶液遇酸、碘化物，则易发生沉淀。

药物在体内的相互作用包括药动学和药效学两个方面。

1. 药动学方面

（1）*妨碍吸收*

① 改变胃肠道pH：有些药物可改变胃肠道的pH而影响其他药的解离度，进而影响其吸收。如抗酸药可增加弱酸性药物磺胺类、氨苄青霉素的解离度，因而吸收减少，但可促进某些弱碱性药物的吸收。

② 吸附、络合或结合：氢氧化铝凝胶可吸附氯丙嗪；考来烯胺能与洋地黄、性激素、甲状腺素、四环素、保泰松、苯巴比妥、口服抗凝血药、噻嗪类利尿药等结合；四环素类与钙、镁或铝等离子能形成不溶性络合物；浓茶中含大量鞣酸，可与铁制剂或生物碱发生沉淀，因而阻碍吸收。

③ 影响胃排空和肠蠕动：多数药物主要在小肠上段吸收，抗胆碱药能延缓胃排空，减慢肠蠕动，使同服的对乙酰氨基酚吸收减慢，也可使部分在胃肠道破坏的左旋多巴吸收量大大减少。

④ 肠壁功能的改变：有些药物（如细胞毒类等）损伤肠黏膜，减少其他药的吸收。

（2）*竞争血浆蛋白结合*　许多药物能与血浆蛋白呈可逆性结合，酸性药物与血浆蛋白的结合要比碱性药物的结合更强。如乙酰水杨酸、对乙酰氨基酚与血浆蛋白结合力强，可将双香豆素类从血浆蛋白结合部位置换出来，抗凝血作用增强。早产儿或新生儿服用磺胺类或水杨酸类，由于药物与血浆蛋白结合，可将胆红素从血浆蛋白置换出来，引起脑核性黄疸症。

（3）*影响生物转化*

① 影响肝药酶：许多药物诱导或抑制肝药酶而影响其他药物在体内的生物转化，从而使其半衰期、药理作用及不良反应等发生改变。如异烟肼能抑制肝药酶，可使同时合用的甲苯磺丁脲的药理作用和毒性增加；别嘌呤醇能抑制黄嘌呤氧化酶，使6-巯基嘌呤及硫嘌呤的代谢减慢、毒性增加。

② 影响非微粒体酶：有些药物通过影响非微粒体酶，而改变受此酶代谢的药物生物转

化。如单胺氧化酶抑制药可延缓单胺类药物代谢，使这些药物的升压作用和毒性反应增加。

（4）影响药物排泄

① 影响尿液 pH：有些药物可影响尿液的 pH，从而影响药物的解离度。尿液呈酸性时可使弱碱性药解离型增多，使抗组胺药等在肾小管的重吸收减少，排出量增加。同样，尿液呈碱性时可使弱酸性药排出量增多。

② 竞争转运载体：许多弱酸性药物及其代谢产物可从肾近曲小管主动转运分泌，如水杨酸类、丙磺舒、噻嗪类、乙酰唑胺、呋塞米、对氨基水杨酸、青霉素、头孢噻啶等。当这些药物合用时，排泄均可减少，使作用或毒性增加。

2. 药效学方面

（1）协同作用（synergism） 指药物合用后原有作用或毒性增加，可分为 3 种情况。

① 相加作用（additive effect，summation）：两药合用后的作用是两药分别作用的代数和，如阿司匹林与对乙酰氨基酚合用时，解热镇痛作用相加；链霉素、庆大霉素、卡那霉素或新霉素之间联合用药时，对听神经和肾脏的毒性反应相加。

② 增强作用（potentiation）：两药合用后的作用大于它们分别作用的代数和，如磺胺甲噁唑与甲氧苄啶合用，使抗菌作用增加数倍至数十倍，甚至出现杀菌作用。

③ 增敏作用（sensitization）：指一药可使组织或受体对另一药的敏感性增强，如可卡因可抑制交感神经末梢对去甲肾上腺素的再摄取，使去甲肾上腺素或肾上腺素作用增强。

（2）拮抗作用（antagonism） 指药物合用后原有作用或毒性减弱。根据其产生机制可分为 4 种情况，即药理性、生理性、生化性、化学性拮抗，前两种情况较重要。

① 药理性拮抗（pharmacological antagonism）：即一种药物与特异性受体结合，阻止激动药与此种受体结合。如纳洛酮可拮抗吗啡的作用，普萘洛尔可拮抗异丙肾上腺素的作用。

② 生理性拮抗（physiological antagonism）：即两个激动药分别作用于生理作用相反的两个特异性受体。如组胺可作用于 H_1 受体，引起支气管平滑肌收缩；肾上腺素可作用于 β 受体，使支气管平滑肌松弛。

③ 化学性拮抗（chemical antagonism）：如重金属或类金属可与二巯基丙醇结合成络合物而排泄，中毒时可用其解救；肝素是抗凝血药，带强大负电荷，过量可引起出血，此时可静脉注射鱼精蛋白，后者是带强正电荷的蛋白，能与肝素形成稳定的复合物，使肝素的抗凝血作用迅速消失。

④ 生化性拮抗（biochemical antagonism）：即拮抗作用通过生化反应而产生，如苯巴比妥能诱导肝药酶，使苯妥英钠等药的代谢加速，作用减弱。

（3）无关作用 指联用后的效果未超过其中作用较强者，或各自发挥相应作用，互不干扰。

第二节 机 体 因 素

一、生理因素

1. 年龄 人体的许多生理功能、体液或脂肪与体重的比例、血浆蛋白含量、代谢酶的活性等，因年龄不同可出现较大差异，从而影响药物的药效学和药动学。

（1）婴幼儿

① 体液：婴儿体液占体重的70%，而到1岁时降到57%，已接近成人值。新生儿细胞外液占体重的45%，近1岁时降至27%，水盐代谢率也较成人快，故婴儿对影响水盐代谢和酸碱平衡的药物特别敏感。

② 血浆蛋白：新生儿的血浆蛋白总量和白蛋白含量均比较少，故与药物的结合率较低，如苯妥英钠在新生儿血浆中的游离型为成人的2倍，因而进入组织的药量增多，作用及不良反应可增强。

③ 血脑屏障：新生儿血脑屏障发育尚不完善，脂溶性药物如镇静催眠药、镇痛剂等易入脑内，故新生儿及两岁以下婴儿对吗啡特别敏感，可引起呼吸中枢抑制。

④ 肝肾功能：新生儿和早产儿的肝、肾功能尚未发育完全，如新生儿出生时肝中的细胞色素P450含量为成人的28%，肾小球滤过率也只有约3%，消除药物的速度较慢。如咖啡因的消除半衰期，新生儿为95小时，成人为4小时，吲哚美辛分别为14小时和2小时等，使用时应特别注意。

⑤生长发育：小儿处于生长发育时期，常用中枢抑制药可影响智力发育。因此，小儿用药除按年龄、体重或体表面积计算外，还必须考虑到他们的生理特点。

（2）老年人 老年人由于生理功能逐渐减退，血浆蛋白浓度降低，肝血流和肝药酶的活性降低，肾血流、肾小球滤过和肾小管功能减弱而使药物的消除减慢，虽然对药物的吸收功能也降低，但综合结果是血中的游离型药物浓度增多，作用或毒性增强。老年人的用药剂量应适当减少，一般为成人的3/4。另外还应考虑到老年人所患疾病的影响，如动脉粥样硬化时，应慎用升压药。

2. 性别 在生理功能方面，女性有月经、妊娠、分娩、哺乳期等特点，用药时应注意。月经期和妊娠期禁用剧泻药和抗凝血药，以免月经过多、流产、早产或出血不止。在妊娠的头3个月内用药应特别谨慎，禁用抗代谢药、激素等致畸药。临产前禁用吗啡，以免抑制胎儿的呼吸。哺乳期用药应注意某些药物从乳汁排出影响乳儿。

女性除了体重较男性轻，用药量较少以外，女性的脂肪占体重的百分率高于男子10% ~ 20%，而体液总量占体重的百分率低于男子约10%，可影响药物的分布。

3. 个体差异 在基本情况相同时，大多数病人对同一药物的反应是相近的，但也有少数人会出现与多数人在性质和数量上有显著差异的反应。产生个体差异的原因是广泛而复杂的，主要是药物在体内的过程存在差异，相同剂量的药物在不同个体中的血药浓度不同，以致作用强度和持续时间有很大差异。故临床上对作用强、安全范围小的药物，应根据病人情况及时调整剂量，实施给药方案个体化（individualization）。有时也可表现为质的差异。

（1）高敏性（hypersensitivity） 是指对药物的反应特别敏感，很小量就能产生其他人常用量时产生的作用。如静注异戊巴比妥的麻醉剂量，一般为 12mg/kg，高敏性病人 5mg/kg 就可生效。

（2）低敏性（hyposensitivity） 是指少数人对药物反应特别不敏感，需加大剂量才能有效。如静注异戊巴比妥的麻醉剂量，低敏性病人需 19mg/kg 才有效。

（3）特异质反应（idiosyncrasy） 是指个别病人用药后，出现与一般性质不同的反应。主要由于遗传因素所致。常见有以下几方面：

① 药物代谢酶异常：许多药物如异烟肼、对氨基水杨酸、普鲁卡因胺、磺胺类等需在肝乙酰基转移酶作用下经乙酰化灭活，其灭活速度取决于此酶的多少。乙酰化速度在人群中有明显差异，一般分为慢乙酰化（缓慢灭活）和快乙酰化（快速灭活）两型。

慢乙酰化型：在不同地区种族间差异很大，黄种人 10% ~20%，美国的白人和黑人约 50%，因纽特人仅 5% 是慢乙酰化型。慢乙酰化型者口服一次剂量的异烟肼后，血浆药物浓度为 4 ~5μg/ml，血浆 $t_{1/2}$ 为 2 ~4. 5 小时，所以慢乙酰化型者长期服用异烟肼约有 23% 的人患多发性外周神经炎。

快乙酰化型：中国人快乙酰化型者约占 49. 3%，快乙酰化型者口服一次剂量的异烟肼，血药浓度仅 1μg/ml，$t_{1/2}$ 为 45 ~100 分钟，快乙酰化型者服用异烟肼的多发性外周神经炎发生率较低。

琥珀胆碱给正常人注射后，作用只能维持数分钟，但某些遗传性假性胆碱酯酶缺乏者，作用可持续数小时，甚至引起呼吸肌麻痹。

② 非药物代谢酶异常：红细胞缺乏葡萄糖 -6 - 磷酸脱氢酶（G -6 - PD）是人类最常见的遗传缺陷，不同地区发生率也不同，我国长江流域约 3. 3%，广东约 8. 6%，美国黑人和菲律宾人则高达 13%。此酶的缺乏引起还原型谷胱甘肽减少，这种病人服用治疗量的对乙酰氨基酚、阿司匹林、伯氨喹、磺胺类药、维生素 K 后，可能引起溶血性贫血。

药物吸收障碍：如少年型恶性贫血是由于胃内缺乏内因子，使维生素 B_{12} 在肠内不能吸收所致。

高铁血红蛋白还原酶缺乏：有些人缺乏高铁血红蛋白还原酶，不能使高铁血红蛋白还原成血红蛋白而出现紫绀。这些病人使用硝酸盐、亚硝酸盐及磺胺类药物，可使病情加重。

4. 种族 不同人种或民族的人群，对某些药物的反应会产生明显差异，如麻黄碱的扩瞳作用，对白种人很强，对黑种人很弱；黑人服去甲替林后血药浓度比白人高 50%。

5. 精神因素 病人的心理状态和思想情绪可影响药物的疗效。如情绪激动可使血压升高，亦可引起失眠。患者如对疾病思想负担很重，与医护人员不协作，往往会使药物疗效下降。如果医护人员能对病人主动关心，进行心理引导，使其正确对待疾病，调动主观能动性，树立战胜疾病的坚强意志，就可减轻病人痛苦，有利于疾病的痊愈和康复。实验证明暗示亦可提高痛阈，有的病人服用无药理活性的物质（安慰剂）后也有肯定疗效。如高血压、消化性溃疡患者用安慰剂的有效率可达 20% ~40%；对偏头痛病人，安慰剂有效率可达62%。

二、病理因素

1. 严重肝功能不全 肝脏对药物的代谢减慢，如使用甲苯磺丁脲等主要在肝脏转化失活的药物，其作用加强，持续时间延长。需要在肝脏经生物转化后才有效的药物如可的松、泼尼松在肝功能不全时则作用减弱。

2. 肾功能不全 使主要由肾脏排泄的药物如庆大霉素等排出减慢，$t_{1/2}$延长可达10倍，此时应减少用药剂量或延长给药的间隔时间，以防止蓄积中毒。

3. 心衰 心输出量减少，胃肠道淤血，药物在胃肠道的吸收减少，消除减慢，使普鲁卡因胺的达峰时间和$t_{1/2}$约可延长1倍以上。

4. 其他功能失调 如神经功能抑制时，能耐受较大剂量的中枢兴奋药，兴奋时则能耐受较大剂量中枢抑制药。内分泌功能失调等也可影响药物的作用。

5. 营养不良 可使血浆蛋白含量下降，血中游离型药物浓度增加。

6. 酸碱平衡失调 若出现血液pH降低，可使血中的弱酸性药物（如阿司匹林）解离度减小，易进入细胞内。

7. 电解质紊乱 钠、钾、钙、氯等离子在细胞内外液中的浓度发生改变，也将影响药物的效应。如心肌细胞内钙离子浓度下降，使强心苷类药物加强心肌收缩力的作用下降。

第三节 其他因素

一、营养状态

营养不良者不仅体重较轻，且维生素、钙、镁等缺乏，蛋白质合成减少，血中游离型药物增多。肝脏微粒体酶活性降低，使药物代谢减慢，且因脂肪组织减少，可影响药物的储存，使药物效应增强，半衰期延长，甚至引起毒性。研究表明，高蛋白质饮食者氨茶碱等的代谢高于高碳水化合物饮食者，低蛋白饮食可降低细胞色素P450和NADPH－450（辅酶II－450）还原酶水平，使多种药物代谢减慢，可增加苯巴比妥等的毒性。食烤炙牛肉，因含有大量的多芳香烃化合物，可使氨茶碱等代谢加速。禁食和饥饿可使磺胺异噁唑排泄减少，甲苯磺丁脲分布下降。但急性短时饥饿不会出现上述药动学改变。

二、嗜好、饮食和环境

1. 长期饮酒或吸烟可诱导肝药酶，加速药物（如氨茶碱、咖啡因等）代谢，但急性酒精中毒可改变肝血流或抑制肝药酶活性而抑制药物代谢。当血中乙醇浓度约为500mg/ml时，可导致死亡。食物可通过影响药物吸收而影响药效。

2. 生活或工作环境中若存在多种化学物质如多氯联苯、多环芳香烃、多种重金属及挥发性全麻药等，均能诱导肝药酶，促进药物代谢。

3. 环境温度、湿度、噪音、运动或休息、通气条件等也可影响药物作用，如正常人卧床3天，可使药物（如安替比林）$t_{1/2}$明显缩短。比较58种药物在不同温度时用于大鼠的LD_{50}，结果有55种在26℃时毒性最小，36℃时毒性最大，8℃时毒性居中。

第二篇　外周神经系统药

外周神经系统（peripheral nervous system）主要由传出神经（efferent nerve）与传入神经（afferent nerve）系统组成。作用于传出神经系统的药物，其作用部位和作用机制都是通过影响传出神经末梢突触部位的某些生理生化过程而产生效应，其作用表现与相应传出神经兴奋时的效应基本相似或相反。作用于传入神经系统的药物，能可逆性地阻断感觉神经冲动的发生与传导过程，而使局部痛觉暂时消失。

第五章　传出神经系统药药理概论

第一节　概　　述

一、传出神经系统的解剖学分类

传出神经系统包括自主神经系统（autonomic nervous system）和运动神经系统（somatic motor nervous system），自主神经系统包括交感神经系统（sympathetic nervous system）和副交感神经系统（parasympathetic nervous system）。自主神经自中枢神经系统发出后经过神经节中的突触（synapse）更换神经元，然后才到达所支配的效应器，因此有节前纤维和节后纤维之别，因其主要支配心脏、平滑肌和腺体等效应器，故又称内脏神经。运动神经自中枢神经系统发出后，中途不更换神经元而直接抵达所支配的骨骼肌。

自主神经由交感神经与副交感神经组成。交感神经的功能在于促使机体适应环境的急骤变化，以保持内环境相对稳定。副交感神经的功能在于保护机体，积蓄能量，以利于休整。在具有交感神经与副交感神经双重支配的器官中，两者功能往往是拮抗的，但在中枢神经调节下，其活动又是统一的（图 5－1）。

二、传出神经按递质分类

传出神经末梢释放的递质主要有乙酰胆碱（acetylcholine，Ach）和去甲肾上腺素（noradrenaline，NA）。根据其释放递质的不同，将传出神经分为胆碱能神经（cholinergic nerve）

和去甲肾上腺素能神经（noradrenergic nerve）。胆碱能神经包括全部交感神经和副交感神经的节前纤维、运动神经、全部副交感神经的节后纤维和极少数交感神经节后纤维（支配汗腺分泌和骨骼肌血管舒张的神经），释放乙酰胆碱。此外，支配肾上腺髓质的交感神经也属胆碱能神经。去甲肾上腺素能神经则包括绝大部分交感神经节后纤维，主要释放去甲肾上腺素。

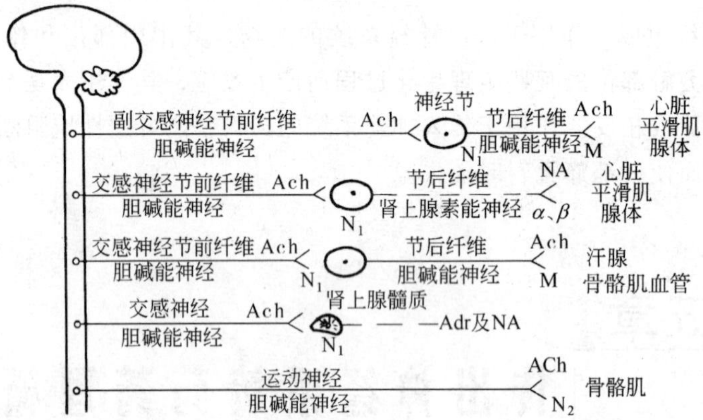

图 5-1 传出神经系统分类及受体模式图

Ach 乙酰胆碱；M：M 胆碱受体；NA：去甲肾上腺素；Adr：肾上腺素；

N_1：N_1 胆碱受体；N_2：N_2 胆碱受体；α：α 肾上腺素受体；β：β 肾上腺素受体

第二节 传出神经系统的递质和受体

一、传出神经系统的化学传递学说和突触超微结构

（一）化学传递学说的发展

早在 100 多年前，科学家们对于神经与神经间或神经与肌肉间的冲动传递就已开始争论，其焦点是上述冲动传递是电传递还是化学物质的传递。1921 年德国科学家 Loewi 在著名的离体双蛙心灌流实验中发现，当迷走神经兴奋时，可以释放一种物质，这种物质能抑制另一个蛙心的收缩，后于 1926 年证明这种抑制物质就是乙酰胆碱。而对于交感神经直到测定微量儿茶酚胺的特异性化学和生物学方法建立后，Von Euler 才在 1946 年证实哺乳类动物的交感神经及其效应器内存在的拟交感物质为去甲肾上腺素。至此，传出神经系统的化学传递学说才臻完善。目前这一学说已为形态学、生理学、生物化学和药理学等学科的各种研究所证实。

（二）突触的超微结构

电子显微镜显示传出神经末梢与次一级神经元或效应器间并无原生质直接相连，其中间有宽 15～1000nm 的间隙，即突触间隙（synaptic cleft）。传出神经末梢靠近间隙的细胞膜称突触前膜，效应器或次一级神经元靠近间隙的细胞膜称突触后膜。突触由突触前膜、突触间隙和突触后膜所组成。

交感神经末梢分为许多细微的神经分支，分布于平滑肌细胞之间，其分支都有连续的膨胀部分，呈稀疏串珠状，称为膨体（varicosity）。每个神经元约有 3 万个膨体，每个膨体则含有 1000 个左右囊泡（vesicle），囊泡内含有高浓度的 NA。运动神经末梢内靠近突触前膜处也有很多囊泡，内含大量 Ach，在其突触后膜还有许多皱褶，称为终板。

二、传出神经的递质

（一）乙酰胆碱

乙酰胆碱主要在胆碱能神经末梢的胞质中由胆碱和乙酰辅酶 A（acetyl coenzyme A）在胆碱乙酰化酶（choline acetylase）的催化下合成，然后转运到囊泡中与 ATP 和蛋白多糖结合而贮存，部分则以游离形式存在于胞浆中。当神经冲动到达时，突触前膜对 Ca^{2+} 通透性增高，Ca^{2+} 内流，使囊泡膜与突触前膜相融合并形成裂孔（hiatus），递质及其他内容物通过裂孔排入突触间隙，这种方式称为胞裂外排（exocytosis）。每一冲动可促使几百个囊泡排空，释放出的 Ach 与效应器细胞上的胆碱受体结合，使效应器产生兴奋或抑制效应。

Ach 作用的消失主要是在释放后数毫秒内被神经末梢部位的胆碱酯酶水解为胆碱和乙酸。1/3～1/2 左右的胆碱又被神经末梢重摄取，再合成 Ach（图 5－2）。

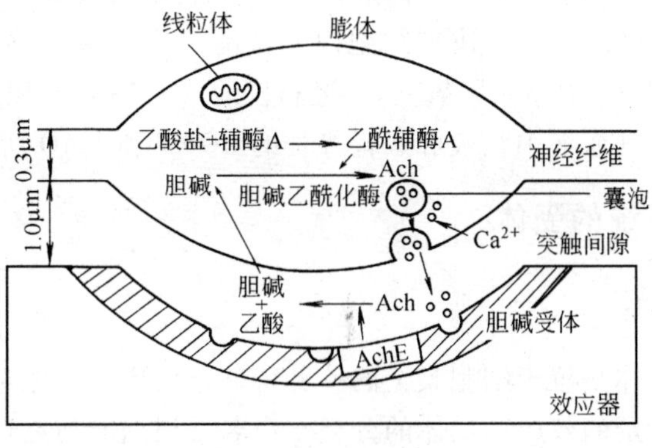

图 5－2　乙酰胆碱的生物合成与释放

（二）去甲肾上腺素

去甲肾上腺素主要在去甲肾上腺素能神经末梢的膨体内合成。酪氨酸（tyrosine，Tyr）是合成 NA 的基本原料，酪氨酸在酪氨酸羟化酶催化下生成多巴，再经多巴脱羧酶作用生成多巴胺（dopamine，DA），然后进入囊泡内，经多巴胺 β－羟化酶的催化转变为 NA，与

ATP 和嗜铬蛋白结合贮存于囊泡中。在肾上腺髓质中大部分 NA 在苯乙胺 - N - 甲基转移酶催化下进一步生成肾上腺素（adrenaline，epinephrine）。酪氨酸羟化酶是调节 NA 生物合成的限速酶，当胞浆中 DA 或 NA 浓度增高时，对该酶有反馈性抑制作用（feedback inhibitory action），反之则酶的活性增强（图 5 - 3）。

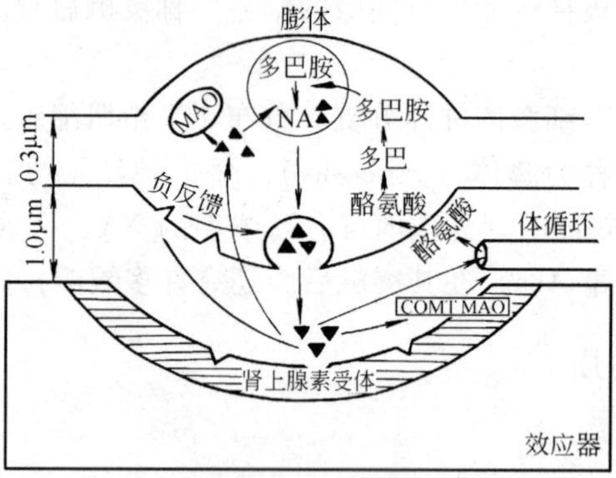

图 5 - 3 去甲肾上腺素的生物合成与释放

NA 合成后贮存于囊泡中，当神经冲动到达神经末梢时，促使 NA 释放。释放的方式一种是胞裂外排，另一种是 NA 先从囊泡释放入胞浆，再通过突触前膜以弥散方式释放入突触间隙中。释放到突触间隙中的 NA 约 75% ~90% 迅速通过突触前膜摄取入神经末梢内，并再摄取入囊泡中贮存（摄取 1）。这是一种主动转运过程，有赖于胺泵（Mg^{2+} - ATP 酶）提供能量，是 NA 作用终止的主要方式。非神经组织，如心肌、平滑肌等也能通过顺浓度差的被动转运再摄取 NA（摄取 2）。

神经末梢内囊泡外的 NA 可被线粒体膜所含单胺氧化酶（MAO）所灭活，非神经组织中的 NA 摄取后并不贮存，而是很快被细胞内儿茶酚氧位甲基转移酶（COMT）和 MAO 所灭活，代谢物最终大部分形成 3 - 甲氧 - 4 - 羟扁桃酸（VMA）从尿中排出。另有少部分 NA 释放后从突触间隙扩散到血液中，被肝、肾等处的 COMT 和 MAO 所破坏。

三、传出神经系统的受体

（一）受体的类别

传出神经系统的受体是位于细胞膜上的一种特殊蛋白质，它能选择性地与一定的递质或药物结合，从而产生一定的效应。受体的分类与命名常根据能与之选择性结合的递质或药物而定。能与 Ach 结合的受体称为乙酰胆碱受体（acetylcholine receptors）。早期研究发现副交感神经节后纤维所支配的效应器细胞膜上的胆碱受体对以毒蕈碱（muscarine）为代表的拟胆碱药较为敏感，故把这部分受体命名为毒蕈碱型胆碱受体（简称 M 受体）。位于神经节和神经肌肉接头处的胆碱受体对烟碱（nicotine）敏感，称为烟碱型胆碱受体（简称 N 受体）。能与去甲肾上腺素或肾上腺素结合的受体称为肾上腺素受体（adrenoceptors），又可分为 α 肾上腺素受体（简称 α 受体）和 β 肾上腺素受体（简称 β 受体）。

1. 胆碱受体

（1）*M胆碱受体*　1980年Hammer等人发现，抗溃疡药哌仑西平（pirenzepine）对脑和心脏M受体亲和力不同，将脑内M受体称为M_1亚型，心脏M受体称为M_2亚型，此后又将M_2受体进一步分为M_2和M_3亚型。用分子克隆技术发现了5种不同基因编码的M受体亚型。用药理学方法，以配体对不同组织的M受体相对亲和力不同，将5种亚型称为M_1、M_2、M_3、M_4和M_5（表5－1）。不同组织中存在不同的受体亚型，但所有5种M受体亚型均可在中枢神经系统中发现。由于M受体亚型的功能不同，因此对受体亚型的研究有助于寻找特异性更高、副作用更小的药物。

（2）*N胆碱受体*　N胆碱受体根据其分布不同可分为神经肌肉N受体，即Nm受体（nicotinic muscle，N_2受体）；神经节N受体（N_1受体）和中枢N受体，即Nn受体（nicotinic neuronal）。

表5－1　M胆碱受体亚型、分布及其作用

	M_1	M_2	M_3	M_4	M_5
组织分布	自主神经节 CNS（皮质、海马） 胃壁细胞	窦房结、心房 房室结、心室 神经末梢、突触前膜 CNS	外分泌腺 平滑肌 血管内皮 CNS	外分泌腺 平滑肌 CNS	CNS
效应	中枢兴奋 胃酸分泌 胃肠活动	窦房结缓慢自动除极、心房动作电位时程缩短、收缩力减弱、房室结传导减慢、心室收缩力轻度减弱、突触前抑制、神经抑制	增加分泌 平滑肌收缩 血管扩张	—	—
分子机制	与G蛋白（Gq/11）耦联刺激磷脂酶C，使IP_3和DAG升高、去极化，增加胞浆Ca^{2+}及抑制K^+通道	通过G蛋白（Gi）βγ亚单位激活K^+通道，通过Gi抑制腺苷酸环化酶，使cAMP减少，抑制Ca^{2+}通道	与M_2相似	与M_2相似	与M_2相似

CNS：中枢神经系统；IP_3：三磷酸肌醇；DAG：二酰基甘油

2. 肾上腺素受体　α受体亚型主要有α_1和α_2两种，其中α_1和α_2受体已被克隆出6种亚型基因（表5－2），而β受体可进一步分为β_1、β_2和β_3 3种亚型。

表5－2　α肾上腺素受体亚型及分布

药理分型	组织分布	药理分型	组织分布
α_{1A}	心脏、肝脏、小脑、皮质、前列腺、肺、输精管	α_{2A}	血小板、大脑皮质、脊髓、蓝斑
α_{1B}	肾脏、脾、主动脉、肺、大脑皮质	α_{2B}	肝脏、肾脏
α_{1C}	主动脉、大脑皮质、前列腺、海马	α_{2C}	大脑皮质

3. 多巴胺受体　能与多巴胺结合的受体称多巴胺受体（dopamine receptor），简称D受体。D受体除存在于中枢外，外周亚型有D_1受体，主要在肾血管平滑肌；D_2受体，分布于

突触前膜和平滑肌效应器细胞上。

4. 突触前膜受体 受体不仅存在于突触后膜，也存在于突触前膜。突触前膜与突触后膜受体不仅是部位上的差异，而且它们对药物的亲和力、敏感性和生理功能也不同。突触前膜受体的功能是通过正反馈或负反馈来调控递质的释放，影响效应器官的反应。释放不同递质的神经末梢上的突触前膜受体种类与数量不完全相同，去甲肾上腺素能神经末梢有10余种突触前膜受体，胆碱能神经末梢约有5种突触前膜受体。

去甲肾上腺素能神经末梢突触前膜 β_2 和N受体激动时，产生正反馈促进NA释放；α_2 和M受体激动时，产生负反馈抑制NA释放。当突触间隙NA浓度低时，激活突触前膜 β_2 受体，引起正反馈；浓度高时，则激活 α_2 受体，引起负反馈。神经末梢释放的递质反过来作用于自身突触前膜受体，影响递质释放，维持神经活动的平衡，此称自身反馈调节。胆碱能神经释放的Ach可作用于邻近的去甲肾上腺素能神经突触前膜M、N受体，反馈性调节NA的释放，此称突触间调节。由突触后膜效应器细胞产生的物质，如前列腺素、腺苷、脑啡肽等，跨过突触间隙作用于去甲肾上腺素能神经末梢突触前膜相应的受体，反馈性调节NA的释放，此称跨膜调节。

（二）传出神经系统受体的生物效应及其分子机制

1. M胆碱受体 M受体不同亚型的氨基酸序列一级结构已经清楚，共有460~590个氨基酸残基。M受体属鸟苷酸结合调节蛋白（G蛋白）耦联的超家族受体。M受体激动后与G蛋白耦联，进而激活磷脂酶C（phospholipase C），增加第二信使即肌醇1，4，5-三磷酸（IP_3）和二酰基甘油（diacylglycerol，DAG）形成而产生系列效应。M受体激动可抑制腺苷酸环化酶活性，并可激活 K^+ 通道或抑制 Ca^{2+} 通道。

2. N胆碱受体 N受体属于配体门控离子通道型受体。不同部位N受体的分子结构十分相似，如电鳐纯化电器官细胞膜N受体由4种亚基α、β、γ、δ组成，每个N受体由两个α亚基和β、γ、δ亚基组成五聚体，以形成中间带孔跨细胞膜通道，即为N受体离子通道。两个α亚基上有激动剂Ach作用位点。当Ach与α亚基结合后，可使离子通道开放，从而调节 Na^+、K^+、Ca^{2+} 跨膜流动。当动作电位到达运动神经末梢时，突触前膜去极化而引起胞裂外排，释放的Ach可与神经肌肉接头的N受体结合，促使配体门控离子通道开放，细胞膜外 Na^+、Ca^{2+} 进入胞内，可产生局部去极化电位，即终板电位。当终板电位超过肌纤维扩布性去极化阈值时，即可打开膜上电压门控离子通道，此时大量 Na^+、Ca^{2+} 进入细胞，产生动作电位，导致肌肉收缩。

3. 肾上腺素受体 克隆研究显示该受体与M胆碱受体结构相似，α受体和β受体也属G蛋白耦联受体，其特点为均有7个跨膜区段结构，效应产生都与G蛋白有关。这些受体由400多个氨基酸残基组成，每个跨膜区段具有由20余个氨基酸残基组成的亲脂性螺旋结构。7个跨膜区段间形成3个细胞外区间环和3个细胞内区间环，其中第5和第6跨膜区间的细胞内环较长。当激动剂与受体结合后，可与G蛋白耦联，其中 α_1 受体激动剂可激动磷脂酶C、D、A_2，增加第二信使 IP_3 和DAG形成而产生效应；α_2 受体激动则可抑制腺苷酸环化酶，并由此使cAMP减少。所有β受体亚型激动后均能兴奋腺苷酸环化酶，使cAMP增加，产生不同效应。肾上腺素受体亚型激动后基本效应见表5-3。

表5-3　肾上腺素受体及其效应

受　体	耦联G蛋白	基本效应
β_1	Gs	腺苷酸环化酶激活，L-型Ca^{2+}通道激活
β_2	Gs	腺苷酸环化酶激活
β_3	Gs	腺苷酸环化酶激活
α_1	Gq	磷脂酶C激活
	Gi	磷脂酶D激活
	Gq，Gi/Go	磷脂酶A_2激活
α_2	Gi	腺苷酸环化酶活性降低
	Gi（βr亚单位）	K^+通道开放
	Go	抑制Ca^{2+}通道（L型；N型）

第三节　传出神经系统的生理功能

机体多数器官都受去甲肾上腺素能神经和胆碱能神经的双重支配，而这两类神经兴奋所产生的效应又往往相互拮抗。当两类神经同时兴奋时，占优势的神经效应通常会显现出来。去甲肾上腺素能神经兴奋时，产生肾上腺素受体兴奋的效应，表现为心脏兴奋、皮肤黏膜和内脏血管收缩、血压升高、支气管和胃肠平滑肌舒张、瞳孔扩大等。胆碱能神经兴奋时，节前与节后纤维的功能有所不同，节后纤维兴奋时引起的M受体兴奋效应大致与上述作用相反；节前纤维兴奋时，可引起N_1受体兴奋和肾上腺髓质分泌的增加；运动神经兴奋时，引起N_2受体兴奋，表现为肌肉震颤、抽搐等。传出神经系统作用部位及其功能见表5-4。

表 5-4　　传出神经系统主要受体及其效应

效应器			肾上腺素能神经兴奋时		胆碱能神经兴奋时	
			主要受体类型	效应	主要受体类型	效应
心脏	窦房结		β_1	心率加速++	M	心率减慢+++
	心房肌		β_1	收缩力和传导速度增加++		收缩减弱、不应期缩短
	房室结		β_1	自律性和传导速度增加++		传导速度减慢+++
	心室肌		β_1	收缩力、传导速度、自律性增加++		收缩略减弱
平滑肌	动脉	皮肤、黏膜	α_1、α_2	收缩+++	M	无作用
		腹腔内脏	α_1、β_2	收缩+++；舒张++		无作用
		冠状	α、β_2	收缩+；舒张++（整体）		无作用
		骨骼肌	α、β_2	收缩++；舒张++（整体）		舒张（交感神经）+
		脑	α_1	收缩+		无作用
		肺	α_1、β_2	收缩+；舒张（整体）		无作用
		肾	α_1、α_2	收缩+++		无作用
			β_1、β_2	舒张+		
	静脉		α_1、α_2、β_2	收缩++；舒张++		无作用
	气管、支气管		β_2	舒张+		收缩++
	胃肠道	胃壁	α_1、α_2、β_2	舒张+		收缩+++
		肠道	α_1、α_2	舒张+		收缩+++
			β_1、β_2			
		括约肌	α_1	收缩+		舒张+
	胆囊与胆道		β_2	舒张+		收缩+
	膀胱	逼尿肌	β_2	舒张+		收缩+++
		三角肌与括约肌	α_1	收缩++		舒张++
	肾	输尿管	α_1	收缩		
	子宫		α_1	收缩+（妊娠）		不定
			β_2	舒张++（妊娠、非妊娠）		
	阴茎精囊		α	射精		勃起
	眼睛	瞳孔开大肌	α_1	收缩（散瞳）++		–
		瞳孔括约肌	–	–		收缩（缩瞳）+++
		睫状肌	β_2	舒张（远视）+		收缩（近视）+++
			α_1	收缩（竖毛）		
腺体	汗腺		α_1	分泌+（手心）	M	分泌（交感神经）+++
	唾液腺		α_1	分泌 K^+ 和 H_2O		分泌 K^+ 和 H_2O
			β	分泌淀粉酶+		
	支气管腺体		α_1	减少		分泌+++
			β_2	增加		
代谢	肝脏糖代谢		α_1、β_2	肝糖原分解和糖异生+++	M	–
	骨骼肌糖代谢		β_2	肌糖原分解+		–
	脂肪代谢		α_2、β_1、β_3	脂肪分解+++（产热作用）		–
肾上腺髓质			–	–	N_1	分泌肾上腺素和去甲肾上腺素（交感神经节前纤维）
肾小球旁细胞			β_1	肾素释放		
自主神经节			–	–		兴奋
骨骼肌			β_2	收缩	N_2	收缩（运动神经）
肥大细胞			β_2	过敏介质释放		

第四节 传出神经系统药物的作用方式和分类

一、传出神经系统药物的作用方式

传出神经系统药物主要是通过直接作用于受体或影响递质而间接发挥作用。

（一）作用于受体

许多传出神经系统药物能直接与胆碱受体或肾上腺素受体结合，结合后如果产生与 Ach 或 NA 相似的作用，就称为拟胆碱药或拟肾上腺素药，统称激动药（agonist）；如果不产生或较少产生拟似递质作用，但妨碍递质与受体的结合，从而产生与递质相反的作用，就称为抗胆碱药或抗肾上腺素药，统称拮抗药（antagonist），相对于激动药而言则称为阻滞药（blocker）。

（二）影响递质

1. 影响递质的生物合成 直接影响递质生物合成的药物较少。能抑制 Ach 生物合成的有宓胆碱（hemicholine），能抑制 NA 生物合成的有 α－甲基酪氨酸。此两类药目前尚无临床应用价值，仅作为实验研究的工具药。

2. 影响递质的转化 抗胆碱酯酶药新斯的明和有机磷酸酯类农药，就是通过抑制胆碱酯酶的活性，妨碍乙酰胆碱水解，使突触间隙中 Ach 浓度增高而产生拟胆碱作用，属于间接拟胆碱药。NA 作用的消失主要靠突触前膜的再摄取，因此，现有的 MAO 抑制药或 COMT 抑制药并不能成为理想的外周拟肾上腺素药。

3. 影响递质的释放 麻黄碱、间羟胺除直接与受体结合外，还可促进 NA 在神经末梢的释放而发挥拟肾上腺素作用。溴苄胺能抑制肾上腺素能神经末梢释放 NA 而发挥抗肾上腺素作用。

4. 影响递质的再摄取和贮存 利血平主要是抑制去甲肾上腺素能神经末梢中囊泡对 NA 的再摄取，使囊泡内贮存的 NA 逐渐减少以至耗竭，故也属去甲肾上腺素能神经阻滞药。

二、传出神经系统药物的分类

常用的传出神经系统药物，按其作用性质（是拟似递质或对抗递质）以及作用的受体类型而进行分类（表 5－5）。

表 5-5 常用传出神经系统药物的分类

拟似药	拮抗药
(一) 胆碱受体激动药	(一) 胆碱受体阻滞药
1. M、N 受体激动药(卡巴胆碱)	1. M 受体阻滞药
2. M 受体激动药(毛果芸香碱)	(1) 非选择性 M 受体阻滞药(阿托品)
3. N 受体激动药(烟碱)	(2) M_1 受体阻滞药(哌仑西平)
(二) 抗胆碱酯酶药(新斯的明)	(3) M_2 受体阻滞药(戈拉碘铵)
(三) 肾上腺素受体激动药	2. N 受体阻滞药
1. α 受体激动药	(1) N_1 受体阻滞药(美加明)
(1) α_1、α_2 受体激动药(去甲肾上腺素)	(2) N_2 受体阻滞药(琥珀胆碱)
(2) α_1 受体激动药(去氧肾上腺素)	(二) 胆碱酯酶复活药(碘解磷定)
(3) α_2 受体激动药(可乐定)	(三) 肾上腺素受体阻滞药
2. α、β 受体激动药(肾上腺素)	1. α 受体阻滞药
3. β 受体激动药	(1) α_1、α_2 受体阻滞药(酚妥拉明)
(1) β_1、β_2 受体激动药(异丙肾上腺素)	(2) α_1 受体阻滞药(哌唑嗪)
(2) β_1 受体激动药(多巴酚丁胺)	(3) α_2 受体阻滞药(育亨宾)
(3) β_2 受体激动药(沙丁胺醇)	2. β 受体阻滞药
	(1) β_1、β_2 受体阻滞药(普萘洛尔)
	(2) β_1 受体阻滞药(阿替洛尔)
	(3) β_2 受体阻滞药(布他沙明)
	3. α、β 受体阻滞药(拉贝洛尔)

第六章 拟胆碱药

拟胆碱药（cholinomimetic drugs）是一类作用与 Ach 相似或者与胆碱能神经兴奋效应相似的药物。按其作用方式不同可分为两种类型。

1. 直接作用于胆碱受体的拟胆碱药　根据其所作用的受体类型又分为 3 种：

（1）M、N 胆碱受体激动药　可激动 M 受体、N 受体，产生 M 样作用和 N 样作用，如乙酰胆碱。

（2）M 胆碱受体激动药（节后拟胆碱药）　主要激动 M 受体，产生 M 样作用，如毛果芸香碱。

（3）N 胆碱受体激动药　激动神经节中的 N_1 受体和骨骼肌的 N_2 受体，如烟碱。

2. 抗胆碱酯酶药　通过抑制胆碱酯酶，使胆碱能神经末梢所释放的 Ach 水解减少，造成突触间隙 Ach 浓度增高而发挥间接拟胆碱的作用。如新斯的明、有机磷酸酯类。

第一节　直接作用于胆碱受体的拟胆碱药

一、M、N 胆碱受体激动药

本类药物作用范围与 Ach 相似，对 M 胆碱受体和 N 胆碱受体均有作用，主要包括乙酰胆碱和合成的胆碱酯类化合物，如醋甲胆碱、卡巴胆碱等（表 6－1）。

表 6－1　**胆碱酯类药物药理特性比较**

胆碱脂类	对胆碱酯酶敏感性	阿托品抗拮作用	毒蕈碱样作用				烟碱样作用
			心血管	胃肠道	膀胱	眼（局部使用）	
乙酰胆碱	＋＋＋	＋＋＋	＋＋	＋＋	＋＋	＋	＋＋
卡巴胆碱	－	＋	＋	＋＋＋	＋＋＋	＋＋	＋＋＋
醋甲胆碱	＋	＋＋＋	＋＋＋	＋＋	＋＋	＋	＋

乙 酰 胆 碱

Ach 为胆碱能神经递质。性质不稳定，极易被体内胆碱酯酶（acetylcholinesterase，AchE）水解，毒性较小。因作用广泛、选择性差，主要用于动物实验。

【体内过程】　脂溶性差，口服不易吸收，也难以透过血脑屏障。进入胃肠道的 Ach 易在胆碱酯酶的作用下迅速被水解失效，故只有大剂量静脉注射才出现药理作用。

【作用】

1. 影响心血管

(1) 舒张血管　静脉注射小剂量可使全身血管如肺血管和冠状血管舒张而造成血压暂时下降，并伴有反射性心率加快。舒张血管机制是激动血管内皮细胞 M_3亚型，导致内皮依赖性舒张因子（endothelium - derived relaxing factor，EDRF）即一氧化氮（nitric oxide，NO）释放，从而引起邻近血管平滑肌细胞松弛。

(2) 减慢心率　即负性频率作用（negative chronotropic effect）。能使窦房结舒张期自动除极延缓、复极化电流增加，从而延长动作电位达阈值的时间，导致心率减慢。

(3) 减慢传导　即负性传导作用（negative dromotropic effect）。可延长房室结和浦肯野纤维的不应期，使传导减慢。

(4) 减弱心肌收缩力　即负性肌力作用（negative inotropic effect）。一般认为胆碱能神经主要分布于窦房结、房室结、浦肯野纤维和心房，而心室的胆碱能神经支配较少。因此，尽管 Ach 对心室肌有一定抑制作用，但它对心房收缩的抑制作用大于心室。Ach 除了对心肌的直接抑制作用外，还能间接通过减弱支配心室的交感神经活动，抑制心室收缩力。

(5) 缩短心房不应期　Ach 不影响心房肌的传导速度，但可使心房不应期及动作电位时程缩短。

2. 兴奋胃肠道　可明显兴奋胃肠道平滑肌，增加其收缩幅度和张力，也可增加胃肠平滑肌蠕动，并可促进胃肠道腺体分泌，产生恶心、嗳气、呕吐、腹痛及排便等症状。

3. 兴奋泌尿道　可增强泌尿道平滑肌的蠕动和膀胱逼尿肌的收缩，使膀胱最大自主排空压力增加，降低膀胱容积，同时舒张膀胱三角肌和外括约肌，导致膀胱排空。

4. 其他　可增加多种腺体的分泌，包括泪腺、唾液腺、消化道腺体和汗腺等。可收缩支气管，兴奋颈动脉窦和主动脉弓的化学感受器。局部滴眼可收缩瞳孔，调节于近视。此外，尚可兴奋交感、副交感神经节，兴奋骨骼肌的神经肌肉接头的胆碱受体，使肌肉收缩。

卡巴胆碱

卡巴胆碱（carbachol）的化学性质稳定，不易被胆碱酯酶水解，作用时间较长。对 M、N 胆碱受体激动作用与 Ach 相似，但选择性差。对肠道和膀胱的兴奋作用明显，但由于作用广泛，副作用较多，且阿托品对它的解毒效果差，故较少全身给药，目前主要是眼科用于治疗青光眼。禁用于心肌缺血、支气管哮喘和溃疡病患者。

二、M 胆碱受体激动药

毛果芸香碱

毛果芸香碱（pilocarpine，匹罗卡品）是 1875 年巴西 Coutinhou 从美洲毛果芸香属植物叶中提取的生物碱，为叔胺类化合物，水溶液稳定，现已能人工合成。

【作用】　对眼和腺体的选择性较高。

1. 缩瞳、降低眼内压和调节痉挛

(1) 缩瞳　虹膜内有两种平滑肌，一种是瞳孔括约肌，受动眼神经的副交感神经纤维

（胆碱能神经）支配，兴奋时瞳孔括约肌收缩，瞳孔缩小；另一种是瞳孔扩大肌，受肾上腺素能神经支配，兴奋时瞳孔扩大肌向外周收缩，瞳孔扩大（图 6-1）。

毛果芸香碱可激动瞳孔括约肌的 M 胆碱受体，使瞳孔括约肌收缩，瞳孔缩小。

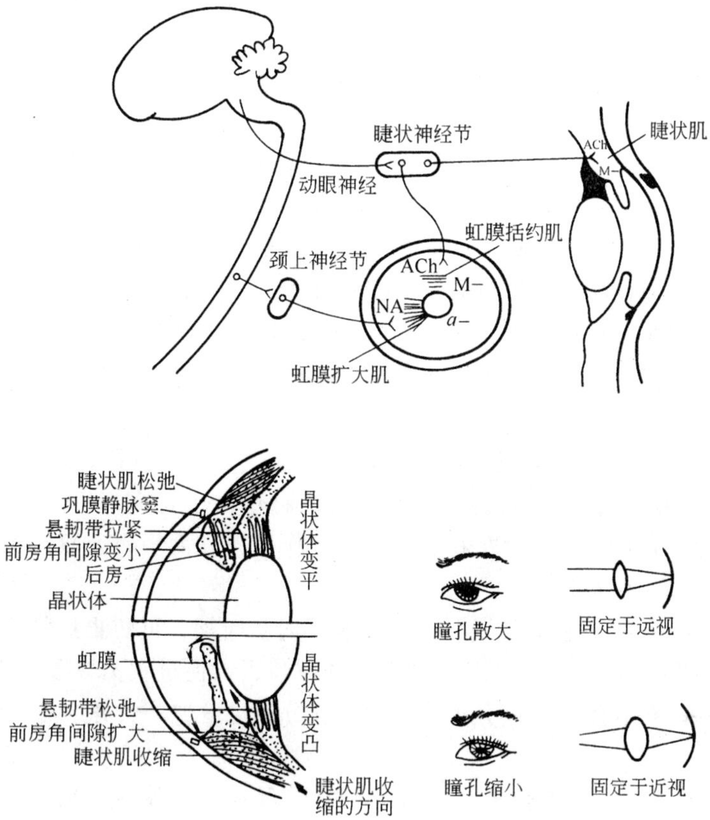

图 6-1　拟胆碱药和抗胆碱药对眼的作用

（2）降低眼内压　房水是由睫状体上皮细胞分泌及血管渗出而产生，由眼后房经瞳孔流入前房，到达前房角间隙，主要经小梁网（滤帘）流入巩膜静脉窦而进入血液循环，房水可使眼球内具有一定压力，此压力称为眼内压。房水回流障碍可使眼内压升高，导致青光眼。

毛果芸香碱可通过缩瞳作用使瞳孔括约肌收缩，虹膜向眼球中心方向拉紧，虹膜根部变薄，从而使处在虹膜周围部分的前房角间隙扩大，房水易于通过巩膜静脉窦进入循环，房水回流通畅，结果使眼内压下降。

（3）调节痉挛　眼睛能使晶状体聚焦以适应近视或远视的需要，称为调节。这种调节功能主要取决于晶状体的曲度变化。晶状体囊富于弹性，促使晶状体有略呈球形的倾向，但由于悬韧带（睫状小带）向外缘的牵拉而使之维持于比较扁平的状态。悬韧带又受睫状肌控制，睫状肌由环状和辐射状两种平滑肌纤维组成，其中以胆碱能神经（动眼神经）支配的环状肌纤维为主。动眼神经兴奋时，环状肌向瞳孔中心方向收缩，结果使悬韧带松弛，晶状体变凸，屈光度增加，调节于近视。

毛果芸香碱作用于睫状肌 M 受体，使远物难以清晰地成像于视网膜上，故看近物清楚，看远物模糊，这一作用称为调节痉挛。

2. 促进腺体分泌 尤以增加汗腺和唾液腺的分泌最为明显，对泪腺、胃腺、胰腺、小肠腺体和呼吸道腺体分泌也有增加作用。

3. 兴奋平滑肌 能兴奋肠道平滑肌、支气管平滑肌、子宫、膀胱及胆道平滑肌。

【应用】

1. 青光眼 该病的主要特征是由于眼内压升高而引起头痛、视力减退，严重时可致失明。青光眼可分为闭角型和开角型两种。前者为急性或慢性充血性青光眼，表现为前房角狭窄，房水回流受阻而使眼内压升高。毛果芸香碱能使前房角间隙扩大，房水回流通畅，眼内压迅速降低，因而主要用于治疗闭角型青光眼。后者为慢性单纯性青光眼，主要是因小梁网本身及巩膜静脉窦发生变性或硬化，阻碍了房水循环，引起眼内压升高。毛果芸香碱可能通过扩张巩膜静脉窦周围的小血管及收缩睫状肌，使小梁网结构发生改变而使眼内压下降，故也适用于开角型青光眼。

临床常配成1% ~2% 溶液滴眼。由于其化学结构中无季铵基团，因此滴眼后易透过角膜进入眼前房，作用迅速，10 分钟起效，半小时缩瞳作用达高峰，降低眼内压作用可维持 4 ~8小时，调节痉挛作用在 2 小时左右消失。由于作用温和而短暂，故用药间隔时间宜短。水溶液比较稳定，易于保存。

2. 虹膜睫状体炎 与扩瞳药交替使用，使瞳孔时扩时缩，可防止虹膜与晶状体粘连。

3. 其他 用阿托品扩瞳后，可用毛果芸香碱缩瞳，以促进视力恢复。口服可用于缓解放疗后的口腔干燥，但在增加唾液分泌的同时汗腺分泌也增加。全身给药用于抗胆碱药阿托品中毒的抢救。

【不良反应】 过量或吸收较多，可引起全身性反应，如流涎、出汗、恶心、呕吐等。主要由于其 M 样作用所致，可用阿托品拮抗。滴眼时应压迫眼内眦，避免药液流入鼻腔后被吸收。

氯贝胆碱

氯贝胆碱（bethanechol chloride）的化学性质稳定，不易被胆碱酯酶水解。只能口服或皮下注射，不能肌内注射。可激动 M 胆碱受体，兴奋胃肠道和泌尿道平滑肌，对心血管系统作用弱。用于术后腹气胀及尿潴留、胃张力缺乏症及胃滞留症，也可用于口腔黏膜干燥症。由于对 M 胆碱受体具有相对选择性，疗效较卡巴胆碱好。禁忌证同卡巴胆碱。

毒蕈碱

毒蕈碱（muscarine）是从捕蝇蕈中提出的生物碱。它的生物效应与副交感神经节后纤维兴奋时所产生的效应相似，称这种作用为 M 样作用，与其结合的受体称 M 胆碱受体。毒蕈碱的作用强度远大于 Ach，因毒性大，不能作为药用。

三、N胆碱受体激动药

N胆碱受体激动药有天然生物碱烟碱（nicotine）和洛贝林（lobeline），合成化合物有四甲铵（tetramethylammonium，TMA）和二甲基哌嗪（1，1 - dimethyl - 4 - phenylpiperazinium，DMPP）等。

烟碱，亦称尼古丁，由烟叶中提取，可兴奋自主神经节N_1和神经肌肉接头的N_2胆碱受体。其对神经节的N受体作用呈双相性，即开始使用时可短暂兴奋神经节N_1受体，随后可持续抑制神经节N_1受体。烟碱对神经肌肉接头N_2受体作用与对神经节N_1受体类似。由于烟碱作用广泛、复杂，无临床实用价值，仅具有毒理学意义。

第二节　抗胆碱酯酶药

胆碱酯酶（cholinesterase）是一种水解Ach的特殊酶，可分为乙酰胆碱酯酶（acetyl - cholinesterase，AchE，又称真性胆碱酯酶）和假性胆碱酯酶（pseudocholinesterase）两类。AchE通过下列3个步骤水解Ach：①Ach分子中带正电荷的季铵阳离子头，以静电引力与AchE的阴离子部位结合，同时Ach分子中的羰基碳与AchE酯解部位的丝氨酸的羟基以共价键结合，形成Ach - AchE的复合物；②Ach与AchE复合物裂解为胆碱和乙酰化AchE；③乙酰化AchE迅速水解，分离出乙酸，使酶的活性恢复。

抗胆碱酯酶药的化学结构与Ach相似，能与胆碱酯酶结合，而且与酶的亲和力比Ach大得多，结合形成的复合物较牢固，水解亦较慢，有的甚至难水解。酶的结合部位被占领而失去活性，不能水解Ach，使胆碱能神经末梢释放的Ach大量堆积，激动M受体及N受体，从而表现出M及N样作用。

抗胆碱酯酶药根据与胆碱酯酶结合形成复合物后水解速度的快慢，可分为两类：一类是易逆性抗胆碱酯酶药，如新斯的明等；另一类为难逆性抗胆碱酯酶药，如有机磷酸酯类（见第七章）。

新斯的明

新斯的明（neostigmine）是人工合成品，属二甲氨基甲酸酯类。

【体内过程】 结构中含有季铵基团，脂溶性低，口服吸收少且不规则，一般口服剂量为皮下注射量的10倍以上。不易透过血脑屏障，无明显的中枢作用。不易透过角膜进入前房，对眼的作用较弱。

【作用】 抑制胆碱酯酶活性。其特点为对骨骼肌作用最强，对胃肠道和膀胱平滑肌作用较强，对心血管、腺体、眼和支气管平滑肌的作用较弱。

1. 兴奋骨骼肌　作用很强，这是因为除抑制胆碱酯酶外，还能直接兴奋骨骼肌运动终板上的N_2胆碱受体以及促进运动神经末梢释放Ach。

2. 兴奋平滑肌　对胃肠道和膀胱等平滑肌有较强的收缩作用。

新斯的明可与 Ach 竞争与胆碱酯酶的结合，结合后形成的复合物可进一步裂解为二甲氨基甲酰化胆碱酯酶，其水解速度较乙酰化胆碱酯酶慢，故酶被抑制的时间较长，使作用维持时间延长，但较有机磷酸酯类短，属易逆性类。

【应用】

1. 重症肌无力 是一种自身免疫性疾病，体内产生抗 N_2 受体的抗体，使神经肌肉传递功能障碍，骨骼肌呈进行性收缩无力。表现为眼睑下垂、肢体无力、咀嚼和吞咽困难，严重者可出现呼吸困难。皮下或肌内注射新斯的明后，15 分钟即可使症状减轻，维持 2 ~ 4 小时。除紧急情况需注射外，一般口服给药，因需经常、反复给药，应掌握好剂量，以免引起“胆碱能危象”，反使肌无力症状加重。

2. 手术后腹气胀及尿潴留 能增加胃肠蠕动和膀胱张力，从而促进排气、排尿。

3. 阵发性室上性心动过速 通过拟胆碱作用使心室频率减慢，多用于压迫眼球或颈动脉窦等兴奋迷走神经措施无效时。

4. 肌松药过量的解救 用于非去极化型骨骼肌松弛药（如筒箭毒碱）过量时的解救。

【不良反应】 治疗量时副作用较小，过量时可引起“胆碱能危象”，产生恶心、呕吐、腹痛、心动过缓、肌肉震颤和肌无力加重等，甚至呼吸衰竭死亡。其中 M 样症状可用阿托品对抗。禁用于机械性肠梗阻、支气管哮喘、尿路阻塞等。

同类药物见表 6 – 2。

表 6 – 2　易逆性抗胆碱酯酶药

药　物	作　用	应　用
新斯的明（neostigmine，1933）	兴奋骨骼肌、胃肠及膀胱平滑肌	重症肌无力，手术后腹气胀和尿潴留，非去极化肌松药过量的解救
毒扁豆碱（physostigmine）（依色林）	脂溶性高，可进入中枢和眼前房。选择性低，副作用多	催醒，青光眼
吡啶斯的明（pyridostigmine，1951）	较新斯的明弱，维持时间较长，过量中毒的危险较少	重症肌无力，术后腹气胀和术后尿潴留
加兰他敏（galanthamine，1960）	作用较弱	重症肌无力，小儿麻痹后遗症
依酚氯铵 edrophonium chloride（腾喜龙，tensilon）	作用弱，快而短暂。对骨骼肌 N_2 受体的选择性高，副作用少	重症肌无力的诊断，非去极化肌松药过量的解救，阵发性室上性或房性心动过速
安贝氯铵（ambenonium chloride，1958）	比新斯的明强，持续时间亦长，副作用较少	重症肌无力

第七章 有机磷酸酯类的毒理及胆碱酯酶复活药

第一节 有机磷酸酯类的毒理

有机磷酸酯类（organophosphates）为难逆、持久性抗胆碱酯酶药，与胆碱酯酶结合牢固，不易水解，使酶的活性很难恢复，造成体内 Ach 大量、持久地堆积引起中毒，作用强大而持久。对人、畜均有极大毒性，因此基本不能作为药物应用，主要用作农业及环境杀虫剂，在工业上也可作为树脂类的增塑剂。常用的有对硫磷（parathion，1605）、内吸磷（demeton，1059）、乐果（rogor）、敌百虫（dipterex）、敌敌畏（DDVP）、马拉硫磷（malathion，4049）等。有些剧毒类如沙林（sarin）、塔崩（tabun）和梭曼（soman）等，还可被用作神经毒性化学武器。因此，掌握有机磷酸酯类药物的中毒机制、中毒的症状和解救措施，对生产和国防都有重要意义。

【中毒途径】 多易挥发，脂溶性高，可经呼吸道、消化道黏膜，甚至完整的皮肤吸收而中毒。在农业生产使用过程中，皮肤吸收是主要的中毒途径。

【中毒机制】 可与 AchE 牢固结合，从而抑制 AchE 活性，使其丧失水解 Ach 的能力。有机磷酸酯类进入人体后，其亲电子性的磷原子与胆碱酯酶酯解部位丝氨酸羟基的亲核性氧原子形成共价键，生成难以水解的磷酰化胆碱酯酶，使胆碱酯酶失去水解 Ach 的能力，造成 Ach 在体内大量堆积，引起一系列中毒症状。

如果抢救不及时，AchE 在几分钟或几小时内就“老化”而失去重新活化的能力。“老化”过程可能是磷酰化胆碱酯酶的磷酸化基团上的一个烷氧基断裂，生成更稳定的单烷氧基磷酰化胆碱酯酶，从而使酶更难甚至不能再活化。此时即使用胆碱酯酶复活药也难以恢复酶的活性，必须等待新生的胆碱酯酶出现，才有水解 Ach 的能力。此恢复过程常需 15～30 天，因此一旦中毒必须迅速抢救，及时使用胆碱酯酶复活剂，使胆碱酯酶被“老化”前复活，而且要反复给药。

【中毒症状】

1. 急性毒性 轻度中毒以 M 样症状为主；中度中毒时除 M 样症状加重外，还出现 N 样症状；严重中毒者除 M 样和 N 样症状外，还出现中枢神经系统症状。死亡原因主要是呼吸麻痹（表 7－1）。

表 7-1 有机磷酸酯类急性中毒症状

	作用	中毒症状
M样作用	兴奋瞳孔括约肌	瞳孔缩小，视力模糊
	增加腺体分泌	流涎、出汗，重者口吐白沫，大汗淋漓
	兴奋平滑肌	呼吸道：支气管平滑肌痉挛和腺体分泌增加而引起呼吸困难，甚至肺水肿
		胃肠道：恶心、呕吐、腹痛和腹泻
		泌尿道：小便失禁
	抑制心脏	心动过缓
	扩张血管	血压下降
N样作用	兴奋神经节 N_1 受体	心动过速，血压先升高后下降
	兴奋骨骼肌 N_2 受体	肌束颤动，严重者呼吸肌麻痹而死亡
中枢神经系统	先兴奋	兴奋、不安、谵语、抽搐
	后抑制	昏迷、血压下降、呼吸停止

(1) M样症状　瞳孔缩小，视力模糊，流涎，出汗，支气管平滑肌收缩和腺体分泌增加而引起呼吸困难，恶心，呕吐，腹痛，腹泻及小便失禁，心动过缓，血压下降等。

(2) N样症状　心动过速，血压先升高后下降，自眼睑、颜面和舌肌逐渐发展至全身的肌束颤动，严重者肌无力，甚至可因呼吸肌麻痹而死亡。

(3) 中枢症状　抑制脑内胆碱酯酶，使脑内 Ach 的含量升高，从而影响神经冲动在中枢突触的传递，先出现兴奋、不安、谵语以及全身肌肉抽搐，进而由过度兴奋转入抑制，出现昏迷、血管运动中枢抑制致血压下降以及呼吸中枢麻痹致呼吸停止。

2. 慢性毒性　可发生于长期接触农药的工人或农民。血中胆碱酯酶活性显著而持久地下降，但下降程度与临床中毒症状不相平行。主要表现为头痛、头晕、失眠、乏力等神经衰弱症状和腹胀、多汗，偶有肌束颤动及瞳孔缩小。严格执行生产、管理制度，加强相关人员劳动保护措施及安全性教育，这类中毒是可以预防的。

【解救原则】

1. 急性中毒　除按一般的急性中毒解救原则处理外，要及早、足量、反复地使用阿托品及氯磷定等特殊解毒药。

(1) 消除毒物　将患者移离毒物现场。经皮肤中毒者，立即用温水、肥皂水清洗皮肤；经口中毒者，先抽出胃液和毒物，并用微温的1%盐水、1:5000高锰酸钾或2%～5% $NaHCO_3$ 洗胃至不再有农药味，然后再用硫酸镁导泻。敌百虫中毒时，不宜用肥皂及碱性溶液洗胃，以免转化为敌敌畏而增加毒性；对硫磷中毒时不可用高锰酸钾洗胃，以防氧化成毒性更强的对氧磷。

(2) 对症治疗　吸氧、人工呼吸、输液、用升压药及抗惊厥药等。

(3) 应用特殊解毒药　①阿托品：为特异性、高效能解毒药物。能迅速对抗体内 Ach 的M样作用，大剂量也能解除一部分中枢症状，还可兴奋呼吸中枢。应尽早给药，并采用较大剂量。开始时可用阿托品 2～4mg 静脉注射，亦可肌内注射。如无效，可每隔 5～10 分钟注射 2mg，直至M样症状消失或出现阿托品轻度中毒症状（阿托品化）。阿托品第1天用量常超过200mg，并维持48小时。轻度中毒可单用阿托品。②AchE复活药：是一类能使被有机磷酸酯类抑制的AchE恢复活性的药物。不但能使单用阿托品所不能控制的严重中毒病例得以解救，也可显著缩短一般中毒的病程。常用药物有碘解磷定、氯解磷定和双复磷。中度及重度中毒时，阿托品常与胆碱酯酶复活药合用，以彻底消除病因与症状。但胆碱酯酶复活后，机体可恢复对阿托品的敏感性，易发生阿托品过量中毒，因此应适当减少阿托品的剂量。

2. 慢性中毒 目前尚缺乏有效的治疗措施，阿托品及胆碱酯酶复活药治疗都不满意。只有定期测定血中胆碱酯酶活性，如下降达50%，应暂时避免与有机磷酸酯类接触，加强防护，对症治疗。在慢性中毒的基础上，一次稍大剂量的吸收，即可能引起急性毒性发作。

第二节 胆碱酯酶复活药

胆碱酯酶复活药是一类具有肟（=N-OH）结构的化合物，常用的有氯解磷定和碘解磷定，以氯解磷定为首选药。

氯解磷定

氯解磷定（praloxime chloride，PAM-Cl）溶解度大，溶液稳定，无刺激性，可以制成注射剂供肌内注射或静脉注射，两种给药途径疗效相当，适用于农村基层紧急情况。不良反应少，价格低廉，为本类药物的首选药。

【解毒作用及机制】 氯解磷定进入有机磷酸酯类中毒者体内，分子中带正电荷的季铵氮与被磷酰化的胆碱酯酶的阴离子以静电引力相结合，肟基以共价键与中毒酶的磷酰基相结合，所形成的复合物经裂解形成无毒的磷酰化氯解磷定从尿中排出，同时胆碱酯酶游离出来而恢复水解Ach的活性。此外，氯解磷定还能与体内游离的有机磷酸酯类直接结合，形成磷酰化氯磷定由尿排出，从而阻止其继续与胆碱酯酶结合，避免了中毒过程的发展（图7-1）。

【解毒疗效】 主要用于中度和重度有机磷酸酯类中毒的解救。对酶复活的效果随不同的有机磷酸酯类而异，对内吸磷、马拉硫磷和对硫磷中毒的疗效较好；对敌百虫、敌敌畏中毒的疗效稍差；对乐果中毒无效，因乐果中毒时所形成的磷酰化胆碱酯酶比较稳定，酶活性不易恢复，加之乐果乳剂还含有苯，可能同时有苯中毒。

氯解磷定恢复酶活性作用在骨骼肌的神经肌肉接头处最为明显，可使肌束颤动消失或明显减轻；因不易透过血脑屏障，需较大剂量才对中枢中毒症状有一定疗效；不能直接对抗体内已积聚的Ach，必须与阿托品合用。对中毒过久“老化”的磷酰化胆碱酯酶解毒效果差，应及早使用。生物半衰期约1.5小时，抢救时需反复用药。

【不良反应】 较少，偶见轻度头痛、头晕、恶心、呕吐等。剂量过大，可直接与胆碱酯酶结合而抑制其活性，加剧中毒程度。

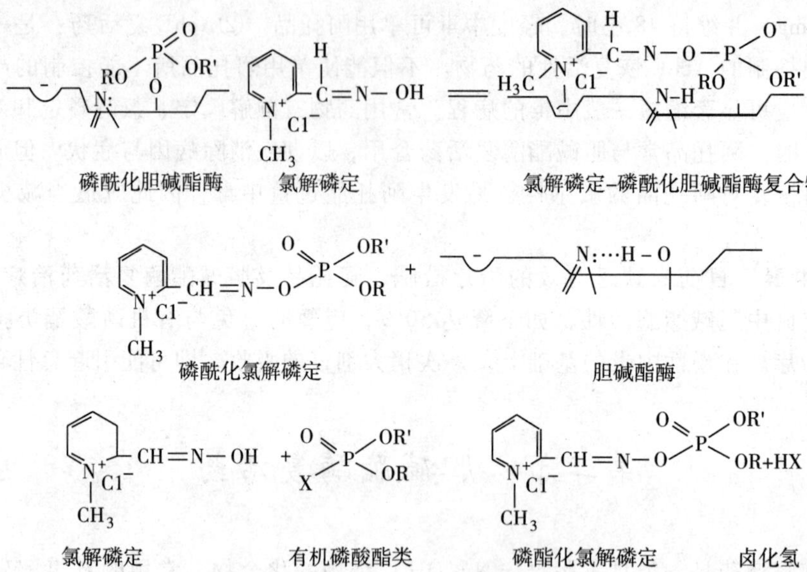

图7-1 氯解磷定解毒机制示意图

碘解磷定

碘解磷定（pralidoxime iodide，派姆，PAM-I）为最早应用的 AchE 复活药。水溶性较低，水溶液不稳定，久置可释放出碘，故必须临用时配制。由于不良反应较多，作用较弱，又只能静脉注射，目前已较少使用。

双复磷

双复磷（obidoxime chloride）作用与氯解磷定相似。分子中具有两个肟基，作用较强而持久，且较易进入血脑屏障，对 M 样、N 样及中枢症状都有一定疗效。对大多数有机磷酸酯类都有效。主要不良反应有口唇周围和四肢发麻、恶心、颜面潮红、全身发热，剂量过大可引起神经肌肉传导阻滞等。

第八章 抗胆碱药

抗胆碱药（anticholinergic drugs），又称胆碱受体阻滞药，是一类能与胆碱受体结合而本身不产生或较少产生拟胆碱作用，但可妨碍胆碱能神经递质或拟胆碱药与受体的结合，从而产生抗胆碱作用的药物。

根据对 M 和 N 受体选择性及临床应用不同，将其分为 3 类：

1. M 胆碱受体阻滞药（节后抗胆碱药） 能选择性地阻断节后胆碱能神经所支配的效应器细胞膜上的 M 胆碱受体，产生抗 M 样作用。主要用于内脏绞痛，又称平滑肌解痉药。常用药物有阿托品、山莨菪碱、东莨菪碱等。

2. N_1 胆碱受体阻滞药（神经节阻滞药） 能选择性地阻断神经节细胞膜上的 N_1 胆碱受体，曾用于降低血压，目前已极少使用。代表药有美加明、六甲双铵等。

3. N_2 胆碱受体阻滞药（骨骼肌松弛药） 能选择性地阻断骨骼肌运动终板突触后膜上的 N_2 胆碱受体，使骨骼肌松弛，主要用作麻醉辅助药，如琥珀胆碱、筒箭毒碱等。

第一节 M 胆碱受体阻滞药

包括天然来源的阿托品类生物碱及其合成代用品。

一、阿托品类生物碱

阿托品类生物碱均自茄科植物中提取，有阿托品、山莨菪碱、东莨菪碱及樟柳碱等，它们的化学结构均相似。氧桥具有中枢镇静作用，而羟基又可使中枢镇静作用减弱。东莨菪碱与樟柳碱均有氧桥，但樟柳碱在托品酸部位多一个羟基，因此东莨菪碱是本类中枢镇静作用最强的药物，而樟柳碱中枢镇静作用较弱；阿托品和山莨菪碱均无氧桥，山莨菪碱在托品环上多一羟基，故中枢镇静作用最弱。

阿 托 品

阿托品（atropine）系从茄科植物颠茄、曼陀罗、莨菪中提取的主要生物碱。天然存在于植物中的左旋莨菪碱很不稳定；在提取过程中经化学处理得到稳定的消旋莨菪碱，即阿托品。

【体内过程】 口服吸收迅速，1 小时即达峰值，作用维持 3 ~ 4 小时。吸收后很快分布于全身组织，能通过胎盘进入胎儿循环。约 60% 以原形，其余为代谢产物自肾排泄。因通过房水循环排出较慢，滴眼后作用可持续数天至2周。

【作用】 阻断M受体，较大剂量也可阻断神经节N_1受体。对各种M受体亚型的选择性低，作用广泛。

1. 松弛平滑肌 能松弛多种内脏平滑肌，对过度活动或痉挛的平滑肌作用更明显。可抑制胃肠道平滑肌的强烈痉挛，对膀胱逼尿肌也有解痉作用，对胆管、输尿管和支气管平滑肌的作用较弱，对子宫平滑肌影响较小。对括约肌的作用主要取决于括约肌的机能状态，如胃幽门括约肌痉挛时，阿托品具有松弛作用，但作用不显著，也不恒定。

2. 抑制腺体分泌 对唾液腺与汗腺的作用最为明显，小剂量阿托品（0.3～0.5 mg）即能引起口干和皮肤干燥，同时也引起泪腺及呼吸道分泌大为减少。较大剂量阿托品可减少胃液分泌，但对胃酸的分泌影响较小，因为胃酸分泌主要受胃泌素等调节。

3. 扩瞳、升高眼内压和调节麻痹

（1）*扩瞳* 阻断瞳孔括约肌上的M受体，环状肌松弛，退向四周边缘，瞳孔扩大。

（2）*升高眼内压* 瞳孔扩大后虹膜退向周围边缘，根部增厚，前房角间隙变窄，房水回流受阻，房水积聚而升高眼内压。

（3）*调节麻痹* 睫状肌松弛退向外缘，悬韧带向周围拉紧，晶状体变扁，屈光度降低，不能将近距离的物体清晰地成像于视网膜上，看近物模糊不清，只适于看远物，这种作用称调节麻痹（图6－1）。

4. 兴奋心脏、扩张小血管

（1）*兴奋心脏* 治疗量（0.4～0.6mg）的阿托品可使一部分病人心率轻度短暂地减慢，一般每分钟减少4～8次，过去曾认为是兴奋迷走神经中枢的结果。现在的研究认为是由于它阻断了副交感神经节后纤维上的M_1受体（即突触前膜M_1受体）抑制负反馈，使Ach释放增加所致。较大剂量（1～2mg）时，由于阻断外周M胆碱受体，解除了迷走神经对窦房结的抑制而加快心率，加快的程度取决于迷走神经的张力，在迷走神经张力高的青壮年，心率加快较明显。

（2）*扩张小血管* 多数血管缺乏胆碱能神经支配，故治疗量阿托品对血管无明显影响。较大剂量时，有解除外周及内脏小血管痉挛的作用，尤其以皮肤血管的扩张最显著，表现为皮肤潮红和温热。当微循环的小血管痉挛时，能改善微循环，增加组织的血流灌注量。此作用机制尚未完全阐明，但与抗胆碱作用无关。

5. 兴奋中枢 治疗量作用不明显，较大剂量（1～2mg）可轻度兴奋大脑和延脑，更大剂量（2～5mg）中枢兴奋明显加强，出现烦躁不安、谵语等，中毒剂量（10mg以上）产生幻觉、定向障碍甚至惊厥。严重中毒则易由兴奋转入抑制，出现昏迷及呼吸麻痹而死亡。

【应用】

1. 内脏绞痛 能迅速缓解胃肠绞痛，对胆绞痛及肾绞痛疗效较差，常需与阿片类镇痛药如哌替啶合用。对遗尿症及膀胱刺激症状也有较好疗效。

2. 腺体分泌过多 用于全身麻醉前给药，以减少呼吸道腺体的分泌，防止分泌物阻塞呼吸道而引起的窒息或吸入性肺炎。也可用于严重的盗汗和流涎症。

3. 眼科

（1）虹膜睫状体炎 0.5% ~1% 阿托品滴眼可使瞳孔括约肌及睫状肌松弛，得以充分休息，有利于炎症的消退。同时还可预防虹膜与晶状体的粘连，常与缩瞳药交替应用。

（2）检查眼底 阿托品滴眼扩瞳作用维持 1 ~2 周，调节麻痹作用维持 2 ~3 天，视力恢复较慢。目前常以作用时间较短的后马托品代替。

（3）验光配眼镜 本品使睫状肌的调节功能充分麻痹，晶状体固定，可准确检验出晶状体的屈光度。由于视力恢复较慢，现已少用，但儿童验光仍需应用阿托品，因为儿童的睫状肌调节机能较强，需用阿托品发挥其充分的调节麻痹作用。

4. 缓慢型心律失常 临床上常用于迷走神经过度兴奋所致窦房阻滞、房室阻滞等缓慢型心律失常，也用于窦房结功能低下而出现的室性异位节律。

5. 休克 在补充血容量的前提下，大剂量阿托品通过解除血管痉挛、扩张外周血管、改善微循环作用而使回心血量及有效循环血量增加，血压回升，用于治疗暴发型流行性脑脊髓膜炎、中毒性菌痢、中毒性肺炎等所致的感染性休克。当休克伴有心率过速或高热时一般不用。

6. 有机磷酸酯类中毒 见第七章。

【不良反应】 因其作用广泛，副作用较多：①常见的有口干、视力模糊、心悸、便秘、皮肤潮红、体温升高、眩晕等，一般停药后逐渐消失，无需特殊处理。②当剂量过大或误服颠茄果、曼陀罗果、洋金花及莨菪的根茎时可出现中毒，除副作用症状加重外，出现烦躁不安、多言、谵妄、幻觉及惊厥等中枢兴奋症状，严重中毒可由兴奋转入抑制而出现昏迷、呼吸麻痹而致死。中毒的解救主要是对症处理。用镇静药或抗惊厥药对抗中枢兴奋症状，如呼吸已转入抑制，则采用人工呼吸和吸氧；同时使用毛果芸香碱、毒扁豆碱对抗其外周作用。毒扁豆碱为非季铵类，能透过血脑屏障对抗其中枢症状，故效果比新斯的明好。

【禁忌证】 前列腺肥大、青光眼患者禁用。前者因阿托品可能使尿道括约肌收缩而加重排尿困难。

东莨菪碱

东莨菪碱（scopolamine）是洋金花的主要成分，对中枢抑制作用最强，小剂量就有明显的镇静作用，较大剂量催眠。此外尚有欣快作用，易造成药物滥用。中枢镇静及抑制腺体分泌作用强于阿托品，因此较阿托品更适用于麻醉前给药。若病人同时伴有严重疼痛时，则可偶发兴奋不安、幻觉及谵妄等中枢症状，老人与儿童患者尤易发生。有防晕止吐作用，与苯海拉明合用能增加效果，用于晕车晕船，但出现晕动症状如恶心、呕吐后再用药则疗效差。也可用于妊娠或放射病所致呕吐。还有中枢抗胆碱作用，用于帕金森病，有缓解流涎、震颤和肌肉强直的效果。不良反应同阿托品。

山莨菪碱

山莨菪碱（anisodamine，654 -2）是我国科研人员从茄科植物山莨菪（唐古特莨菪）中分离出的一种生物碱。目前常用其人工合成品 654 -2。有明显的外周抗胆碱作用，可解除平滑肌痉挛，此作用虽较阿托品稍弱，但由于选择性高，毒副作用较低，已广泛代替阿托品用于胃肠绞痛。也能解除小血管痉挛，抑制血小板聚集，有较强的改善微循环作用而用于各种感染中毒性休克。抑制唾液分泌、扩瞳作用较阿托品弱。不易透过血脑屏障，中枢兴奋作用仅为阿托品的1/20～1/10。脑出血急性期及青光眼忌用，其他参见阿托品。

本类药物除阿托品、山莨菪碱和东莨菪碱外，尚有樟柳碱（anisodine），它们的作用及应用相似（表8－1）。

表8－1　常用阿托品类生物碱

药　物	作　用	应　用	不良反应
阿托品（1831）	抑制平滑肌收缩及腺体分泌，扩瞳、升高眼内压，调节麻痹，兴奋心脏，扩张小血管，兴奋中枢	内脏绞痛、眼科、麻醉前给药、休克、心律失常、有机磷农药中毒	口干、视力模糊、心悸、瞳孔放大、皮肤潮红、便秘、排尿困难，偶见过敏，出现皮疹、剥脱性皮炎等
东莨菪碱（1968）	中枢镇静和抑制腺体分泌作用强于阿托品，防晕防吐，中枢抗胆碱	麻醉前给药、帕金森病、防晕止吐	口干、头昏、视力模糊、面红、疲乏，暂时性黄视、意识模糊、排尿困难等
山莨菪碱（1965）	解痉作用选择性高，可改善微循环，抑制唾液分泌、扩瞳作用较阿托品弱	感染中毒性休克、内脏平滑肌绞痛、血管神经性头痛、眩晕症	口干、面红、轻度扩瞳、视近物模糊，个别心率加快、排尿困难等，多在1～3小时内消失
樟柳碱（1970）	中枢抑制作用较强，但略逊于东莨菪碱，外周抗胆碱作用与山莨菪碱相似	血管神经性头痛、脑血管疾病引起的急性瘫痪、震颤麻痹、支气管哮喘、晕动病、有机磷农药中毒等	比东莨菪碱、阿托品少

二、阿托品的合成代用品

阿托品用于眼科因作用持久而视力恢复太慢，用作解痉药时副作用较多。针对这些缺点，通过化学结构改造，合成了许多选择性较高的代用品，如合成扩瞳药（后马托品）、合成解痉药（溴化丙胺太林、胃复康等），见表8－2。

表8－2　阿托品的合成代用品

药　物	作　用	应　用	不良反应
后马托品（homatropine）（1883）	扩瞳和调节麻痹作用比阿托品快、短暂，但调节麻痹作用不如阿托品完全	一般眼科检查、验光	比阿托品轻微
溴化丙胺太林（普鲁本辛，propantheline bromide）（1951）	对胃肠平滑肌解痉作用强而持久，抑制胃液分泌。不易透过血脑屏障，中枢作用弱	胃及十二指肠溃疡、胃肠痉挛、胃炎、胰腺炎、多汗症及妊娠呕吐	口干、视力模糊、排尿困难、心悸、便秘、头痛等
贝那替秦（胃复康，benactyzine）（1938）	解痉，抑制胃液分泌，中枢安定作用	兼有焦虑症的溃疡病，也用于胃酸过多、肠蠕动亢进、膀胱刺激症状	口干、头晕、恶心、感觉迟钝

三、选择性 M 受体阻滞药

哌仑西平

哌仑西平（pirenzepine）为选择性 M_1 受体阻滞药，属三环类药物；替仑西平（telenzepine）为哌仑西平同类物，但对 M_1 受体的选择性阻断作用更强。二药均可用于消化性溃疡的治疗。可抑制胃酸及胃蛋白酶的分泌，且在治疗剂量时较少出现口干和视力模糊等反应。由于不易进入中枢，故无阿托品样中枢兴奋作用。有研究认为，上述二药还可用于支气管阻塞性疾病的治疗，可能与其拮抗迷走神经功能有关。

第二节 N_1 胆碱受体阻滞药

N_1 胆碱受体阻滞药能选择性地与神经节细胞的 N_1 胆碱受体结合，从而阻滞交感神经节与副交感神经节的传递功能，又称为神经节阻滞药（ganglionic blocking drugs）。本类药物对效应器的具体效应视两类神经对该器官的支配以何者占优势而定。交感神经对小血管及心肌收缩力的支配占优势，故神经节被阻断后，小动脉扩张、总外周阻力下降，静脉扩张，回心血量和心输出量减少，心肌收缩力减弱，从而产生迅速、强大的降压作用。因同时也阻断了副交感神经节，常发生口干、便秘、腹胀、视力模糊、尿潴留等不良反应。

神经节阻滞药易产生耐受性，不良反应较多且严重，现已极少使用。目前临床只用于高血压危象、高血压脑病或其他降压药无效的急进型高血压。因降压作用强而快，剂量不当可因血压下降过剧引起心、脑、肾等器官供血不足，或使反射性血压调节失灵而导致体位性低血压，故冠脉功能不全、脑血管硬化、肾功能障碍患者禁用，轻、中度高血压患者一般不宜使用。

目前应用的神经节阻滞药有季铵类的六甲双铵（六烃季铵，hexamethonium），以及非季铵类的美加明（mecamylamine）和咪噻吩（阿方那特，trimethaphan）等。

第三节 N_2 胆碱受体阻滞药

N_2 胆碱受体阻滞药能选择性地作用于运动神经终板膜上的 N_2 受体，阻滞神经肌肉接头兴奋的正常传递，导致肌肉松弛，又称为骨骼肌松弛药（简称肌松药，skeletal muscular relaxants）。根据它们的作用方式和特点，可分为除极化型和非除极化型两大类。

一、除极化型肌松药

这类药物与运动神经终板膜上的 N_2 受体结合，产生持久除极化作用，终板长期处于不应期状态，从而使 N_2 受体对 Ach 的反应减弱或消失，导致骨骼肌松弛。其特点为：①最初可出现短时肌束颤动，与药物对不同部位的骨骼肌除极化时间不一致有关。②连续用药可出现快速耐受性。③抗 AchE 药不仅不能对抗其肌松作用，反而使之作用加强。④治疗量无神经节阻断作用。

除极化型肌松药以琥珀酰胆碱（succinylcholine，司可林 scoline）最为常用。用药后由于不同部位的骨骼肌除极化的时间不一致，因此常先出现不协调的肌束颤动，然后迅速转为松弛，以颈部、四肢和腹部肌肉最明显。适用于气管插管、气管镜、食管镜等短时的小手术，也可用作全麻时的辅助药，在较浅麻醉下使骨骼肌完全松弛，从而减少全麻药的用量，提高手术的安全性。

二、非除极化型肌松药

又称竞争型肌松药（competitive muscular relaxants），能与 Ach 竞争性地与运动终板膜上的 N_2 胆碱受体结合，而本身并无激动作用，使终板膜不能去极化，从而导致骨骼肌松弛。其作用可被抗胆碱酯酶药如新斯的明所对抗，过量时可用适量的新斯的明解毒。

代表药有右旋筒箭毒碱（D－tubocurarine），现已少用，其代用品有泮库溴铵（pancuronium bromide，潘冠罗宁）、美多冠林（metocurine chloride）和三碘季铵酚（gallamine triethiodide，flaxedil）等，可用作全身麻醉辅助剂。近年研制出新的较安全的泮库溴铵类非除极化型肌松药，如哌库溴铵（pipecuronium bromide）、维库溴铵（vecuronium bromide）、阿曲库铵（atracurium）等，不阻断神经节 N_1 受体，较少促组胺释放，不良反应少，适用于各类手术、气管插管术、破伤风或惊厥时作肌松用。

第九章 拟肾上腺素药

拟肾上腺素药（adrenergic drugs）是一类化学结构和药理作用与肾上腺素、去甲肾上腺素相似的胺类药物，故又称拟交感胺类（sympathomimetic amines），本类药物通过激动肾上腺素受体或促进肾上腺素能神经末梢释放递质，而发挥与肾上腺素能神经兴奋相似的作用。

拟肾上腺素药的基本化学结构是β-苯乙胺，苯环上有两个邻位羟基者（儿茶酚）为儿茶酚胺类（catecholamines）。无邻位羟基者为非儿茶酚胺类，作用强度减弱，但不被COMT破坏，作用时间延长。当苯环α位或β位碳原子的氢及末端氨基被不同基团取代时，可人工合成多种拟肾上腺素药，它们的作用相似，仅在作用强度、时间和对受体的选择性上有差别。根据药物对不同肾上腺素受体亚型的选择性而分为四大类：①α受体激动药；②α、β受体激动药；③β受体激动药；④α、β及多巴胺受体激动药。

第一节 α受体激动药

去甲肾上腺素

去甲肾上腺素（noradrenaline，NA；norepinephrine，NE）是哺乳类动物去甲肾上腺素能神经末梢释放的主要递质，也可由肾上腺髓质少量分泌。药用的是人工合成品，其化学性质不稳定，见光易失效，在中性尤其在碱性溶液中迅速氧化变为粉红色乃至棕色而失效。在酸性溶液中较稳定，常用其酒石酸盐。

【体内过程】 口服使胃黏膜血管收缩而影响吸收，在肠内易被碱性肠液破坏，余者又被肠黏膜及肝脏代谢，故口服无效。皮下或肌内注射时，因血管强烈收缩，吸收很少，且易发生局部组织坏死，故一般采用静脉滴注法给药。进入体内后可被去甲肾上腺素能神经末梢和非神经组织所摄取（分别称为摄取1和摄取2，见第五章），并被COMT和MAO代谢而失活。

【作用】 对α受体有强大激动作用，对β_1受体作用较弱，对β_2受体几乎无作用。

1. 收缩血管 激动血管的α_1受体，血管收缩，主要是小动脉和小静脉收缩。其中皮肤、黏膜血管收缩最明显，其次是肾脏血管。此外脑、肝、肠系膜甚至骨骼肌的血管也都呈收缩反应。小动脉收缩使外周阻力增加，血流量减少。冠状血管舒张，主要是由于心脏兴奋，心肌的代谢产物（如腺苷）增加，从而舒张血管；同时因血压升高，提高了冠状血管的灌注压力，故冠脉流量增加。

2. 兴奋心脏 兴奋心脏 β_1 受体，作用较弱。在整体情况下，由于血压升高，反射性兴奋迷走神经，可使心率减慢。同时由于血管收缩，外周阻力增加，心输出量不变或稍降。过大剂量可提高自律性，出现心律失常，但较肾上腺素少见。

3. 升高血压 作用强。小剂量静脉滴注血管收缩作用尚不十分剧烈时，由于心脏兴奋收缩压升高，而舒张压升高不明显，脉压加大。较大剂量时血管剧烈收缩，外周阻力明显增高，脉压变小。

4. 其他 对平滑肌及代谢的作用较弱，仅在较大剂量时才出现血糖升高；对孕妇可增加子宫收缩频率。

【应用】

1. 休克 休克的关键是微循环血流灌注不足和有效血容量下降。故休克的治疗主要在于补充血容量，改进重要器官的血液供应，改善微循环。本药能使休克病人血管收缩，心脏兴奋，血压升高，脑及冠脉血流量增加，在短时间内保证重要脏器的血液供应。但若长期大量应用，血管强烈收缩，外周阻力显著增高，心脏负担加重，心肌耗氧量增加，心输出量反而减少，组织缺血缺氧更加严重，因此忌大剂量长期应用。且很多休克病人本来就有血管痉挛，应用后只会使微循环的血流灌注进一步减少，故目前在休克治疗中已不占重要地位，但仍可用于各种休克（出血性休克禁用）早期血压骤降时，小剂量短时间静脉滴注以保证心、脑等主要器官的血液供应。

2. 药物中毒性低血压 中枢抑制药中毒可引起低血压，用去甲肾上腺素静脉滴注，可使血压回升，维持正常水平。特别是当氯丙嗪中毒时应选用去甲肾上腺素，而不可选用肾上腺素。

3. 上消化道出血 食道静脉曲张破裂出血或胃出血时，取本品 1 ~ 3mg，适当稀释后口服，收缩食道或胃局部黏膜血管，产生止血效果。

【不良反应】

1. 局部组织缺血坏死 静脉滴注时浓度过大、时间过长或渗漏出血管外，可引起局部缺血坏死。如发现外漏或注射部位苍白，应停止注射或更换注射部位，进行热敷，或用 0.25% 普鲁卡因 10 ~ 20ml 局部封闭，或用 α 受体阻断剂酚妥拉明 5mg 溶于生理盐水中皮下浸润注射，以对抗其收缩血管作用。

2. 急性肾功能衰竭 滴注时间过长或剂量过大，可使肾脏血管强烈收缩，产生少尿、无尿和肾实质损伤，故用药期间尿量至少保持在每小时 25ml 以上。

3. 停药后的血压下降 长期静滴突然停药，可引起血压骤降，这是由于长期处于收缩状态的静脉在停药后迅速扩张所致，应逐渐减少滴注剂量后再停药。

【禁忌证】 高血压、动脉粥样硬化、器质性心脏病及少尿、无尿、严重微循环障碍的病人禁用。

间 羟 胺

间羟胺（metaraminol）又名阿拉明（aramine），性质较稳定，直接兴奋 α 受体，对 β_1 受体作用较弱。除对受体的直接作用外，还可被肾上腺素能神经末梢摄取入囊泡，通过置换作用促使囊泡中的去甲肾上腺素释放而间接发挥作用。不易被 MAO 破坏，作用较持久。短时间内连续应用使囊泡内 NA 递质减少而产生快速耐受性，效应逐渐减弱。由于升压作用持久，对肾血管收缩作用较 NA 弱，且较少引起心律失常及少尿等不良反应，还可肌内注射，临床上可代替 NA 用于各种休克早期等。

第二节 α、β 受体激动药

肾上腺素

肾上腺素（adrenaline，epinephrine，AD）是肾上腺髓质的主要递质，其生物合成主要是在髓质嗜铬细胞中先形成去甲肾上腺素，然后在苯乙醇胺 - N - 甲基转移酶（phenylethanolamine N - methyl transferase，PNMT）作用下，甲基化形成肾上腺素。药用肾上腺素可从家畜肾上腺提取或人工合成。

【体内过程】 口服后在碱性肠液、肠黏膜和肝内破坏，吸收很少，不能达到有效血药浓度。皮下注射能收缩血管，吸收缓慢，维持时间长，约 1 小时左右。肌内注射吸收较快，作用强但维持时间短，为 30 分钟，故一般以皮下注射为宜。肾上腺素在体内的摄取与代谢途径与去甲肾上腺素相似。

【作用】

1. 兴奋心脏 作用于心肌、传导系统和窦房结的 β_1 受体，加强心肌收缩性，加速传导，加速心率，增加心输出量，还能舒张冠状血管，改善心肌的血液供应，是一个快速而强效的心脏兴奋剂。不利的方面是提高心肌代谢，使心肌耗氧量增加，加之心肌兴奋性提高，如剂量大或静脉注射过快，可引起心律失常，出现期前收缩，甚至心室纤颤。

2. 收缩血管 肾上腺素主要影响小动脉及毛细血管前括约肌，能同时激动血管上的 α 和 β_2 受体，激动 α 受体产生缩血管作用，激动 β_2 受体则产生扩血管作用。皮肤、肾和胃肠道等器官的血管 α 受体占优势，故皮肤黏膜血管收缩最为强烈。内脏血管尤其是肾血管也显著收缩。对脑和肺血管收缩作用则十分微弱，有时由于血压升高反而被动地舒张。骨骼肌和肝脏的血管 β_2受体占优势，小剂量的肾上腺素可使这些血管舒张。肾上腺素也能舒张冠状血管，除可激动冠脉 β_2受体外，其他机制同去甲肾上腺素。

3. 升高血压 肾上腺素对血压的影响因剂量和给药途径而异。治疗量或慢速静脉滴注时（10μg/分），心脏兴奋，心输出量增加，收缩压升高。由于 β_2受体比 α 受体对低浓度肾上腺素更敏感，骨骼肌血管的扩张抵消或超过皮肤黏膜血管的收缩作用，外周总阻力不变或降低，舒张压不变或下降，脉压加大，身体各部位的血液重新分配，有利于满足紧急状态下机体能量供应的需要。大剂量或快速静滴时，除了强烈兴奋心脏外，因 α 受体的作用占优势，皮肤、黏膜以及内脏血管的强烈收缩，超过了对骨骼肌血管的扩张作用，外周总阻力明显升高，收缩压和舒张压均升高。

肾上腺素静脉注射的典型血压变化是双向反应，即给药后迅速出现明显的升压作用，而后出现微弱的降压作用，后者作用持续时间较长。如事先给予 α 受体阻断药，则 α 受体的作用被阻断，β_2受体作用占优势，肾上腺素的升压作用可被翻转，呈现明显的降压反应。

4. 舒张平滑肌 激动支气管平滑肌的 β_2受体而使支气管平滑肌舒张；作用于支气管黏膜层和黏膜下层肥大细胞上的 β_2受体，抑制肥大细胞释放组胺和其他过敏介质；还可激动支气管黏膜血管的 α 受体，使之收缩，降低毛细血管的通透性，有利于消除支气管黏膜水肿。

5. 促进代谢 治疗剂量时可使耗氧量升高 20% ~30%。在人体，由于 α 受体和 β_2受体兴奋都可使肝糖原分解，而肾上腺素兼具 α、β 作用，故其升高血糖作用较去甲肾上腺素显著。此外尚可降低组织对葡萄糖的摄取，部分原因与抑制胰岛素的释放有关。还能激活甘油三酯酶加速脂肪分解，使血液中游离脂肪酸升高，可能与兴奋 β 受体有关。

【应用】

1. 心脏骤停 用于溺水、麻醉和手术意外、药物中毒、传染病和心脏传导阻滞等引起的心脏骤停。在进行心脏按摩、人工呼吸等措施时，应用肾上腺素做心室内注射，具有起搏作用。对电击引起的心搏骤停，应配合使用除颤器及利多卡因等抗心律失常药物。

2. 过敏性休克 药物或输液等可引起过敏性休克，表现为心肌收缩力减弱，小血管扩张和毛细血管通透性增强，循环血量降低，血压下降，同时伴有支气管痉挛及黏膜水肿，出现呼吸困难等症状。肾上腺素激动 α 受体，收缩小动脉和毛细血管，消除黏膜水肿，激动 β 受体，改善心功能，升高血压，缓解支气管痉挛，减少过敏介质释放，可迅速缓解过敏性休克的临床症状，为治疗过敏性休克的首选药。应用时一般皮下或肌内注射给药，严重病例亦可用生理盐水稀释后缓慢静脉注射，但需注意速度和用量，以免发生血压剧升和心律失常等危险。

3. 支气管哮喘 能解除哮喘时的支气管平滑肌痉挛，还可以抑制组织和肥大细胞释放过敏介质，并且通过对支气管黏膜血管的收缩作用，减轻支气管水肿和渗出，从而使支气管哮喘的急性发作缓解。皮下或肌内注射后数分钟内奏效。

4. 与局麻药配伍及局部止血 肾上腺素加入局麻药注射液中可延缓局麻药的吸收，减少吸收中毒的可能性，同时又可延长局麻药的麻醉时间。一般局麻药中肾上腺素的浓度为 1:250000，一次用量不超过 0.3mg。

当鼻黏膜和齿龈出血时，可将浸有 0.1% 盐酸肾上腺素的纱布填塞出血处。

【不良反应】 主要不良反应为心悸、烦躁、头痛和血压升高等，有诱发脑溢血的危险，可引起心律失常，甚至心室纤颤。

【禁忌证】 禁用于高血压、脑动脉硬化、器质性心脏病、糖尿病和甲状腺功能亢进症等。

麻 黄 碱

麻黄碱（ephedrine）是从中药麻黄中提取的生物碱，药用其左旋体或消旋体。

麻黄碱可直接激动 α_1、α_2、β_1 和 β_2受体，还可通过促进 NA 释放而发挥间接作用。与肾上腺素比较具有下列特点：①化学性质稳定，口服有效；②作用弱而持久；③中枢兴奋作用较显著；④易产生快速耐受性等。

【作用】

1. 兴奋心脏 激动心脏的β_1受体，使心肌收缩力增强，心输出量增加，在整体情况下由于血压升高，反射性减慢心率，这一作用抵消了直接加快心率的作用，故心率变化不大；升压作用出现缓慢，但维持时间较长（3～6小时）。一般剂量下内脏血流量减少，但冠脉、脑血管和骨骼肌血流量增加。

2. 舒张支气管 松弛支气管平滑肌的作用较肾上腺素弱、起效慢、作用持久。

3. 兴奋中枢 具有较显著的中枢兴奋作用，较小剂量即可兴奋大脑皮层和皮层下中枢，引起精神兴奋、不安和失眠等。

短期内反复给药，作用可逐渐减弱，即具有快速耐受性，停药数小时后可以恢复。每日用药不超过3次，则耐受现象不明显。快速耐受性产生的机制，一般认为与受体逐渐饱和、递质逐渐耗损两种因素有关。

【应用】 主要用于预防支气管哮喘发作和轻症的治疗，缓解鼻黏膜充血引起的鼻塞，防止某些低血压状态，缓解荨麻疹和血管神经性水肿等过敏反应的皮肤黏膜症状等。

【不良反应】 可见中枢兴奋所致的不安、失眠等，晚间服用宜加用镇静催眠药。

【禁忌证】 同肾上腺素。

第三节 β受体激动药

异丙肾上腺素

异丙肾上腺素（isoprenaline）是人工合成品，药用其盐酸盐，化学结构是去甲肾上腺素氨基上的氢原子被异丙基所取代。是经典的β_1、β_2受体兴奋剂。

【体内过程】 口服无效，气雾剂吸入或注射给药，均易吸收。舌下给药可从黏膜下的舌下静脉丛迅速吸收。主要在肝及其他组织中被COMT所代谢，较少被MAO代谢，也较少被去甲肾上腺素能神经所摄取，因此作用维持时间较肾上腺素略长。

【作用】 对β受体有很强的激动作用，对β_1和β_2受体选择低。对α受体几乎无作用。

1. 兴奋心脏 对β_1受体具有强大的激动作用，表现为正性肌力和正性频率作用。与肾上腺素比较，加快心率及加速传导的作用较强，对正位起搏点的作用比异位强，而肾上腺素则对正位及异位的作用都强，故较肾上腺素不易引起心律失常。

2. 影响血压 激动血管平滑肌的β_2受体，骨骼肌血管明显扩张，肾和肠系膜血管和冠状血管不同程度扩张，外周总阻力下降。因其对心脏和血管的作用，导致收缩压升高而舒张压下降，脉压明显加大，器官的血液灌注量增加。大剂量静脉注射也使静脉强烈扩张，有效血容量下降，回心血量减少，心输出量减少，导致血压下降，此时收缩压与舒张压均降低。

3. 舒张支气管 激动支气管平滑肌的β_2受体，有强大的舒张支气管平滑肌作用，支气管平滑肌处于痉挛状态时，效果尤为显著。此作用强于肾上腺素。也可抑制组胺等过敏性介质释放。但对支气管黏膜血管无收缩作用，故消除黏膜水肿作用不如肾上腺素。久用可产生耐受性。

4. 促进代谢 激动β受体，促进糖和脂肪的分解，增加组织耗氧量。升高血糖作用比肾上腺素弱。

【应用】

1. 支气管哮喘 用于控制支气管哮喘急性发作，舌下或喷雾给药，起效快，作用强。

2. 房室传导阻滞 治疗Ⅱ、Ⅲ度房室传导阻滞，舌下含药或静脉滴注给药。

3. 心脏骤停 适用于心室自身节律缓慢，高度房室传导阻滞或窦房结功能衰竭而并发的心搏骤停，常与去甲肾上腺素或间羟胺合用作心室内注射。

【不良反应】 以心悸、头晕、皮肤潮红等常见。支气管哮喘病人已有缺氧状态，如用量过大，心肌耗氧量加大容易产生心律失常，严重者可引起室性心动过速及室颤而死亡。禁用于冠心病、心肌炎和甲状腺功能亢进病人。

第四节 α、β受体及多巴胺受体激动药

多巴胺

多巴胺（dopamine，DA）是去甲肾上腺素生物合成的前体，药用的是人工合成品。

【体内过程】 与肾上腺素相似，在体内迅速被COMT与MAO代谢破坏，代谢产物3，4－二羟苯乙酸和3－甲氧四羟苯乙酸由尿排出，作用短暂。不易透过血脑屏障，几无中枢作用。

【作用】 主要激动α、β受体及多巴胺受体。

1. 兴奋心脏 激动心脏β_1受体，还可促进去甲肾上腺素递质的释放，使心肌收缩力加强，心输出量增加；一般剂量对心率影响不大，大剂量加快心率。

2. 影响血管 小剂量激动血管多巴胺受体，肾脏、肠系膜、冠脉血管舒张，其他血管阻力微升，总外周阻力变化不大。收缩压因心输出量的增加而升高，舒张压不变，脉压增大。大剂量时激动血管α受体，血管收缩，外周阻力加大，血压升高。

3. 影响肾脏 激动血管多巴胺受体，扩张肾血管，肾血流量和肾小球滤过率增加。尚有排钠利尿作用，可能是其直接作用于肾小管多巴胺受体的结果。大剂量时激动肾血管的α受体，可使肾血管明显收缩，肾血流量减少。

【应用】 主要用于治疗各种休克，如心源性休克、感染性休克和出血性休克等，尤其适用于伴有心肌收缩力减弱、尿量减少而血容量已补足的休克。此外，还可与利尿药等合用治疗急性肾功能衰竭。

【不良反应】 一般较轻，偶见恶心、呕吐等。剂量过大或滴注过快，可出现心律失常、心动过速和肾血管收缩引致肾功能下降等，一旦发生应减慢滴速或停药。

其他常用肾上腺素受体激动药见表9－1。

表 9－1　　拟肾上腺素药基本作用的比较

分　类	药　物	对肾上腺素受体作用					作用方式	
		α_1 受体	α_2 受体	β_1 受体	β_2 受体	DA 受体	直接作用于受体	释放递质
α 受体激动药	去甲肾上腺素（1954）	+++	+++	++	±	−	+	
	间羟胺（阿拉明）（1930）	++	+	+	+	−	+	+
	去氧肾上腺素（新福林）	++	+	±	±	−	+	±
	甲氧明（甲氧胺）（1944）	++	+	−	−	−	+	−
	可乐定	+	++	−	−	−	+	−
α、β 受体激动药	肾上腺素（1904）	++++	++++	+++	+++	−	+	
	麻黄碱（1887）	++	++	++	++	−	+	+
β 受体激动药	异丙肾上腺素（1942）	−	−	+++	+++	−	+	
	多巴酚丁胺			++	+	−	+	±
α、β 和 DA 受体激动药	多巴胺（1923）	+	−	++	±	++	+	+

第十章 抗肾上腺素药

抗肾上腺素药（antiadrenergic drugs）又称肾上腺素受体阻滞药（adrenoceptor-blocking drugs）。本类药物与肾上腺素受体有较强的亲和力，但缺乏或仅有微弱的内在活性，因此当药物和肾上腺素受体结合后，能妨碍神经递质或拟肾上腺素药与受体结合，从而产生拮抗神经递质或拟肾上腺素药的作用。根据药物对 α 和 β 受体选择性的不同，可分为 α 受体阻滞药和 β 受体阻滞药两大类。

第一节 α 肾上腺素受体阻滞药

α 受体阻滞药能选择性地与 α 受体结合，阻断神经递质或拟肾上腺素药与 α 受体的结合，从而产生抗肾上腺素作用。能阻断肾上腺素和去甲肾上腺素的升压作用，并使肾上腺素的升压作用翻转为降压，这个现象称为“肾上腺素升压作用的翻转”。这是因为 α 受体阻滞药选择性地阻断了与血管收缩有关的 α 受体，但不影响与血管舒张有关的 β_2受体，所以使肾上腺素激动 β_2受体产生的血管舒张作用充分表现出来。但对主要作用于 α 受体的去甲肾上腺素，α 受体阻滞药仅能消除或减弱其升压作用，而无翻转作用。对主要作用于 β 受体的异丙肾上腺素的降压效应无影响。

一、α_1、α_2 受体阻滞药

此类药物对 α_1 受体和 α_2 受体的选择性低，可阻断突触前膜 α_2 受体，促进神经末梢释放 NA，但作用较弱。根据作用时间的长短，可分为短效与长效两类。

（一）短效类 α 受体阻滞药

酚妥拉明

酚妥拉明（phentolamine）又名立其丁（regitine），属人工合成品，药用其磺酸盐。

口服和注射均易吸收，但口服生物利用度低，效果仅为注射给药的 20%。常作肌内或静脉注射，静脉注射后 2 ~5 分钟起效，作用维持 10 ~ 15 分钟。口服 30 分钟后血药浓度达高峰，作用维持 1.5 小时。

【作用】

1. 舒张血管、兴奋心脏 通过阻断 α 受体以及对血管的直接舒张作用而使血管扩张，

血压下降。而血管扩张、血压下降可反射性兴奋交感神经，同时由于阻断了突触前膜 α_2 受体，去甲肾上腺素释放增加，故心脏兴奋，心率加快，心输出量增加。

2. 其他 有拟胆碱作用，胃肠平滑肌张力增加；有拟组胺样作用，胃酸分泌增加，皮肤潮红等。

【应用】

1. 外周血管痉挛性疾病 如肢端动脉痉挛性疾病及血栓闭塞性脉管炎。

2. 静滴 NA 药液外漏 当静脉滴注去甲肾上腺素发生外漏时，可用本品 5～10mg 溶于 10～20ml 生理盐水中做局部浸润注射，防止组织坏死。

3. 急性心肌梗死和顽固性充血性心力衰竭 能解除心功能不全时小动脉和小静脉的反射性收缩，降低心脏前、后负荷和左心室充盈压，增加心输出量，使肺水肿和全身性水肿得以改善。通过减轻心脏负荷，降低左室舒张末期压力，增加冠脉血供，可改善急性心绞痛的心肌供血。

4. 休克 酚妥拉明能扩张血管，降低外周阻力，增加心输出量，故可改善休克时的内脏血液灌注，解除微循环障碍，并能降低肺循环阻力，防止肺水肿的发生，但用药前必须补足血容量。目前主张与 NA 合用，以对抗 NA 的 α 受体兴奋收缩血管的作用，保留其 β_1 受体兴奋心脏、增加血输出量的作用。也可防止酚妥拉明扩张血管过度，血压过低。

5. 肾上腺嗜铬细胞瘤 用于骤发高血压危象的治疗以及手术前的准备。做鉴别诊断试验时有致死报道，应慎用。

【不良反应】 消化道症状如腹痛、腹泻、呕吐和诱发加重溃疡病等。静脉给药可引起体位性低血压、心动过速、心律失常和心绞痛，须缓慢注射或滴注。胃炎、溃疡病、冠心病患者慎用。

（二）长效类 α 受体阻滞药

酚苄明

酚苄明（phenoxybenzamine）又名酚苄胺（dibenzyline），口服生物利用度仅 20%～30%，脂溶性高，大量分布于脂肪组织中贮存，排泄缓慢。具有起效慢、作用强和作用持久的特点。扩张血管、降低外周阻力和降低血压作用明显。其作用强度与血管受去甲肾上腺素能神经控制的程度有关。对平卧和休息的正常人，酚苄明的血管扩张和降压作用往往不明显或表现为舒张压略下降。当交感神经张力高、血容量低或直立时，则可以引起明显的降压作用。血压下降所引起的反射作用和阻断突触前膜 α_2 受体的作用可使心率加快。此外还具有抗 5-羟色胺及抗组胺作用。

【应用】 外周血管痉挛性疾病及血栓闭塞性脉管炎；出血性、创伤性和感染性休克；嗜铬细胞瘤；良性前列腺增生引起的阻塞性排尿困难等。

【不良反应】 常见体位性低血压，反射性心动过速、心律失常，鼻塞，胃肠道刺激症状如恶心、呕吐，中枢神经系统抑制症状如嗜睡、疲乏等。

二、α_1受体阻滞药

哌唑嗪

哌唑嗪（prazosin）为人工合成品，对α_1受体有较高的选择性，对突触前膜α_2受体的阻断作用很弱。可拮抗去甲肾上腺素和肾上腺素的升压作用，但不促进神经末梢释放去甲肾上腺素，因此在扩张血管、降低外周阻力、引起血压降低的同时，加快心率的副作用较轻。临床用于治疗高血压（见降压药）。

其他常用α受体阻滞药见表10-1。

表10-1 常用α受体阻滞药

药物	α受体选择性	作用特点	主要临床应用	作用时间
酚妥拉明（phentolamine）（1950）	α_1、α_2	α受体阻断作用较强，拟胆碱作用和组胺样作用弱	外周血管痉挛性疾病、肾上腺嗜铬细胞瘤、休克、顽固性充血性心衰	短
妥拉唑啉（tolazoline）（1939）	α_1、α_2	α受体阻断作用较酚妥拉明弱，组胺样及拟胆碱作用较强	外周血管痉挛性疾病	短
酚苄明（phenoxybenzamine）	α_1、α_2	α受体阻断作用强大而持久，抗组胺、抗5-HT及抗胆碱作用弱	对外周血管痉挛性疾病效果优于酚妥拉明，也用于嗜铬细胞瘤的治疗	长
哌唑嗪（prazosin）（1969）	α_1	选择性阻断α_1受体而降压，不引起反射性心脏兴奋	轻中度高血压、顽固性心功能不全	中
育亨宾（yohimbine）	α_2	选择性阻断外周突触前膜α_2受体，并可通过血脑屏障，阻断中枢神经系统α_2受体	阳痿，实验研究工具药	

第二节　β肾上腺素受体阻滞药

β肾上腺素受体阻滞药（β-adrenoceptor blocking drugs）是一类能选择性地和β受体结合，竞争性阻断神经递质或拟肾上腺素药物β受体效应的药物。根据对β_1和β_2受体选择性的不同，可分为非选择性（β_1、β_2受体阻滞药）和选择性（β_1受体阻滞药）两类。本类药物中有些除具有β受体阻断作用外，还具有一定的内在拟交感活性，因此又可将药物分为有内在拟交感活性和无内在拟交感活性两类。

【体内过程】 口服受脂溶性高低及首过消除的影响，生物利用度差异较大。如普萘洛尔、美托洛尔等口服容易吸收，但生物利用度低；吲哚洛尔生物利用度相对较高。脂溶性高的药物主要在肝脏内代谢，少量以原形从尿中排泄，脂溶性低的药物主要以原形从肾脏排泄。半衰期多数为3～6小时，有的可达10～20小时，属长效类β受体阻滞药。主要由肝代谢，肾排泄。

【作用】

1. β 受体阻断作用

（1）*抑制心脏*　阻断心脏 β_1 受体，使心率减慢、心肌收缩力减弱、心输出量减少、心肌耗氧量下降、血压稍降低。还能减慢心房和房室结的传导。因对血管 β_2 受体的阻断作用，使 α 受体作用占优势，加上心脏抑制后反射性兴奋交感神经，所以血管收缩，外周阻力增加，肝、肾和骨骼肌等血流量减少。

（2）*收缩支气管*　阻断支气管 β_2 受体而使支气管平滑肌收缩，呼吸道阻力增加。对正常人表现较弱，但对支气管哮喘的病人，可诱发或加重哮喘的急性发作。

（3）*减慢代谢*　一般认为人类脂肪的分解主要与激动 α_2、β_1、β_2 受体有关，而肝糖原的分解与激动 α_1 和 β_2 受体有关。因此 β 受体阻滞药可通过阻断 β 受体抑制交感神经兴奋所引起的脂肪分解，当与 α 受体阻滞药合用时可拮抗肾上腺素升高血糖的作用。可减少组织耗氧量。本类药物不影响正常人的血糖水平，也不影响胰岛素降低血糖的作用，但能延缓用胰岛素后血糖水平的恢复，可能是其抑制了低血糖引起儿茶酚胺释放所致的糖原分解。β 受体阻滞药往往还会掩盖低血糖症状如心悸等，从而延误低血糖的及时发觉。

（4）*抑制肾素释放*　通过阻断肾小球旁器细胞的 β_1 受体而抑制肾素的释放，这可能是其降血压作用的原因之一。

2. 内在拟交感活性　有些 β 肾上腺受体阻滞药与 β 受体结合后除能阻断受体外，还对 β 受体具有部分激动作用（partial agonistic action），称内在拟交感活性（intrinsic sympath - omimetic activity，ISA）。由于这种作用较弱，一般被其 β 受体阻断作用所掩盖。如预先给予利血平以耗竭体内儿茶酚胺，再用 β 受体阻滞药，其激动受体的作用便可表现出来，可致心率加快，心输出量增加。ISA 较强的药物其抑制心肌收缩力、减慢心率和收缩支气管作用一般较不具 ISA 的药物弱。

3. 膜稳定作用　实验证明，有些 β 受体阻滞药具有局部麻醉作用和奎尼丁样作用，这两种作用都与其降低细胞膜对离子的通透性有关，故称为膜稳定作用。但对人离体心肌细胞的膜稳定作用在高于临床有效浓度几十倍时才能发挥，而且无膜稳定性作用的 β 受体阻滞药也有抗心律失常的作用，因此认为这一作用在常用量时与其治疗作用的关系不大。

【应用】

1. 心律失常　用于快速型心律失常，如窦性心动过速等（见抗心律失常药）。

2. 心绞痛和心肌梗死　对心绞痛有良好的疗效。心肌梗死长期应用可降低复发和猝死率。

3. 高血压　对慢性高血压有良好的疗效，伴有心率减慢（见抗高血压药）。

4. 其他　甲状腺机能亢进的辅助治疗、偏头痛、嗜铬细胞瘤和肥厚性心肌病等。噻吗心安可用于青光眼。

【不良反应】　一般的不良反应有恶心、呕吐和轻度腹泻等消化道症状，停药后消失。偶见过敏、皮疹和血小板减少。

严重的不良反应为心功能不全和诱发或加重支气管哮喘。选择性 β_1 受体阻滞药及具有内在拟交感活性的药物上述不良反应较轻，但哮喘病人仍应慎用。另外长期应用 β 受体阻滞药如突然停药，可引起原来病情加重，即反跳现象。其机制与受体向上调节有关，应逐渐减量停药。偶见眼-皮肤黏膜综合征及幻觉、失眠和抑郁症状。

【禁忌证】 严重心功能不全、窦性心动过缓、重度房室传导阻滞和支气管哮喘。低血压，肝、肾功能不良者慎用。

普萘洛尔

普萘洛尔（propranolol，心得安）是等量的左旋和右旋异构体的消旋品，仅左旋体有阻断β受体的活性。

【体内过程】 口服易吸收，有明显的首过效应，生物利用度较低。血浆蛋白结合率90%，易于透过血脑屏障和胎盘，也可分泌于乳汁中。主要在肝脏代谢，代谢产物90%以上从肾脏排泄。不同个体口服相同剂量的普萘洛尔，血浆浓度相差可达20倍之多，可能是由于肝脏消除功能不同所致，因此临床用药剂量必须个体化。

【作用与应用】 有较强的β受体阻断作用，对β_1和β_2受体的选择性低，没有内在拟交感活性。用药后使心率减慢、心肌收缩力和心输出量减低、冠脉血流量下降、心肌耗氧量明显减少。用于心律失常、心绞痛、高血压、甲状腺功能亢进的辅助治疗等。

常用β受体阻滞药见表10-2。

表10-2　　常用β受体阻滞药

药　物	药理作用			临床应用
	β受体选择性	阻断β受体作用强度	内在拟交感活性	
普萘洛尔（propranolol）（1964）	-	1.0	-	心律失常、心绞痛、高血压、甲亢
氧烯洛尔（oxprenolol）（1966）	-	2.0	++	同上
吲哚洛尔（pindolol）（1969）	-	1.5	++	同上
阿普洛尔（烯丙洛尔）（alprenolol）（1966）	-	1.0	++	同上
阿替洛尔（atenolol）（1970）	β_1	0.5	-	高血压。增加呼吸道阻力作用弱，但哮喘病人仍需慎用
美托洛尔（甲氧乙心安）（metoprolol）（1971）	β_1	0.5~2.0	-	同阿替洛尔
拉贝洛尔（labetalol）	-	0.3	-	中重度高血压、心绞痛、心律失常

（续表）

药　物	药理作用			临床应用
	β受体选择性	阻断β受体作用强度	内在拟交感活性	
噻吗洛尔（timolol）	-	6	-	青光眼
纳多洛尔（萘羟心安）（nadolol）	-	2~9	-	高血压、心律失常、心绞痛

第十一章 局部麻醉药

局部麻醉药（local anaesthetics）简称局麻药，是一类能在用药局部暂时、完全、可逆性地阻断感觉神经冲动发生和传导的药物。其特点是在意识清醒的状态下局部痛觉暂时消失，局麻作用消失后，神经功能完全恢复，对各类组织无损伤性影响。

【作用】

1. 局麻作用 低浓度时能阻断感觉神经冲动的产生和传导，使局部痛觉、温觉、触觉和压觉等逐渐丧失。较高浓度时对任何神经都有阻断作用。药物的敏感性主要与神经纤维的种类、粗细有关，即药物容易透入无髓鞘的和细的神经纤维。

局麻药的作用与阻滞细胞膜钠离子通道有关。局麻药具有亲脂性，可穿透神经细胞膜进入细胞内，其结构中两个带正电荷的氨基通过静电引力与细胞膜钠离子通道内侧磷脂分子中带负电荷的磷酸基联成横桥，阻断了钠离子通道，使神经细胞膜不能除极化而产生局麻作用。并不影响细胞浆的物质代谢，所以作用是可逆的。

2. 吸收作用 吸收入血达到一定浓度或误将药物注入血管中时，可产生全身作用，这实际上是局麻药的毒性反应，作用强度与血中药物浓度密切相关。

（1）*中枢神经系统* 能选择性阻滞中枢抑制性神经元，表现为兴奋不安、肌震颤、神经错乱，甚至惊厥。浓度更高时使中枢过度兴奋而转为抑制，出现昏迷和呼吸抑制。

（2）*心血管系统* 有直接抑制作用，能降低心肌兴奋性，使心脏传导减慢、心肌收缩力减弱、不应期延长，也可扩张血管，引起血压下降，甚至虚脱。高浓度对心血管的作用一般发生在中枢神经系统的作用之后，但少数在低剂量时也可出现严重的心血管反应。

【应用】

1. 表面麻醉（surface anaesthesia） 将穿透力强的局麻药涂布或喷射在黏膜表面，使黏膜下感觉神经末梢麻醉。可用于鼻、咽、喉、口腔、支气管、食道、眼及尿道等黏膜部位的浅表手术。

2. 浸润麻醉（infiltration anaesthesia） 将药物注射于皮下或手术野深部组织，使局部神经末梢麻醉。

3. 传导麻醉（conduction anaesthesia） 又称阻滞麻醉。即将药物注射于神经干附近，阻断神经传导，使该神经支配的区域产生麻醉。常用于四肢及口腔科手术。

4. 蛛网膜下腔麻醉（subarachnoid anaesthesia） 又称脊髓麻醉或腰麻（spinal anaesthesia）。将药物注入腰椎蛛网膜下腔，麻醉该部位的脊神经根。常用于下腹部及下肢手术。

5. 硬脊膜外麻醉（epidural anaesthesia） 简称硬膜外麻醉。将药物注入硬脊膜外腔，使其沿脊神经根扩散进入椎间孔，使该处神经干麻醉。适用范围较广，从颈部至下肢的手术都可采用。特别适用于上腹部手术。

常用局麻药有普鲁卡因（procaine，奴佛卡因 novocaine）、丁卡因（tetracaine，地卡因 dicaine）、利多卡因（lidocaine）、布比卡因（bupivacaine）等（表 11－1）。

表 11－1　　常用局部麻醉药比较

药　物	作用特点	作用时间（小时）	临床应用	不良反应
普鲁卡因（1905）	穿透力弱	0.5～1	浸润、传导、蛛网膜下腔麻醉	毒性较小，腰麻时出现血压下降，有时出现过敏性休克
利多卡因（1943）	穿透力较强，作用为普鲁卡因的1.5～2倍	1.5～2	各种麻醉、抗心律失常	毒性较普鲁卡因大，心、肝、肾功能不全者应适当减量
丁卡因（1932）	穿透力强，作用为普鲁卡因的10倍	2～3	表面、传导、硬膜外、蛛网膜下腔麻醉	毒性较大，发生率较高
布比卡因（1959）	穿透力较强，作用为普鲁卡因的10倍	5～10	浸润、硬膜外麻醉。不易透过胎盘，常用于分娩止痛与剖宫产	毒性较大，与丁卡因相似或略逊

第三篇　中枢神经系统药

第十二章　全身麻醉药

全身麻醉药（general anaesthetics）简称全麻药，是一类能引起中枢神经系统广泛抑制，导致意识、感觉特别是痛觉暂时消失的药物，主要用于手术麻醉。理想的全麻药还应当能松弛骨骼肌，抑制或消除各种不利的反射活动，而对心、肺、肝、肾等重要器官无明显影响，且便于调整麻醉深度。

早在我国东汉末年，名医华佗（141～208）便成功地用口服全身麻醉药麻沸散进行了麻醉并实施手术。我国著名骨伤科医学家危亦林（1277～1347）在继承前人经验的基础上，详细地记述了曼陀罗和草乌用酒调服，少量多次给药的全身麻醉方法。这种全身麻醉术，比日本人华冈青州在1805年所应用的类似麻醉方法约早4个多世纪。

19世纪中叶，随着氧化亚氮、乙醚和氯仿等麻醉药的出现，全麻药进入了化学药时期。最早发现氧化亚氮有麻醉作用的是英国的化学家戴维（Humphry Davy，1778～1829），他在1800年就已经知道氧化亚氮具有止痛作用。戴维在给朋友的一封信中叙述到他吸入氧化亚氮以后欢乐、快慰的感觉，因此氧化亚氮也称作"笑气"。但是这一发现却没能及时在临床推广。1844年夏天，牙科医生莫顿（Morton）把他从校友化学家杰克逊处得到的乙醚成功用于拔牙手术麻醉，引起很大轰动。麻醉药开始得到越来越多医生的承认和应用。另一位妇产科大夫辛普森（James Simpson，1811～1870）把乙醚用在产科手术中，但是后来他发现氯仿比乙醚的麻醉效果更好，氯仿就此成了第3种重要的麻醉药。

【麻醉分期】 吸入性麻醉药对中枢神经系统的抑制作用从大脑皮质开始，最后是延脑。随着麻醉逐渐加深，依次出现各种神经功能受抑制的症状。临床上常以乙醚麻醉为代表，将麻醉过程分成以下四期：

一期（镇痛期）：从麻醉开始到意识消失。此时大脑皮质网状结构上行激活系统受到抑制。

二期（兴奋期）：兴奋挣扎，呼吸不规则，血压、心率不稳定，呈现出一种皮质下中枢脱抑制现象。此期不宜进行任何手术。

一、二期合称诱导期，易致心脏停搏等意外。

三期（外科麻醉期）：以兴奋转为安静，呼吸、血压平稳标志着本期开始。皮质下中枢（间脑、中脑、桥脑）和脊髓自上而下逐渐受到抑制。此期又分为四级。一般手术都在二、三级进行，第四级时呼吸严重抑制，脉搏快而弱，血压降低，表明延髓生命中枢开始受抑制，应立即减量或停药，以免进入以呼吸停止为特征的第四期。

四期（延髓麻痹期）：延髓生命中枢，特别是呼吸中枢被抑制，血压下降，瞳孔散大，最后呼吸停止。

现临床上多采用复合麻醉，按上述分期掌握麻醉已不适宜。现在临床一般根据病人呼吸形式、血压变化、痛觉反应、瞳孔变化、各种反射及肌张力变化等指征掌握麻醉深度。

根据全麻药的给药方式将全麻药分为吸入麻醉药和静脉麻醉药。

第一节 吸入麻醉药

吸入麻醉药（inhalation anesthetics）是一类经呼吸道吸入、通过肺泡毛细血管膜弥散入血而产生全身麻醉作用的药物。常用的吸入麻醉药多数是化学性质稳定的挥发性液体或气体。

【体内过程】 吸入麻醉药须经肺泡吸收入血而到达脑组织。影响吸入麻醉药吸收和分布的主要因素有药物的脂溶性、吸入气体内药物浓度、肺通气量、血/气分配系数、脑/血分配系数等。药物脂溶性越高、肺通气量越大、吸入气体内药物浓度越高、血/气分配系数越高时，药物的吸收速率就越快。通常以最小肺泡浓度（minimal alveolar concentration，MAC）来反映吸入麻醉药的作用强度。MAC 是指在一个大气压下，引起 50% 病人痛觉消失时的肺泡中麻醉药的浓度（v/v%），MAC 数值越小，表示该药麻醉作用越强。

吸入麻醉药在体内的分布首先与局部组织血流量有关。如脑、心、肺等组织血流量大，药物分布就快。最终分布则取决于药物与局部组织的亲和力。脑/血分配系数可反映吸入麻醉药与脑组织的亲和力，该系数是指脑中药物浓度与血中药物浓度达到平衡时的比值。该系数越大时，则药物愈易进入脑组织，麻醉作用也愈强。

吸入麻醉药主要通过气体交换以原形从肺泡排出而被消除。也有一部分经肝脏的代谢而消除。血/气分配系数、脑/血分配系数对药物消除的影响与吸收和分布过程刚好相反，这些系数数值越小的药物，消除越快。

【作用机制】 吸入麻醉药的作用机制至今尚未完全阐明。部分研究表明，吸入麻醉药可影响神经细胞膜离子通道的功能，阻断神经细胞膜对 Na^+、K^+ 等离子的通透性，导致神经细胞的除极过程受到影响，使神经冲动的传导受到抑制而产生麻醉作用。

【常用药物】 目前应用于临床的吸入麻醉药有氟烷、恩氟烷、乙醚及氧化亚氮等。它们的理化性质及作用特点见表 12－1。

表 12-1 吸入麻醉药的理化性质及作用特点

药 物	沸点（℃）	血/气分布系数	MAC（%）	诱导期	恢复期	肌松作用	安全范围	主要不良反应
乙醚（ether）	35	12.10	1.9	长	很长	很强	大	刺激呼吸道黏膜、升高颅内压
氧化亚氮（nitrous oxide）	89	0.47	100	短	短	差	中	造血功能障碍
氟烷（halothane）	50	2.30	0.8	短	短	较差	中	肝毒性、诱发心律失常
恩氟烷（enflurane 安氟醚）	57	1.80	1.7	短	短	强	中	呼吸抑制
异氟烷（isoflurance）	48.5	1.48	1.2	短	短	强	中	呼吸抑制

第二节 静脉麻醉药

静脉麻醉药是将麻醉药直接输入血液循环内而产生全身麻醉作用的药物。由于本类药物直接进入血液，因此麻醉速度比吸入麻醉药快，药物从注射部位到达脑内即产生麻醉。但本类药物最大的缺点是不易调节麻醉深度，因此多作为其他麻醉药的辅助用药。单独应用时，只适用于短时小手术及某些外科处置，如处理烧伤和清创等。

目前临床常用的静脉麻醉药主要有依托咪酯、咪达唑仑、硫喷妥钠等，这些药物的作用、应用及不良反应见表 12-2。

表 12-2 常用静脉麻醉药

药 物	作 用	应 用	不良反应
依托咪酯（etomidate）	起效快、维持时间短、苏醒迅速，无明显镇痛作用	诱导麻醉	恢复期出现恶心、呕吐
咪达唑仑（midazolam）	作用较快，时间短	术前用药；全麻的诱导与维持	剂量过大或注射过快时可导致血压下降及呼吸抑制
硫喷妥钠（thiopental sodium）	快而短，镇痛作用差，肌松不完全，但较少发生兴奋和呼吸道并发症	诱导麻醉及基础麻醉，单独应用仅适用于短时小手术	抑制呼吸中枢，可致支气管痉挛
丙泊酚（propofol）	作用强、快，麻醉平稳，时间短	全麻诱导和维持	对心血管和呼吸系统有抑制
氯胺酮（ketamine）	维持时间短，可增加肌张力，常产生“分离麻醉”	短时体表小手术	心率、血压及心排血量明显增加，术后常出现幻觉、噩梦
羟丁酸钠（sodiumoxybate）	起效慢，作用弱，可致支气管黏液分泌增加及大小便失禁	复合麻醉的诱导与维持	注射过快可致锥体外系反应，可致低钾血症

第三节 麻醉前给药

所谓麻醉前给药，就是在使用麻醉药之前，为了减轻或消除患者的紧张情绪，或减轻麻醉药的不良反应如气道分泌物增加，或增强麻醉药的镇痛和肌松效果等目的而使用的药物。常用的有镇静药、镇痛药、抗胆碱药及氯丙嗪等。

第十三章 镇静催眠药

镇静催眠药（sedative－hypnotics）是一类对中枢神经系统具有抑制作用，能引起镇静和近似生理性睡眠的药物。小剂量能轻度抑制中枢神经系统，缓解或消除兴奋不安时，称为镇静药（sedatives），较大剂量能引起近似生理性睡眠时则称为催眠药（hypnotics）。随着剂量的增加，部分药物还可产生中枢性肌松、抗惊厥或麻醉的作用。过量的镇静催眠药会导致呼吸麻痹，甚至引起死亡。

按化学结构可将此类药物分为巴比妥类、苯二氮䓬类及其他镇静催眠药。其中苯二氮䓬类临床疗效较好、不良反应较少，且安全范围较大，在临床应用较为广泛。

第一节　睡眠与睡眠障碍

觉醒与睡眠是人类依赖于中枢神经而维持正常功能的一种生理现象。根据睡眠时脑电图的变化以及眼球活动情况等特点，可将睡眠分为非快动眼睡眠（non－rapid－eye movement sleep，NREMS）和快动眼睡眠（rapid－eye movement sleep，REMS）两个时相。NREMS 时相又可分为浅睡期和深睡期（深睡期也称慢波睡眠，slow-wave sleep，SWS）。在 REMS 时相，眼球呈现快速运动，脑电波呈现去同步化快波，故又称为快波睡眠（fast-wave sleep，FWS）。慢波睡眠有助于机体的发育和疲劳的消除，而快波睡眠则对脑和智力的发育起重要作用。NREMS 和 REMS 是两个相互转化、交替进行的睡眠时相。入睡后首先进入 NREMS，约经 60～90 分钟后进入 REMS，REMS 平均持续大约 25 分钟，再次进入 NREMS。成人一夜中两个时相约循环交替 4～6 次。REMS 时相具有不可压缩性，如人为（药物或其他因素）缩短，骤然停药后则会出现强烈“反跳”。

睡眠障碍可分为 4 类：①入眠及睡眠持续障碍，是最常见的睡眠障碍，又称为失眠（insomnia）。包括入睡障碍、中途觉醒、过早觉醒和缺乏睡眠满足感等；②睡眠过剩；③睡眠觉醒障碍；④阶段性睡眠或与部分性觉醒有关的机能障碍。

镇静催眠药在催眠剂量时可引起催眠，诱导入睡，延长睡眠时间，并可减少觉醒次数。但是镇静催眠药所引起的药物性睡眠与生理性睡眠有所不同。巴比妥类可缩短 REMS 时相，长期用药骤停后会引起 REMS 反跳延长，出现多梦、焦虑不安和失眠等症状。BDZ 类则主要缩短 SWS，对 REMS 的影响不明显。

第二节 苯二氮䓬类

苯二氮䓬类（benzodiazepines，BDZ）药物均为1，4－苯并二氮䓬的衍生物，其基本结构见图13－1。R_1、R_2、R_3、R_7和R'_2位上的侧链或取代基团不同得到了一系列药物。

本类药物根据作用时间的长短分为长效类、中效类和短效类（表13－1）。

【体内过程】 苯二氮䓬类药物口服吸收良好，可于1～2小时达到血药峰浓度。肌内注射时由于其在体液pH的条件下可发生沉淀，故吸收缓慢而不规则。此类药物一般血浆蛋白结合率均较高。因脂溶性较高，容易在脂肪组织中蓄积。苯二氮䓬类药物主要在肝脏进行生物转化，多数代谢物仍具有与原型相似的药理活性。此类药物及其代谢产物主要与葡萄糖醛酸结合而失活，经肾脏排泄。肝、肾功能及饮酒等均可使此类药物的体内过程发生变化，半衰期也随之发生改变。

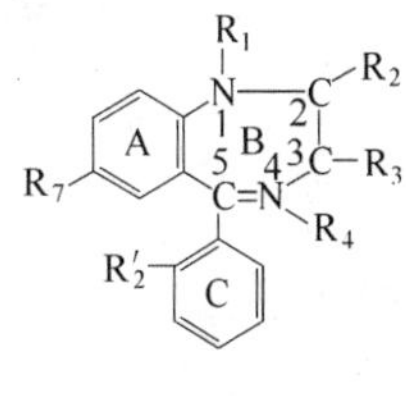

图13－1 苯二氮䓬类药物的基本结构

【作用】

1. 抗焦虑 能选择性地缓和焦虑患者的精神紧张、忧虑、恐惧等症状。小于镇静剂量即可产生此作用，对意识和高级精神活动影响很小，对由于精神不安定而造成的失眠也有改善作用。

2. 镇静催眠 随着剂量增加，依次出现镇静及催眠作用。可明显缩短入睡时间，延长睡眠持续时间，减少觉醒次数。本类药物催眠作用的特点是基本不影响NREMS时相和REMS时相出现的频率，具有缩短深睡期而延长浅睡期的倾向，因此可减少发生于此期的夜惊和夜游症。与巴比妥类药物相比有以下优点：①对REMS影响较小，停药后“后跳”现象较轻；②安全范围大，对呼吸影响小，进一步增加剂量不引起全身麻醉作用；③无肝药酶诱导作用，不影响其他药物的代谢；④依赖性和戒断症状较轻，醒后无明显后遗效应。故本类药物现已几乎取代了巴比妥类药，成为临床上最常用的镇静催眠药。

3. 抗惊厥和抗癫痫 即缓解、消除惊厥或癫痫症状。苯二氮䓬类药物能抑制癫痫病灶异常放电的扩散，但不能取消病灶本身的异常放电。目前认为本类药物的抗惊厥、抗癫痫作用与促进中枢抑制性递质GABA的突触传递功能有关。

4. 中枢性肌松弛 抑制脊髓多突触反射而呈现中枢性肌松弛作用。

【作用机制】 苯二氮䓬类药物对中枢的抑制作用与脑内递质γ－氨基丁酸（GABA）受体的亚型$GABA_A$受体密切相关（图13－2）。$GABA_A$受体是一个大分子复合物，为配体门控型Cl^-通道。在Cl^-通道周围有5个结合位点（GABA、BDZ、巴比妥类、印防己毒素和神经甾体化合物）。$GABA_A$受体有18种不同的亚单位，按其氨基酸排列次序可分为7族（$\alpha_{1\sim6}$、$\beta_{1\sim4}$、$\gamma_{1\sim3}$、δ、ε、θ和$\rho_{1\sim2}$），不同类型的亚单位间组合可能形成众多的$GABA_A$受体亚型。研究发现，BDZ结合焦点位于α亚单位，而α、β和γ亚单位的集合是苯二氮䓬类结合位点的基本要求。苯二氮䓬类药物与其相应位点（苯二氮䓬结合位点）结合后，可促进GABA与$GABA_A$受体的结合，导致Cl^-离子通道开放的频率增加，大量Cl^-流入细胞

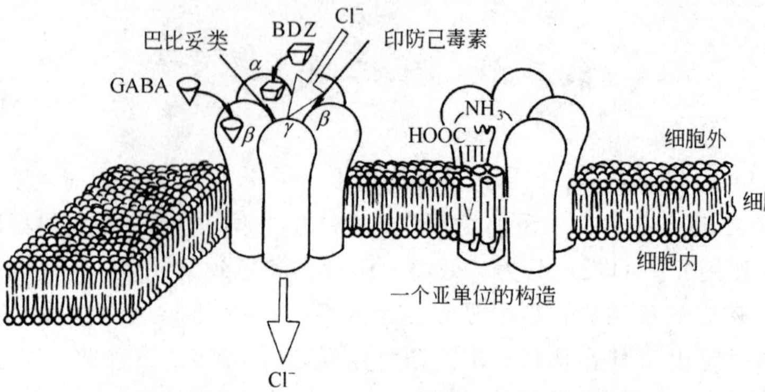

图 13－2　苯二氮䓬类药对 GABA 受体的作用

苯二氮䓬类药物与 $GABA_A$ 受体上的苯二氮䓬结合部位 α 亚单位相结合，使 Cl^- 通道开放频率增加。巴比妥类药物与 γ 亚单位结合使 Cl^- 通道开放时间延长。

膜内而产生膜超极化，导致神经兴奋性降低。苯二氮䓬类药物的抗焦虑作用部位主要是边缘系统的杏仁核和海马内的受体，而镇静催眠的主要作用部位则为脑干核内的受体。

【应用】

1. 焦虑症　以地西泮和氯氮䓬的疗效较好。对持续性焦虑状态，宜选用长效类如地西泮、氯氮䓬和氟西泮；对间断性严重焦虑患者，宜选用中效类药物如硝西泮，短效类如奥沙西泮和三唑仑。

2. 失眠　可根据失眠的具体状态选择药物。入眠困难者可选择短效类，睡眠持续障碍者则宜选用中长效类药物。

3. 麻醉前给药　可减轻患者对手术的恐惧情绪，减少麻醉药用量，增强麻醉药的作用及增加安全性。以地西泮应用较多。本类药较大剂量时可产生暂时性记忆缺失，手术前用药可使患者对术中的不良刺激不复记忆。

4. 惊厥和癫痫　用于小儿高热、破伤风、子痫和药物中毒所致惊厥的辅助治疗，以地西泮和三唑仑作用比较明显。地西泮起效快，安全性大，常静脉注射用于癫痫持续状态（为首选药物）。硝西泮用于癫痫肌阵挛发作，氯硝西泮则对失神发作、肌阵挛发作具有良好疗效。

5. 肌痉挛　可缓解由中枢神经系统病变引起的肌张力增强，缓解由局部病变如腰肌劳损所致的肌肉痉挛和内窥镜检查所致的肌肉痉挛。

【不良反应】　此类药物安全范围大，常规用量下少有严重不良反应。常见有服药次日出现头昏、嗜睡、乏力等“宿醉”现象，尤以长效类药易引起；部分药物还会引起口干、便秘等。剂量过大偶可致共济失调。静脉注射对心血管有抑制作用。长期使用可产生耐受性，亦可产生依赖性，突然停药可出现反跳或戒断症状如失眠、焦虑、震颤等。本类药物与其他中枢抑制药有协同作用，合用时应注意。过量中毒时的特效拮抗药为氟马西尼。

【禁忌证】　年老体衰，心、肺、肝、肾功能不良者慎用；急性青光眼患者、重症肌无力患者、孕妇及哺乳期妇女忌用。

驾驶员、高空作业者也应谨慎使用。

表 13－1　　苯二氮䓬类药物的分类、作用特点与应用

分　类	药　物	作用特点	主要临床用途
长效类	地西泮 (diazepam)	抗焦虑作用选择性强	焦虑、失眠、惊厥、癫痫、恐惧症、麻醉前给药
	氟西泮 (flurazepam)	作用与地西泮相似，催眠作用较强	失眠
中效类	硝西泮 (nitrazepam)	催眠、抗焦虑，抗惊厥作用较强	失眠、惊厥、婴儿痉挛
	艾司唑仑 (estazolam)	镇静催眠和抗惊厥作用较强	失眠、焦虑、癫痫
	劳拉西泮 (lorazepam)	抗焦虑、抗惊厥作用较强	焦虑、失眠
短效类	三唑仑 (triazolam)	可迅速诱导入睡	失眠、焦虑、惊厥
	奥沙西泮 (oxazepam)	抗焦虑、抗惊厥作用较强	焦虑

第三节　巴比妥类

巴比妥类药（barbiturates）是巴比妥酸的衍生物。巴比妥酸本身无中枢抑制作用，其分子中 C_5 上的两个氢原子被不同基团取代，获得一系列具有中枢抑制作用的巴比妥酸衍生物，显示出强弱不等的镇静催眠作用（表 13－2）。

【体内过程】　本类药物起效快慢和维持时间长短与其脂溶性和体内过程特点有关。进入脑组织的速度与药物的脂溶性成正比，因此脂溶性高的药物起效快，脂溶性低的起效慢；脂溶性高的药物如司可巴比妥主要在肝脏代谢而灭活，故作用持续时间短，而脂溶性小的药物如苯巴比妥主要以原形从肾脏排泄，故作用持续时间长；尿液 pH 值对苯巴比妥经肾排泄影响较大，碱化尿液可使苯巴比妥的解离度增加，肾小管的重吸收减少，排出增加。

【药理作用和应用】　对中枢神经系统具有普遍抑制作用，作用特点是随剂量由小到大，可依次出现镇静、催眠、抗惊厥、抗癫痫和麻醉作用。大剂量可抑制心血管系统，中毒量可抑制呼吸，可因呼吸中枢麻痹而致死。作为传统的镇静催眠药，巴比妥类药有许多缺点：①易产生耐受性和依赖性；②不良反应多见，过量可产生严重毒性。因此现已少用于镇静和催眠。目前，一般只将长效类作为抗癫痫药，短效及超短效类作为静脉麻醉药使用。

【作用机制】　巴比妥类药物的中枢抑制作用与激活 $GABA_A$ 受体有关。巴比妥类药物与 $CABA_A$ 受体上相应位点（巴比妥酸结合位点）的 γ 亚单位结合（图 13－2），促进 GABA 与 $GABA_A$ 受体的结合，导致 Cl^- 通道的开放时间延长而增加 Cl^- 内流，引起膜的超极化而产生中枢抑制作用。

【不良反应及注意事项】　催眠量可致眩晕、困倦、思睡和精神不振等后遗效应。中等

剂量时即可抑制呼吸中枢。支气管哮喘、严重肺功能不全及颅脑损伤致呼吸中枢抑制者禁用。一次误服或吞服大量药物或静脉注射过快，均可引起急性中毒，应及时采取各种支持疗法，维持患者呼吸及循环功能，并可给碳酸氢钠碱化尿液促进药物排出。严重中毒患者可采用透析疗法。

表 13－2 主要巴比妥类药物的应用比较

分类	药物	显效时间（小时）	应用
长效	苯巴比妥（phenobarbital，鲁米那，luminal）	0.5～1	惊厥、癫痫、镇静催眠（少用）
中效	异戊巴比妥（amobarbital，阿米妥，amytal）	0.25～0.5	镇静催眠（少用）
短效	司可巴比妥（secobarbital，速可眠，seconal）	0.25	惊厥、镇静催眠（少用）
超短效	硫喷妥钠（thiopental）	静注立即显效	静脉麻醉

第四节 其他镇静催眠药

佐匹克隆

佐匹克隆（zopiclone）为环吡咯酮类催眠药，1987 年在丹麦上市。通过激动苯二氮䓬受体而增强 GABA 的抑制作用。具有镇静、催眠、抗焦虑、肌松和抗惊厥作用。该药催眠作用迅速，可延长睡眠时间，提高睡眠质量，减少夜间醒觉次数和早醒次数。该药口服吸收迅速，约 1.5～2 小时达血药浓度峰值，可迅速分布到全身各组织。主要在肝脏代谢，经肾脏排泄，$t_{1/2}$约为 5 小时。临床主要用于失眠症。与苯二氮䓬类相比，具有高效、低毒、成瘾性小和不影响 SWS 的特点。该药主要不良反应有嗜睡、头昏、健忘、肌无力、口干等，长期使用后如突然停药可出现戒断症状。呼吸功能不全者禁用。老年人、肝硬化者代谢减慢，应适当调整剂量。

唑吡坦

唑吡坦（zolpidem）为新型非 BDZ 类镇静催眠药，可选择性激动 BDZ_1（W_1）受体亚型，调节 Cl^- 离子通道的开放。该药可缩短入睡时间，减少夜醒次数，增加睡眠总时间，从而改善睡眠质量。口服吸收好，约 0.5～3 小时达血药浓度峰值，血浆蛋白结合率为 92%。主要在肝脏代谢，主要经肾脏排泄。唑吡坦不影响 REMS 睡眠，无反跳性失眠，亦无宿醉和精神运动障碍。主要用于各种失眠症。常见不良反应主要有片断的意识障碍、记忆减退、睡前幻觉、眩晕、步履不稳、夜间躁动、头痛等。

水合氯醛

水合氯醛（chloral hydrate）为三氯乙醛的水合物。口服易吸收，并迅速分布至脑及其他组织，引起接近自然的睡眠。主要用于顽固性失眠及对其他催眠药效果不佳的患者。大剂量有抗惊厥作用，用于小儿高热、子痫及破伤风等所致惊厥。对胃肠有刺激性，可用水稀释后服用或采用直肠给药。长期使用可产生耐受性和成瘾性，剂量过大可抑制心脏。心、肝、肾功能不全病人及消化道溃疡病人禁用。

甲丙氨酯

甲丙氨酯（meprobamate）又称安宁、眠尔通（miltown）。作用短而弱，醒后无后遗效应。主要通过阻滞脊髓内中间神经元的冲动传递，使骨骼肌松弛并进而使传往中枢的冲动减少，以利于精神安定或睡眠。用于镇静、焦虑症和失眠。长期大量使用后突然停药可出现震颤、共济失调及惊厥等。

第十四章 抗癫痫药与抗惊厥药

第一节 抗癫痫药

一、概述

癫痫是一种慢性、反复性、突然发作的大脑功能失调性疾病。发作时伴有局部病灶脑神经元突然异常高频放电，并向周围扩散。由于病灶部位和放电扩散范围的不同，临床表现也不尽相同，可表现为运动、感觉、意识、行为和自主神经等各种功能紊乱的症状。近年国际癫痫协会根据临床表现和脑电图（EEG）特点，将癫痫发作进行了分类，见表14－1。

表14－1 癫痫分类及有效治疗药物

发作类型	临床症状及EEG的特征	常用有效药物
部分性发作	临床症状和EEG都呈局限性异常	
1. 单纯部分性发作（局灶性）	不伴意识障碍，发作不超过1分钟	卡马西平、苯妥英钠、苯巴比妥、扑米酮、丙戊酸钠、抗痫灵
2. 复杂部分性发作（颞叶性、精神运动性发作）	同时伴有意识障碍，常伴有无意识的活动如唇抽动、摇头等。每次发作持续30秒～2分钟	卡马西平、苯妥英钠、苯巴比妥、扑米酮、丙戊酸钠
3. 部分性发作继发全身强直－阵挛性发作	当脑的局限性放电扩展为弥漫性放电时，上述两种局限性发作可发展为伴有意识丧失的强直－阵挛性发作，全身肌肉处于强直收缩状态，可持续1～2分钟	卡马西平、苯妥英钠、苯巴比妥、扑米酮、丙戊酸钠
全身性发作	临床症状和EEG呈弥漫性异常，并伴有意识障碍	
1. 强直－阵挛性发作（大发作）	强烈的强直性痉挛，而后进入匀称的阵挛性抽搐，继之较长时间的中枢神经系统功能全面抑制，而后恢复	卡马西平、苯妥英钠、苯巴比妥、扑米酮、抗痫灵、丙戊酸钠
2. 失神性发作（小发作）	多见于儿童，表现为短暂的意识突然丧失。常伴有对称的阵挛性活动。EEG呈3Hz/s高幅左右相称的同化棘波，每次发作约持续数秒钟，清醒后对发作无记忆	乙琥胺、氯硝西泮、丙戊酸钠、三甲双酮
3. 肌阵挛性发作	肢体部分肌群或全身部分肌群发生短暂的休克样抽动，EEG伴有短暂爆发的多棘波	丙戊酸钠
4. 癫痫持续状态	一次癫痫发作持续30分钟以上或连续多次发作，发作间期意识或神经系统的功能不能恢复到正常水平。	地西泮、劳拉西泮、苯妥英钠、苯巴比妥

临床上强直-阵挛性发作最为常见，部分患者可同时存在两种类型的混合发作。目前癫痫的治疗仍以药物为主，病人往往需长期用药，以减少或防止发作。长期的治疗中往往会因为药物的耐受性和副作用而被迫停药或换药。

抗癫痫药（antiepileptic drugs）的作用方式是抑制病灶的异常放电和遏制异常放电向周围正常脑组织的扩散。按其作用机制主要分两类：一类是作用于神经细胞膜，干扰 Na^+、Ca^{2+}的内流，从而降低神经细胞膜的兴奋性（如苯妥英钠、苯巴比妥等）；另一类是增强 GABA（中枢抑制性递质）介导的抑制性突触的传递功能，提高突触前或突触后抑制（如丙戊酸钠、硝西泮等）。

二、常用抗癫痫药

抗癫痫药自1912年发现苯巴比妥后，又发现了苯妥英钠（1938年）和丙戊酸钠（1964年），一直沿用至今。近年又发现了一些疗效好、不良反应小、抗癫痫谱广的药物，已在临床使用（表14-2）。

表14-2 抗癫痫药按分子结构分类

化学结构	常用药物	较少用的药物
乙内酰脲类	苯妥英钠	乙苯妥英、美劳妥英
巴比妥类	苯巴比妥，扑米酮	甲基苯巴比妥
亚芪胺类	卡马西平	
琥珀酰亚胺类	乙琥胺	甲琥胺、苯琥胺
侧链脂肪酸类	丙戊酸钠	
苯二氮䓬类	地西泮，硝西泮，氯硝西泮	奥沙西泮，氯巴占
其他		三甲双酮、对甲双酮、醋氮酰胺、舒噻嗪、糖皮质激素类、桂皮酞胺、溴化物、乙酰脲类

苯妥英钠

苯妥英钠（phenytoin sodium，PHT），又名大仑丁（dilantin），为二苯乙内酰脲的钠盐。

【体内过程】 PHT呈碱性（pH=10.4），刺激性大，不宜作肌内注射。口服吸收慢而不规则，连续服药，须经6~10天才达到有效血药浓度（10~20μg/ml）。在血中约有85%~90%与血浆蛋白结合，主要由肝药酶代谢，经肾排出。消除速度与血药浓度有关，血药浓度低于10μg/ml时，按一级动力学方式消除，$t_{1/2}$约20小时；高于此浓度时，则按零级动力学方式消除，$t_{1/2}$延长至20~60小时，易发生蓄积中毒。常用量时血浆浓度的个体差异亦较大，临床应注意剂量"个体化"。当血药浓度控制为10μg/ml时可治疗癫痫发作，超过20μg/ml则可出现毒性反应，最好能在临床血药浓度监测下给药。

【作用机制】 苯妥英钠抗癫痫的分子机制尚未完全阐明。一般认为PHT不能抑制癫痫病灶的高频放电，但可阻止高频放电向病灶周围的正常脑组织的扩散。目前认为其主要的分子机制是阻滞神经细胞膜上的 Na^+ 通道，减少 Na^+ 的内流，稳定膜电位，从而阻止病灶放电向周围正常组织的扩散。PHT 的这一作用具有明显的使用-依赖性（use-dependence），即对神经细胞的持续高频放电（SRF）的 Na^+ 通道有明显的阻滞作用，而对正常的低频放电的 Na^+ 通道的阻滞作用不明显。所以 PHT 的作用基础是膜稳定，这也是该药治疗三叉神经痛等多种神经疼痛和抗心律失常的药理学基础。

PHT 还可能阻滞 L 型和 N 型 Ca^{2+} 通道，抑制 Ca^{2+} 内流，抑制神经末梢对 GABA 的摄取及通过抑制钙调素激酶的活性影响突触传递的功能。

【应用】

1. 癫痫 PHT 是治疗癫痫强直-阵挛性发作和单纯部分性发作的首选药。由于起效慢，故常先用苯巴比妥等作用较快的药物控制发作，在改用本药后，再逐步撤除前药，不宜长期合用。对复杂部分性发作亦有效，但对失神性发作无效。

2. 外周神经痛 如三叉神经、舌咽神经和坐骨神经等疼痛。

3. 心律失常（见第二十四章）。

【不良反应】

1. 局部刺激 PHT 碱性较强，对胃肠道有刺激性，口服易引起消化道反应，宜饭后服用；静脉注射可发生静脉炎。

2. 齿龈增生 长期使用能引起齿龈增生，多见于儿童及青少年，发生率约 20%。这与该药从唾液排出，刺激胶原组织增生有关。一般不影响继续用药，在停药 3~6 个月可自行消退。应注意口腔卫生，并经常按摩齿龈。

3. 神经系统反应 药量过大（血药浓度 >20μg/ml）可引起小脑-前庭系统功能失调，表现为眼球震颤、复视、共济失调等；严重者（血药浓度 >40μg/ml）可出现语言障碍、精神错乱，甚至（血药浓度 >50μg/ml）出现昏睡、昏迷等急性中毒的严重表现。

4. 造血系统 长期应用可导致叶酸缺乏，发生巨幼红细胞性贫血，可能与本药抑制叶酸吸收和代谢有关，可同时服用甲酰四氢叶酸对抗。

5. 过敏反应 皮疹较为常见，还可表现为粒细胞缺乏、血小板减少、再生障碍性贫血和肝坏死。应定期检查血常规和肝功能，如有异常，应及早停药。

6. 骨骼系统 能诱导肝药酶，加速维生素 D 的代谢，长期使用可致低血钙症，儿童可发生佝偻病样改变。少数成年患者可出现骨软化症。必要时应用维生素 D 预防。

7. 其他反应 偶见男性乳房增大、女性多毛症、淋巴结肿大等。妊娠早期用药偶致畸胎，故孕妇慎用。久服骤停可使癫痫发作加剧，甚至诱发癫痫持续状态。

苯巴比妥

苯巴比妥（phenobarbital）是传统的催眠镇静药，具有抗癫痫作用。研究发现，苯巴比妥与苯妥英钠作用机制有较大差异，但也能抑制 Na^+ 内流，既能抑制病灶的异常放电，又能阻止异常高频放电的扩散。

苯巴比妥对除失神性发作以外的各型癫痫，包括癫痫持续状态都有效。但因中枢抑制作用明显，一般不作首选。

扑 米 酮

扑米酮（primidone，又名扑痫酮）进入机体内可很快代谢成苯巴比妥和苯乙基丙二酰胺，曾认为这两种代谢产物是其抗癫痫作用的有效成分。但近有报道认为扑米酮本身具有独立的抗癫痫作用。

扑米酮对单纯部分性发作和强直-阵挛性发作的疗效优于苯巴比妥，但对复杂部分性发作的疗效不及卡巴西平和苯妥英钠。

两药常见的不良反应为嗜睡、眩晕和共济失调等。偶可发生巨幼红细胞性贫血、白细胞减少和血小板减少。

卡 马 西 平

卡马西平（carbamazepine）又称酰胺咪嗪。最早用于治疗三叉神经痛，20多年前在欧美开始用于治疗癫痫，经过多年临床应用证明该药是一种很有效的广谱抗癫痫药。

其作用机制与苯妥英钠相似，对各种类型的癫痫均有不同程度的疗效，对复杂部分性发作疗效较好，对强直-阵挛性发作和单纯部分性发作也有效。对失神性发作效果较差。卡马西平对外周神经痛的疗效优于苯妥英钠。

该药吸收缓慢、不规则，约2~6小时达血药浓度峰值。血浆蛋白结合率为80%。在肝中代谢为有活性的环氧化物。单次给药$t_{1/2}$约为35小时。因该药为药酶诱导剂，连续用药3~4周后，$t_{1/2}$可缩短约50%。

常见的不良反应有眩晕、视力模糊、恶心、呕吐、皮疹和共济失调等，但一般并不严重，不需中断治疗，1周左右逐渐消退。少数患者可出现骨髓抑制（再生障碍性贫血、粒细胞减少和血小板减少）、肝损害等，应特别注意。

乙 琥 胺

乙琥胺（ethosuximide）作用机制与阻滞丘脑神经元T型Ca^{2+}通道有关。只对失神性发作有效。其疗效不及氯硝西泮，但副作用及耐受性较少。是治疗失神性发作的首选药。对其他类型癫痫无效。

该药口服吸收完全，3小时后血中浓度可达峰值。较少与血浆蛋白结合，很快分布到各组织。

常见副作用为胃肠道反应，如厌食、恶心和呕吐等；其次如头痛、头晕、困倦、嗜睡及欣快等中枢神经系统反应，粒细胞减少。严重者可发生再生障碍性贫血，故应定期查血象。

丙 戊 酸 钠

丙戊酸钠（sodium valproate）为广谱抗癫痫药，1963年发现它具有很强的抗惊厥作用，1964年在法国首先用于治疗癫痫获得成功，1967年开始在欧美各国临床广泛应用，目前已成为治疗癫痫的常用药物之一。

丙戊酸钠抗癫痫作用机制与其抑制脑内GABA（中枢抑制性递质）转氨酶活性、减慢

GABA 的代谢，及提高谷氨酸脱羧酶活性使 GABA 生成增多有关。还能提高突触后膜对于 GABA 的反应性，从而增强 GABA 的作用，阻止病灶异常放电的扩散。此外丙戊酸钠也能抑制神经细胞膜的 Na^+ 通道。

该药对各种类型的癫痫都有一定疗效。对失神性发作疗效优于乙琥胺，但由于其肝毒性，一般不作首选药物。对强直－阵挛性发作有效，但不及苯妥英钠和卡马西平。对非典型失神性发作的疗效不及氯硝西泮。对复杂部分性发作的疗效近似卡马西平。对其他药物未能控制的顽固性癫痫有时也可能奏效。

口服吸收良好，生物利用度在 80% 以上。它还能显著提高苯妥英钠、苯巴比妥、氯硝西泮和乙琥胺的血药总浓度和游离药物浓度，但上述药物却能降低丙戊酸钠的血药浓度和抗癫痫作用。

丙戊酸钠的不良反应较轻，常见消化系统症状。约有 25% 的患者服药数日后（尤其是在开始用药的前几个月）可出现转氨酶升高，少数有肝炎发生，个别可因肝功能衰竭而死亡。12 岁以下儿童，多药合用时特别容易发生致死性肝损害，应定期检查肝功能。10 岁以上儿童选用该药一般耐受性较好。对胎儿有致畸作用，孕妇慎用。

苯二氮䓬类

苯二氮䓬类（benzodiazepine，BZDP）临床常用于癫痫治疗的药物有地西泮、硝西泮和氯硝西泮。

地西泮（diazepam，安定）是治疗癫痫持续状态的首选药，静脉注射显效快，且较其他药物安全。

硝西泮（nitrazepam，硝基安定）主要用于失神性发作、肌阵挛性发作及幼儿阵挛性发作。

氯硝西泮（clonazepam，氯硝安定）抗癫痫谱比较广，对癫痫失神性发作疗效比地西泮好，静脉注射也可治疗癫痫持续状态。对肌阵挛性发作、幼儿阵挛性发作也有很好序效。

氯硝西泮口服吸收良好，1～4 小时血药浓度达高峰。不良反应较轻，停药后多可恢复。长期服用可产生耐受性。久服突然停药可加剧癫痫发作，甚至诱发癫痫持续状态，应特别注意。

表 14－3　常用抗癫痫药的比较

药　物	应　用	主要不良反应
苯妥英钠（phenytoin sodium）（1908）	除失神性发作以外的所有各型癫痫，尤其强直阵挛性发作和部分性发作；中枢性疼痛综合征；心律失常	胃肠道反应、齿龈增生、粒细胞缺乏、再障、致畸
卡马西平（carbamazepine）（1953）	同上，对中枢性疼痛综合征的疗效优于苯妥英钠	头昏、呕吐、共济失调、皮疹、骨髓抑制
苯巴比妥（phenobarbital）（1912）	除失神性发作以外的所有各型癫痫	中枢抑制、眩晕、共济失调、造血障碍
扑米酮（primidone）（1952）	同上，对大发作和单纯部分性发作优于苯巴比妥	同上

（续表）

药 物	应 用	主要不良反应
乙琥胺（ethosuximide）（1927）	失神性发作常用药。对其他类型发作无效	眩晕、嗜睡、胃肠道反应、粒细胞缺乏、再障
丙戊酸钠（sodium valproate）（1896）	各型癫痫	胃肠道反应、肝脏损害、共济失调、致畸
地西泮（diazepam）（1961）	癫痫持续状态首选药	静脉注射偶可致呼吸抑制
硝西泮（nitrazepam）	肌阵挛性发作、幼儿阵挛性发作、失神性发作	嗜睡、头昏、共济失调
氯硝西泮（clonazepam）（1963）	各型癫痫，尤其适用于失神性发作、肌阵挛性发作、幼儿阵挛性发作、癫痫持续状态	嗜睡、共济失调、白细胞减少、行为障碍

三、抗癫痫药应用原则

1. 优选用药 癫痫是一种需长期甚至终身服药的疾病，故在用药上优先选择安全、有效、广谱、价廉的抗癫痫药。

2. 增量或合并用药 单纯型癫痫选用一种有效药即可，从小剂量开始递增，当疗效理想时维持该剂量。疗效不佳或混合型癫痫，需联合用药。1 年内偶发 1～2 次者，不用药。

3. 交替换药，减量停药 治疗时不随便换药，必要时采用过渡换药法，即在原药基础上加用新药，待其发挥疗效后再逐渐撤换原药。症状控制后不可随意停药，维持用药至少两年。整个停药过程需在半年以上，逐渐减量直至停药。

4. 监测用药 服药期间定期检查血象、肝功等，密切监测其毒副作用。

第二节 抗惊厥药

惊厥是由各种原因引起的中枢神经过度兴奋，表现为全身骨骼肌不自主地强烈收缩。常见于小儿高热、破伤风、癫痫强直－阵挛性发作、子痫和中枢兴奋药中毒等。常用抗惊厥药有巴比妥类、水合氯醛和苯二氮䓬类等，已于前面章节中讨论，在此只介绍硫酸镁（magnesium sulfate）。

硫 酸 镁

【作用】 口服有导泻、利胆作用；注射给药可产生以下作用：

1. 抗惊厥 神经递质的分泌和骨骼肌收缩均需 Ca^{2+} 参与。Mg^{2+} 可以特异地拮抗 Ca^{2+} 的作用，从而抑制神经递质的分泌和骨骼肌的收缩，使中枢神经系统的感觉和意识暂时消失及骨骼肌松弛，从而对抗惊厥。

2. 降血压 血中 Mg^{2+} 浓度过高时，可抑制血管平滑肌，使全身小血管扩张，血压下降。

【应用】

1. 惊厥 注射给药可用于各种原因所致的惊厥，尤其是对子痫、破伤风所致惊厥有良好的作用。静脉滴注时应稀释成1%浓度进行，直至惊厥停止。

2. 高血压危象 可用于高血压危象的救治。

【不良反应】 过量时，可引起呼吸抑制、血压骤降，以至死亡。肌腱反射消失是呼吸抑制的先兆。可静脉缓注氯化钙或葡萄糖酸钙紧急抢救。

第十五章 抗精神失常药

精神失常是由多种原因引起的情感、思维及行为等方面出现异常表现的精神活动障碍性疾病，包括精神分裂症、躁狂症、抑郁症和焦虑症等。用于治疗这些疾病的药物统称为抗精神失常药。根据临床用途将抗精神失常药分为抗精神病药（antipsychotic drugs）、抗抑郁症药（antidepressive drugs）、抗躁狂症药（antimanic drugs）和抗焦虑症药（antianxiety drugs）。

第一节 抗精神病药

抗精神病药主要用于治疗精神分裂症，一般按照化学结构将该类药物分为吩噻嗪类（phenothiazines）、硫杂蒽类（thioxanthene）、丁酰苯类（butyrophenone）及其他药物等。

精神分裂症主要与脑内多巴胺（DA）神经通路功能亢进有关。DA是一种重要的神经递质，它与脑内相应的神经构成了4条DA通路，即黑质-纹状体DA通路（主要与锥体外系活动有关）、中脑-边缘系统DA通路（主要与情绪和精神活动等有关）、中脑-皮质系统DA通路（主要与认知、思维、感觉、理解和推理能力的控制有关）、结节-漏斗DA通路（主要与内分泌功能有关）。

近年来研究证实脑内存在5种DA亚型受体（D_1、D_2、D_3、D_4和D_5），根据生化反应、信号传导途径等性质的不同，又将D_1和D_5统称为D_1样受体，D_2、D_3和D_4统称为D_2样受体。黑质-纹状体通路主要为D_1样受体和D_2样受体，中脑-边缘系统和中脑-皮质系统通路主要为D_2样受体，而结节-漏斗通路主要为D_2样受体中的D_2亚型。精神分裂症主要与中脑-边缘系统和中脑-皮质系统通路的D_2样受体功能亢进有关。

目前认为，吩噻嗪类等抗精神病药物主要通过阻断中脑-边缘系统和中脑-皮质系统DA通路的D_2样受体而发挥抗精神病作用（图15-1）。但目前大多数药物对脑内各DA通路的选择性不高，在发挥抗精神病疗效时，可同时阻断其他DA通路而产生相应的副作用。

一、常用抗精神病药

氯丙嗪

氯丙嗪（chlorpromazine，冬眠灵 wintermine）属于吩噻嗪类药物，1950年由法国Charpentier合成，1952年Delay和Deniker在法国首次用于治疗兴奋性躁动病人获得成功。氯丙嗪是吩噻嗪类药物中应用最广、最具代表性的抗精神病药。

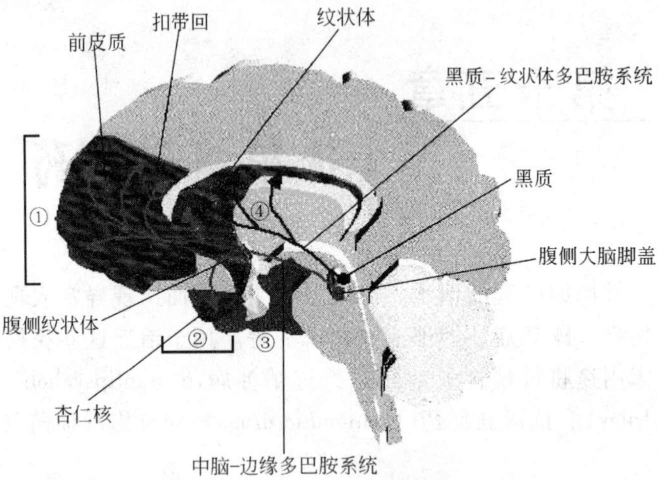

图 15－1 抗精神病药作用部位

抗精神病药阻断①中脑－皮质通路和②中脑－边缘系统通路多巴胺受体，呈现抗精神病作用；阻断③结节－漏斗通路多巴胺受体，导致内分泌紊乱；阻断④黑质－纹状体通路多巴胺受体，导致锥体外系症状。

【体内过程】 口服易吸收但不规则，2～4 小时内血药浓度达峰值。脂溶性高，可透过血脑屏障，脑内浓度可达血浆浓度的 10 倍。氯丙嗪主要在肝脏经 P450 酶系代谢，以代谢物和部分原型形式经肾脏缓慢排泄，长期用药停药数周乃至半年后，仍可从尿中检出其代谢物。

【作用】

1. 中枢

（1）镇静 出现安定、镇静、感情淡漠，对周围事物不感兴趣，有嗜睡感，在安静环境中易诱导入睡，但易觉醒。对动物有镇静驯化作用，可选择性地抑制动物的条件回避反应（见图 15－2），但对非条件回避反应却无影响。氯丙嗪的镇静作用出现快，但极易产生耐受性。一般认为镇静作用的产生与氯丙嗪阻断 α_1 和 H_1 受体有关。

将动物放入 Shuttle box 中（所谓 Shuttle box，指的是将一个盒子分为两间，对其中一间的底部给予电流刺激时，动物可以逃到没有电流刺激的另一间去的装置），当给予电流刺激时，动物会逃到没有电流刺激的另一间，这叫做回避反应（avoidance response），是一种非条件反射。在给电流刺激之前，先给声光刺激（条件刺激），经反复多次后，只给声光刺激也会引起逃避反应，这就叫做条件回避反应（conditional avoidance response）。抗精神病药选择性地抑制条件回避反应，因此，

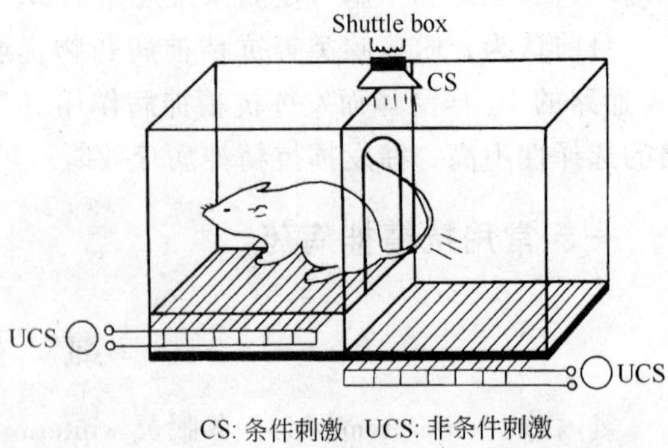

图 15－2 条件回避反应

可以用这种方法来筛选抗精神病药。

（2）抗精神病　能使精神分裂症的躁狂、幻觉、妄想等症状逐渐消失，理智恢复，情绪安定，生活自理。但其作用一般需连续用药6周至6个月才能充分显效。氯丙嗪的抗精神病作用不会产生耐受性。

（3）镇吐　可以直接抑制延髓的催吐化学感受区（CTZ），而呈现中枢性镇吐作用。氯丙嗪可以明显对抗 D_2 样受体的强激动剂去水吗啡的催吐效应，但对因胃肠道刺激而引起的呕吐无效。

（4）降温　能抑制下丘脑的体温调节中枢，从而抑制机体随环境温度变化而调节体温的能力，使体温随环境温度的变化而升降。能降低发热者的体温，也能降低正常人的体温。配合物理降温可使体温降低至34℃甚至更低。反过来，在高温环境中，则可使体温升高。

（5）加强中枢抑制药的作用　与全身麻醉药、镇静催眠药、镇痛药有协同作用，因此，在与上述药物合用时，应减少后者的用量，避免对中枢神经系统的过度抑制。

2. 自主神经系统

（1）α受体阻断　可使肾上腺素的升压作用翻转。能抑制血管运动中枢或直接舒张血管平滑肌，使血管扩张、外周阻力降低而产生降压作用。

（2）阿托品样作用　大剂量氯丙嗪可阻断M受体，出现口干、视物模糊、尿潴留及便秘等副作用。

3. 内分泌　氯丙嗪能阻断结节－漏斗通路的 D_2 样受体，使垂体内分泌的调节受到抑制。如抑制下丘脑催乳素抑制因子的分泌而使腺垂体分泌催乳素增加等。

【应用】

1. 精神分裂症　用于治疗各型精神分裂症，但并无根治作用，必须长期用药。

2. 躁狂症　可用于治疗躁狂症及其他伴有兴奋、紧张及妄想等症状的精神病。

3. 神经官能症　小剂量可治疗神经官能症，消除焦虑、紧张等症状。

4. 呕吐　治疗多种疾病（如癌症、放射病等）及药物所引起的呕吐，但对刺激前庭或胃肠道所引起的晕动性呕吐无效。氯丙嗪还可制止顽固性呃逆。

5. 低温麻醉及人工冬眠　配合物理降温（如冰浴等），用于低温麻醉，降低心、脑等重要生命器官的耗氧量，以利于某些手术的实施。常与其他中枢抑制药合用，使患者深睡，体温、代谢及组织耗氧量均降低，进入人工冬眠状态，有利于机体渡过危险的缺氧缺能阶段，争取时间进行其他有效的对因治疗。例如氯丙嗪、异丙嗪和哌替啶合用，组成冬眠合剂，用于严重感染、高热惊厥及休克等病症的辅助治疗。

【不良反应】

1. 一般反应　嗜睡、困倦、视物模糊、口干、鼻塞、心悸、便秘及尿潴留等。少数患者注射给药时，可出现体位性低血压，注射后应卧床1～2小时。

2. 锥体外系反应　是长期大量使用氯丙嗪治疗精神分裂症时最常见的副作用。氯丙嗪对脑内DA通路作用的选择性差，在治疗精神分裂症的同时，可因阻断黑质－纹状体DA通路的 D_2 样受体，使胆碱能神经元功能相对亢进而导致锥体外系症状。可表现为：①帕金森综合征：主要表现为肌张力增高、面容呆板、动作迟缓、肌肉震颤、流涎等；②急性肌张力障碍：一般出现于用药后1～5天，表现为强迫性张口、伸舌、斜颈、呼吸运动障碍及吞咽困难等；③静坐不能：表现为坐立不安、反复徘徊等。上述3种反应的发生率与药物的剂量、疗程及个体因素有关。可通过减少药量、停药来减轻或消除，也可用中枢抗胆碱药来治疗。但由于脑内的DA含量并未减少，所以用左旋多巴治疗不仅无效，反而会加重精神病的症状。④迟发性运动障碍（tardive dyskinesia）：部分患者长期服用氯丙嗪后可出现一种特殊而持久的运动障碍，表现为口面部不自主的吸吮、舔舌、咀嚼等刻板运动以及广泛性舞蹈样手足徐动症，停药后仍长期不消失。原因可能为长期阻断DA受体后，因反馈作用使DA释放增加，或由于受体上调作用使DA受体数目代偿性增加，对受体的敏感性增加，一旦停药，对内源性DA产生超敏现象，出现黑质－纹状体通路DA功能相对增强的症状。中枢抗胆碱药不仅无效反而加重症状。

3. 过敏 常见皮疹、接触性皮炎。少数患者可致肝损害或急性粒细胞缺乏，一旦出现这些情况应立即停药。

4. 内分泌 长期用药可致乳房肿大及泌乳、排卵延迟、闭经及生长减慢等。

5. 其他 氯丙嗪可增强其他中枢抑制药（如镇静催眠药、镇痛药、抗组胺药等）的中枢抑制作用。

【禁忌证】 有癫痫史者、昏迷患者、严重肝功能损害者禁用。

常用的抗精神病药物见表15－1。

表15－1 常用抗精神病药及其临床用量和副作用

	抗精神病药	临床用量 mg/天	副作用			
			锥体外系作用	镇静作用	降压作用	抗胆碱作用
吩噻嗪类	氯丙嗪（chlorpromazine，冬眠灵，wintermine）	30～600	+	+++	+++	++
	硫利达嗪（thioridazine，甲硫达嗪）	20～400	+	+++	+++	+++
	三氟拉嗪（trifluoperazine）	5～30	+++	++	+	+
	氟奋乃静（fluphenazine）	2～10	+++	++	+	+
	奋乃静（perphenazine）	6～48	+++	++	+	+
硫杂蒽类	氯普噻吨（chlorprothixene，泰尔登）	50～300	+	+++	+++	+++
丁酰苯类	氟哌啶醇（haloperidol）	3～30	+++	+	+	+
其他类	舒必利（sulpiride）	200～500	±	±	±	±
	氯氮平（clozapine）	30～240	++	++	++	++

二、抗精神病药物合理使用

随着现代医学的发展，抗精神病药物的品种不断增多，使许多过去难以治愈的精神病人获得了更多的选择用药的机会，以最大限度地改善精神症状，早日获得康复。但许多抗精神病药物不良反应较多，如果使用不当，不仅不能改善精神症状，而且会使病情加重，甚至贻误治疗，造成身体机能的损害。如何合理使用抗精神病药物，以下几个原则可供参考：

1. 合理剂量 抗精神病药物各具特点，剂量的选择要因人而异。药物治疗应以中等剂量为宜，小剂量往往达不到治疗目的，高剂量时会增加药物的副反应，而疗效未必提高。应从小剂量开始逐渐缓慢增加药量。加药速度过快时，部分病人会出现四肢肌张力增高、活动减少、坐立不安、排尿困难、视物模糊等副作用，严重的会出现斜颈或后仰、两眼球上翻、说话困难。

2. 合理疗程 抗精神病药物在体内吸收起效的时间约 10 ~ 14 天，当药物加到一定剂量，精神症状大部分或完全消失时的药量称为治疗量，此量维持的时间对精神病人的疗效和预后非常重要，一般要维持 8 周以上，连续服用 3 个月，为 1 个疗程。此后视病情稳定程度，逐渐将药量减至治疗量的 1/2 至 1/3，作为维持量，坚持服用以避免出现病情的反复发作。

3. 单一用药 抗精神病药物的选择要根据病人具体情况，尽量单一用药，这样便于观察症状，判定药物疗效，一旦出现药疹或其他不良反应可以及时处置。

4. 慎重换药 当某种抗精神病药物治疗效果不理想或因某些原因要更换药物时，要缓慢减药和加药，不能突然停药或换药速度过快，否则可能会出现严重的不良反应。

5. 定期复查 氯丙嗪、奋乃静、氟哌啶醇等药物在体内代谢过程中可能会对某些脏器产生不同程度的影响，较为多见的为心、肝、血液系统异常，需定期检查心电图，做必要的血液化验，发现异常及时调整药物，防止药物严重的不良反应。

第二节 抗抑郁症药

抑郁症是一种以心境低落为主要特征的综合征，临床主要表现为情感的异常（悲观、自卑等）和行动的异常（少动、少语、对周围事物缺乏反应等），另外还往往伴有食欲低下、失眠及自主神经症状。抑郁症已成为现代社会的常见病、高发病，其发病率正在快速上升。

抑郁症发病的原因尚不十分清楚。近年来一系列研究表明抑郁症可能与遗传、免疫、内分泌等诸多因素有关。脑内单胺类特别是 5 - 羟色胺（5 - HT）和去甲肾上腺素（NA）神经功能低下是导致抑郁的主要机制之一。目前临床用于治疗抑郁症的药物主要是通过增加突触间隙 5 - HT 和 NA 水平而发挥作用。

常用的药物主要有三环类抗抑郁症药、选择性 NA 再摄取抑制剂、选择性 5 - HT 再摄取抑制剂、单胺氧化酶抑制剂等。三环类抗抑郁症药（如丙咪嗪）曾经是临床上最常用的药物，但近年来选择性5－HT再摄取抑制剂如氟西汀、帕罗西汀等药物已逐渐替代丙咪嗪等成为一线药物。

氟 西 汀

氟西汀（fluoxetine，百忧解）属于选择性5－HT再摄取抑制剂，是目前临床使用较广泛的抗抑郁症药。

【体内过程】 口服吸收良好，达峰值时间为6～8小时，食物可延缓其吸收，但不影响其生物利用度。血浆蛋白结合率为94.5%。主要在肝脏中代谢成活性代谢产物去甲氟西汀及其他代谢物，经肾脏排出。氟西汀短暂给药的半衰期为1～3天，长期给药的半衰期为4～16天。每天服药20mg，4周后能达到稳态血药浓度。

【作用及机制】 通过选择性抑制中枢神经元对5－HT的再摄取，升高突触间隙5－HT的浓度而发挥抗抑郁作用。该药对去甲肾上腺素的再摄取抑制作用较弱。对组胺受体、M受体及α_1受体的阻断作用比三环类抗抑郁药弱，故相关的镇静作用、抗胆碱能样作用及对心血管的作用不明显。

【应用】 抑郁症，能明显改善抑郁心情及伴随的焦虑症状，提高睡眠质量。也可用于强迫症和贪食症。

【不良反应】 主要有口干、食欲减退、恶心、失眠、乏力等，少数患者可见焦虑、头痛。肝肾功能不良者应慎用。禁止合用单胺氧化酶抑制剂。若服用过单胺氧化酶抑制剂，必须停药14天后才能使用本品。若服用本品，则需在停药5周后才能服用单胺氧化酶抑制剂。

帕罗西汀

帕罗西汀（paroxetine，塞洛特，seroxat）属于选择性5－HT再摄取抑制剂。

【体内过程】 口服吸收良好，6小时达血药浓度峰值。首过消除明显（约50%），血浆蛋白结合率为95%。可广泛分布于全身各组织，$t_{1/2}$为24小时。主要经肝脏代谢，代谢物无明显药理活性，约64%经肾排泄，其余经胆汁分泌和粪便排泄。多次给药后于4～14天达稳态血药浓度。

【作用及机制】 选择性抑制5－HT再摄取，提高突触间隙5－HT浓度而发挥抗抑郁作用。对5－HT再摄取的抑制作用比氟西汀强，对去甲肾上腺素、多巴胺再摄取的影响小，对M受体，α_1、α_2、和β－肾上腺素受体、多巴胺D_2受体及组胺受体几乎无作用。无镇静作用，不影响人的精神性运动行为，但临床使用可明显改善睡眠；也不加强氟哌啶醇、异戊巴比妥、奥沙西泮或乙醇效果。其抗抑郁作用强度与三环类抗抑郁剂相似，而副作用则相对较小。

【应用】 抑郁症，包括伴有焦虑的抑郁症及反应性抑郁症。作用比三环类抗抑郁药快，远期疗效比丙米嗪好。亦可用于惊恐障碍和强迫症。

【不良反应】 主要有口干、便秘、恶心、呕吐、食欲减退，少数有头痛、眩晕、震颤、乏力、多汗等。偶见血管神经性水肿、体位性低血压。多数不良反应的强度和频率随用药的时间而降低，通常不影响治疗。突然停药时可产生停药综合征，表现为睡眠障碍、焦虑、恶心、出汗、意识模糊等。注意不宜骤然停药。

不宜与单胺氧化酶抑制剂联合使用。严重肝、肾功能受损者禁用；哺乳期妇女服用本品可分泌到母乳中，故应慎用。

丙 咪 嗪

【体内过程】 丙咪嗪（imipramine）口服吸收良好，但个体差异较大，口服后 2 ~ 8 小时可达血药浓度峰值。主要在肝脏代谢，经去甲基化后生成去甲丙咪嗪，最终被氧化，与葡萄糖醛酸结合后经肾排泄。去甲丙咪嗪对 5 - HT 再摄取的阻断作用比较弱，但对 NA 的再摄取却有很强的阻断作用，具有显著的抗抑郁作用。

【作用及机制】 为三环类抗抑郁药，属于非选择性单胺摄取抑制剂，通过抑制神经元对 NA 和 5 - HT 的再摄取而产生抗抑郁作用。正常人服用丙咪嗪后，情感活动并无增强，可出现镇静、思睡、血压稍降、头晕，并表现出口干、视物模糊等阿托品样作用。连续用药后，会出现类似于服用氯丙嗪后产生的注意力不集中、思考能力低下等症状。抑郁症患者连续服用 2 ~ 3 周后，则可明显地改善患者抑郁症状，情绪提高、精神振奋。

【应用】 内源性抑郁症，伴有躁狂状态的抑郁症。也可用于反应性抑郁症、酒精依赖症、慢性疼痛、遗尿症等，但对精神分裂症的抑郁状态疗效较差。本药起效缓慢，一般需连续服用 2 ~ 3 周才能显效，故不能作为应急时使用。

【不良反应】 较弱的抗胆碱样作用，引起尿潴留、眼内压升高等。还有嗜睡、乏力及肌肉震颤等，随着治疗的继续，这些症状都会减轻。某些患者用药后可自抑郁状态转为躁狂，剂量过大时尤易发生，应予以注意。极少数患者可出现皮疹、粒细胞减少及黄疸等。

部分其他抗抑郁症药见表 15 - 2。

表 15 - 2　　部分其他抗抑郁症药的作用与应用

分　类	药　物	作　用	临床用途
三环类抗抑郁药	阿米替林（amitriptyline）	药理作用与丙咪嗪相似；镇静和抗胆碱作用较明显	各型抑郁症
选择性 NA 抑制剂	马普替林（maprotiline）	选择性抑制 NA 再摄取；对 5 - HT 摄取影响不大	内因性、心因性抑郁症
选择性 5 - HT 抑制剂	舍曲林（sertraline）	抑制 5 - HT 再摄取；无抗胆碱作用，副作用较三环类少。	抑郁症、强迫症
单胺氧化酶抑制剂	吗氯贝胺（moclobemide）	选择性抑制 MAO - A，不良反应较少。	各型抑郁症

第三节　抗 躁 狂 药

碳 酸 锂

1949 年澳大利亚 Cade 首先报道锂制剂用于躁狂症的治疗，但当时并未引起人们的注意。进入 20 世纪 70 ~ 80 年代以后，锂制剂才普遍作为抗躁狂药用于躁狂症。

【体内过程】 碳酸锂（lithium carbonate）口服吸收迅速而完全，给药后2～4小时血药浓度达峰值。最适宜血药浓度为0.4～0.75mmol/L，超过1mmol/L即可中毒，安全范围窄，使用时应监测血药浓度。

【作用】 治疗量碳酸锂对正常人几乎无任何作用，但对躁狂症有明显疗效。作用机制尚不清楚，一般认为干扰磷脂酰肌醇的代谢可能是本药抗躁狂作用的机制。

【应用】 躁狂症，对精神分裂症的兴奋躁动也有效。与抗精神病药合用可产生协同作用。

【不良反应】

1. 初期反应 用药初期常有恶心、呕吐、腹泻、疲乏、肌肉无力、肢体震颤及多尿等。这些症状可在继续治疗1～2周内，逐渐减轻或消失。

2. 抗甲状腺 可引起甲状腺功能低下、甲状腺肿大等，停药后可恢复。

3. 毒性反应 血药浓度与毒性反应的关系见表15－3。为防止毒性反应的发生，最好每日做血药浓度测定，当血锂浓度达1.6mmol/L时，应立即停药。

4. 其他 少数患者可出现过敏反应，如皮炎和过敏性脉管炎等。妊娠时使用锂盐，可能导致新生儿心血管异常、心脏出现杂音、肌张力过低及中枢神经系统抑制等，因此孕妇应慎用。

表15－3　碳酸锂的血药浓度与毒性反应

中毒的轻重与锂血药浓度	中毒症状
轻～中度1.0～1.7mmol/L	手指粗大、震颤、共济失调、恶心呕吐、腹泻、头昏、嗜睡、多饮、多尿
中～重度1.7～2.3mmol/L	反射亢进、震颤加重、语言障碍、肌紧张、痉挛、舞蹈病样症状、意识障碍、眼球震颤
重～极重度2.3mmol/L以上	昏迷、昏睡、血压下降、肾功能障碍、无尿、死亡

第十六章
抗帕金森病药

帕金森病（Parkinson's disease，PD）是中枢神经系统慢性进行性退变疾病。该病典型临床症状为静止震颤、肌肉强直、运动迟缓和姿势反射受损，严重患者伴有记忆障碍和痴呆等症状。如不进行及时治疗，病情呈慢性进行性加重，晚期往往全身僵硬，活动受限，严重影响生活质量。

临床上 PD 分为原发性、动脉硬化性、老年性、脑炎后遗症性及化学药物中毒性等 4 类。后 3 类均出现类似原发性帕金森病的症状，故又称为帕金森综合征（parkinsonism）。

多年来，学者们曾经提出多种帕金森病的病因学说，如多巴胺缺失学说、兴奋性神经毒性学说、氧自由基学说、线粒体功能障碍学说等。但到目前为止，只有多巴胺缺失学说得到大多数学者的公认。该学说认为帕金森病是因纹状体内缺乏多巴胺（DA）所致，其主要病变在黑质。黑质中 DA 能神经元发出上行纤维到达纹状体的尾核及壳核组成 DA 能神经通路，该通路对脊髓前角运动神经元起抑制作用；同时，尾核中还有胆碱能神经通路，以乙酰胆碱（Ach）为递质，对脊髓前角运动神经元起兴奋作用。正常时两种递质处于平衡状态，共同调节运动功能。PD 患者因黑质有病变，DA 合成减少，使纹状体内 DA 含量降低，DA 能神经功能减弱，胆碱能神经功能则相对占优势，因而出现帕金森病的肌张力增高等症状。

最近对黑质多巴胺能神经元变性的病因提出氧化应激 - 自由基学说，即 DA 氧化代谢过程中产生 H_2O_2 和 O_2，在黑质部位 Fe^{3+} 催化下生成 $\cdot O_2^-$ 和 $\cdot OH$ 两种自由基，促进神经膜类脂的氧化，破坏 DA 神经细胞膜功能或直接破坏细胞 DNA，最终导致神经元退行性改变。该学说为 PD 的治疗带来了新的思路，即从治疗症候群方向转向预防 DA 神经元自身中毒的方向。如现已证明司来吉兰除可选择性抑制 MAO - B 外，更重要的作用是能够有效地清除自由基。

目前临床常用治疗帕金森病的药物有：①拟多巴胺药，如左旋多巴和卡比多巴，是应用最多的药物；②中枢抗胆碱药，如苯海索、苯扎托品及丙环定；③促进中枢多巴胺的释放及激动多巴胺受体药，前者如金刚烷胺，后者如溴隐亭。以上所有药物均能改善 PD 的不同症状，各种药物亦显示不同的作用特点。但迄今为止，所有的药物均为对症治疗药，并不能根治 PD。

一、拟多巴胺药

左旋多巴

左旋多巴（levodopa，L - dopa）是 DA 递质合成的前体物质，作为药用，我国目前由豆科植物常绿油麻藤（*Mucuna sempervirens* Hemsl.）的种子——藜豆中提取制得，也可人工合成。

【体内过程】 口服后主要在小肠经主动转运迅速吸收。吸收后，迅速在外周被多巴脱羧酶脱羧转化为DA，加上肝脏的首过消除，仅约1%的左旋多巴进入中枢而发挥作用。由于DA难以通过血脑屏障，大量蓄积在外周的DA可引起不良反应。用药0.5~2小时达血浆高峰浓度，$t_{1/2}$为1~3小时。本药的吸收与胃排空时间及胃液的pH值有关，如胃排空延缓和胃内酸度增加，均可降低其生物利用度。主要经肝脏代谢，并迅速由肾排泄。

若能同时服用外周多巴脱羧酶抑制剂如卡比多巴（carbidopa）和苄丝肼(benserazide)，可使左旋多巴在外周的转化减少，进入脑内的左旋多巴增加并减少不良反应的发生。

【作用与机制】 左旋多巴容易通过血脑屏障进入脑组织，在脑内多巴胺脱羧酶的作用下生成DA，补充纹状体DA不足，产生抗帕金森病作用。DA不易通过血脑屏障进入脑组织，因此服用DA不具有抗帕金森病的作用。

左旋多巴可广泛用于各种类型PD病人，但对吩噻嗪类抗精神病药引起的锥体外系症状无效，因吩噻嗪类药物阻断了中枢DA受体，使DA无法发挥作用。

【应用】

1. 帕金森病 左旋多巴对约75%的帕金森病患者具有显著疗效，尤其是用药初期疗效显著。用药2~3周后，患者感觉良好，抑制和淡漠的症状改善，能关心周围环境，思维清晰敏捷，听觉和口语学习能力也明显改进，生活质量明显改善。用药1~6个月后才出现体征的明显改善，获得最大疗效；一般对轻症及年轻患者疗效较好，而对重症及年老患者疗效较差。这可能与重症患者黑质-纹状体残存的DA能神经较少有关。另外该药对肌肉强直及运动困难者疗效较好，而对肌肉震颤者疗效较差。这可能与肌肉震颤者同时伴有5-HT能神经功能紊乱有关。

2. 肝昏迷 左旋多巴还可用于急性肝功能衰竭所致的肝昏迷。正常情况下，机体蛋白质的代谢产物苯乙胺和酪胺在肝脏被氧化解毒。肝昏迷时，苯乙胺和酪胺氧化解毒功能减弱，血中浓度升高，并大量进入脑内，经β-羟化酶形成“伪递质”——羟苯乙醇胺（鳟胺）和苯乙醇胺，取代了正常递质去甲肾上腺素（NA），使神经功能紊乱。左旋多巴在脑内转化成DA，并进一步转化成NA，与伪递质相竞争，纠正神经传导功能的紊乱，使患者由昏迷转为苏醒。这一作用并未根本改善肝功能，仅为辅助治疗。

【不良反应】 左旋多巴的不良反应大多是由于左旋多巴在外周生成的DA大量蓄积所引起。

1. 胃肠道反应 治疗早期可出现厌食、恶心、呕吐或上腹部不适，这是由于DA刺激胃肠道和兴奋延髓催吐化学感受区（CTZ）的D_2受体所致。继续使用可产生耐受性，胃肠道不良反应可逐渐消失。偶见消化性溃疡出血和穿孔。

2. 心血管反应 部分病人（约1/3）早期会出现轻度体位性低血压。继续用药也可产生耐受性。另外也因兴奋β受体，可引起心律失常。

3. 异常不随意运动 长期用药的病人（约50%）可出现异常不随意运动，表现为面舌抽搐、怪相、摇头及双臂、双腿或躯干做各种摇摆运动，偶见喘息样呼吸或过度呼气。还可出现“开关现象”（on - off phenomenon），表现为患者突然出现多动不安（开），而后又肌强直性运动不能（关），两种现象交替出现，严重影响病人的正常活动。

4. 精神障碍 部分患者可出现焦虑、失眠、噩梦、幻觉、妄想、抑郁以及轻度躁狂等。严重者需减量或完全停药。

卡比多巴

卡比多巴（carbidopa）是 α - 甲基多巴肼的左旋体，由于卡比多巴有较强的脱羧酶抑制作用及不能通过血脑屏障而进入脑内，和左旋多巴合用时，可减少左旋多巴在外周组织的脱羧作用，使较多的左旋多巴进入中枢而发挥作用。不仅可减少左旋多巴的用量和提高左旋多巴的疗效，加快左旋多巴起效时间，还可明显减轻和防止左旋多巴外周的副作用。单独应用卡比多巴无治疗作用。

临床上卡比多巴是左旋多巴治疗帕金森病的重要辅助药，它常与左旋多巴合用，按剂量比 1∶10 组成复方多巴制剂。

二、中枢抗胆碱药

多年来，中枢抗胆碱药一直是治疗帕金森病最有效药物。由于左旋多巴的问世，此药的使用减少，对轻症患者，或因副作用和禁忌证不能耐受左旋多巴以及左旋多巴治疗无效的患者仍然有效。此外，与左旋多巴合用时，还可使半数以上患者的症状得到进一步改善。

苯海索

苯海索（trihexyphenidyl）又称安坦（artane）。口服易吸收，通过阻断胆碱受体而减弱黑质 - 纹状体通路中 Ach 的作用。抗震颤效果好，也能改善运动障碍和肌肉强直。外周抗胆碱作用为阿托品的 1/10 ~ 1/3，闭角型青光眼、前列腺肥大者慎用。

苯扎托品

苯扎托品（benzatropine）作用近似阿托品，具有抗胆碱和抗组胺作用，且有局部麻醉和抑制运动中枢作用。用于帕金森病和药物引起的帕金森综合征，其外周副反应较轻。

三、促进中枢多巴胺释放及激动多巴胺受体药

本类药物有金刚烷胺（amantadine）、司来吉兰（selegiline）、溴隐亭（bromocriptine）、培高利特（pergolide）等，其作用、应用及不良反应详见表 16 - 1。

表 16-1 常用抗帕金森病药的比较表

药物	药理作用	临床应用	不良反应
左旋多巴（levodopa，L-dopa）	易通过血脑屏障进入脑组织，在脑内脱羧生成 DA，补充纹状体中 DA 的不足，产生抗帕金森病作用	帕金森病、肝昏迷	厌食、恶心、呕吐、心律失常、异常不随意运动、精神障碍
卡比多巴（carbidopa）	较强的脱羧酶抑制剂，不能通过血脑屏障而进入脑内，和左旋多巴合用时，可减少左旋多巴的用量和提高左旋多巴的疗效	与左旋多巴合用组成复方多巴制剂治疗帕金森病，单独应用无治疗作用	单用极少，与左旋多巴合用出现恶心、呕吐等
苯海索（trihexyphenidyl，安坦，artane）	阻断胆碱受体，减弱黑质-纹状体通路中 Ach 的作用	帕金森病	诱发青光眼、前列腺肥大
丙环定（procyclidine，卡马特灵）	与苯海索相似，疗效更好	帕金森病	诱发青光眼、前列腺肥大
苯扎托品（benzatropine）	抗胆碱和抗组胺，局部麻醉，抑制运动中枢	帕金森病和药物引起的帕金森综合征	外周不良反应较轻
金刚烷胺（amantadine）（1959）	促进 DA 能神经末梢释放 DA。作用快、短、弱	帕金森病、预防 A_2 型流感	轻、暂时、可逆
司来吉兰（selegiline）	选择性抑制纹状体中 MAO-B，减少脑内 DA 降解	与左旋多巴合用治疗帕金森病	偶见低血压、恶心
溴隐亭（bromocriptine）	DA 受体激动药，兴奋黑质-纹状体和结节-漏斗通路的 DA_2 样受体	帕金森病（因不良反应多，仅适合不能耐受左旋多巴者）	较多，如恶心、呕吐、体位性低血压及精神症状等
培高利特（pergolide）	混合型 DA 受体激动剂，对 D_1 和 D_2 样受体有直接激动作用	帕金森病（用于不能耐受左旋多巴者）	同上

第十七章 镇 痛 药

镇痛药（analgesics）为一类作用于中枢神经系统，能选择性消除或缓解各种疼痛，但不影响意识及其他感觉的药物。同时还可减轻因疼痛所引起的恐惧、紧张、焦虑和不安的情绪反应。

最早使用的镇痛药来自罂粟未成熟蒴果浆汁的干燥物阿片及其提纯品吗啡，之后又人工合成了哌替啶、美沙酮等一系列具有吗啡样作用的药物。镇痛药可用于各种原因引起的急、慢性疼痛，但与解热镇痛药相比，有明显呼吸抑制、欣快和成瘾性等特点，造成药物滥用而危害社会。因此本类药物又被称为麻醉性镇痛药（narcotic analgesics），被严格管理使用。

长期以来科学家一直在寻找没有成瘾性、使用更安全的镇痛药。近来研究发现，疼痛机制不仅与阿片受体有关，还与多种物质和相应受体的调控有关，如大麻酚受体、类香草受体、GABA 受体、腺苷受体等。随着对疼痛和镇痛药作用机制的深入研究，为开发一些不同作用机制、专一性更高、不良反应更少的镇痛药提供了可能。然而，目前临床应用的镇痛药仍主要是阿片类。镇痛药可分为 3 类：①阿片生物碱类；②人工合成类；③其他类。

第一节 阿片生物碱类镇痛药

阿片（opium）希腊文含义为“浆汁”，来源于罂粟科植物罂粟未成熟蒴果浆汁的干燥物。其药理功效早在公元前 3 世纪已被知晓。到公元 16 世纪已被广泛用于镇痛、止咳、止泻等。德国学者 Sertüner（1803 年）首先从阿片中分离出一种阿片生物碱，并以希腊神话中 Morpheus（梦神）的名字将其命名为吗啡（morphine），到 19 世纪中叶已广泛用于医疗。现已知吗啡是阿片含有的 20 余种生物碱中镇痛作用的主要成分。

【构效关系】 吗啡的化学结构是由 4 个双键的氢化菲核与 N－甲基哌啶环稠合而成，其 A 环和 B 环由氧桥连接（图 17－1）。当 A 环 3 位上的酚羟基上的 H 被甲基取代，则镇痛作用减弱（如可待因、海洛因）；17 位侧链上的甲基被丙烯基取代，则不仅镇痛作用减弱，而且成为吗啡的拮抗药（如丙烯吗啡和纳洛酮，见表 17－1）。

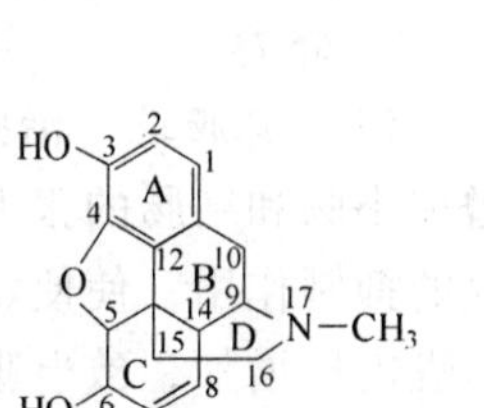

图 17－1 吗啡的化学结构

表 17－1　　吗啡及其衍生物的构效关系

药　名	取代部位和取代基团					效应特点
	3	6		14	7 和 8	
吗啡（morphine）	—OH	—OH	$—CH_3$	—	双键	阿片受体激动药
可待因（codeine）	$—OCH_3$	—OH	$—CH_3$	—	双键	阿片受体激动药
海洛因（heroin）	$—OCOCH_3$	$—OCOCH_3$	$—CH_3$	—	双键	阿片受体激动药
纳洛酮（naloxone）	—OH	═O	$—CH_2CH═CH_2$	—OH	单键	拮抗药
烯丙吗啡（nalorphine）	—OH	—OH	$—CH_2CH═CH_2$	—	单键	阿片受体拮抗药（部分激动药）

吗　啡

吗啡是阿片类镇痛药的经典代表，镇痛作用强大。长期应用易产生耐受性和依赖性。

【体内过程】 口服易吸收，但首过消除明显，生物利用度低（仅 25%），故常用注射给药。皮下注射 30 分钟后，已有 60% 吸收，约 30% 与血浆蛋白结合，迅速分布于全身，仅有少量进入血脑屏障，却足以发挥中枢作用。大部分经肝脏代谢，主要经肾排泄，血浆 $t_{1/2}$ 约为 2.5～3 小时。少量可经乳汁排泄，也可通过胎盘进入胎儿体内。

【作用】

1. 中枢神经系统

（1）*镇痛、镇静*　吗啡有强大的镇痛作用。皮下注射 5～10mg 能明显减轻和消除疼痛，作用大约持续 6 小时。此外，还有明显的镇静和欣快作用，能消除由疼痛所引起的焦虑、紧张、恐惧等情绪反应，使疼痛更易于耐受。并可伴随出现内心世界得到满足的飘飘然的感觉，称为欣快感（euphoria）。在外界环境安静的情况下甚至可诱导入睡。但欣快感也是诱使病人反复使用，最终成瘾的原因之一。

（2）*抑制呼吸*　治疗剂量的吗啡明显降低呼吸中枢对 CO_2 的敏感性，使呼吸频率减慢，潮气量减小。呼吸抑制是吗啡急性中毒致死的主要原因。

（3）*其他作用*　治疗量吗啡抑制延髓咳嗽中枢产生强大的镇咳作用；兴奋支配瞳孔的副交感神经而缩瞳，中毒时瞳孔可缩小为针尖样；兴奋延髓催吐化学感受区而引起恶心和呕吐；抑制促性腺激素释放激素、促肾上腺皮质激素释放激素的释放，另一方面，催乳素、生长激素和抗利尿激素释放增加。

2. 外周

（1）*胃肠道*　治疗剂量吗啡兴奋胃肠道平滑肌，使胃窦张力增加，减慢胃排空速度；增加小肠和结肠的张力，使推进性蠕动减弱；同时因抑制胆汁、胰液和肠液分泌，加之对中枢的抑制作用，使便意迟钝，因而可引起便秘。吗啡还能兴奋胆道 Oddi's 括约肌，使胆道和胆囊内压增加，致上腹部不适，甚至诱发或加重胆绞痛，阿托品可部分缓解。

（2）*心血管*　吗啡可扩张全身血管，引起体位性低血压。抑制呼吸致 CO_2 积聚，可使脑血管扩张，颅内压增高。

（3）*其他*　治疗量吗啡能提高膀胱括约肌张力，导致尿潴留；也可使分娩期子宫肌张力、收缩频率和幅度减弱，而延长产程；大剂量还可收缩支气管。吗啡对细胞免疫和体液免疫均有抑制作用，使机体免疫功能低下，易患感染性疾病。

【作用机制】 1962年我国学者首先证实吗啡镇痛作用部位在中枢第三脑室和中脑导水管周围灰质。根据吗啡的高度选择性作用和构效关系的特点，1973年国外学者提出了脑内存在立体特异性阿片受体的设想，并用放射性标记的方法证实大鼠脑内阿片受体的存在。而且发现阿片受体的分布广泛而不均匀，在丘脑内侧、脑室及导水管周围灰质和脊髓胶质区阿片受体密度高，与疼痛刺激传入痛觉的整合及感受有关；在边缘系统及蓝斑核密度最高，与情绪及精神活动有关。与缩瞳有关的中脑盖前核，与咳嗽、呼吸中枢和交感神经中枢有关的延脑的孤束核，与胃肠活动（恶心、呕吐反射）有关的脑干极后区及迷走神经背核等部位也有阿片受体分布，阿片受体也存在于肠道及输精管。1993年阿片受体分子克隆成功。至此，阿片类药物是通过作用于阿片受体而产生药效已获得了充分的证据。

研究还发现阿片受体主要由 μ（包括 μ_1 和 μ_2）、κ（包括 κ_1、κ_2 和 κ_3）、δ（δ_1 和 δ_2）三类亚型组成，可能还包括 ε 受体和 δ 受体。各亚型激动后可产生不同的效应（表17－2）。阿片类药物对不同亚型的阿片受体的亲和力和内在活性也不完全相同（表17－3）。

阿片受体的发现，进一步提示脑内可能存在相应的内源性阿片样物质。1975年，科学家们成功地从脑内分离出两种五肽，即甲硫氨酸脑啡肽（M－enkephalin）和亮氨酸脑啡肽（L－enkephalin），它们具有吗啡样作用，在脑内分布也与阿片受体的分布近似，并能被吗啡拮抗药纳洛酮所拮抗。继而又从垂体中分离出几个较大的肽类，即内啡肽（endorphins）（如 β－内啡肽，β－endorphin）和强啡肽（dynorphin）等。迄今为止，已发现近20种与阿片类药物作用相似的肽类，统称内阿片样肽（或内阿片肽）。内阿片样肽和阿片受体共同组成机体的镇痛系统。

表17－2　阿片受体与效应的关系

效应	受体			效应	受体		
	μ	δ	κ		μ	δ	κ
脊髓以上水平镇痛	+	+	+	戒断症状	+	−	±
呼吸抑制	+	−	±	镇静	+	−	+
缩瞳	++	−	+	欣快	+	−	焦虑
脊髓水平镇痛	+	+	+	抑制胃肠推进性蠕动	+	−	±
止咳	+	−	−	免疫抑制	+	−	−

注：＋有作用．—无作用，±可疑

表17－3　阿片类药物对各型阿片受体作用特点比较

药物	受体类型				药物	受体类型			
	μ	δ	κ	σ		μ	δ	κ	σ
激动药					部分激动药				
吗啡	+++	+	++	−	喷他佐辛	(+)	+	++	−
可待因	+	+	+	−	烯丙吗啡	++	(++)	(++)	+
哌替啶	++	+	+	−	丁丙诺啡	(+++)	−	−	−
埃托啡	+++	+++	+++	−	拮抗药				
芬太尼	+++	+	−	−	纳洛酮	＊＊＊	＊	＊＊	＊
					纳曲酮	＊＊＊	＊	＊＊＊	＊

注：＋激动作用；＊拮抗作用；（＋）部分激动作用；　－无作用

痛觉刺激感觉神经末梢释放兴奋性递质（P 物质、谷氨酸等），作用于相应的受体，将冲动传至中枢引起疼痛。内阿片样肽由特定的神经元释放后可激动感觉神经末梢的阿片受体产生突触前抑制，使突触前膜 P 物质释放减少，或作用于突触后膜上的阿片受体，使突触后膜超极化，减弱或阻止痛觉冲动向中枢的传递而产生镇痛作用（图 17－2）。吗啡等外源性阿片类镇痛药通过激动脊髓胶质区、丘脑内侧、脑室及导水管周围灰质等部位的阿片受体，模拟内阿片样肽而起到镇痛作用。

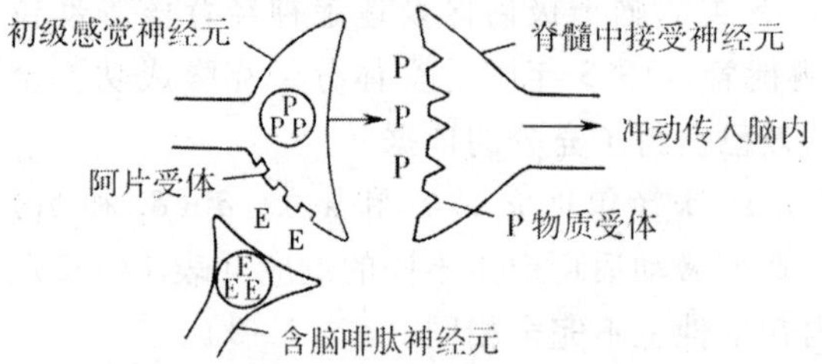

图 17－2　含脑啡肽的神经元与疼痛

含脑啡肽的神经元释放脑啡肽，后者可与感觉神经末梢上的阿片受体结合，减少感觉神经末梢在疼痛刺激时释放 P 物质，从而阻止痛觉冲动传入脑内。E：脑啡肽；P：P 物质

【应用】

1. 疼痛　吗啡可用于各种原因引起的疼痛，特别是对其他镇痛药无效的疼痛，如手术后伤口痛、骨折、严重创伤、烧伤和晚期恶性肿瘤疼痛等。对心肌梗死引起的剧痛，血压正常者也可用吗啡止痛；对胆绞痛和肾绞痛需加用解痉剂，如阿托品等；但对神经压迫性疼痛疗效较差。

2. 心源性哮喘　心源性哮喘是因左心衰竭，引起突发性的急性肺水肿而导致的呼吸困难、气促和窒息感。临床常需进行综合性治疗（包括强心、利尿、扩张血管等）。静脉注射吗啡也是治疗的主要措施，这是因为吗啡具有镇静作用，可消除病人的紧张和恐惧情绪；抑制呼吸中枢对 CO_2 敏感性，使呼吸由浅快变得深慢；同时还能扩张外周血管，降低外周阻力，减少了回心血量，有利于左心衰竭的缓解和肺水肿的消除。但若病人伴有休克、昏迷、严重肺部疾患或痰液过多者应禁用。

3. 腹泻　吗啡可用于止泻，效果明显。一般以含少量吗啡的阿片酊配成复方制剂用于严重单纯性腹泻。

4. 咳嗽　吗啡止咳作用强大，但因成瘾性强，一般不用。

【不良反应】

1. 一般反应　治疗量的吗啡可有恶心、呕吐、呼吸抑制、嗜睡、眩晕、便秘、排尿困难等副作用。

2. 耐受性及依赖性　前者是指阿片类药物反复使用后，其药效逐渐减弱，需增加剂量和缩短给药间隔才可获得原来的作用。后者又分为躯体依赖性（即成瘾性）和精神依赖性（即习惯性）。躯体依赖性表现为机体对药物产生适应性改变，一旦停药则可出现兴奋、失眠、流泪、流涕、出汗、震颤、呕吐、腹泻，甚至虚脱、意识丧失等戒断症状，若再给以治疗量吗啡，则上述症状立即消失。精神依赖性则使患者产生一种继续需求药物的病态心理。成瘾者为追求吗啡的欣快感及避免停药所致戒断症状的痛苦，常不择手段、千方百计来获取和使用药物，称为“强迫性觅药行为”，对社会造成极大的危害。故对吗啡等成瘾性药物，国家颁布了《麻醉药品管理条例》，需严格管理。

吗啡耐受性与依赖性的产生主要是由于中枢神经元对吗啡产生适应性改变而引起的。在生理情况下，中枢阿片受体仅部分被内阿片样肽占领，使用吗啡类药物后，与未被占领的阿片受体结合，产生镇痛作用。当反复使用吗啡类药物后，通过负反馈机制使内阿片样肽释放减少，于是产生耐受性。一旦停用吗啡类药物，阿片受体既无吗啡占领，又无内阿片样肽结合，则出现戒断症状。研究还发现，吗啡成瘾及戒断症状与蓝斑核有直接联系，该核由去甲肾上腺素能神经元组成，阿片受体密集，吗啡或脑啡肽均可抑制蓝斑核放电。当对吗啡耐受或成瘾后，该核放电也出现耐受，一旦停用吗啡，去甲肾上腺素能神经元活动增强，放电加速，伴随出现戒断症状。能抑制蓝斑核放电的可乐定可缓解吗啡戒断症状。

成瘾的治疗：临床观察发现，停用阿片类7天左右，可基本脱瘾。但停用期间病人的戒断症状较为严重，不用药物控制，很难坚持。因此成瘾的治疗常用“替代递减疗法”帮助患者脱瘾。“替代递减疗法”是指先使用依赖性程度较低以及作用较持久的阿片类药来代替成瘾性强的吗啡或海洛因，使成瘾者平稳渡过戒断症状发作期，然后递减替代药的剂量，直至完全撤除。如用半衰期长的阿片受体激动药美沙酮，治疗开始时每天1次口服10～20mg，病情稳定后剂量逐渐递减，一般先递减50%，至剂量达到每天5mg时，以每日1mg递减。也有人推荐每日递减10%～20%直至结束。后期出现戒断症状可用地西泮、东莨菪碱和可乐定治疗。但美沙酮也有成瘾性。

3. 急性中毒　表现为昏迷、针尖样瞳孔（严重缺氧时则瞳孔可散大）、呼吸高度抑制、血压降低，甚至休克。呼吸麻痹是中毒致死的主要原因，需用吗啡拮抗药、人工呼吸、给氧抢救。吗啡拮抗药纳洛酮对吗啡之呼吸抑制有显著效果，是最常用的抢救药物。

【禁忌证】　吗啡能通过胎盘进入胎儿体内或经乳汁分别抑制新生儿呼吸，同时能对抗催产素对子宫的兴奋作用而延长产程，故分娩止痛及哺乳妇女止痛禁用。由于抑制呼吸和致支气管收缩，故支气管哮喘及肺心病患者禁用。因致颅内压增高，故颅脑损伤的患者禁用。肝功能严重减退患者亦禁用。

可　待　因

可待因（codeine）又称甲基吗啡，在阿片中含量约0.5%。口服易吸收，首过效应较少，吸收率可达60%。吸收后，大约10%的可待因脱甲基后转变为吗啡而产生作用，所以可待因的镇痛作用仅为吗啡的1/10（可待因本身与阿片受体的亲和力低），作用持续时间与吗啡相似；镇咳作用为吗啡的1/4；镇静作用不明显，欣快感及成瘾性弱于吗啡。在一般剂量时，呼吸抑制作用较轻，无明显的便秘、尿潴留及体位性低血压等副作用。

临床上可用于中等程度疼痛，与解热镇痛药合用有协同作用。也是典型的中枢镇咳药，主要用于无痰干咳及剧烈频繁的咳嗽。

第二节 人工合成阿片类镇痛药

哌替啶

哌替啶（pethidine，度冷丁）于1937年在人工合成阿托品样类似物时被偶然发现，具有吗啡样作用。

【体内过程】 口服易吸收，但生物利用度较低（52%），故一般注射给药。血浆蛋白结合率为40%，$t_{1/2}$为3小时。主要经肝脏代谢成哌替啶酸和去甲哌替啶。后者$t_{1/2}$为15～30小时，有明显中枢兴奋作用。

【作用】 药理作用与吗啡基本相同，主要激动μ型阿片受体，有镇痛、镇静、欣快、呼吸抑制、扩张血管和免疫抑制作用。镇痛效力弱于吗啡，但常用量100mg与10mg吗啡的作用强度基本相似。亦能提高胃肠道张力和减少推进性蠕动，但因作用时间短，无明显止泻和引起便秘作用，也无明显中枢性止咳作用。

【应用】 可代替吗啡用于剧痛和心源性哮喘，还可用于麻醉前给药和人工冬眠。

【不良反应】 治疗量不良反应与吗啡相似，可引起眩晕、恶心、呕吐、口干、心悸、体位性低血压和免疫抑制等，但很少引起便秘和尿潴留。偶可致中枢兴奋，如震颤、肌肉痉挛和惊厥，可能与代谢物去甲哌替啶在体内蓄积有关。长期反复应用也会产生耐受性和依赖性，过量亦明显抑制呼吸。支气管哮喘和颅脑外伤病人禁用。

美沙酮

美沙酮（methadone）为μ受体激动药，镇痛作用主要为左旋美沙酮，镇痛效价强度与吗啡相当。但欣快作用不如吗啡，成瘾性产生亦较慢，戒断症状出现较迟，程度较轻。用于各种剧痛，亦用于吗啡和海洛因脱毒。

口服生物利用度92%，血浆蛋白结合率89%，$t_{1/2}$为15～40小时。主要经肝脏代谢并从肾脏排泄，反复使用有一定蓄积性。

芬太尼

芬太尼（fentanyl）化学结构与哌替啶相似，主要激动μ受体，其效价强度约为吗啡的80倍，也产生明显欣快、呼吸抑制和成瘾性，大剂量产生肌肉僵直。该药血浆蛋白结合率84%，$t_{1/2}$为3.7小时。用于各种剧痛。与氟哌利多（droperidol）合用于神经松弛痛（neuroleptic analgesia），帮助完成某些小手术或医疗检查，如烧伤换药、内窥镜检查等。与氧化亚氮或其他吸入麻醉剂合用，增强麻醉效果。禁忌证同吗啡。

喷他佐辛

喷他佐辛（pentazocine）又名镇痛新，激动κ受体，为μ受体的部分激动剂，对μ受体有一定的拮抗作用。镇痛作用为吗啡的 1/3，呼吸抑制作用为吗啡的 1/2，无明显欣快感，成瘾性小，但可诱发吗啡等 μ 受体激动药成瘾者出现戒断症状。大剂量（60～90mg）致烦躁、焦虑、幻觉等精神症状。用于慢性疼痛，已列为非麻醉性镇痛药。

口服和注射给药均吸收良好，口服生物利用度为 55%，血浆蛋白结合率为 65%，$t_{1/2}$ 为 4.5 小时。主要经肝脏代谢及肾脏排泄。

二氢埃托啡

二氢埃托啡（dihydroetorphine）为我国生产的镇痛药，为吗啡受体激动药。其镇痛作用是吗啡的 500～1000 倍。用量小，一次 20～40μg。镇痛作用短暂，约 2 小时左右。小剂量间断用药不易产生耐受性，大剂量持续用药则易出现耐受性和依赖性。

第三节 其他镇痛药

曲 马 多

曲马多（tramadol）为中枢性镇痛药，镇痛强度与喷他佐辛相当，呼吸抑制弱，无明显扩血管和降压作用，耐受性和依赖性也较低。其作用机制尚未完全阐明。适用于中度及重度急慢性疼痛及外科手术。长期应用也可能产生依赖性，不宜用于轻度疼痛。

口服易吸收，生物利用度约 90%，$t_{1/2}$ 约 6 小时。不良反应和其他镇痛药相似，偶有多汗、头晕、恶心、呕吐等。

布 桂 嗪

布桂嗪（bucinnazine）又名强痛定（fortanodyn），其镇痛作用约为吗啡的 1/3。用于偏头痛、神经痛、炎症性及外伤性疼痛及癌疼痛。个别病例曾出现成瘾性，宜慎用。

罗 通 定

罗通定（rotundine）又名延胡索乙素，即消旋四氢巴马汀的左旋体。为罂粟科草本植物玄胡（元胡）的有效成分，能活血散瘀、行气止痛。《本草纲目》中曾记载“治一身上下诸痛，用之中的，妙不可言”。1964 年在我国发现千金藤属植物块根中罗通定含量很高，是目前提取该药的主要原料。

我国学者对该药的研究较多，证实罗通定有镇静、安定、镇痛和中枢性肌肉松弛作用。其作用机制与阿片受体无关，也无明显成瘾性。罗通定可阻断脑内多巴胺受体，亦可增加与痛觉有关的特定脑区内脑啡肽神经元和内啡肽神经元的 mRNA 表达，促进脑啡肽和内啡肽的释放，产生明显镇静、催眠、安定和镇痛作用。

口服用于内科疾病所引起的钝痛、痛经及分娩止痛（对产程及胎儿均无不良影响）等，镇痛作用较解热镇痛药强。一次口服 60～100mg，10～30 分钟出现镇痛作用，可维持作用

2~5小时。对创伤、手术及晚期恶性肿瘤疼痛的疗效较差。

第四节 阿片受体拮抗剂

阿片受体拮抗剂常用纳洛酮（naloxone）和纳曲酮（naltrexone）。二者的化学结构与吗啡相似，对μ、δ和κ受体有竞争性拮抗作用。能快速对抗阿片类药物过量中毒，对长期应用阿片类药物者有催瘾作用。

纳洛酮口服生物利用度低（2%）。一般采用注射给药，$t_{1/2}$为1.1小时；纳曲酮口服生物利用度为50%，$t_{1/2}$为3.9小时。两药主要用于吗啡类镇痛药急性中毒所致的呼吸抑制、休克、循环衰竭等症状的解救（可使昏迷患者迅速复苏）和用于对吸毒成瘾患者的诊断。在镇痛药的理论研究中，纳洛酮也是重要的工具药。

【附】 癌痛的镇痛治疗

世界卫生组织提出，到2000年在全世界范围内达到癌症病人不痛的目标。我国卫生部亦于1991年下达了关于在我国开展“癌症病人三级止痛阶梯治疗”的指示，要求对癌痛的性质和原因作出正确的评估后，根据疼痛程度和原因分级选择相应的镇痛药进行治疗。第一阶梯对轻度疼痛的患者主要选用解热镇痛抗炎类药（如阿司匹林、对乙酰氨基酚、布洛芬、吲哚美辛等）；第二阶梯对中度疼痛者应选用弱阿片类药（如可待因、氨酚待因、布桂嗪、曲马多等）；第三阶梯对重度疼痛者应选用强阿片类药（如吗啡、哌替啶、美沙酮、二氢埃托啡等）。在用药过程中要尽量选择口服给药途径，可交替给药，有规律地按时给药，而不是按需（只在痛时）给药；药物剂量应个体化；需要时可加辅助药物，如解痉药（用于针刺样痛、浅表性灼痛）、精神治疗药（抗抑郁药或抗焦虑药等）。

表17-4 常用镇痛药作用、应用及不良反应

药物	作用			应用	不良反应		
	镇痛	镇静	催眠		呼吸抑制	呕吐	成瘾
吗啡（morphine）	++	+++	+++	其他镇痛药无效的各种急性剧痛；心源性哮喘	+++	++	+++
哌替啶（pethidine，度冷丁）	+	+~++	+	各种剧痛，麻醉前给药，人工冬眠，心源性哮喘	++	++	++
芬太尼（fentanyl）	++++	+	+	各种剧痛；麻醉辅助用药	++	++	+
美沙酮（methadone，美撒痛）	+++	+	+	创伤、手术、晚期癌症等剧痛；戒毒脱瘾	++	++	+
喷他佐辛（pentazocine，镇痛新）	++	+	+	慢性剧痛，术后止痛	+	+	±
曲马多（tramadol）	++	+	+	中度、重度疼痛	+		±
布桂嗪（bucinnazine）	++	+	+	皮肤、黏膜、运动器官疼痛	-		±

（续表）

药物	作用			应用	不良反应		
	镇痛	镇静	催眠		呼吸抑制	呕吐	成瘾
罗通定（rotundine，颅痛定）	+	+	+	头痛、胃痛、痛经、分娩后宫缩痛，失眠	±	±	−
二氢埃托啡（dihydroetorphine）	+	+	+	慢性顽固性疼痛和晚期癌症疼痛，麻醉用药	+		+

第十八章 解热镇痛抗炎药与抗痛风药

第一节 解热镇痛抗炎药

一、概述

解热镇痛抗炎药是一类具有解热、镇痛作用的药物，其中除苯胺类外，绝大多数兼有抗炎、抗风湿作用，有的还兼有抗痛风作用。为与甾体类抗炎药物区别，本类药物又称非甾体类抗炎药。这类药物的化学结构虽属于不同类别，但都可抑制花生四烯酸代谢过程中的环氧酶，使前列腺素（PG）合成减少。这是他们多种作用的共同机制。他们有以下共同作用：

1. 解热 本类药能降低发热者的体温，而对体温正常者几乎无影响。这与氯丙嗪对体温的影响不同，后者在物理降温配合下能使正常人体温降低。

下丘脑体温调节中枢通过对产热及散热两个过程的调节，使体温维持在37℃左右。外源性致热原包括病原体及其代谢产物和各种非传染性致热因素，刺激中性粒细胞产生与释放内热原，后者进入中枢使PG合成与释放增多，PG作用于体温调节中枢，使调定点提高至37℃以上，使产热增加、散热减少，引起发热。解热镇痛药对内热原引起的发热有解热作用，但对脑室内直接注射PG引起的发热则无效。因此认为它们的解热作用是通过抑制中枢PG合成酶（环氧酶），减少PG的合成，使体温调节中枢的调定点恢复正常。其解热作用强弱与抑制该酶活性程度大小相一致。

发热是机体的一种防御反应，而且热型对疾病诊断具有重要参考价值，因此对一般发热患者不急于使用解热药。但发热过高或过久则消耗体力，引起头痛、失眠、肌肉关节酸痛、昏迷，小儿高热易致惊厥，严重者可危及生命。此时合理应用解热药可解除发热，消除高热引起的并发症。但解热药只是对症治疗，体内药物消除后，体温将再度上升，因此应着重病因治疗。

2. 镇痛 与吗啡类镇痛药不同，仅有中等程度镇痛作用，对各种严重创伤性剧痛及内脏平滑肌绞痛无效；对临床常见的慢性钝痛如头痛、牙痛、神经痛、肌肉痛、关节痛、痛经等则有良好镇痛效果；对口腔及眼部小手术后疼痛也有镇痛作用；而且在镇痛剂量下，长期使用也不易产生欣快感和成瘾性。

本类药物镇痛作用部位主要在外周。在组织损伤或发炎时，局部可产生并释放致痛物质（也是致炎物质）如 PG、5－HT 和缓激肽等，作用于痛觉感受器引起疼痛。PG（E_1、E_2 及 $F_{2\alpha}$）还可提高痛觉感受器对致痛物质的敏感性。解热镇痛药可抑制炎症时 PG 的合成，因而有镇痛作用。这说明为何这类药物对尖锐的一过性刺痛（由直接刺激感觉神经末梢引起）无效，而对持续性钝痛（多为炎性疼痛）有效。此外，还可能部分地通过影响皮层下感觉传递而发挥镇痛作用。

3. 抗炎 除苯胺类药物外，其他解热镇痛药都有抗炎作用。对控制风湿性及类风湿性关节炎的症状有肯定疗效，起效迅速，但不能根治，也不能阻止疾病的发展以及合并症的发生。PG 在炎症中起着重要作用。将极微量（ng 水平）PGE_2 皮内、静脉或动脉内注射，均能引起炎症反应。炎症组织（如类风湿性关节炎）中有大量 PG 存在，PG 除具有扩张血管、增加白细胞趋化性外，还与其他致炎物质如缓激肽、组胺、5－HT 等有协同作用。解热镇痛药可抑制炎症部位环氧酶，使 PG 合成减少，从而缓解炎症。另外，还具有抑制白细胞聚集、降低白细胞趋化性、减少缓激肽生成、抑制透明质酸酶、保护溶酶体膜、抑制水解酶释放等多种作用。

目前研究发现环氧酶有两种，即环氧酶－1（COX－1）和环氧酶－2（COX－2），二者为结构异构体。前者位于血管、胃和肾，参与血管舒缩、血小板聚集、胃黏膜血流、胃液分泌及肾功能等的调节；后者在炎症组织中由细胞因子和炎症介质诱导产生。抑制炎症部位的环氧酶－2，可产生抗炎镇痛作用；抑制胃部环氧酶－1，则产生胃肠道的不良反应。

常用的解热镇痛抗炎药根据其对 COX 作用的选择可分为非选择性 COX 抑制药和选择性 COX 抑制药；按化学结构又可分为水杨酸类、苯胺类、吡唑酮类、丙酸类、乙酸类、灭酸类、昔康类等。

二、非选择性环氧抑制药

（一）水杨酸类

水杨酸类（salicylates）药物包括阿司匹林（aspirin）、水杨酸钠（sodium salicylate）和氟苯水杨酸（diflunisal）。阿司匹林最常用，氟苯水杨酸是其改进产品。水杨酸因刺激性大，仅作外用，有抗真菌及溶解角质的作用。

阿 司 匹 林

阿司匹林（aspirin，乙酰水杨酸，acetylsalicylic acid）于 1893 年合成，临床应用历史悠久。虽有新的非甾体类抗炎药物出现，但它仍是最常用的药物之一。

【体内过程】 口服后小部分在胃，大部分在小肠上部迅速吸收，其吸收度和溶解度与胃肠 pH 有关。0.5～2 小时血药浓度达峰值。在吸收过程中与吸收后，迅速被胃黏膜、血浆、红细胞及肝中的酯酶水解为水杨酸。因此，阿司匹林血浆浓度低，血浆 $t_{1/2}$ 短（约 15 分钟）。水解生成的水杨酸以盐的形式存在，具有药理活性，血浆蛋白结合率高达 80%～

90%。水杨酸主要经肝药酶代谢，大部分代谢产物与甘氨酸结合，少部分与葡萄糖醛酸结合后从肾排泄。

阿司匹林用量直接影响血中代谢物水杨酸盐的含量及其 $t_{1/2}$。当口服阿司匹林少于 1g 时，水解生成的水杨酸量较少，其代谢按一级动力学消除，血浆 $t_{1/2}$约 2～3 小时；当阿司匹林剂量 >1g 时，水杨酸生成量增多，水杨酸盐即从一级动力学转变为零级动力学消除，血浆 $t_{1/2}$可延长至 15～30 小时。此时若增加剂量，血中游离水杨酸浓度将急剧上升，可突然出现中毒症状。

由于阿司匹林体内代谢具有以上特点，故在治疗风湿性及类风湿性关节炎时，剂量应渐增，并根据患者用药后的反应及监测患者血药浓度确定给药剂量及给药间隔时间，以便保证用药的有效性与安全性。

阿司匹林代谢物主要由肾排泄。小量时，尿中排泄的主要代谢物为水杨酸与甘氨酸或葡萄糖醛酸的结合物，一部分以水杨酸盐的形式排出。大量时，由于以上两种结合反应趋于饱和，水杨酸盐的排出则大量增加。尿液 pH 的变化对水杨酸盐排泄量的影响很大，在碱性尿液时可排出 85%，在酸性尿液时仅为 5%。故同时服用碳酸氢钠可促进其排泄，降低其血药浓度。

机体昼夜节律可明显影响本品药代动力学，早晨 7 时服药比晚 7 时服药吸收完全而迅速，血药峰值高，代谢和排泄较慢，半衰期长，疗效好。

【作用】

1. 解热、镇痛 有较强的解热、镇痛作用，能有效降低发热患者的体温。

2. 抗炎 作用较强，且随剂量增加而增强。

3. 抗血栓形成 阿司匹林能使血小板中环氧酶活性中心的丝氨酸乙酰化而失活，从而减少血小板中血栓素 A_2（TXA_2）的生成，有抗血小板聚集和抗血栓形成作用。在受到诱发聚集的因子（如胶原、凝血酶）作用时，血小板膜磷脂酶被激活，分解膜磷脂，释放出花生四烯酸，后者经环氧酶作用，生成不稳定的环内过氧化物，经血小板中 TXA_2 合成酶的催化，环内过氧化物转变为 TXA_2。TXA_2 是强大的血小板释放及聚集的诱导剂，它可直接诱发血小板释放 ADP，进一步加速血小板的聚集过程。小剂量阿司匹林抑制环氧酶活性，减少 TXA_2 的合成，因而可抑制血小板聚集，防止血栓形成。过量则可引起凝血障碍，延长出血时间（图 18－1）。

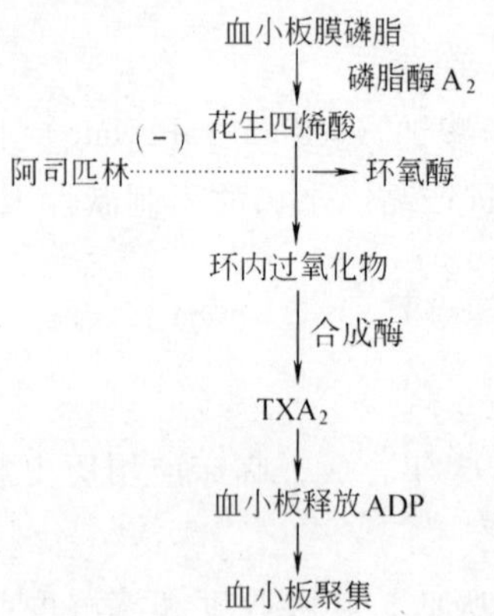

图 18－1 阿司匹林抑制血小板聚集图解

较大剂量的阿司匹林可抑制血管内皮细胞中环氧酶活性，减少 PGI_2（prostacyclin，前列环素）的合成。PGI_2 是 TXA_2 的生理拮抗剂，它的合成减少可能促进血栓形成。

【应用】

1. 钝痛 对钝痛特别是伴有炎症者效果较好，是治疗头痛和短暂肌肉骨骼痛的首选药，也常用于牙痛、关节痛、神经痛及痛经等。

2. 发热 对体温过高、持久发热或小儿高热者可降低体温，缓解并发症。

3. 风湿性、类风湿性关节炎 可使急性风湿热患者于24～48小时内退热，关节红、肿、疼痛缓解，血沉减慢，症状迅速减轻。由于控制急性风湿热的疗效迅速而确实，故可用于鉴别诊断。对类风湿性关节炎也可迅速镇痛，使关节炎症消退，减轻及延缓关节损伤的发展。剂量比一般解热镇痛用量大1～2倍，且疗效与剂量成比例增加，因此最好用至最大耐受剂量，但要注意防止中毒。一般成人每日3～5g，分4次于饭后服。

4. 防止血栓形成 小剂量（40～50mg）阿司匹林用于预防冠状动脉及脑血管血栓形成。

【不良反应】 一般解热镇痛剂量时副作用少，长期大剂量用于抗风湿时不良反应较多。

1. 胃肠道反应 最为常见。口服可直接刺激胃黏膜，引起上腹不适、恶心、呕吐，水杨酸钠尤易发生。血药浓度高则刺激延髓催吐化学感受区（CTZ），可致恶心、呕吐。较大剂量口服（抗风湿治疗）可加重、诱发溃疡，引起胃出血。其原因主要是阿司匹林对胃黏膜的直接刺激作用引起胃黏膜损害。另外，内源性PG有抑制胃酸分泌及增强胃黏膜屏障的作用，本药抑制胃黏膜PG合成，增加了胃酸分泌，削弱了屏障作用。饭后服药，将药片嚼碎，同服抗酸药，或服用肠溶片可减轻或避免上述反应。胃溃疡患者禁用。

2. 凝血障碍 能抑制血小板聚集，延长出血时间，大剂量（5g/日以上）或长期服用，还能抑制凝血酶原形成，延长凝血酶原时间，维生素K可以预防。严重肝损害、低凝血酶原血症、维生素K缺乏等均应避免服用。手术前1周也应停用。

3. 水杨酸反应 剂量过大（5g/日以上）或敏感者，可出现头痛、眩晕、恶心、呕吐、耳鸣以及视、听力减退，总称为水杨酸反应，是水杨酸类中毒的表现。严重者可出现高热、过度呼吸、酸碱平衡失调，甚至精神错乱，应立即停药，静脉滴入碳酸氢钠溶液碱化尿液，加速水杨酸盐自尿排泄。

4. 过敏反应 少数患者可出现荨麻疹、血管神经性水肿、过敏性休克等。某些哮喘患者服阿司匹林或其他解热镇痛药后可诱发哮喘，称为“阿司匹林哮喘”。其发病机制为阿司匹林抑制环氧酶，PG合成受阻，使白三烯及其他脂氧酶代谢产物增多，内源性支气管收缩物质居于优势，导致支气管痉挛，诱发哮喘。故哮喘、鼻息肉及荨麻疹患者禁用。肾上腺素仅部分对抗阿司匹林所致的支气管收缩。可用抗组胺药和糖皮质激素治疗。

5. 瑞夷综合征（Reye's syndrome） 病毒感染性疾病伴有发热的儿童和青少年服用阿司匹林后，偶致瑞夷综合征，表现为肝损害和脑病，可致死。因此，病毒感染时应慎用，可用对乙酰氨基酚代替。

（二）其他药物

解热镇痛抗炎药除水杨酸类外，还包括苯胺类、吡唑酮类、吲哚乙酸类、灭酸类、丙酸类及昔康类等。各类药物均具有镇痛作用，但在抗炎作用方面则各有特点，如吲哚美辛的抗炎作用较强，一些有机酸的抗炎作用中等，而苯胺类几无抗炎作用。虽然结构各异，但作用机制均与抑制 PG 合成有关。可用于解热，消除各种慢性钝痛，以及治疗风湿性关节炎和类风湿性关节炎等。与水杨酸类药物相似，均存在不同程度的胃肠道反应，凡消化性溃疡患者均应慎用。其中吡唑酮类药物毒性较大。

解热镇痛抗炎药的药理作用、临床应用及主要不良反应参见表 18－1。

三、选择性环氧酶－2 抑制药

传统的解热镇痛抗炎药为非选择性 COX 抑制剂，其治疗机制主要与 COX－2 抑制有关，而抑制 COX－1 则涉及常见的不良反应，如胃黏膜损伤、肾功能损伤和凝血障碍等。近年来合成了一系列选择性 COX－2 抑制剂。

塞来昔布

塞来昔布（celecoxib）具有抗炎、镇痛和解热作用。选择性抑制 COX－2，在治疗剂量时对人体内 COX－1 无明显影响，也不影响 TXA_2 的合成，但可抑制 PGI_2 合成。口服易吸收，血浆蛋白结合率高，血药浓度达峰时间为 3 小时，$t_{1/2}$ 为 11 小时。主要在肝脏通过 CYP_2C_9 代谢，经尿和粪便排出。主要用于风湿性、类风湿性关节炎和骨关节炎，一般在用药 2 周后疼痛和关节功能状态明显改善。也用于手术后疼痛、牙痛、痛经等。不良反应发生率远较其他非选择性环氧酶抑制药低。但仍可能有其他非甾体抗炎药引起的水肿、多尿和肾损害，对有血栓形成倾向的病人需慎用。磺胺类过敏的患者禁用。

尼美舒利

尼美舒利（nimesulide）具有抗炎、镇痛和解热作用，对 COX－2 的选择性抑制作用较强。口服吸收迅速完全，蛋白结合率 99%，$t_{1/2}$ 为 2～3 小时，生物利用度高。用于类风湿性关节炎和骨关节炎、腰腿痛、牙痛、痛经。胃肠道不良反应少而轻微。

四、解热镇痛药复方制剂

解热镇痛药常常相互配伍，以增强疗效和减少不良反应。目前，多遵循下列原则重新组方：①小剂量解热镇痛药之间作用相互增强。②加用小剂量兴奋药（如咖啡因）对抗中枢抑制作用，消除疲倦、嗜睡的症状。③合用抗组胺药（如扑尔敏），起到抗过敏作用，减轻感冒发热的头痛、鼻塞等症状。④合用镇咳、祛痰药，解除咳嗽、痰多症状（表 18－2）。应当注意，非那西汀久用可致肾乳头坏死、肾盂癌，氨基比林可导致粒细胞缺乏，二者已不单独使用，仅作为复方的一种成分，但对含氨基比林的复方使用时仍宜谨慎。

表 18－1　**常用解热镇痛抗炎药**

类别	药物	药理作用	临床应用	不良反应	备　注
水杨酸类	阿司匹林（aspirin）（1893）	解热、镇痛、抗炎作用较强；抑制血小板聚集，抗血栓；驱胆道蛔虫	慢性钝痛，感冒发热，血栓病	胃肠道反应，凝血障碍，过敏反应，水杨酸反应	大剂量时不良反应多
水杨酸类	氟苯水杨酸（diflunisal，二氟尼柳）	抗炎镇痛作用为阿司匹林 4 倍，解热作用为其 1.5 倍	轻、中度疼痛如术后痛、骨骼肌痛等；骨关节炎、类风湿关节炎	胃肠道反应少；中毒时常见嗜睡、定向力障碍	过量不易造成酸碱不平衡
水杨酸类	双水杨酯（salsalate，水杨酰水杨酸）	抗炎镇痛作用似阿司匹林	慢性钝痛，感冒发热，急慢性风湿性关节炎，痛风	少见。对胃几乎无刺激性	肾功能不全者慎用
水杨酸类	水杨酸镁（magnesium salicylate）	与阿司匹林相似，对血小板聚集则无显著影响	风湿性及类风湿性关节炎、关节痛	胃肠道刺激小，长期服用不影响消化功能，偶见眩晕、耳鸣	不含钠离子，适用于伴有高血压或心力衰竭的风湿病者
苯胺类	对乙酰氨基酚（acetaminophen，扑热息痛，paracetamol）（1878）	解热镇痛作用缓和持久，解热作用与阿司匹林相似，镇痛作用较强，抗炎作用很弱	感冒发热、头痛、牙痛、神经痛、肌肉痛、关节痛、痛经等	过量（成人 10～15g）急性中毒致肝坏死，久用致肾损害	为非那西丁代谢产物并渐取代之；对血小板和凝血机制作用弱
吡唑酮类	保泰松（phenylbutazone）（1949）	抗炎抗风湿作用强而持久，解热镇痛作用较弱，促尿酸排泄	风湿性及类风湿性关节炎，强直性脊柱炎，急性痛风	毒性较大。胃肠道反应，水钠潴留，肝肾损害，长用可抑制骨髓造血功能	诱导肝药酶；增强口服降血糖药、抗凝药、皮质激素作用
吡唑酮类	羟基保泰松（oxyphenbutazone）（1956）	无排尿酸作用	风湿性及类风湿性关节炎，强直性脊柱炎	对胃肠道刺激比保泰松略轻	为保泰松活性代谢物
丙酸类	布洛芬（ibuprofen，异丁苯丙酸）（1964）	抗炎镇痛比阿司匹林强 16～32 倍	风湿性及类风湿性关节炎，一般疼痛发热	胃肠道反应少，易耐受，偶见血小板减少症、视力模糊	首先广泛使用的丙酸类药，血浆蛋白结合率高
丙酸类	萘普生（naproxen）（1970）	抗炎、解热、镇痛作用分别为阿司匹林的 55、22、7 倍	同上	胃肠道反应，头晕，乏力	毒性较低
丙酸类	芬布芬（fenbufen）（1936）	抗炎、镇痛作用比阿司匹林强，长效	风湿性、类风湿性关节炎，强直性脊柱炎及其他疼痛，痛风	少见	为前体药物，避免了对胃肠道的刺激性
丙酸类	酮洛芬（ketoprofen）（1968）	抗炎较布洛芬强	同上	比布洛芬、消炎痛少而轻，易于耐受	使用剂量小、疗效高、毒性低
丙酸类	非诺洛芬（fenoprofen calcium）	作用类似布洛芬，抗炎作用较突出；抗血小板聚集	同上	与布洛芬相似	

（续表）

	药物	药理作用	临床应用	不良反应	备　注
乙酸类	吲哚美辛（indomethacin，消炎痛）（1963）	解热、抗炎抗风湿作用强，对炎性疼痛有明显镇痛作用	风湿性、类风湿性关节炎，强直性脊柱炎，急性痛风；其他解热药疗效不显著的发热	多见。胃肠道反应，头痛、眩晕、精神异常，造血功能抑制，过敏反应	作用最强的环氧酶抑制药之一。禁用于孕妇、儿童、机械操作人员及精神失常、溃疡病、癫痫、肾病者
乙酸类	舒林酸（sulindac，硫茚酸）	似吲哚美辛，作用强度为其1/2	风湿病、滑囊炎、急性痛风性关节炎	少而轻，多见胃肠道反应	代谢产物硫化物作用为原药的500倍
灭酸类	甲灭酸（mefenamic acid）（1961）	抗炎镇痛作用较阿司匹林强	风湿性及类风湿性关节炎	较多。嗜睡、眩晕、头痛、恶心、腹泻	连续用药一般不超过1周
灭酸类	氯灭酸（chlofenamic acid）	抗炎镇痛作用较强	同上	较少	
昔康类	吡罗昔康（piroxicam，炎痛喜康）	镇痛、解热、抗炎、抗痛风作用较强，速效、强效、长效	风湿性及类风湿性关节炎，多种原因疼痛，痛风	少见，易耐受。剂量过大或长期服用可致消化道出血、溃疡	抗炎作用强度似吲哚美辛
昔康类	替诺昔康（tenoxicam）	类似吡罗昔康	类似吡罗昔康	少见，耐受性比吡罗昔康好	口服吸收完全

表 18－2　　常用复方解热镇痛药成分

名　称	对乙酰氨基酚	伪麻黄碱	氯苯那敏	右美沙芬	其他成分
美息伪麻片	√	√		√	苯海拉明
咖酚伪麻片（银得菲）	√	√			咖啡因
双扑伪麻碱	√	√	√		
日夜百服宁（日片）	√	√		√	
日夜百服宁（夜片）	√	√	√	√	
白加黑日片	√	√		√	
白加黑夜片	√	√		√	苯海拉明
胺酚伪麻片	√	√			
酚麻美敏片（泰诺）	√	√	√	√	
儿童退热片	√		√		
速效伤风胶囊	√	√			咖啡因、人工牛黄
散利痛	√				咖啡因、安替比林
复方氨酚烷胺胶囊（快克）	√				咖啡因、人工牛黄、金刚烷胺
锌布颗粒（臣功再欣）			√		葡萄糖酸锌、布洛芬
感冒通片			√		人工牛黄、双氯灭痛
康必得胶囊	√				葡萄糖酸锌、板蓝根、异丙嗪
新康泰克胶囊		√	√		

注：表中打“√”者为该药所含组方成分

第二节 抗痛风药

痛风是体内嘌呤代谢紊乱引起的一种疾病，表现为尿酸过高，尿酸沉积于关节、结缔组织和肾脏，引起粒细胞局部浸润而产生炎症反应。急性痛风发作时外周关节（常为大踇趾关节）出现红、肿、热和剧烈疼痛，慢性痛风则由痛风反复间歇发作而造成，尿酸盐析出结晶沉积在组织中形成痛风结石。在关节形成结石，可导致关节畸形和功能障碍；在肾脏形成结石，可导致肾脏慢性损害。

抗痛风药可通过抑制嘌呤代谢、减少尿酸生成、促进尿酸排泄或抑制粒细胞浸润而产生作用，治疗急性痛风和慢性痛风的药物有所不同。

1. 主要用于急性痛风药 有秋水仙碱类、非甾体类抗炎药。秋水仙碱是治疗急性痛风的经典药物，能迅速控制急性痛风性关节炎。非甾体类抗炎药，如吲哚美辛、布洛芬、萘普生等，对于急性痛风和痛风反复间歇发作的炎症和疼痛有较好疗效，有些药物如保泰松等还具有促进尿酸排泄的作用。甾体类抗炎药只用于上述抗痛风药不能耐受或顽固的病例，不能作为常规用药。

2. 主要用于慢性痛风药 本类药物通过抑制尿酸生成或促进尿酸排泄，从而控制慢性痛风的复发性发作。分别有：①抑制尿酸生成药：别嘌醇、奥昔嘌醇、巯异嘌呤等，这类药物用于肾功能损害的病人更为合适。②促尿酸排泄药：丙磺舒、乙磺舒、苯溴马隆等，能抑制尿酸在肾小管吸收，促进尿酸排泄，降低血中尿酸浓度。抑制尿酸生成药与促尿酸排泄药适当的联合应用可提高疗效。

常用抗痛风药的药理作用、临床应用与不良反应见表 18－3。

表 18－3　　常用抗痛风药

药　物	作　用	应　用	不良反应
秋水仙碱（colchicine）	抑制急性发作时粒细胞浸润及吞噬功能；抑制细胞有丝分裂，有一定的抗肿瘤作用	急性痛风性关节炎；对非痛风性疼痛及其他类型关节炎无效	胃肠道反应，中毒时出现水样便、血便、骨髓抑制等。静脉注射比口服好，胃肠反应减少
地美可辛（demecolcine，秋水仙胺）	与秋水仙碱相同	急性痛风	比秋水仙碱轻
丙磺舒（probenecid 羧苯磺胺）	抑制肾小管对尿酸的再吸收，促进尿酸排泄；抑制肾小管对青霉素类的分泌，提高青霉素类的血药浓度和延长作用时间。	慢性痛风；无镇痛、抗炎作用，对急性痛风无效	较少，磺胺类过敏及肾功能不全者禁用，孕妇慎用。用药同时大量饮水或碱化尿液，以避免大量尿酸排泄时在泌尿道形成结石

（续表）

药 物	作 用	应 用	不良反应
磺吡酮（sulfinpyrazone）	抑制肾小管对尿酸的再吸收，减少尿酸盐在组织中沉积；抗血栓；无抗炎、镇痛作用	尿酸结石性痛风；不适于急性痛风。	胃肠道反应，偶见骨髓抑制、肾功能损害
苯溴马隆（benzbromarone，痛风利仙）	抑制肾小管对尿酸的再吸收	慢性痛风	胃肠道反应，偶见过敏反应。水杨酸类拮抗本药，不能合用
别嘌醇（allopurinol 别嘌呤醇）	次黄嘌呤的异构体，抑制黄嘌呤氧化酶，阻止黄嘌呤等转化为尿酸，减少尿酸生成。代谢物奥昔嘌醇可抑制黄嘌呤氧化酶，且在组织中停 留时间较长	慢性痛风，防止尿酸盐在骨、关节及肾脏形成结石；也用于其他疾病或药物及肿瘤放、化疗引起的继发性高尿酸血症	偶见皮疹、白细胞减少、胃肠道反应、转氨酶增高等。用药期间定期检查肝功能和血象

第十九章 中枢兴奋药

中枢兴奋药（central stimulants）是能提高中枢神经机能活动的一类药物。根据它们的主要作用部位可分为3类：①主要兴奋大脑皮质的药物，如咖啡因；②主要兴奋延髓呼吸中枢的药物，通常称为呼吸兴奋药，如尼可刹米、洛贝林等。③主要兴奋脊髓的药物，如士的宁，这类药物因毒性大，临床应用很少，主要用于实验研究。以上分类仅是相对的，随着剂量增大，中枢兴奋药的作用发生弥散，继而引起广泛兴奋，导致惊厥。

第一节　主要兴奋大脑皮质药

咖　啡　因

咖啡因（caffeine）是从茶叶或咖啡豆中提取的一种生物碱。由于咖啡因能兴奋中枢神经系统，根据国际奥委会的规定，咖啡因是运动员在竞技比赛中禁止使用的兴奋剂，尿检浓度超过12μg/mL即视为阳性。

【体内过程】 口服吸收完全，与有机酸形成的复盐，如苯甲酸钠咖啡因（简称安钠咖，CNB）注射给药吸收良好，吸收后可分布在全身体液中，并迅速透过血脑屏障，亦可通过胎盘进入胎儿体内。主要在肝脏代谢，代谢物及少部分原形药物经肾排出。$t_{1/2}$约3～7小时，但用于早产儿，咖啡因的$t_{1/2}$可长达50小时以上。

【作用】

1．兴奋中枢 咖啡因对大脑皮质有选择性作用。应用小剂量（50～200mg）后，可出现精神兴奋，思维活跃，消除睡意，提高工作效率。较大剂量（300～500mg）则可直接兴奋延髓呼吸中枢和血管运动中枢，使呼吸加深加快、血压升高，特别是中枢处于抑制状态时作用更明显。中毒量可兴奋脊髓，导致惊厥。

2．心血管 小剂量兴奋迷走神经，引起心率减慢，大剂量时对心脏有直接兴奋作用，使心率加快。能直接扩张皮肤、肺、肾血管及冠状血管，而对脑血管却是收缩作用，这也是其缓解偏头痛的机制。

3．其他 对支气管平滑肌和胆道平滑肌有舒张作用；增加肾小球的滤过率，减少肾小管对钠离子的重吸收，具有利尿作用。另外，咖啡因还能刺激胃液分泌，使胃酸增加。

【作用机制】 体外实验证明，咖啡因和茶碱在很低浓度即可抑制磷酸二酯酶，减少cAMP的分解破坏，使细胞内cAMP含量增加。cAMP是细胞内的第二信使，可激活蛋白激酶，产生广泛的生理效应，如心脏兴奋、平滑肌松弛等。

整体实验时，中枢的咖啡因和茶碱浓度仍达不到抑制磷酸二酯酶的浓度，却能竞争性拮抗腺苷（也是一种神经递质）对中枢的抑制作用，从而出现中枢兴奋作用。

【应用】

1. 中枢抑制状态 如严重传染病、镇静催眠药或抗组胺药过量引起的昏睡及呼吸循环抑制等，如吗啡过量引起的呼吸抑制、早产儿呼吸暂停。

2. 偏头痛 与麦角胺配伍制成麦角胺咖啡因片。

3. 一般性头痛 与解热镇痛药配伍。

4. 神经官能症 与溴化物合用（咖溴合剂、巴氏合剂）。

【不良反应】 不良反应轻，安全范围较大。剂量较大可致激动、不安、失眠、心悸、头痛、恶心、呕吐；剂量过大也可致惊厥。婴儿高热时易发生惊厥，不宜用含咖啡因的解热复方制剂。因增加胃酸分泌，消化性溃疡病患者不宜久用。少数人用药后出现耐受。动物实验发现能引起仔鼠先天缺损，骨骼发育迟缓，故孕妇慎用。

【药物相互作用】 与麻黄碱或肾上腺素有相互增强作用，不宜同时注射。

第二节 主要兴奋延髓呼吸中枢药

尼可刹米

【作用】 尼可刹米（nikethamide，可拉明，coramine）直接兴奋延髓呼吸中枢，也可刺激颈动脉体和主动脉体化学感受器，反射性兴奋呼吸中枢。能提高呼吸中枢对二氧化碳的敏感性，使呼吸加深加快。当呼吸处于抑制状态时，兴奋作用更为明显，可使呼吸加深加快，换气量明显增加。对血管运动中枢兴奋作用较弱。

【应用】 呼吸抑制，对肺心病引起的呼吸衰竭及吗啡中毒引起的呼吸抑制疗效较好。作用时间短，一次静注仅能维持5～10分钟，因此常采用静脉间歇多次给药。

【不良反应】 治疗量不良反应少。过量致血压上升、心动过速、肌震颤及僵直、咳嗽、呕吐、出汗等。中毒时可出现惊厥。

洛贝林

【作用】 洛贝林（lobeline）又名山梗菜碱，最初是从产于北美的山梗菜科植物山梗菜中提出的生物碱，现已能人工合成。通过兴奋颈动脉体和主动脉体的化学感受器部位的N胆碱受体，反射性兴奋延髓呼吸中枢。效应弱于烟碱，作用仅持续数分钟。静脉注射对心血管的作用表现为血压升高和心率加快。通过兴奋延髓极后区的催吐化学感受区，同时激动参与呕吐动作的迷走和脊髓传入通路，致呕吐。剂量加大可直接兴奋延髓，致震颤、惊厥。兴奋过度可致中枢抑制，进而死于呼吸衰竭。

【应用】 ①新生儿窒息、一氧化碳中毒窒息；②药物中毒、小儿感染性疾病引起的呼吸衰竭。

【不良反应】 过量可引起恶心、呕吐、咳嗽、震颤、头晕、出汗。并可兴奋迷走中枢而致心动过缓、传导阻滞、轻瘫、低温、低血压、惊厥、昏迷。过量亦可兴奋交感神经节及肾上腺髓质而致心动过速。

第三节　中枢兴奋药的应用原则

一、适应证

本类药物主要用于严重疾病或药物中毒引起的呼吸衰竭、呼吸中枢抑制及中枢抑制状态。常用安全范围较大的尼可刹米和洛贝林。对呼吸肌麻痹引起的呼吸功能不全，中枢兴奋药往往无效，宜用新斯的明解救。对循环衰竭、心搏骤停引起的呼吸功能不全，应少用或者不用中枢兴奋药，因为中枢兴奋药可提高脑组织细胞代谢，增加其耗氧量，在呼吸不良状态下更加重脑组织细胞的缺氧状态。

二、剂量

多数中枢兴奋药选择性一般都不高，安全范围小，兴奋呼吸中枢的剂量与致惊厥剂量之间的距离小。对深度中枢抑制的患者，大多数中枢兴奋药在不产生惊厥的剂量时往往无效。另外，它们的作用时间都很短，需要反复用药才能长时间维持患者呼吸，因而很难避免惊厥的发生。所以除严格掌握剂量外，这类药物的应用宜限于短时就能纠正的呼吸衰竭患者。临床主要采用人工呼吸、吸氧等综合措施，中枢兴奋药仅作为辅助治疗。

第二十章 治疗老年性痴呆症药

老年性痴呆症是危害老年人健康的常见病。老年性痴呆症分为三大类：一是阿尔茨海默症（Alzheimer's disease，AD），也叫原发性痴呆，因大脑退行性病变和萎缩造成；二是脑血管性痴呆（vascular dementia，VD），也叫多发性梗塞性痴呆，因脑中风导致脑循环障碍，全脑缺血缺氧而导致脑功能下降；三是少见的痴呆，病变主要累及基底节、丘脑、间脑，如大舞蹈病性痴呆等。其中 AD 约占 60% ~70%。AD 的病因尚不明，但一般认为是多病因疾病，可能与遗传、中毒、病毒感染、自身免疫等有关，或由于脑动脉硬化、酒精中毒、脑梗死、内分泌代谢紊乱等原因引起。

尽管有关 AD 的研究进展很快，但迄今尚无十分有效的药物。目前的治疗主要是应用胆碱酯酶抑制药和替代性胆碱类药物、脑循环改善剂、亲智能药等。现有的药物治疗主要基于以下认识：AD 主要表现为认知和记忆障碍，其解剖基础为海马组织结构的萎缩，功能基础为胆碱能神经兴奋传递障碍和中枢神经系统内乙酰胆碱受体变性，神经元数目减少等。目前采用的比较有特异性的治疗策略是增加中枢胆碱能神经功能，包括：①补充乙酰胆碱前体物质：其临床效果始终未能被证实。②可逆性的胆碱酯酶（AchE）抑制药：这是目前最常用，且被认为最有希望的治疗药物。不断有新的产品进入临床试用：第一代，如毒扁豆碱、他克林等，其改善记忆的作用已被证实，但缺点是非选择性、作用时间短、治疗剂量个体差异大；第二代，如多奈哌齐、利斯的明（rivastigmine）、加兰他敏、美曲磷脂等，具有选择性高，作用时间较长的优点；第三代，如艾斯能（重酒石酸卡巴拉汀）、哈伯因等，是目前治疗 AD 最有效的药物之一。③胆碱能受体激动药：以往的制剂大多令人失望，最近推出的选择性作用于 M_1 受体的药物，如占诺美林、沙可美林（sabcomeline）等，毒副反应更少，可能有较好的应用前景。随着研究的深入，新的治疗方法及药物，如神经营养因子及神经保护药治疗、抗炎和抗氧化治疗等也逐渐引入临床，但其应用前景目前尚不十分明了。其他如 β-分泌酶抑制药、Aβ 疫苗、非甾体类抗炎药、氧自由基清除剂、雌激素、神经生长因子及其增强剂也正在研究开发中。

第一节　拟胆碱药

乙酰胆碱能神经元主要位于迈内特基底核（nucleus basalis of Meynet），在 AD 早期即可减少，是患者出现认知功能减退的首要原因，因此采用乙酰胆碱酯酶抑制剂及选择性毒蕈碱样、烟碱样胆碱能受体激动剂等提高乙酰胆碱能神经元功能已成为 AD 的治疗方向。

一、胆碱酯酶抑制药

他 克 林

【作用与应用】 他克林（tacrine）是第一代中枢性 AchE 抑制药，是目前治疗 AD 最有效的药物之一。其作用机制是：①抑制血浆中的 AchE 及组织中的 AchE，且具有高度脂溶性，极易透过血脑屏障；②直接作用于 M 受体及 N 受体；③促进乙酰胆碱（Ach）的释放，该作用可被阿托品所抑制。另外，临床研究发现：AD 患者用本药治疗后，脑脊液中高香草酸（HVA）、5－羟基吲哚乙酸（5－HIAA）及生长抑素的浓度升高，推测他克林可能通过多巴胺能、血清素能（serotonergic）及生长抑素能（somatostatinergic）神经系统而共同发挥治疗作用。

$t_{1/2}$为 3～5 小时，起始 10mg，4 次/日，最大剂量 160mg/日。

【不良反应】 主要是肝毒性，尤其是引起谷丙转氨酶（ALT）水平升高，在用药初，需每周检测 1 次血清转氨酶，以后每 3 个月检测 1 次。若剂量增加时，应每周检测 1 次，至少 6 周。其他不良反应包括尿频、流涎、多汗、眩晕和皮疹等。

多奈哌齐

多奈哌齐（donepezil，安理申，aricept）是第二代中枢性 AchE 抑制药，是目前治疗 AD 更有效的药物。1995 年结束Ⅲ期临床试验，1996 年被美国 FDA 批准上市。该药口服有效，与他克林比较更安全，没有肝脏毒性作用，每日口服 1 次，而他克林每日要口服 4 次。

石 杉 碱 甲

石杉碱甲（huperzine A）又称双益平、哈伯因，是中国学者从石杉科石杉属植物蛇足石杉（千层塔）中分离得到的一种生物碱，是一种高选择性的第三代 AchE 抑制药，1994 年初被卫生部批准为治疗老年性痴呆症的新药。作用时间短，副作用少。临床用于良性记忆障碍，提高患者指向记忆、联想学习、图像回忆、无意义图形再认及人像回忆等能力。对痴呆患者和脑器质性病变引起的记忆障碍亦有改善作用。服药后有时有头晕、恶心、胃肠道不适、乏力。癫痫、肾功能不全、机械性肠梗阻、尿路梗阻、心绞痛、心动过缓、支气管哮喘者禁用。

加 兰 他 敏

加兰他敏（galanthamine）是第二代 AchE 抑制药，主要用于治疗轻、中度 AD。临床有效率 60% 左右。其疗效与他克林相似，但无肝毒性。加兰他敏对神经元的 AchE 有高度选择性，抑制神经元 AchE 的能力要比抑制血液中 AchE 的能力强 50 倍，是竞争性 AchE 抑制药。在胆碱能高度不足的区域（如突触后区域）活性最大，不与蛋白质结合，也不受进食和同时服药的影响。是较好的治疗 AD 的药物之一。治疗初期（2～3 周），患者有恶心、呕吐及腹泻等不良反应，以后即消失，用药 6～8 周后疗效显著。

美 曲 膦 酯

美曲膦酯（metrifonate）又称敌百虫，是第二代 AchE 抑制药。美国的 Bayer 公司于 1952 年开发，作为杀虫药使用，直到 20 世纪 80 年代才被用于治疗 AD。美曲膦酯是目前用于 AD 治疗的唯一以无活性前体药物形式存在的 AchE 抑制药，用药数小时后转化为有活性的代谢产物而发挥持久的疗效。与毒扁豆碱和他克林相比，本药能显著提高大鼠脑内多巴胺和去甲肾上腺素的浓度，易化记忆过程，既有益于改善老年性痴呆患者的行为障碍，也可提高患者的认知功能。高剂量服用不仅能显著提高患者的认知能力，且对患者的幻觉、抑郁、焦虑、情感淡漠等症状有明显改善作用。不良反应较少、较轻且短暂，偶见腹泻、下肢痉挛、鼻炎等症状。

二、胆碱受体激动药

占 诺 美 林

占诺美林（xanomeline）是 M_1受体选择性激动药，对 M_2、M_3、M_4、M_5受体作用很弱，易透过血脑屏障，是目前发现的选择性最高的 M_1受体激动药之一。服用本药后，AD 患者的认知功能和动作行为有明显改善。但有胃肠道及心血管方面的不良反应。

第二节　脑循环改善药

随年龄增长及脑缺血缺氧时，细胞内钙浓度过高或钙超载，现发现钙离子水平升高与大脑老化和痴呆有关。本类药物能直接作用于小血管平滑肌或通过肾上腺素受体、钙离子通道而扩张脑血管，增加脑血流量，增加脑细胞对氧的有效利用，改善脑细胞的代谢，主要用于脑血管性痴呆。本类药物在扩张脑血管时，一般不影响正常血压。

尼莫地平

尼莫地平（nimodipine，尼莫同，nimotop）是钙通道阻滞药，它作用于神经元电压依赖性 L 型钙通道，使细胞内钙离子浓度降低，促进受伤神经元的再生。该药能显著改善病人的认知障碍、操作、情感和社会行为，用于原发性痴呆、脑血管性痴呆的治疗。过量时出现面红、血压明显下降、心动过速或过缓。严重肝功能损害者禁用。

烟酸生育酚酯

烟酸生育酚酯（tocopheryl nicotinate）能直接作用于血管壁，舒张血管平滑肌，促进脑、皮肤、肌肉的血液循环，持久稳定地增加血流量。对激肽酶引起的毛细血管通透性增加有特异性抑制作用。此外，尚能抑制胆固醇的合成，并促进胆固醇排泄到胆汁中，防止胆固醇沉积于血管壁。用于脑血管性痴呆和原发性痴呆。偶有头昏、胃部不适、便秘、腹泻、胃痛、食欲不振、恶心等不良反应，饭后服用可减少副作用，溃疡病患者禁用。

第三节　亲智能药

老年性痴呆患者存在氧代谢、糖代谢及核酸、蛋白质、脂质等代谢系统障碍，脑血流量亦明显降低。亲智能药能促进大脑皮层细胞的氧、糖、核酸、蛋白质代谢，提高腺苷酸激酶活性及大脑 ATP/ADP 的比值，并能扩张脑血管，改善脑血流量，增加氨基酸及葡萄糖的吸收利用，恢复大脑细胞功能，对老年性痴呆症的认知障碍及部分精神症状有不同程度的改善作用。

吡拉西坦（piracetam，脑复康）

增强神经元突触内磷酸酯酶活性，促进大脑对磷脂和氨基酸的利用，增强大脑蛋白质的合成，促进大脑半球经由胼胝体的信息传递，提高学习和记忆能力，可改善脑缺氧状态，保护和恢复神经元的功能。临床上主要用于治疗记忆和思维减退，以及轻、中度痴呆。

阿尼西坦（aniracetam，三乐喜）

与吡拉西坦相比，作用强、起效快。能改善缺血、缺氧条件下出现的行为及识别功能紊乱。对健忘症、记忆减退、老年性痴呆及脑血管后遗症等有肯定疗效。

胞磷胆碱（citicoline，胞二磷胆碱）

为核苷衍生物，是卵磷脂合成的主要辅酶，能改善脑的功能，具有改善意识状态、调节血管张力和催醒作用。

第四节　其　他　药

一、神经生长因子

神经生长因子（NGF）能促进神经元增殖和分化，调节中枢和外周神经元存活和轴突生长，并对效应神经元的化学、机械损伤的修复起着重要作用，临床上用于治疗老年性痴呆。NGF 分子量大，口服或注射难以到达大脑。一些学者曾摸索向患者侧脑室插管的方法，在 3 个月内通过插管注入 NGF 6mg 后，智能测试认知能力有所改善。

用 NGF 治疗老年性痴呆还存在两个问题：一是药用人 NGF 的来源，rhNGF 基因已在哺乳动物细胞、昆虫细胞中获得表达，但价格昂贵；二是给药方式和途径，存在的一个重要障碍是 NGF 不易通过血脑屏障，经常性脑内注射带来许多技术上的难题。目前许多学者正在加紧解决这些问题。

二、抗炎及抗淀粉样蛋白

AD淀粉样变病因学说认为防止淀粉样蛋白的产生也可降低AD患病率，其关键在于阻止β-淀粉样蛋白（amyloid β-protein，Aβ）产生和促进Aβ代谢。有学者认为除了利用药物分解Aβ之外，还需考虑炎症因素，因为Aβ在脑内细胞基质沉淀聚积形成的β-淀粉样斑块有很强的神经毒性作用，可激活小胶质细胞和星形胶质细胞，导致斑块周边神经元的变性和死亡。炎症反应可能参与了此病变过程。故应用非甾体类抗炎药治疗，有助于减少脑内β-淀粉样斑块，抑制脑内的炎症反应。另外，研究还发现雌激素治疗也能促进胆碱能神经元生长和生存，减少脑内淀粉样蛋白沉积。

三、抗氧化药

氧化应激过度、自由基自身毒性也被认为是神经退行性疾病的重要原因，药物干预可提高AD患者体内抗氧化系统水平，改善自由基清除系统的缺陷。如褪黑素、维生素E被认为是一种内源性抗氧化物质。近年来较广泛报道的银杏叶制剂也有一定的抗氧化的疗效。

第四篇　自体活性物质类药

自体活性物质（autacoids）是指具有强而广泛的生物活性的内源性活性物质。自体活性物质存在于体内许多组织，局部释放，作用于附近靶器官上的相关受体，产生特定的生理效应或病理反应，故又称局部激素（local hormones）。这类物质包括组胺、磷脂及花生四烯酸代谢物、5－羟色胺和多肽类（如血管紧张素、激肽类、利尿钠肽、P 物质、内皮素、血管活性肽、降钙素基因相关肽和神经肽 Y 等），以及一氧化氮和腺苷。有些自体活性物质在治疗疾病方面尚无意义，但其高选择性的受体激动剂或拮抗剂却有着重要的临床价值。

第二十一章　组胺与抗组胺药

第一节　组胺及其拟似药

组胺（histamine）是最早发现的自体活性物质，由 L－组氨酸脱羧生成，化学结构为 2－咪唑乙胺，在体内与硫酸盐多糖、肝素或软骨硫酸盐及酸性蛋白结合，以无活性的结合物形式储存于肥大细胞及嗜碱性粒细胞的颗粒中。其中肺、皮肤、支气管黏膜和胃肠黏膜组胺含量较高。一些物理、化学刺激或药物（如吗啡、烟碱等）、速发型（Ⅰ型）变态反应都能使肥大细胞脱颗粒，导致组胺释放。组胺释放后，与邻近靶细胞上的组胺受体结合，产生强大的生物效应，并参与炎症和Ⅰ型变态反应等病理过程。另外，组胺还作为一种中枢递质和中枢调节物质发挥作用。组胺受体有 H_1、H_2、H_3 亚型，其分布、效应、激动药和阻滞药见表 21－1。

表 21-1 组胺受体分布及效应

受体类型	分布组织	效应	激动药	阻滞药
H_1	支气管、胃肠、子宫平滑肌 血管 毛细血管 心房 房室结	收缩 扩张 通透性增加 收缩增强 传导减慢	倍他司汀 2-甲基组胺	苯海拉明 异丙嗪 氯苯那敏等
H_2	胃壁腺细胞 某些血管 心室 窦房结	胃酸分泌增多 扩张 收缩增强 心率加快	4-甲基组胺 倍他唑 英普咪啶	西咪替丁 雷尼替丁 法莫替丁等
H_3	中枢与外周神经末梢	负反馈调节组胺合成与释放	α-甲基组胺	硫丙咪胺

组 胺

【体内过程】 药用的组胺为人工合成品，口服无效，皮下或肌内注射吸收快；进入体内后经甲基化和氧化途径代谢灭活，部分以原形从尿中排出，$t_{1/2}$小于1小时。

【作用】

1. 兴奋平滑肌 激动平滑肌细胞 H_1 受体，使支气管平滑肌收缩，引起呼吸困难，哮喘患者尤为敏感。组胺对多种动物胃肠道平滑肌都有兴奋作用，大剂量可引起腹痛或腹泻。对子宫平滑肌的作用有种属差异，人的子宫不敏感，但孕妇过敏会因组胺大量释放，有引发流产的危险。

2. 促进胃腺分泌 兴奋胃壁细胞 H_2 受体，激活腺苷酸环化酶，增加细胞内 cAMP 含量，经过一系列生化反应激活 H^+-K^+-ATP 酶，泵出 H^+，使胃酸分泌明显增多，还可引起胃蛋白酶分泌增加。

3. 心血管系统 激动血管平滑肌 H_1、H_2 受体，使小动脉、小静脉扩张，外周阻力降低，回心血量减少，血压下降。血压降低后可反射性引起心率加快，心率加快也与组胺直接对心脏 H_2 受体的作用有关。组胺激动 H_1 受体，扩张毛细血管，增加毛细血管通透性，导致局部水肿。注射大剂量组胺，可发生强而持久的血压下降，甚至休克。

小剂量组胺皮内注射，可出现“三重反应”：首先毛细血管扩张出现红斑，接着毛细血管通透性增加，在红斑上形成水肿性丘疹，最后通过轴索反射致小动脉扩张，在丘疹周围形成红晕。感觉神经末梢受刺激，可伴随出现发痒或痛感。

【应用】

1. 临床诊断 检查胃酸分泌机能，以鉴别真性胃酸缺乏症，目前多用副作用少的五肽促胃液素，组胺已少用。

2. 麻风病的辅助诊断 麻风病人由于皮肤神经受损，“三重反应”常不完全。

【不良反应】 与剂量有关，常见面部潮红、头痛、风团、体位性低血压、支气管哮喘、胃肠功能紊乱等。支气管哮喘、消化系统溃疡患者禁用。

倍他司汀

倍他司汀（betahistine，抗眩啶，盐酸甲氨乙基吡啶）是 H_1 受体激动剂，能扩张血管（但不增加毛细血管通透性）。可促进脑干和迷路的血液循环，解除内耳血管痉挛，减轻膜迷路积水，尚有抗血小板聚集及血栓形成作用。临床用于治疗内耳眩晕病、慢性缺血性脑血管病、多种原因引起的头痛等。不良反应较小，偶有恶心、头痛、心悸、胃部不适等症状。消化性溃疡、有哮喘史和嗜铬细胞瘤患者禁用。

倍他唑、英普咪定

倍他唑（betazole，氨乙吡唑）、英普咪定（impromidine，甲双咪胍）均为选择性 H_2 受体激动药，可刺激胃酸分泌，用于胃功能检查。英普咪定还能增强心室收缩功能，适用于治疗心力衰竭。

第二节　抗 组 胺 药

抗组胺药（antihistamines）能竞争性阻断组胺受体，拮抗组胺的作用。根据其对组胺受体选择性的不同，将抗组胺药分为 H_1 受体阻滞药、H_2 受体阻滞药和 H_3 受体阻滞药。其中 H_1 受体阻滞药和 H_2 受体阻滞药被广泛应用，H_3 受体阻滞药如硫丙咪胺（thioperamide）等尚在研究中。

一、H_1 受体阻滞药

组胺 H_1 受体阻滞药（H_1 blockers）大多具有乙基胺结构，与组胺的侧链相似，对 H_1 受体有较强的亲和力，无内在活性，能竞争性阻断组胺 H_1 受体。非乙基胺结构的 H_1 受体阻滞药，除阻断组胺 H_1 受体，有的还能阻止过敏介质释放。

本类药物品种较多，作用和应用基本相似，有第一代和第二代之分。第一代 H_1 受体阻滞药中枢抑制作用强，应用受到限制，尤其是异丙嗪和苯海拉明等。第二代 H_1 受体阻滞药有吡啶类、羟嗪类及其他类，如阿司咪唑、西替利嗪、氯雷他定等，多数药物不易透过血脑屏障，无中枢抑制作用或较弱，作用较持久，被广泛用于临床。

【体内过程】 H_1 受体阻滞药口服或注射均易吸收，口服后多数在 15 ~ 30 分钟起效，1 ~ 2小时作用达高峰，一般持续 4 ~ 6 小时，第一代药物易进入中枢。药物大部分在肝脏经肝微粒体酶系代谢，代谢产物从肾脏排出，极少以原形排泄。某些药物作用时间较长，如美可洛嗪的 $t_{1/2}$ 为 12 ~ 24 小时。阿司咪唑口服后，由于其去甲基代谢产物仍有活性，而且排泄缓慢，并有肝肠循环，$t_{1/2}$ 长达 10 天以上。

【作用】

1. 抗 H_1 受体 可完全对抗组胺引起的支气管、胃肠道平滑肌收缩。对组胺引起的局部毛细血管扩张和通透性增加有较强的抑制作用，可部分对抗组胺引起的血管扩张和血压降低，要完全对抗需同时应用 H_1 和 H_2 受体阻滞药。

2. 抑制中枢 多数药物可通过血脑屏障，产生不同程度的镇静、嗜睡等中枢抑制作用，以苯海拉明和异丙嗪最强；中枢抑制作用可能是由于中枢 H_1 受体被阻断，拮抗了内源性组胺介导的觉醒反应所致。第二代药物如阿司咪唑无中枢抑制作用，苯茚胺则有较弱的中枢兴奋作用。

3. 其他 多数药物具有较弱的阿托品样抗胆碱作用，苯海拉明、异丙嗪、布克利嗪和美克洛嗪止吐和防晕作用较强，可能与中枢抗胆碱作用有关；某些药有较弱的局麻作用。

【应用】

1. 皮肤黏膜变态反应性疾病 对荨麻疹、花粉症、过敏性鼻炎等疗效较好，中枢抑制作用弱的第二代 H_1 受体阻滞药常作为首选药。对昆虫叮咬所致的皮肤瘙痒和水肿亦有良效；对血清病、药疹和接触性皮炎也有一定疗效。对变态反应性支气管哮喘效果差，但酮替芬能抑制肥大细胞和嗜碱性粒细胞释放组胺和白三烯，可用于支气管哮喘的预防性治疗。

2. 晕动病和呕吐 晕动病、放射病、妊娠等引起的呕吐，常用茶苯海明、苯海拉明和异丙嗪、布克利嗪和美克洛嗪等。

此外，有些抗组胺药可用于镇静、催眠及术前给药，或作为复方抗感冒药和复方镇咳平喘药的成分。

【不良反应】

1. 中枢神经系统反应 常见镇静、嗜睡、乏力等中枢抑制现象，以第一代药物苯海拉明和异丙嗪最明显，第二代药物此反应无或弱。用药期间不宜高空作业、驾驶或操纵危险机器。

2. 消化道反应 口干、厌食、恶心、呕吐、便秘或腹泻等。

3. 其他 偶见粒细胞减少及溶血性贫血，特非那定、阿司咪唑过量可引起严重的心律失常，孕妇和哺乳期妇女禁用；美克洛嗪及布克利嗪可致动物畸胎，孕妇不宜。

常用的 H_1 受体阻滞药分类及特点见表 21－2。

表 21－2 常用 H_1 受体阻滞药分类及特点

药物	阻断 H_1 受体	镇静	抗晕止吐	抗胆碱	其他	持续时间（小时）	应用	不良反应
乙醇胺类								
苯海拉明（diphenhydramine，苯那唑尔）	++	+++	++	+++	局麻	4～6	皮肤黏膜过敏、晕动病、过敏致失眠	嗜睡、乏力、厌食等
茶苯海明（dimenhydrinate，晕海灵）		+++	+++	++		4～6	晕动病、放射病、药物等引起的呕吐	嗜睡、乏力、注意力差等

（续表）

药物	阻断 H_1 受体	镇静	抗晕止吐	抗胆碱	其他	持续时间（小时）	应用	不良反应
乙二胺类								
曲吡那敏（tripelennamine，去敏灵）	++	++		+	局麻	4～6	皮肤黏膜过敏、哮喘等	胃肠道反应、轻微嗜睡
美吡拉敏（mepyramine，新安替根）	++	+			局麻	短	皮肤瘙痒和过敏性疾病	嗜睡和胃肠道反应
烷基胺类								
氯苯那敏（chlorphenamine，扑尔敏）	+++	+	+	++		4～6	皮肤黏膜过敏，与解热镇痛药配伍用于感冒	嗜睡、乏力等
左卡巴斯汀（levocabastine，立复汀）	+++					16～30	变态反应性或季节性鼻炎、过敏性结膜炎	局部给药短暂轻微的刺激
吩噻嗪类								
异丙嗪（promethazine，非那根）	+++	+++	++	+++	局麻	6～12	晕动病、过敏性疾病，复合麻醉，组成冬眠合剂、复方止咳平喘药等	嗜睡、乏力、头晕、口干等
阿利马嗪（alimemazine，酒石酸异丁嗪）		+++	+++	+++		10	用于各种原因引起的皮肤瘙痒	嗜睡、头晕、口干等。勿过量应用
羟嗪类								
美克洛嗪（meclozine，氯苯苄嗪）	+++	+	+++	+		12～24	晕动病，各种原因引起的恶心、呕吐，皮肤过敏和瘙痒	思睡、乏力，可致畸
西替利嗪（cetirizine，仙特敏）	+++					快、持久	皮肤、眼、呼吸系统过敏性疾病。稳定肥大细胞、抑制炎症介质的释放	偶有困倦、乏力、头痛、恶心等
吡啶类								
特非那定（terfenadine，叔哌丁醇）	+++					快，12～24	皮肤过敏、花粉性哮喘，过敏性鼻炎和眼结膜炎	偶有头痛、头晕、共济失调，大剂量致心律失常

（续表）

药 物	阻断 H_1 受体	镇静	抗晕止吐	抗胆碱	其他	持续时间（小时）	应 用	不良反应
阿司咪唑（astemizole，息斯敏）	+++					慢，>24	皮肤黏膜过敏及药物、食物过敏；花粉症，荨麻疹	儿童过量有心脏毒性
哌啶类								
赛庚啶（cyproheptadine）	+++	++	+	++	抗 5-HT_3		皮肤黏膜过敏、偏头痛、神经性厌食	嗜睡、口干、头晕
酮替芬（ketotifen，噻哌酮）	++++				解痉	持久	各型支气管哮喘、皮肤黏膜过敏、湿疹，抑制组胺、白三烯和激肽释放	嗜睡、乏力、注意力差、口干等
其他类								
阿伐斯汀（acrivastine，新敏乐）	+++		+				组胺诱发皮肤黏膜过敏性鼻炎、皮炎	偶见皮疹
氯雷他定（loratadine，克敏能）	+++					快，18~24	急、慢性荨麻疹，过敏性鼻炎，皮炎等	

二、H_2 受体阻滞药

H_2 受体阻滞药能选择性阻断胃壁细胞上 H_2 受体，抑制胃酸分泌作用强而持久。常用药物有西咪替丁、雷尼替丁、法莫替丁、尼扎替丁和罗沙替丁等。

西 咪 替 丁

【体内过程】 西咪替丁（cimetidine，甲氰咪胍，泰胃美）口服易吸收，生物利用度约为75%，血浆峰值时间为口服后1~2小时，维持4小时左右，血浆 $t_{1/2}$ 为2小时。西咪替丁可透过胎盘进入胎儿循环，亦可透过血脑屏障。15%经肝脏代谢，主要经肾脏排泄，其中一半以上为原形药。

【作用】

1. 抑制胃酸分泌 选择性阻断胃壁细胞 H_2 受体，拮抗组胺引起的胃酸分泌。对基础胃酸、夜间胃酸和各种刺激引起的胃酸分泌均有抑制，还可减少胃蛋白酶分泌。对促胃液素、胰液、胆汁的分泌和胃的排空速率无影响。

2. 心血管系统 拮抗组胺对离体心脏的正性肌力和正性频率作用。整体实验中可部分对抗组胺的扩张血管和降压作用，与 H_1 受体阻滞药合用，可完全阻断组胺对心血管系统的作用。抑制胃酸分泌的剂量对心血管系统影响很小。

3. 调节免疫 组胺激动免疫活性细胞（特别是T细胞）上的 H_2 受体，使之产生一种组胺诱发抑制因子（histamine induced suppressor factor，HSF），HSF是组胺产生免疫抑制作用的主要原因。西咪替丁阻断T细胞上的 H_2 受体，减少HSF生成，从而逆转组胺的免疫抑制作用，增强免疫功能。

【应用】 用于治疗胃和十二指肠溃疡，胃肠道出血，特别是胃肠黏膜糜烂引起的出血，多采用静脉滴注给药；治疗胃酸分泌过多症（卓－艾综合征，Zolinger－Ellison syndrome，ZES）和反流性食管炎，及各种原因引起的免疫功能低下或抗肿瘤的辅助治疗。

【不良反应】 恶心、呕吐、腹泻和便秘等胃肠道反应，以及头痛、眩晕、语言不清和幻觉等中枢神经系统反应；肾功能不良的老年患者应用较大剂量时，可出现精神紊乱，甚至昏迷；少数病人有粒细胞缺乏和再生障碍性贫血。西咪替丁有抗雄性激素作用，男性病人可有乳腺增生，女性病人可发生溢乳症。

其他 H_2 受体阻滞药雷尼替丁、法莫替丁等，其特点见表21－3。

表21－3　常用的 H_2 受体阻滞药

药　物	抑酸强度	维持时间（小时）	抑酶作用	抗雄激素	应　用	不良反应
西咪替丁（cimetidine，甲氰咪胍）	1	4	+	+	胃和十二指肠溃疡、胃肠道出血、胃酸分泌过多症、食管炎	发生率1%～5%，常见头痛、皮疹、恶心、呕吐、腹泻和便秘等
雷尼替丁（ranitidine，呋喃硝胺）	4～10	12	+		同西咪替丁	发生率1%～5%，常见头痛、眩晕、腹泻等
法莫替丁（famotidine，噻唑咪胺）	30	>12			同西咪替丁	发生率约2.8%，常见头痛、眩晕、腹泻等
尼扎替丁（nizatidine）	10	>10			同西咪替丁	头痛、头晕、失眠及消化系统反应等
罗沙替丁（roxatidine）	6	12			同西咪替丁	恶心、腹部饱胀感、便秘或腹泻等

第五篇　内脏系统药

第二十二章　利尿药与脱水药

第一节　利　尿　药

利尿药（diuretics）是一类直接作用于肾脏，影响尿生成过程，促进电解质和水的排出，增加尿量，消除水肿的药物。亦用于高血压、肾结石等的治疗。

一、利尿药作用的肾脏生理基础及作用部位

尿的生成过程包括肾小球滤过、肾小管和集合管重吸收及分泌。

（一）肾小球的滤过

血液流经肾小球，除蛋白质和血细胞外，其他成分均可经肾小球滤过而形成原尿，但绝大部分被重吸收。影响原尿量的主要因素是肾血流量和有效滤过压，有些药物（如强心苷、氨茶碱）虽能通过增加肾血流量和肾小球滤过率，使原尿量增多，但由于肾脏存在球管平衡机制，终尿量增加并不多，只能产生较弱的利尿作用。

（二）肾小管和集合管的重吸收

正常人每日可生成原尿180L，而排出的终尿仅1～2L，约占原尿量1%，99%的水、钠被肾小管重吸收。如果药物能使肾小管重吸收减少1%，则终尿量可增加1倍。由于各段肾小管对Na^+、Cl^-和水等重吸收的方式和程度不同（图22-1），而使各类利尿药的作用强度也因其所影响的肾小管的部位不同而有明显差别。

1. 近曲小管　原尿中65%～70%的Na^+在此段主要通过钠泵和H^+-Na^+交换的方式被重吸收。近曲小管上皮细胞内的H^+来自H_2CO_3水解，而H_2CO_3由碳酸酐酶催化CO_2和H_2O生成。碳酸酐酶抑制药乙酰唑胺可通过减少H^+的生成，从而抑制H^+-Na^+交换，促进Na^+排出产生利尿作用。但由于近曲小管本身及其以下各段肾小管代偿性重吸收增加的影响，乙酰唑胺的利尿作用较弱，而且易致代谢性酸中毒，现已少作利尿药使用。

2. 髓袢降支细段　此段髓质高渗，水被渗透压驱动而重吸收。

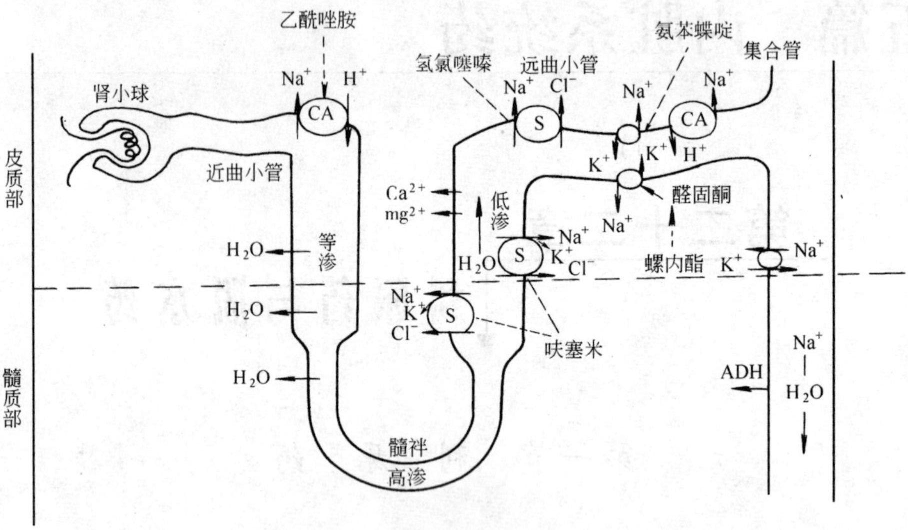

CA:碳酸酐酶;S:同向转运蛋白;----→:抑制

图 22-1 肾小管各段对水和电解质重吸收及利尿药作用部位示意图

3. 髓袢升支粗段 原尿中的 30% ~35% 的 Na^+ 在此段被重吸收，不伴有水的重吸收。此段管腔膜上存在着 $Na^+-K^+-2Cl^-$ 同向转运体（cotransporter），基侧膜存在着 Na^+-K^+ 泵（Na^+-K^+-ATP 酶）。该泵首先将肾小管上皮细胞内的 Na^+ 泵出到组织间液，在细胞内与管腔液间形成 Na^+ 的浓度差，进而启动管腔膜上的 $Na^+-K^+-2Cl^-$ 共同转运载体，将 1 个 Na^+、1 个 K^+ 和 2 个 Cl^- 转运到细胞内，进入细胞的 K^+ 可经管腔膜上的 K^+ 通道再循环返回管腔，重新参与 $Na^+-K^+-2Cl^-$ 转运循环。细胞内的 Cl^- 可通过基侧膜的 Cl^- 通道进入组织间液。由于 Cl^- 转运到细胞内和 K^+ 的返回管腔，造成管腔内呈正电位状态，进而驱动 Mg^{2+} 和 Ca^{2+} 的重吸收（图 22-2）。

由于此段几乎不伴有水的重吸收，原尿流经该段从肾乳头到肾皮质的过程中随着 Na^+、Cl^- 的重吸收而被逐渐稀释，渗透压也逐渐由高渗变为低渗，直至形成无溶质的净水，此即尿液的稀释过程。同时 Na^+、Cl^- 被转运到髓质间液，与尿素一同形成髓质高渗区。当低渗尿流经处于髓质高渗区的集合管时，在抗利尿激素（antidiuretic hormone，ADH）的影响下，大量水被重吸收，形成高渗尿，此即尿液的浓缩过程。以呋塞米为代表的髓袢利尿药通过抑制 $Na^+-K^+-2Cl^-$ 同向转运体，对尿的稀释和浓缩过程均有影响，故利尿作用强大（图 22-1）。

4. 远曲小管和集合管 此段重吸收原尿中 5% ~10% 的 Na^+。Na^+ 重吸收的方式主要通过：①远曲小管近端的 Na^+-Cl^- 同向转运体：该转运体可将 Na^+、Cl^- 同向转运入细胞内，再由钠泵将 Na^+ 泵出间质，Cl^- 则被动重吸收。此段中 Na^+、Cl^- 同向转运不受 K^+ 影响，转运速率较粗段为慢。噻嗪类利尿药主要抑制 Na^+-Cl^- 同向转运体，影响尿液的稀释过程。②远曲小管远端和集合管 H^+-Na^+ 交换：管腔液中的 Na^+ 可与该段肾小管分泌的 H^+ 进行 H^+-

Na^+交换，进入管腔中的H^+则与肾小管上皮细胞产生的NH_3结合成NH_4^+从尿中排出（图22－3）。③K^+-Na^+交换：远曲小管远端和集合管管腔膜侧存在着Na^+和K^+通道，管腔液中的Na^+经Na^+通道进入细胞内，而细胞内的K^+则经K^+通道排入管腔液，形成K^+-Na^+交换。此过程主要受醛固酮的调节，醛固酮受体拮抗药如螺内酯抑制K^+-Na^+交换，排Na^+留K^+而产生利尿作用。氨苯喋啶和氨氯吡咪则通过抑制该段Na^+通道，减少Na^+和水的重吸收而利尿。由于作用于此部位的药物均能排钠留钾而利尿，故又称为留钾利尿药。

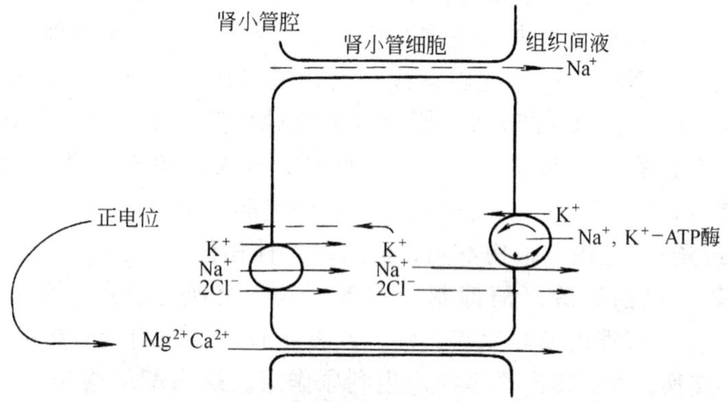

图22－2 髓袢升支粗段细胞的$Na^+-2Cl^--K^+$同向转运系统

实线表示主动转运或继发性主动转运；虚线表示被动或易化扩散

集合管内的尿液流经髓质高渗区时，在ADH作用下，水分被大量重吸收而排出浓缩的终尿。髓袢利尿药除影响尿液稀释外，还可影响髓质高渗区的形成，减少水分在集合管的重吸收，从而产生强大的利尿作用。

利尿药通过作用于肾小管的不同部位（图22－1），影响尿生成的不同环节而产生强弱不等的利尿作用。

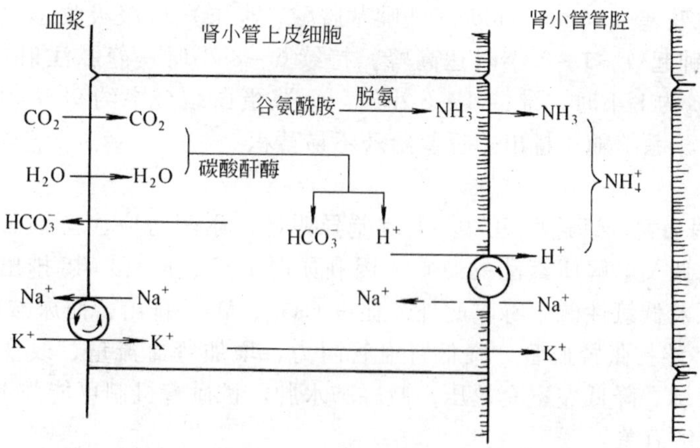

图22－3 肾小管上皮细胞离子交换示意图

二、常用利尿药的分类及作用机制

常用利尿药按其效能及作用机制可分为以下3类：

1. 高效利尿药 即Na^+-K^+-$2Cl^-$同向转运抑制剂，也称为髓袢利尿药，主要作用于髓袢升支粗段，抑制Na^+-K^+-$2Cl^-$同向转运体，使Na^+、Cl^-重吸收减少，肾脏稀释功能降低，NaCl排出量增多。同时使肾髓质间液渗透压降低，影响肾脏浓缩功能，集合管对水的重吸收减少，从而产生强大的利尿作用。由于排Na^+较多，促进了H^+-Na^+交换和H^+-K^+交换，尿中H^+和K^+排出增多。常用药物有呋塞米、依他尼酸、布美他尼、托拉塞米等。

2. 中效利尿药 即Na^+-Cl^-同向转运抑制剂，主要作用于远曲小管近端的Na^+-Cl^-同向转运载体，减少Na^+、Cl^-的重吸收，影响肾脏的稀释功能而产生利尿作用。因本类药物对尿液的浓缩过程无影响，故利尿效能中等。此外，本类药物对碳酸酐酶也有轻度抑制作用，使H^+-Na^+交换减少，Na^+-K^+交换增加，故可引起低血钾。常用药物为氢氯噻嗪、氢氟噻嗪等，噻酮虽与噻嗪类化学结构不同，但药理特性相似。

3. 低效利尿药 包括碳酸酐酶抑制药和K^+-Na^+交换抑制药。前者主要有乙酰唑胺（醋唑磺胺），后者主要有螺内酯和氨苯喋啶。乙酰唑胺通过抑制碳酸酐酶，使H^+的生成减少，抑制H^+-Na^+交换，Na^+排出增多而产生利尿作用。螺内酯结构与醛固酮相似，通过竞争醛固酮受体，抑制Na^+-K^+交换，减少Na^+的重吸收和K^+的分泌，产生留钾利尿作用，氨苯喋啶则通过抑制远曲小管和集合管的Na^+通道，使Na^+-K^+交换减少，排Na^+增加，也表现为留钾利尿。

三、常用利尿药

（一）高效利尿药（Na^+-K^+-$2Cl^-$同向转运抑制剂）

呋 塞 米

【体内过程】 呋塞米（furosemide，呋喃苯胺酸，速尿）口服吸收迅速，生物利用度约为60%，约30分钟起效，1～2小时达高峰，持续6～8小时。静脉注射5～10分钟起效，30分钟达高峰，$t_{1/2}$约1小时，维持4～6小时。血浆蛋白结合率约98%。大部分以原形经近曲小管有机酸分泌系统随尿排出。反复给药不易蓄积。

【作用】

1. 利尿 作用强大、迅速而短暂。个体差异明显，用药时应注意剂量个体化。利尿作用不受酸碱平衡失调及电解质紊乱的影响。因利尿时Na^+、K^+和Cl^-排出增多，易引起低血钾、低盐综合征及低氯性碱中毒。此外还促进Ca^{2+}、Mg^{2+}排出，而尿酸排出则减少。

2. 扩张血管 能扩张肾血管，降低肾血管阻力，增加肾血流量，改变肾皮质内血流分布；还能扩张小静脉，降低左室充盈压，减轻肺水肿。扩血管机制可能与本药促进前列腺素E合成，抑制其分解有关。

【应用】

1. 严重水肿 对心、肝、肾性各类水肿均有效，主要用于其他利尿药无效的顽固性水肿和严重水肿。

2. 急性肺水肿和脑水肿　治疗急性肺水肿主要机制是：①扩张血管，降低外周阻力，减轻心脏负荷；②强大的利尿作用使血容量减少，回心血量也减少，左室舒张末期压力因而降低。治疗脑水肿则是由于利尿后血液浓缩，血浆渗透压增高，而利于脑水肿的消除。

3. 急慢性肾功能衰竭　通过扩张肾血管，增加肾血流量，可改善急性肾衰竭早期的少尿及肾缺血；通过强大的利尿作用可冲洗肾小管，防止其萎缩和坏死，故可用于急性肾衰竭早期的防治。大剂量可治疗慢性肾衰竭，可使尿量增加。但禁用于无尿病人。

4. 药物中毒　配合输液使尿量在 1 天内达到 5L 以上，可加速毒物排泄。主要用于经肾排泄的药物中毒的抢救，如苯巴比妥、水杨酸类、溴化物、氟化物等急性中毒。

5. 高血钾症和高血钙症　可增加钾排出，抑制 Ca^{2+} 重吸收，降低血钾和血钙。

【不良反应】

1. 水和电解质紊乱　长期用药、利尿过度可引起低血容量、低血钠、低血钾、低血镁及低氯性碱中毒。以低血钾最为常见，应注意及时补钾。加服留钾利尿药有一定预防作用。

2. 耳毒性　表现为眩晕、耳鸣、听力下降、暂时性耳聋，呈剂量依赖性。肾功能减退或大剂量静脉注射时易发生，应避免与有耳毒性的氨基苷类抗生素合用。

3. 胃肠道反应　可致恶心、呕吐、上腹不适及腹泻，大剂量可致胃肠道出血。口服或静脉注射均可发生。

4. 高尿酸血症　该药和尿酸均通过肾脏有机酸转运系统排泄，产生竞争性抑制，长期用药可减少尿酸排泄而致高尿酸血症。

5. 其他　过敏反应，表现为皮疹、嗜酸性细胞增多、间质性肾炎等；偶致骨髓抑制。严重肝肾功能不全、糖尿病、痛风及小儿慎用，高氮质血症及孕妇忌用。

高效利尿药还有依他尼酸和布美他尼，见表 22－2。

（二）中效利尿药（Na^+－Cl^- 同向转运抑制剂）

噻嗪类（thiazides）是临床广泛应用的一类口服利尿药和降压药，本类药物的基本结构为杂环苯并噻二嗪与一个磺酰胺基（$-SO_2NH_2$）组成（图 22－4），在 2、3、6 位代入不同基团可得到一系列的衍生物。它们的作用部位及作用机制相同，药理作用相似，效能基本一致。因其化学结构上的微小差异，使药物在效价强度和作用时间等方面产生了明显差异（表 22－1），由于本类药物毒性小，治疗剂量范围较宽，其效价强度的大小在实际应用中并无重要意义。代表药物是氢氯噻嗪。

还有一些药物结构中有磺酰胺基，但无噻嗪环，作用与噻嗪类相似，称为噻嗪类样利尿药，如氯噻酮（chlortalidone）、吲达帕胺（indapamide）等，作用特点见表 22－2。

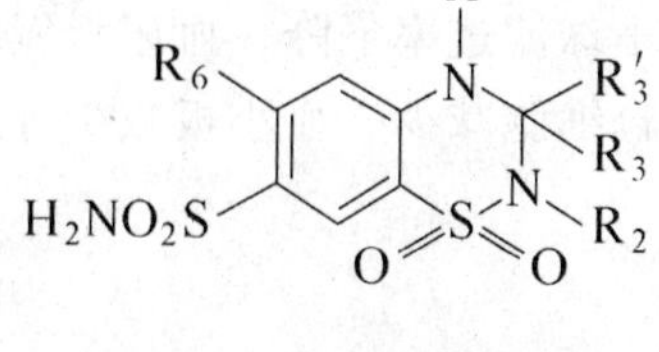

图 22－4　噻嗪类基本结构

氢氯噻嗪

【体内过程】 氢氯噻嗪（hydrochlorothiazide，双氢克尿噻）脂溶性较高，口服吸收良好，生物利用度为71% ±15%。口服后2小时起效，4小时达高峰，可持续6～12小时。可通过胎盘进入胎儿体内。血浆蛋白结合率为64%。主要以原形从近曲小管分泌自尿排出。尿毒症患者对氢氯噻嗪清除率下降，半衰期延长。

【作用】

1. 利尿 作用温和而持久，尿中除 Na^+ 及 Cl^- 排出较多外，还可使 K^+、Mg^{2+} 及 HCO_3^- 排出增多。此外，能增强远曲小管对钙的重吸收，可使 Ca^{2+} 从肾排出减少，还可以减少尿酸排泄。

2. 抗尿崩症 氢氯噻嗪使尿崩症患者尿量明显减少，主要因其排出 Na^+、Cl^-，使血浆渗透压下降，从而减轻病人渴感而减少饮水量，使尿量减少。作用机制尚不明。

3. 降压 用药初期通过利尿作用减少血容量而降压，后期因排钠较多，降低血管平滑肌对儿茶酚胺等加压物质的敏感性而降压（见第二十三章抗高血压药）。

【应用】

1. 轻、中度水肿 各类轻、中度水肿；是心性水肿的首选药。对肾性水肿的疗效与肾功能有关，肾功能不良者疗效差。对肝性水肿与螺内酯合用疗效增加，可避免血钾过低诱发肝昏迷。但本药由于抑制碳酸酐酶，减少 H^+ 分泌，可使 NH_3 排出减少，可致血氨升高，有加重肝昏迷的危险，应慎用。

2. 高血压 轻、中度高血压可单用或与其他利尿药合用。

3. 尿崩症 用于肾性尿崩症及加压素无效的垂体性尿崩症。轻症效果好，重症疗效差。

4. 特发性高钙尿症和肾结石 治疗量氢氯噻嗪可使正常人、原发性甲状旁腺功能亢进及高钙尿症病人尿钙的排出显著降低，用于防止肾钙结石的形成。

【不良反应】

1. 电解质紊乱 长期用药可引起低血钾、低血镁、低氯性碱中毒及低血钠症。低血钾症较多见，表现为疲倦、软弱、眩晕或轻度胃肠道反应。合用留钾利尿药可防治。

2. 代谢异常 ①血糖升高，与剂量有关，一般在用药2～3个月后出现，停药后能自行恢复。可能因其抑制胰岛素的分泌，减少组织利用葡萄糖。②高脂血症，可升高TG、TC和LDL，降低HDL。糖尿病患者和高脂血症者慎用。

3. 高尿酸血症 氢氯噻嗪减少细胞外液容量，增加近曲小管对尿酸的重吸收，并竞争性抑制尿酸从肾小管分泌，痛风者慎用。

4. 加重肾功能不良 可使肾小球滤过率下降，血尿素氮增高，肾功能不良者慎用。

5. 过敏 偶有过敏性皮炎、粒细胞减少、血小板减少等过敏反应。

表 22－1 噻嗪类利尿药的作用比较

药 物	利尿效价	剂量（mg/日）	作用维持时间（小时）
氯噻嗪	1	500～1000	8～10
氢氯噻嗪	20	25～100	6～12
氢氟噻嗪	200	2.5～10	24～36
三氯噻嗪	200	2～8	24～36
环戊噻嗪	2000	0.25～0.5	24～36

（三）低效利尿药（Na^+－K^+交换抑制剂）

螺 内 酯

螺内酯（spironolactone，安体舒通，antisterone）是人工合成的抗醛固酮药。

【作用】 螺内酯及其代谢产物的结构均与醛固酮相似，可与醛固酮竞争远曲小管远端和集合管细胞浆内的醛固酮受体，产生与醛固酮相反的作用，即排 Na^+ 留 K^+ 的利尿作用。其作用特点为：①作用弱，起效慢，维持时间长。口服后 1 天起效，2～3 天达高峰，停药后可持续 2～3 天。②作用的发挥依赖于体内醛固酮的存在，对切除肾上腺的动物无效。

【应用】

配伍中高效利尿剂，治疗伴有醛固酮升高的顽固性水肿，如肝硬化、充血性心衰、肾病综合征。

【不良反应】 毒性较低，少数患者可出现消化道反应及头痛、困倦、精神错乱。久用可致高血钾。因螺内酯具有类固醇结构，可产生性激素样副作用，如男性乳房发育、性功能障碍，女性多毛、声音变粗、月经不调等，停药后可消失。肾功能不全及血钾过高者禁用。

留钾利尿药还有氨苯蝶啶和阿米洛利，作用特点见表 22－2。

第二节 脱 水 药

脱水药（dehydrate agent）又称渗透性利尿药（osmotic diuretics），是能提高血浆渗透压而使组织脱水的药物。一般来说，脱水药应具备以下特点：①静脉注射后不易透过毛细血管，迅速提高血浆渗透压，对机体无毒性作用和过敏反应；②易经肾小球滤过，但不易被肾小管重吸收；③在体内不易被代谢；④不易从血管透入组织液中。本类药物包括甘露醇、山梨醇、高渗葡萄糖等。

甘 露 醇

甘露醇（mannitol）是一种已六醇结构，分子式为 $HOCH_2(CHOH)_4CH_2OH$，分子量为 180，可溶于水，临床上用其 20% 的高渗水溶液。

【作用】

1. 脱水 口服甘露醇不吸收，只发挥泻下作用。常用 20% 高渗溶液静脉注射，因不易从毛细血管渗入组织，能迅速提高血浆渗透压，促使组织间液向血浆扩散，产生组织脱水作用，可降低颅内压和眼内压。静脉滴注后20分钟颅内压显著下降，2~3小时达作用高峰，持续6~8小时。

2. 利尿 静脉注射后产生的脱水作用，可使循环血量增加，并提高肾小球滤过率。甘露醇在肾小管内几乎不被吸收，使原尿渗透压升高，肾小管对水的重吸收减少。更为重要的是该药还可间接抑制 $Na^+-K^+-2Cl^-$ 同向转运体，使 Na^+、Cl^- 等重吸收减少而增加尿量。

【应用】

1. 脑水肿及青光眼 甘露醇是目前降低颅内压安全有效的首选药。该药不易进入脑组织或眼前房等有屏障的特殊组织，静脉滴入后对这些组织特别容易发生脱水作用，适用于多种原因如脑瘤、颅脑外伤或组织缺氧等引起的脑水肿，以及青光眼病人手术前降低眼内压。

2. 预防急性肾功能衰竭 在急性肾功能衰竭时，及时用甘露醇，使肾小管液中发生渗透效应，阻止水分重吸收，维持足够尿流量，使肾小管内有害物质稀释，防止肾小管萎缩坏死；同时由于使血浆高渗，可减轻肾间质水肿，血容量增加，可改善肾血流，而达到预防急性肾功能衰竭的目的。

【不良反应】 静脉注射过快可引起一过性头痛、眩晕、视力模糊及注射部位疼痛。

【禁忌证】 禁用于慢性心功能不全者、尿闭者，因甘露醇可以增加循环血容量而加重心脏负荷。活动性颅内出血者禁用，但开颅手术除外。

常用利尿药和脱水药见表22-2。

表22-2 常用利尿药和脱水药

药物	作用时间 起效（分钟）	达峰（小时）	维持（小时）	作用特点	临床应用	主要不良反应
强效利尿药						
呋塞米（furosemide，呋喃苯胺酸）	口服30~60 静注5~10	1~2 0.33~1	6~8 1~3	作用快、强、短	严重水肿，急性脑水肿及肺水肿，急慢性肾衰竭，排出毒物	水和电解质紊乱、耳毒性、胃肠道反应、过敏反应、尿酸及尿素氮升高
依他尼酸（ethacrynic acid，利尿酸）	口服30 静注5~10	1~2 0.25~0.5	6~8 1~3	同呋塞米	同呋塞米，但毒性较大现已少用	同呋塞米，可致永久性耳聋
布美他尼（bumetanide，丁尿胺）	口服30~60 静注5~10	1~2 0.25~0.5	4~6 3.5~4	作用较呋塞米强50倍	作为呋塞米的代用品用于顽固性水肿	排钾作用小于呋塞米，耳毒性发生率稍低
中效利尿药						
氢氯噻嗪（hydrochloro-thiazide，双氢氯噻嗪，双氢克尿噻）	120	4	6~12	利尿作用中等，作用温和持久	各型轻、中度水肿，高血压，轻度尿崩症	电解质紊乱、低血钾、低血氯、高血糖、高血脂、高尿酸血症

（续表）

药　物	作用时间			作用特点	临床应用	主要不良反应
	起效（分钟）	达峰（小时）	维持（小时）			
氢氟噻嗪（hydroflumethiazide）	60～120	3～4	18～24	同上，效价稍强	同上	同上
苄氟噻嗪（bendroflumethiazide）	60～120	6～12	18～24	同上，效价较强	同上	同上
环戊噻嗪（cyclopenthiazide）	6（小时）	7～12	18～24	同上，效价最强	同上	同上
氯噻酮（chlortalidone）	120	2	24～72	吸收排泄均较慢，作用更持久	同上	虽较少引起低血钾，但可致畸胎、死胎
吲达帕胺（indapamide）	60～120	24		对 K^+ 影响较小，对血脂无不良影响	代替噻嗪类用于伴高脂血症的高血压	久用可产生低血钾，升高尿酸
低效利尿药						
螺内酯（spironolactone，安体舒通）	24（小时）	48～72	48～72	作用弱，起效慢，维持时间久	高醛固酮型水肿，原发性醛固酮增多症，充血性心力衰竭	高血钾、妇女多毛及男性乳腺发育、嗜睡、头痛
氨苯蝶啶（triamterene，三氨蝶啶）	口服120～240	4～6	7～9	保钾利尿，作用与醛固酮无关，促进尿酸排泄	与其他利尿药合用于顽固性水肿	高血钾、叶酸缺乏、消化道反应
阿米洛利（amiloride，氨氯吡咪）	口服120	6	12～24	为留钾利尿药中作用最强者。无降压作用	同上	
乙酰唑胺（acetazolamide）	口服60	2～4	8～12	作用弱，易产生耐受性	青光眼和脑水肿	嗜睡，面部、四肢麻木感
脱水药						
甘露醇（mannitol）	静注15～60	2～3	6～8	有利尿和脱水作用，还能增加肾血流量	脑水肿、青光眼、急性肾衰竭	注射过快可致一过性头痛及视力模糊
山梨醇（sorbitol）	静注30	2	3～4	是甘露醇的同分异构体，作用弱，价廉	同上	同上
葡萄糖（glucose）				易被代谢，故维持时间短	脑水肿、青光眼	有反跳现象

第二十三章 抗高血压药

抗高血压药（antihypertensive drugs）又称降压药（hypotensive drugs），是一类能够降低外周血管阻力，使动脉血压下降，治疗高血压的药物。

高血压是以体循环动脉血压增高为主要表现的一种常见的临床综合征。1999年世界卫生组织/国际高血压联盟将高血压定义为：未服抗高血压药的情况下，收缩压≥140mmHg或舒张压≥90mmHg（表23-1）。

表23-1　　血压水平的定义和分类（世界卫生组织/国际高血压联盟）

类　别	收缩压（mmHg）	舒张压（mmHg）
正常血压	<130	<85
正常高值	130~139	85~89
1期高血压（轻度）	140~159	90~99
2期高血压（中度）	160~179	100~109
3期高血压（重度）	>180	>110

高血压中除少数（约占10%）为继发性外，绝大部分（约占90%）的发病原因及机制还未完全阐明，称为原发性高血压。对于原发性高血压，目前尚无针对病因的根治方法。流行病学调查表明，血压愈高，心、脑、肾的并发症也愈多，寿命愈短。大量临床试验显示，合理应用抗高血压药，不仅能控制血压，改善症状，延缓动脉粥样硬化的形成和发展，并能防止或减少并发症的发生，从而提高病人生活质量，降低病死率，延长寿命。

高血压的药物治疗始于20世纪40年代，并在近几十年中有了显著进展。目前，抗高血压药的研究正朝着高效、长效、高选择性、多器官保护、低副作用的方向发展。

第一节　抗高血压药的分类

正常调节血压的生理因素很多，但直接影响动脉血压的基本因素有：外周血管阻力、心脏功能和血容量。这些因素主要通过两个系统调节，即交感神经系统和肾素-血管紧张素系统（renin-angiotensin system，RAS）的调控来保持血压的相对稳定。目前使用的抗高血压药，可通过多种方式直接或间接影响这些环节而发挥降压作用。

抗高血压药根据其作用部位，可分为以下几类：

1. 交感神经抑制药

（1）中枢性降压药　可乐定、莫索尼定等。

（2）神经节阻滞药 樟磺咪芬、美卡拉明等。

（3）抗去甲肾上腺素能神经药 利血平、胍乙啶等。

（4）肾上腺素受体阻滞药

① α_1 受体阻滞药：哌唑嗪、特拉唑嗪等。

② β 受体阻滞药：普萘洛尔、美托洛尔等。

③ α 和 β 受体阻滞药：拉贝洛尔等。

2. 血管扩张药

（1）直接扩张血管药 肼屈嗪、硝普钠等。

（2）钙通道阻滞药 硝苯地平、氮氯地平等。

（3）钾通道开放药 吡那地尔、米诺地尔等。

（4）其他扩血管药 酮舍林、西氯他宁等。

3. 利尿降压药 氢氯噻嗪等。

4. 肾素－血管紧张素系统抑制药

（1）血管紧张素转化酶抑制药 卡托普利、依那普利等。

（2）血管紧张素Ⅱ受体阻滞药 氯沙坦等。

（3）肾素抑制药 瑞米吉仑等。

第二节 常用抗高血压药

目前，国内外广泛应用或称为第一线抗高血压药的是利尿药、肾素－血管紧张素系统抑制药、肾上腺素受体阻滞药和钙通道阻滞药。

一、利尿药

利尿药是 WHO 推荐的一线降压药，常作为治疗高血压的基础药物。许多降压药在长期使用过程中，可引起不同程度的水钠潴留，影响降压效果。合用利尿药能消除水钠潴留，加强降压效果。以噻嗪类最为常用，代表药物为氢氯噻嗪。

氢氯噻嗪

【作用】 氢氯噻嗪降压作用确切、温和、持久，降压过程平稳，可使收缩压与舒张压成比例地下降，对卧位和立位血压均能降低。长期应用不易发生耐受性，并可增强其他降压药的作用。

现认为，排钠利尿、使细胞外液及血容量减少是利尿药初期的降压机制；长期应用使体内轻度缺钠，小动脉平滑肌细胞内低钠，通过 Na^+-Ca^{2+} 交换机制，降低细胞内钙，使血管平滑肌对去甲肾上腺素等加压物质的反应性减弱，并能诱导血管壁产生激肽、PGE_2 等扩血管物质。

【应用】 单用于轻度高血压或与其他降压药合用治疗各类高血压，联合用药可增强降压作用，并防止其他药物引起的水钠潴留。长期大剂量使用可致低血钾，引起血脂、血糖及尿酸升高（见第二十二章利尿药），伴有高脂血症的患者可改用对血脂无不良影响的吲达帕胺。本药还能增高血浆肾素活性，合用β受体阻滞药可避免或减少此不利影响。

二、肾素－血管紧张素系统抑制药

RAS在血压调节及体液的平衡中起到十分重要的作用，对高血压发病有重大影响，而成为当前抗高血压药物研究的热点。作用于该系统的药物主要影响血管紧张素转化酶（ACE）、血管紧张素Ⅱ受体（AT）和肾素。

除循环中存在RAS外，组织中也存在独立的RAS。心血管组织中的RAS在心血管重构、动脉粥样硬化以及再狭窄等的发生过程中起重要作用。RAS抑制药的作用环节见图23－1。

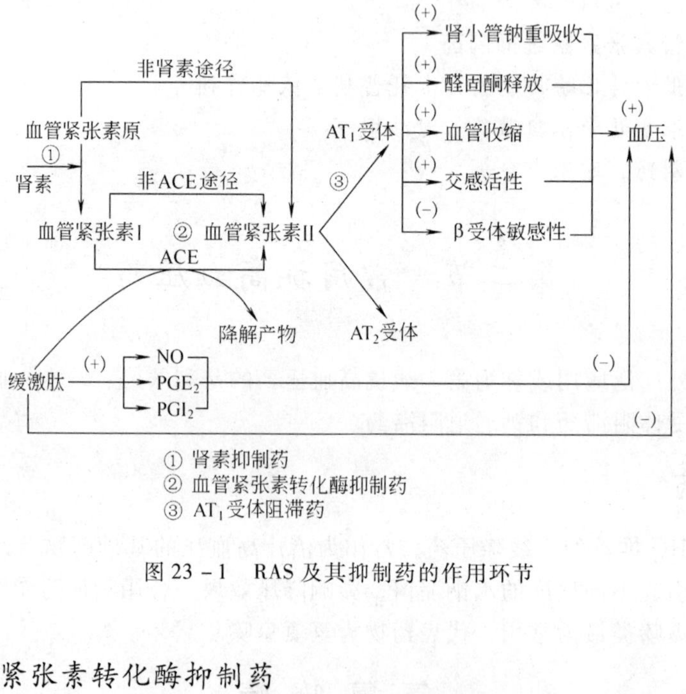

① 肾素抑制药
② 血管紧张素转化酶抑制药
③ AT_1受体阻滞药

图23－1 RAS及其抑制药的作用环节

（一）血管紧张素转化酶抑制药

血管紧张素Ⅱ（angiotensinⅡ，AngⅡ）对心血管功能有重要的调节作用，是一个很强的血管收缩剂。卡托普利是1977年首先用于治疗高血压的血管紧张素转化酶抑制药（ACEI），是本类药物中第一个口服有效的药物。近年来又合成了10余种高效、长效而且不良反应较少的ACEI（表23－2）。

表 23-2　　常用 ACEI 比较表

药　物	脂溶性	生物利用度（%）	代谢脏器	达峰时间（小时）	$t_{1/2}$（小时）	起效时间（小时）	持续时间（小时）
卡托普利（captopril）（1977）	中	70	肝、肾	1～1.5	2～3	0.25	8～12
依那普利（enalapril）	中	40	肝	4～6	11	1	12～24
赖诺普利（lisinopril）	中	25	肾	6	12	1	24～36
喹那普利（quinapril）	中	10～25	肾	1	0.8		24
培哚普利（perindopril）	低	65～70	肾	4～8		1	24
雷米普利（ramipril）	低	50～60	肾	4～6.5	5	1～2	>24
福辛普利（fosinopril）	高	36	肝、肾	2～4	11.5	1	>24

本类药物的作用特点为：①降压时不伴有反射性心率加快，对心输血量无明显影响；②可防止或逆转高血压患者的血管壁和心室重构；③能增加肾血流量，保护肾脏；④能改善胰岛素抵抗，不引起电解质紊乱和脂质代谢改变；⑤久用不易产生耐受性。

卡托普利

【体内过程】 口服易吸收，生物利用度约 70%。食物可减少其吸收，宜在饭前 1 小时空腹服用。血浆蛋白结合率约 30%，部分在肝脏代谢，主要从尿排出，约 40%～50% 为原形药物。肾功能不全者药物有蓄积，$t_{1/2}$ 约为 2～3 小时，乳汁中有少量分泌，不透过血脑屏障。

【作用】 卡托普利通过抑制 ACE，使血管紧张素 I 转化为血管紧张素 Ⅱ 减少，降低循环与血管组织 RAS 活性。主要作用机制为：①抑制循环和血管局部 RAS 的 AngⅡ 形成；②减少缓激肽降解，缓激肽是血管内皮 L－精氨酸－NO 途径的重要激活剂，可发挥强大的扩血管效应，此外，缓激肽还可刺激细胞膜磷脂游离出花生四烯酸（AA），促进前列腺素合成，增强扩血管效应；③减少肾脏组织中 AngⅡ 的生成，使醛固酮分泌减少，促进水钠排泄。本药口服后 15～30 分钟血压开始下降，1～1.5 小时达降压高峰，持续 8～12 小时，剂量超过 25mg 时可延长作用时间。

【应用】

1. 各型高血压　对原发性高血压及肾性高血压均有效，该药的降压作用与血浆肾素水平密切相关，对血浆肾素活性高者疗效更好。对中、重度高血压需合用利尿药。

2. 充血性心力衰竭　现已作为治疗充血性心力衰竭的基础药物。见第二十五章抗慢性心功能不全药。

【不良反应】 每日剂量在 150mg 以下时不良反应少见，应从小剂量开始使用。主要不良反应有高血钾、低血压。ACEI 抑制激肽酶，使缓激肽、P 物质堆积，可引起咳嗽及血管神经性水肿等，久用可降低血锌而出现皮疹、味觉及嗅觉改变、脱发等。高血钾者和妊娠初期禁用。

（二）血管紧张素Ⅱ受体拮抗药

循环中 AngⅡ的生成以 ACE 作用为主，而组织中的 AngⅡ的生成则以糜酶（chymase）作用为主。由于 ACEI 不能抑制 AngⅡ生成的非 ACE 途径，故不能完全阻止组织中 AngⅡ的生成。而血管紧张素Ⅱ受体拮抗药可在受体水平直接阻断 AngⅡ的作用，且不影响缓激肽的降解，与 ACEI 相比，选择性更强，对 AngⅡ的拮抗作用更完全，不良反应较 ACEI 少，而成为继 ACEI 后的新一代肾素 - 血管紧张素系统抑制药。

血管紧张素Ⅱ受体（AT）主要有 AT_1 和 AT_2 两种亚型。AT_1 主要分布在心血管、肾、肺及神经，对心血管功能的稳定有调节作用；AT_2 主要分布在肾上腺髓质，生理作用尚不完全清楚。

早期的 AT 拮抗药为肽类，代表药为沙拉新（saralasin），由于经静脉给药，$t_{1/2}$ 极短，限制了其临床应用。近年来合成了多种选择性强、可供口服的 AT 拮抗药，如氯沙坦、缬沙坦（valsartan）、伊白沙坦（irbesartan）等。

氯 沙 坦

氯沙坦（losartan）为第一个用于临床的非肽类 AngⅡ受体拮抗药。

【体内过程】 口服易吸收，首过效应明显，生物利用度约为 33%，达峰时间约为 1 小时，$t_{1/2}$ 为 2 小时。部分在体内转变为活性代谢产物 EXP3174，后者的 $t_{1/2}$ 为 6 ~ 9 小时，作用比氯沙坦强 10 ~ 40 倍。氯沙坦每日服药 1 次，作用可维持 24 小时。

【作用】 氯沙坦可选择性地与 AT_1 受体结合，阻断 AngⅡ引起的血管收缩及促进醛固酮分泌的作用，从而降低血压。长期用药还能抑制心肌肥厚和血管壁增厚，并可增加尿酸排泄。

【应用】 各型高血压，效能与依那普利相似。多数患者每日服 1 次，每次 50mg，即可有效控制血压。用药 3 ~ 6 日可达最大降压效果。

【不良反应】 较 ACEI 少，主要有头晕、高血钾和与剂量相关的体位性低血压。孕妇及哺乳期妇女禁用。

（三）肾素抑制药

肾素催化血管紧张素原形成 AngⅠ。该类药抑制肾素活性，可使 AngⅠ形成减少，从而降低 AngⅡ水平。肾素抑制剂为一类新型抗高血压药，代表药是瑞米吉仑（remikiren），该药作用较强，口服有效，在降压同时增加有效肾血流量。对不宜用 ACEI 的病人可试用该类药物。

三、肾上腺素受体阻滞药

交感神经系统对血压的调节是通过α和β肾上腺素受体介导的，对这两种受体的单独阻断或联合阻断均可产生降压作用。

（一）β受体阻滞药

β受体阻滞药除用于治疗心律失常、心绞痛外，亦是疗效确切的抗高血压药，以普萘洛尔、美托洛尔为常用，其他β受体阻滞药阿替洛尔、纳多洛尔、吲哚洛尔等也应用。

普萘洛尔

口服给药起效缓慢，连用 2 周以上才产生降压作用。收缩压、舒张压均降低。与利尿药及血管扩张药合用降压效果更明显。本药不引起体位性低血压，长期用药也不易产生耐药性。

目前认为降压机制可能为：①减少心输出量：阻断心脏β_1受体，使心肌收缩力减弱，心率减慢，心输出量减少而发挥作用；②抑制肾素分泌：阻断肾小球旁器部位的β_1受体，减少肾素分泌，从而抑制肾素－血管紧张素系统；③降低外周交感神经活性：阻断去甲肾上腺素能神经突触前膜β_2受体，消除正反馈作用，减少去甲肾上腺素的释放；④中枢性降压：阻断血管运动中枢的β受体，从而抑制外周交感神经活性而降压；⑤促进具有扩血管作用的前列环素生成。

适用于轻、中度高血压，对伴有心输出量偏高或血浆肾素活性增高者以及伴有冠心病、脑血管病变者更适宜。本类药物长期使用不能突然停药，以免诱发或加重心绞痛。支气管哮喘、严重左室衰竭及重度房室传导阻滞者禁用。不良反应见第十章。

普萘洛尔无内在拟交感活性，可使 TG 和 VLDL 升高，HDL 下降。血脂代谢异常者可改用对血脂无明显影响，有内在拟交感活性的β受体阻滞药（如吲哚洛尔）。

（二）α_1受体阻滞药

本类药物治疗高血压安全有效。降压时不加快心率，对肾素分泌、肾血流量及肾小球滤过率无明显影响。长期用药还可降低血清总胆固醇和 LDL、VLDL，升高 HDL，有利于防止动脉粥样硬化。对糖耐量无影响，可用于伴糖尿病的高血压患者。代表药为哌唑嗪。

哌 唑 嗪

哌唑嗪（prazosin）是人工合成的喹啉哌嗪类衍生物。

【体内过程】 口服易吸收，首过效应较强，生物利用度为 60%。口服后 2 小时达血药峰值，$t_{1/2}$约 2.5～4 小时。降压作用可持续 10 小时。同时进食不影响本药的吸收。蛋白结合率约为 97%。药物几乎全部在肝脏代谢，代谢产物无活性，90%以上经胆汁从粪中排出。

【作用】 选择性阻断突触后膜α_1受体，对具有负反馈作用的突触前膜α_2受体无影响，舒张小动脉和静脉血管平滑肌，使外周阻力下降，回心血量减少，产生中等偏强的降压作用。

【应用】 轻、中度高血压及伴有肾功能障碍者，重度高血压需合用利尿药或β受体阻滞药，也用于嗜铬细胞瘤的治疗。此外，还用于治疗中、重度充血性心功能不全。

【不良反应】 有眩晕、疲乏、鼻塞、口干、尿频、头痛、嗜睡及胃肠道反应等，一般无须停药。约有50%的患者发生“首剂现象”，即病人首次用药的90分钟内出现体位性低血压，表现为心悸、晕厥、意识消失。若首次剂量减为0.5mg，在临睡前服用可避免其发生。长期用药能致水钠潴留，可加用利尿药。

同类药物还有特拉唑嗪（terazosin）、乌拉地尔（urapidil）等，特拉唑嗪尚可降低前列腺及膀胱出口平滑肌的紧张度，可用于良性前列腺肥大。

（三）α及β受体阻滞药

拉贝洛尔

【作用】 拉贝洛尔（labetalol）能竞争性阻断α_1和β受体，具有膜稳定作用，其阻断β受体的作用为阻断α_1受体作用的5~10倍，对α_2受体无作用。对β_1受体和β_2受体无明显选择性。对β_2受体还具有内在拟交感活性。在等效剂量下，其心率减慢作用比普萘洛尔弱，降压作用出现较快。本药阻断α_1受体和对β_2受体的部分激动而致的血管扩张作用也是其降压及抗心绞痛的作用机制之一。

【应用】 降压作用温和，适用于各型高血压及高血压伴有心绞痛的病人。静脉注射可以治疗高血压危象，注射后最大降压作用在5分钟内产生，可持续6小时，血压控制后可改用口服维持。

【不良反应】 本药收缩支气管作用较普萘洛尔为轻，但仍可诱发支气管哮喘，支气管哮喘患者禁用。由于α_1受体阻断作用，可产生体位性低血压。头皮刺麻感是本药的特殊反应，其他尚有胃肠道反应、头痛、乏力、皮疹和过敏反应，对少数患者可引起肝损伤。

四、钙通道阻滞药

本类药物的基本作用是抑制细胞外Ca^{2+}的内流，使血管平滑肌细胞内缺乏足够的Ca^{2+}，导致血管平滑肌松弛、血管扩张、血压下降。作用特点为：①降压时不减少心、脑、肾的血流，有些药物还可以改善这些器官的血液供应，如尼莫地平、尼索地平可分别增加脑、冠脉血流；②可逆转高血压患者的心肌肥厚，但效果不如ACEI，对缺血心肌有保护作用，高血压合并心肌梗死患者长期使用维拉帕米可降低死亡率；③有排钠利尿作用，与直接扩血管药合用，在降压时不引起水钠潴留；④一般不影响脂质代谢及葡萄糖耐量，依拉地平、尼群地平还可轻度提高HDL，代表药物是硝苯地平。其他用于高血压治疗的钙通道阻滞药还有尼群地平、氨氯地平、尼卡地平、尼索地平、尼莫地平等。

硝苯地平

【作用】 口服30~60分钟起效，1~2小时达降压高峰，作用持续4~8小时；舌下含服2~3分钟起效，喷雾吸入5分钟内起效。降压时伴有反射性心率加快，心输出量增加，血浆肾素活性增高，但较直接扩血管药作用弱。

【应用】 各型高血压，尤以低肾素性高血压疗效好，可单用或与利尿药、β受体阻滞药、ACEI合用，以增强疗效，减少不良反应。若使用该药的控释剂或缓释剂，可减少血药浓度波动，减轻迅速降压造成的反射性交感活性增加，降低不良反应的发生率，延长作用时间，减少用药次数。

【不良反应】 一般较轻，常见面部潮红、头痛、眩晕、心悸、踝部水肿。踝部水肿系毛细血管前血管扩张所致，非水钠潴留。本品的短效制剂有可能加重心肌缺血，伴心肌缺血的高血压患者慎用。

氨氯地平

氨氯地平具有高度的血管选择性，半衰期长，作用平稳而持久，为第三代钙通道阻滞药。该药作用缓和，渐进降压，因此由扩血管作用引起的头痛、面红、心率加快等症状不明显。口服吸收好，生物利用度高，$t_{1/2}$长达40~50小时，每日只需服药1次，降压作用可维持24小时，血药浓度较稳定，可减少因血压波动而产生的器官损伤。用于各型高血压。不良反应与硝苯地平相似，但发生率低。

第三节 其他抗高血压药

一、交感神经抑制药

（一）中枢性抗高血压药

可乐定

可乐定（clonidine，可乐宁）为咪唑类衍生物，化学名为二氯苯胺咪唑啉。

【体内过程】 口服吸收良好，生物利用度约75%，口服半小时后起效，1~3小时作用达高峰，持续6~8小时，$t_{1/2}$为7.4~13小时。易透过血脑屏障，也可经皮吸收，血浆蛋白结合率为20%，约50%在肝脏代谢，其余以原形经肾脏排出。

【作用】

1. 降压 中等偏强，对正常血压及高血压病患者均有降压作用。血流动力学研究表明，降压作用可归因于心输出量减少和容量血管扩张。静脉注射给药可引起血压短暂升高（激动外周α_1受体），随后血压持续下降。口服仅出现降压效应而无升压作用。本药对肾血流量和肾小球滤过率无显著影响。

降压作用机制现认为和以下因素有关：①激动血管运动中枢突触后膜α_2受体和延髓的I_1-咪唑啉受体，降低外周交感张力；②激动脑内阿片受体，促进内源性阿片肽的释放；③激动外周交感神经突触前膜α_2受体及其相邻的咪唑啉受体，通过负反馈抑制去甲肾上腺素的释放。

2. 镇静镇痛 激动中枢 α_2 受体，产生镇静作用，延长巴比妥类的催眠作用时间。激动脑内阿片受体，促进阿片肽释放，产生镇痛作用。

此外，本药还能抑制胃肠道分泌和运动，对血脂代谢无明显影响。

【应用】 目前较少单独使用，常用于其他降压药无效的中度高血压，对兼有溃疡病的高血压及肾性高血压尤为适宜，与利尿剂合用有协同作用。还可作为吗啡类镇痛药成瘾者的戒毒药。

【不良反应】 常见口干、嗜睡和便秘，其他有头痛、眩晕、腮腺肿痛、鼻黏膜干燥、阳痿、抑郁、浮肿、体重增加和心动过缓等。可乐定的不良反应常和剂量有关，若经皮给药可降低其不良反应的发生率，但可有15% ~20%的病人出现接触性皮炎。合用利尿药可减少水肿等水钠潴留现象。突然停药可引起交感神经亢进的停药综合征，表现为血压骤升、心悸、兴奋、震颤、腹痛、出汗等，再用可乐定或酚妥拉明可消除。故需要逐渐减量后再停药。

利美尼定和莫索尼定

利美尼定（rilmenidine）和莫索尼定（moxonidine）主要通过激动延髓 I_1 - 咪唑啉受体而发挥降压作用，其降压作用不被 α_2 受体阻滞药所阻断。现将此类主要作用于咪唑啉受体的药物称为第二代中枢性降压药。优点为口服吸收好，作用持久，降压作用与噻嗪类利尿药、β 受体阻滞药、ACEI相当，主要用于轻、中度高血压。口干、嗜睡等不良反应较可乐定少，无停药反跳现象。

（二）神经节阻滞药

通过阻断交感神经节而降血压，作用快而强。但因副交感神经节同时被阻断，故不良反应多而严重，而且易发生体位性低血压和耐受性。目前已基本不用，仅偶尔用于高血压危象、高血压脑病等危急情况以及外科手术中的控制性降压，以减少手术中出血。代表药物为樟磺咪芬（trimethaphan，阿方那特）及美卡拉明（mecamylamine，美加明）。

（三）外周交感神经抑制药

利 血 平

利血平（reserpine，利舍平）是蛇根萝芙木（印度萝芙木）根中的主要生物碱，国产萝芙木提取的总生物碱的制剂称降压灵（verticilum）。利血平能与囊泡膜上的胺泵（Mg^{2+} - ATP酶）呈难逆性结合，抑制其摄取去甲肾上腺素和多巴胺，耗竭递质而产生降压作用。降压特点是缓慢而持久。因不良反应较多，现已少用，仅作为一些传统的抗高血压药复方制剂的成分。此外，该药还是研究交感神经活动的重要工具药。

二、血管扩张药

（一）直接扩张血管药

本类药物通过直接松弛小动脉平滑肌，降低外周血管阻力而降压。由于不抑制交感神经活性，降压时可反射性兴奋交感神经，还可激活血浆肾素活性，引起水钠潴留，从而减弱其降压效果，故一般不单独使用。合用利尿剂和β受体阻滞药可提高疗效，减少不良反应。

肼 屈 嗪

【体内过程】 肼屈嗪（hydralazine）口服吸收良好，血浆峰浓度和最大降压效应出现在口服后30～120分钟。生物利用度低（16%～35%），主要在肝内经乙酰化而失效；半衰期为3～7小时。病人乙酰化类型是决定生物利用度的主要因素，慢乙酰化者降压作用更明显。

【作用】 直接扩张小动脉，降低外周阻力而降压。对容量血管无明显作用，对舒张压的作用强于收缩压。

肼屈嗪降压作用快而较强，口服后20～30分钟显效。一次给药维持12小时，降压的同时伴有反射性交感神经兴奋，使心率加快，心输出量增加，从而减弱其降压作用。降压时还伴有血浆肾素活性增高及水钠潴留。与β受体阻滞药、利尿药合用可增强疗效，相互纠正不良反应。

【应用】 较少单独使用，常与抗交感神经药或利尿药合用，治疗中度高血压。

【不良反应】 该药有两类不良反应：一类是由血管扩张及其反射性反应产生，如头痛、面红、黏膜充血、心动过速，并可诱发心绞痛和心力衰竭；另一类由免疫反应引起，大剂量长期应用（6个月以上）可产生红斑狼疮样综合征，每日用量在200mg以下则很少发生。一旦发生，应停药并用皮质激素治疗。其他还有胃肠道反应、感觉异常、麻木，偶见药热、荨麻疹等过敏反应。

【禁忌】 冠心病、心绞痛、心动过速者禁用。妊娠早期慎用。

硝 普 钠

【体内过程】 口服不吸收，需静脉给药才有效。在体内可被摄入红细胞快速代谢，并产生氰化物，经肝脏进一步代谢为硫氰酸盐，经肾排泄。

【作用】 通过释放NO直接舒张小动脉和静脉，降压作用强、起效快、维持时间短。30秒内即可出现血压下降，2分钟达到高峰，停药后5分钟内失效。

【应用】 高血压急症、充血性心力衰竭和麻醉时使血压降低以减少手术中出血。

【不良反应和应用注意】 主要由过度扩张血管所致，可出现头胀痛、面部潮红、恶心、呕吐、出汗和心悸等。本品遇光易破坏，应现用现配，并遮光保存。血压控制后应及早换用其他口服降压药，避免用药时间过长及剂量过大。

（二）钾通道开放药

钾通道开放药（potassium channel openers），又称钾通道激活药（potassium channel activators），或钾外流促进药，是一类新型的血管扩张药。

吡 那 地 尔

【体内过程】 吡那地尔（pinacidil）口服易吸收，达峰时间约为1小时，生物利用度约为57%。经肝脏代谢，代谢产物仍有降压活性，强度约为原药的1/4。$t_{1/2}$为1~3小时。

【作用】 扩张血管，使收缩压和舒张压均下降，作用强于哌唑嗪。用药后1~3小时血压下降到最低值，作用可维持6小时。降压机制尚未阐明，可能通过激活血管平滑肌细胞膜ATP敏感性钾通道，使K^+外流增加，细胞膜超极化，血管平滑肌舒张，血压下降。亦有报道认为扩血管的进一步机制与抑制Ca^{2+}内流，降低细胞内钙有关。

【应用】 主要用于轻、中度高血压。与利尿药和β受体阻滞药合用可提高疗效，减轻水肿及心悸等不良反应。

【不良反应】 主要为水钠潴留及头痛、嗜睡、乏力、心悸、心电图T波改变、体位性低血压、颜面潮红及多毛症等。

本类药物常用的还有尼可地尔（nicorandil）、米诺地尔（minoxidil）、二氮嗪等（diazoxide）。

（三）其他扩血管药

1. 5-羟色胺（5-HT）受体拮抗药

酮色林

【体内过程】 酮色林（ketanserin，凯他舍林）口服生物利用度约为50%，$t_{1/2}$约14小时，约有68%在96小时内从尿排出，几乎全为代谢物，原形药少于1%。

【作用】 选择性阻断5-HT_2受体，从而抑制5-HT诱发的血管收缩，降低高血压患者外周阻力而降压，对正常人血压影响小。

【应用】 各期高血压及高血压危象。本药40mg，每天2次的降压疗效与卡托普利每日100mg或氢氯噻嗪每日50mg相当。老年患者疗效优于年轻患者，长期用药不产生耐受。

【不良反应】 头晕、疲乏、浮肿、口干、胃肠道不适、体重增加和心电图Q-Tc延长。

【禁忌】 在有明显心动过缓、心电图Q-T≥500毫秒、低钾血症及低镁血症时禁用。不宜与排钾利尿药合用。

2. 前列环素合成促进药

西氯他宁

【体内过程】 西氯他宁（cicletanine，沙克太宁）口服吸收快，血浆蛋白结合率为90%，$t_{1/2}$为6~9小时。部分经肝代谢，原形及代谢物经肾排泄。

【作用】 促进平滑肌细胞合成具有扩血管作用的前列环素，降低细胞内Ca^{2+}水平，此外还有阻断H_1受体，轻度的利尿作用和抑制血管平滑肌细胞增殖的作用。

【应用】 轻、中度高血压。

【不良反应】 偶见胃肠道反应、乏力、尿频等。

常用抗高血压药见表23-3。

表 23－3 常用抗高血压药比较表

药物	降压机制	作用特点	用途	主要不良反应
氢氯噻嗪（hydrochlorothiazide）	初期：排钠利尿，减少细胞外液及血容量，使心排出量降低；后期：使血管内 Na^+ 减少，经 Na^+-Ca^{2+} 交换机制，使细胞内低 Ca^{2+}，降低对缩血管物质的反应性	作用温和、持久，对立位和卧位均有效，用药2～4周达最大效应，长期用药可降低心脑血管并发症的发病率和病死率	单用治疗轻度高血压，与其他降压药合用治疗中、重度高血压	降低血钾，升高血糖、血尿酸及血浆肾素活性，并加剧高脂血症
卡托普利（captopril）	抑制 ACE，使 AngⅡ生成减少，降低循环与血管组织 RAS 活性	口服15～30分钟血压开始降低，1～1.5小时达降压高峰，持续8～12小时	各型高血压及充血性心衰	高血钾、低血压、咳嗽、血管神经性水肿
氯沙坦（losartan）	与 AT_1 结合，阻断 AngⅡ引起的血管收缩及促进醛固酮分泌的作用	口服吸收迅速，首过效应明显	各型高血压	头晕、高血钾、体位性低血压
普萘洛尔（propranolol）	阻断心脏、肾脏、中枢及突触前膜 β 受体而降压	口服起效缓慢，连用2周以上才起效	轻度高血压，对伴有心输出量增多及血浆肾素活性偏高者疗效好	消化道症状，心动过缓，房室传导阻滞，诱发哮喘
哌唑嗪（prazosin）	选择性阻断突触后膜 α_1 受体，扩张小动脉和静脉	口服吸收，2小时达血药高峰，作用中等偏强，持续约10小时	轻、中度高血压及伴有肾功能不良者	眩晕、疲乏、鼻塞、口干、尿频、头痛、嗜睡及“首剂现象”
拉贝洛尔（labetalol）	竞争性阻断 β 受体和 α_1 受体	口服降压作用温和，静注可治疗高血压危象	各型高血压及伴有心绞痛的患者	头痛、无力
硝苯地平（nifedipine）	阻滞钙通道，减少进入细胞内的 Ca^{2+}，松弛小动脉平滑肌	对高血压者降压显著，对正常血压者影响不明显；降压作用强，但仅持续3小时	轻、中度高血压	头痛、颜面潮红、眩晕、心悸、踝部水肿、咳嗽等
可乐定（clonidine）	激活血管运动中枢突触后膜 α_2 受体和咪唑啉受体，降低外周交感张力	静脉给药可短暂升高血压，口服仅有降压效应而无升压作用	中度高血压，对兼有溃疡病的高血压及肾性高血压尤为适宜	口干、嗜睡、便秘、头痛、眩晕、腮腺肿痛、阳痿
莫索尼定（moxonidine）	激动中枢咪唑啉受体	吸收迅速完全，不受食物影响。作用可持续24小时。降压作用与 ACEI、β 受体阻滞药相当	轻、中度高血压，对伴心衰者耐受好	口干、嗜睡、头晕等
甲基多巴（methyldopa）	进入中枢后转变为 α－甲基去甲肾上腺素，激动中枢 α_2 受体，减少交感冲动的传出	作用与可乐定相似，中等偏强；肾血管阻力降低明显，但肾血流量不减少，降压时伴心率减慢，心输出量减少	中、重度高血压，肾性高血压及肾功能不良的高血压	口干、嗜睡、眩晕、头痛、腹胀、便秘等

（续表）

药　物	降压机制	作用特点	用　途	主要不良反应
樟磺咪芬（阿方那特，arfonad）	阻断交感神经节	起效快，作用时间短。静注后1～2分钟起效，停药后10～15分钟血压恢复到原水平	高血压脑病及高血压危象	体位性低血压、视力模糊、便秘、排尿困难、阳痿
利血平（reserpine）	耗竭去甲肾上腺素能神经末梢囊泡内的递质	起效缓慢，作用温和而持久，降压时伴心率减慢、心输出量减少、肾素分泌减少、水钠潴留	轻度高血压	鼻塞、乏力、体重增加、胃酸分泌减少、腹泻、镇静、嗜睡
肼屈嗪（hydralazine）	直接扩张小动脉平滑肌	起效快而强，一次给药维持12小时。降压时心率加快，心输出量增加及血浆肾素活性增高	较少单用，常与其他降压药合用于中重度高血压	头痛、眩晕、恶心、颜面潮红、心动过速、红斑狼疮样综合征
吡那地尔（pinacidil）	激活血管平滑肌钾通道	收缩压及舒张压降低，作用强于哌唑嗪，可维持6小时	轻、中度高血压	头痛、嗜睡、乏力、心悸、体位性低血压、颜面潮红、多毛症
米诺地尔（minoxidil）	激活血管平滑肌钾通道	舒张小动脉，对容量血管无明显影响，作用强而持久，降压时反射性兴奋交感神经	难治性的严重高血压	水钠潴留、心悸、多毛症
二氮嗪（diazoxide）（1961）	同上	起效快，作用强。静脉注射30秒起效，3～5分钟达降压高峰，维持6～8小时	高血压危象、高血压脑病	水钠潴留、血糖升高及多毛症
硝普钠（sodium nitroprusside）（1974）	通过释放NO而舒张血管	口服不吸收，静滴后立即起效，维持1～5分钟	高血压危象，难治性心衰，麻醉时控制性降压	过度降压可见呕吐、出汗、头痛、心悸
吲达帕胺（indapamide）	阻止Ca^{2+}内流，从而扩张小动脉，较大剂量还能排钠利尿而降压	口服吸收快，生物利用度高，不产生药物蓄积，有抗心肌肥厚作用，不引起血脂改变	轻、中度高血压，伴有浮肿者更适宜	上腹不适、恶心、食欲减退、头痛、嗜睡、皮疹，长期用药可致低血钾
酮色林（ketanserin）	选择性阻断$5-HT_2$受体，抑制5-HT诱发的血管收缩	可降低血清TC、TG、LDL和升高HDL，对糖代谢无明显影响	各期高血压及高血压危象	头晕、疲乏、浮肿、口干、胃肠不适、体重增加、心律失常

第四节 抗高血压药的应用原则

高血压药物治疗的最终目标不仅仅是单纯地降低血压，更重要的是减轻或逆转患者的终末器官损伤，防止严重并发症的出现，从而提高生活质量，延长生命。为达到这一目标，应用抗高血压药物时应遵循以下原则：

1. 根据高血压程度选用药物 轻度高血压在采用体育活动、控制体重、低盐、低脂肪饮食等措施未能奏效的情况下，可首先选择作用比较温和的降压药，如噻嗪类利尿药、ACEI、二氢吡啶类钙拮抗药或β受体阻滞药等中的一种药物。中度高血压可采用两种药物联合治疗，目前常用的四类第一线抗高血压药中的任何两类药物的联用均是可行的。重度高血压在上述联合用药的基础上，改用或加用作用较强的米诺地尔等，疗效不满意时可改用或加用降压作用更强的直接血管扩张药、中枢性降压药等。高血压危象宜采用静脉滴注或肌注快速起效的药物，如硝普钠。

2. 根据病情特点及合并症选药 ①伴有心绞痛者宜用硝苯地平；②伴有心力衰竭者宜用利尿药、ACEI、哌唑嗪等，不宜用β受体阻滞药；③伴有肾功能不全者宜用卡托普利、硝苯地平、α-甲基多巴等；④伴有消化性溃疡者，宜用可乐定，禁用利血平；⑤伴有心动过速者宜用美托洛尔等β受体阻滞药；⑥伴有支气管哮喘者不宜用β受体阻滞药；⑦伴有糖尿病及痛风者不宜用噻嗪类利尿药；⑧伴有精神抑郁者，不宜用利血平。

3. 长期系统用药 高血压病的治疗需要长期系统用药甚至终生用药，应提高患者对长期治疗重要性的认识，坚持按医嘱用药，即使血压趋向正常也不能随便停药，停药后血压可重新升高。

4. 平稳持续降压 高血压病一旦确诊，就应积极治疗，力求将血压控制在138/83mmHg（目标血压）以下，以降低并发症的发生率，减少病死率。药物宜从小剂量开始，逐步增加，达到效果后改用维持量，应避免降压过快、过剧。血压波动过大可增加靶器官的损害，有条件者尽量采用缓释制剂或长效制剂，使血压持续平稳地降低，以保护靶器官。更换药物应逐步替代。

5. 联合用药 现有药物长期单独使用，常引起耐受性，加大剂量又易致不良反应。联合用药可从不同环节发挥协同降压作用，又能相互减轻各自的不良反应，药物用量也相应减少。但联合用药时要注意各药的作用特点，同类药物不宜合用。

6. 治疗方案个体化 不同患者或同一患者在不同病程阶段所需药物和剂量不同。应遵照“最好疗效，最小不良反应”的原则，根据患者的年龄、性别、种族、病理特点，相伴其他疾病等情况及药物特点，采用个体治疗方案。

第二十四章 抗心律失常药

心律失常是严重的心脏疾病，由于心肌自律性异常或冲动传导障碍引起心动频率或节律发生改变，并可影响心脏的泵血功能。根据心率的快慢将心律失常分为两大类型，即缓慢型和快速型。缓慢型心律失常有窦性心动过缓、房室传导阻滞等，常用阿托品和异丙肾上腺素等药物治疗。快速型心律失常主要包括室上性和室性早搏及心动过速、心房颤动和心房扑动、心室颤动等。临床上常将快速型心律失常简称为心律失常，即狭义的心律失常。本章所介绍的抗心律失常药亦是指治疗快速型心律失常的药物。

第一节　抗心律失常药的电生理学基础

一、正常心肌电生理

1. 正常心肌膜电位

(1) 静息膜电位　心肌细胞在静息时，膜电位处于内负外正的极化状态。快反应细胞（心房肌、心室肌、浦肯野纤维）的膜电位大（-80～-90mV），慢反应细胞（窦房结、房室结）的膜电位小（-60～-70mV）。

(2) 动作电位　当心肌细胞兴奋时，发生除极和复极，产生动作电位。按其发生顺序，分为5个时相（图24-1）：

0相（除极期）：对于快反应细胞，是由于Na^+经细胞膜快钠通道大量快速内流所形成。膜电位迅速减小（负值减小），从静息时的-90mV上升至+30mV。对于慢反应细胞，其除极主要由Ca^{2+}较慢的内流引起，除极慢。

1相（快速复极初期）：由短暂K^+外流和Cl^-内流形成。膜电位迅速向负极转化。

2相（缓慢复极期）：此期主要有Ca^{2+}内流，并有少量Na^+缓慢内流，同时有少量的K^+外流及Cl^-内流，是多种离子流入、流出细胞相互平衡的结果。因此期的复极过程非常缓慢，图形较平坦，又称平台期。

3相（快速复极末期）：Ca^{2+}内流停止，细胞膜对K^+的通透性加大，K^+快速外流，膜电位迅速恢复到静息电位水平。

动作电位从0相到3相末完成了除极和复极，这段时间称为动作电位时程（action potential duration，APD）。

4相（静息期）：此期细胞膜虽然已恢复到内负外正的极化状态，但细胞内Na^+多，K^+

少。在此期内，通过 Na^+-K^+-ATP 酶的作用，排出 Na^+ 并摄入 K^+，使膜内外恢复到静息时的离子分布状态。

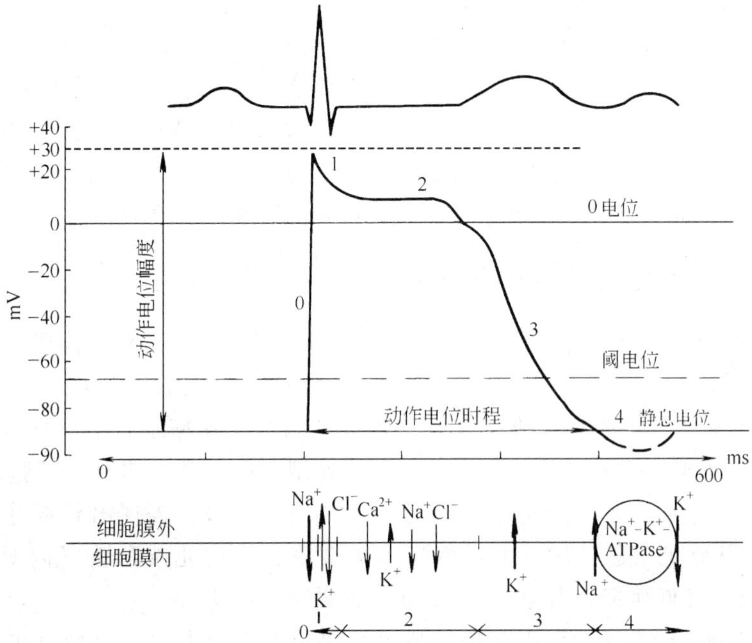

图 24-1　心室肌细胞的动作电位曲线示意

图中第一排为体表心电图；第二排为心室肌细胞的动作电位曲线；第三排示细胞内外离子转运情况，箭头粗细表示量的多少；动作电位曲线中的 0、1、2、3、4 表示相应时相

2. 自律性　部分心肌细胞在没有外来刺激的作用下，自发地发生节律性兴奋的特性称为自律性。在 4 相，具有自律性的细胞在复极化达到最大舒张电位（maximum diastolic potential, MDP）后，立即开始自动缓慢除极化，当达到阈电位时，即引起又一次动作电位的发生。快反应细胞的自动除极化主要由 Na^+ 内流引起，慢反应细胞则由 Ca^{2+} 内流引起。影响自律性的因素主要是自动除极化的速率。自动除极化的速率快，达到阈电位的时间短，单位时间内发生兴奋的次数多，自律性就高；反之则自律性低。影响自律性的因素还有 MDP 水平和阈电位水平。

3. 兴奋性　心肌细胞受内部或外部适当强度的刺激产生动作电位的性能称为兴奋性。心肌细胞兴奋性受以下因素的影响：

（1）*有效不应期*　心肌细胞从除极开始到复极膜电位恢复到 −60mV 的一段时程内，刺激不能引起动作电位，称为有效不应期（effective refractory period, ERP）。有效不应期与动作电位时程时间长短的变化基本一致，即 APD 延长，ERP 亦延长。但两者的变化程度可有不同（以 ERP/APD 比值表示），如 ERP 的延长程度大于 APD，即 ERP/APD 的比值加大，心肌在一个动作电位时程中不起反应的时间相对较长，则兴奋性降低；反之，则兴奋性提高。

（2）*膜反应性*　兴奋前膜电位水平与刺激所激发的 0 相除极化最大速率之间的关系称

为膜反应性。在同一膜电位水平，心肌细胞0相除极快且振幅高的膜反应性强，兴奋性高；反之，则膜反应性弱，兴奋性低。

（3）静息膜电位与阈电位间的距离　两者之间距离短，兴奋性高；反之则低。

4. 传导性　心肌细胞任何部位发生的兴奋不但可传至整个细胞，而且可传至相邻细胞，以至引起整个心肌的兴奋。正常心脏的兴奋起自窦房结，并通过特殊传导系统传至整个心脏，引起心脏节律性的兴奋和收缩。0相除极化的最大速率（Vmax）是影响传导速度的重要因素。而0相除极化的最大速率又受静息膜电位（或MDP）水平的影响。在一定范围内，膜电位负值越大，0相除极化的速率越快，兴奋的传导越快；反之则慢。

二、心律失常发生的电生理学机制

心律失常发生的电生理学机制主要有冲动的形成异常、冲动的传导障碍，或二者兼有。

1. 冲动形成异常

（1）自律性异常　自律细胞动作电位4相自动除极化速率加快或MDP减小（水平上移），都会使自律性升高致冲动形成增多，引起快速型心律失常。非自律细胞（心房肌、心室肌）的静息膜电位如小于-60mV，也可发生4相自动除极，表现出异常自律性，并可引起异位节律。临床常见引起自律性升高的因素主要有：体内儿茶酚胺（内源性或外源性）增多、电解质紊乱（低血钾、高血钙）、心肌缺血缺氧及损害等。

（2）触发活动　触发活动可引起房性或室性快速型心律失常，它是由在一个动作电位中，继0相除极后所发生的除极即后除极所引起的。根据后除极出现的时间分为早后除极（early afterdepolarization，EAD，发生于动作电位复极化2或3相）和迟后除极（delayed afterdepolarization，DAD，发生于动作电位完全复极或接近完全复极时）。后除极振幅较小，频率较快，膜电位不稳定，可引起单个、多个或一连串的动作电位，即触发活动（图24-2）。EAD发生在心肌细胞复极过程显著延长时，诱因有低血钾、延长ADP的药物、浦肯野纤维损伤等，药物所致尖端扭转型室性心动过速（伴Q-T间期延长）与之有关。DAD的发生与心肌细胞内钙超载有关，如强心苷类药物中毒。

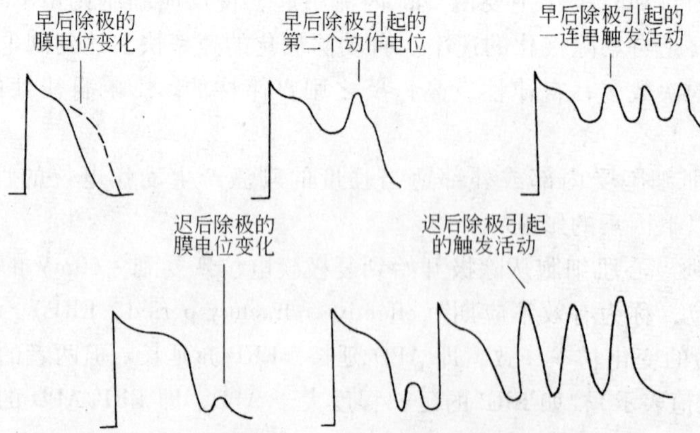

图24-2　后除极与触发活动

2. 冲动传导障碍与折返的形成 冲动传导障碍包括传导减慢、单向传导阻滞及完全传导阻滞。

单向传导阻滞可导致折返（reentry）形成。折返是指冲动经一条传导通路下传后，又经另一条环行通路返回至原处，再次激动原已兴奋过的心肌，并可反复运行的现象，其发生机制如图 24－3 所示。正常时，冲动沿浦肯野纤维 a、b 两支分别下传至心室肌，激发除极和收缩后，彼此消失在对方的 ERP 中（如图 A）。在病理情况下，如 b 支发生单向传导阻滞（即冲动不能正常下传却可逆行上传），则冲动沿 a 支下传到心室肌后，经 b 支病变部位逆行上传并折返至 a 支，如此时 a 支的 ERP 已过，则冲动就可再次沿 a 支下传至心室肌，形成折返。

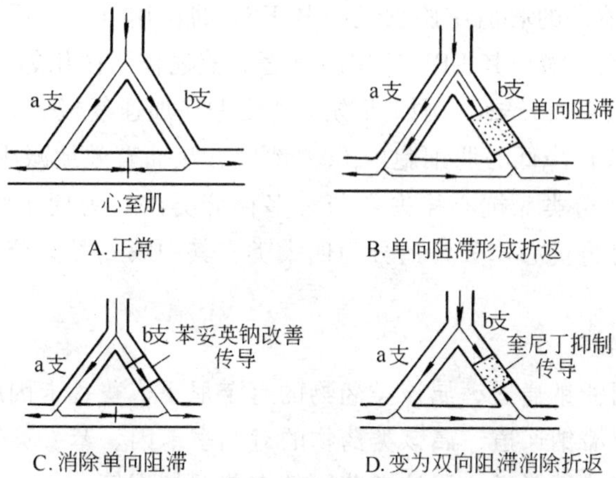

图 24－3 折返形成机制及抗心律失常药消除折返原理示意图

此外，相邻心肌细胞的 ERP 长短不一致也是形成折返的机制之一。如 b 支的 ERP 延长，冲动到达时可落在 ERP 中而不能下传；然而冲动可沿 a 支下传，当其折回到 b 支处，因 b 支的 ERP 已过，于是可逆行通过 b 支折返至 a 支。

折返是引起快速型心律失常的机制之一。单次折返引起一次早搏，连续折返可引起阵发性心动过速，多个微型折返同时发生可引起扑动或颤动。

三、抗心律失常药的作用机制及分类

1. 抗心律失常药的作用机制 主要有降低心肌自律性，消除折返，以及减少后除极和触发活动。

（1）降低心肌自律性 药物的这一作用机制主要有以下两方面：

① 减慢 4 相自动除极化速率：对快反应细胞抑制 4 相 Na^+ 内流（如奎尼丁），对慢反应细胞抑制 4 相 Ca^{2+} 内流（如维拉帕米），从而使 4 相自动除极化速率减慢，自律性降低。

② 增大最大舒张电位：药物通过促进 K^+ 外流，使 MDP 负值加大，与阈电位的距离加大，4 相自动除极化所需时间延长而降低自律性（如利多卡因）。

（2）消除折返 药物消除折返激动的机制主要有以下 3 方面：

① 改善传导以消除单向阻滞：药物通过促进 K^+ 外流，使静息膜电位增大，0 相除极速

率加快，改善和促进传导，从而消除单向阻滞（如苯妥英钠、利多卡因）。

② 变单向阻滞为双向阻滞：药物通过抑制 Na^+ 内流，使 0 相除极速率减慢，导致单向阻滞变为双向阻滞而消除折返（如奎尼丁）。

③ 增大 ERP/APD 比值：某些药物（如奎尼丁、胺碘酮），可延长 APD 和 ERP，但延长 ERP 更为明显，使 ERP/APD 的比值加大，称之为 ERP 的绝对延长；某些药物（如利多卡因、苯妥英钠）通过促进 K^+ 外流，可加快 3 相复极，缩短 APD 和 ERP，但以缩短 APD 为主，故 ERP/APD 比值亦加大，称之为 ERP 的相对延长。上述两种情况均可使折返冲动落入 ERP 中而被取消。

此外，促使相邻细胞不均一的 ERP 趋于均一，也有助于消除折返。如延长 ERP 的药物，尤其对 ERP 明显缩短的心肌细胞，延长其 ERP 的作用显著；反之，缩短 ERP 的药物，对 ERP 较长的心肌细胞，缩短其 ERP 的作用显著。上述作用使相邻细胞的 ERP 均一化。

（3）*减少后除极和触发活动* 例如药物通过促进和加速复极，减少 EAD 的发生；钙通道阻滞药（如维拉帕米）降低心肌细胞内 Ca^{2+} 浓度，从而有效地减少 DAD 的发生等。

2. 抗心律失常药的分类 抗心律失常药有多种分类法。为便于临床用药，依据药物对心肌电生理的影响，可将抗心律失常药分为四大类，其中第一类又分为 A、B、C 三个亚类，具体如下：

Ⅰ类 钠通道阻滞药

ⅠA 类 适度阻滞钠通道，属该类药物的有奎尼丁、普鲁卡因胺等。

ⅠB 类 轻度阻滞钠通道，属该类药物的有利多卡因、苯妥英钠等。

ⅠC 类 高度阻滞钠通道，属该类药物的有普罗帕酮等。

Ⅱ类 β 肾上腺素受体阻滞药，属该类药物的有普萘洛尔等。

Ⅲ类 延长动作电位时程药，属该类药物的有胺碘酮、溴苄铵等。

Ⅳ类 钙通道阻滞药，属该类药物的有维拉帕米、地尔硫䓬等。

第二节 常用抗心律失常药

一、Ⅰ类 钠通道阻滞药

（一）ⅠA 类

本类药物的主要电生理作用是：适度抑制 Na^+ 内流，降低自律性，减慢传导速度；不同程度地抑制 K^+ 外流和 Ca^{2+} 内流，延长 APD 和 ERP。代表药物为奎尼丁和普鲁卡因胺。

奎尼丁

奎尼丁（quinidine）系从金鸡纳树皮中提取的生物碱，是抗疟药奎宁的右旋体，但对心脏的作用比奎宁强 5～10 倍。奎尼丁为广谱抗心律失常药，作用迅速，疗效显著，但安全范围小，不良反应多，且颇为严重，因此限制了应用。

【体内过程】 口服吸收良好，生物利用度为80%左右，1~2小时血药浓度达高峰，有效血浓度为3~6μg/ml，中毒血浓度为8μg/ml，血浆蛋白结合率为70%~80%，心肌中的药物浓度是血浓度的10倍以上。口服后30分钟起效，作用持续6小时。主要经肝脏羟基化代谢，代谢产物仍有生物活性，代谢物及少量原形药物经肾脏排出，肝、肾功能不全者消除减慢。$t_{1/2}$为5~7小时。

【作用】 奎尼丁与心肌细胞膜的钠通道蛋白结合，阻滞钠通道，适度抑制Na^+内流。此外，对K^+外流和Ca^{2+}内流也有抑制作用。

1. 降低自律性 抑制Na^+内流，使4相舒张期自动除极化速率减慢，坡度减小，使心房肌、心室肌和浦肯野纤维的自律性降低，其中对心房肌的作用更强。在治疗剂量下对正常窦房结的自律性影响较小，但在窦房结功能低下时，则可产生明显的抑制。

2. 减慢传导速度 抑制0相Na^+内流，使0相上升的速率和振幅降低，从而使心房肌、心室肌、浦肯野纤维的传导减慢，对病理状态下部分除极的心肌细胞的传导有更强的抑制作用，因而可使单向阻滞变为双向阻滞，消除折返激动。对Ca^{2+}内流也有一定的抑制作用，因此也略减慢房室结的传导。

3. 延长有效不应期 减慢2相Ca^{2+}内流和3相K^+外流，延长APD和ERP。对ERP的延长作用更明显，使ERP/APD比值加大，因此可使异位冲动或折返冲动落入ERP中而被消除。此外，在复极不均一，ERP亦不均一的病变心肌，奎尼丁对明显缩短的ERP的延长作用更显著，从而使邻近细胞的ERP趋于一致，减少折返的发生。

4. 其他 可竞争性地阻滞M受体，具有抗胆碱作用，可对抗其抑制房室传导的作用；还可阻滞α受体，扩张血管，使血压降低。此外，对心房肌、心室肌有负性肌力作用。

【应用】 心房颤动、心房扑动、室上性及室性早搏和心动过速。在治疗心房颤动、心房扑动时，应先用强心苷抑制房室传导，以控制心室率。

【不良反应】 用药过程中约有1/3的病人出现不良反应。

1. 胃肠道反应 用药早期常有恶心、呕吐、腹泻等。

2. 心血管反应

(1) 低血压 抑制心肌收缩力和扩张血管作用引起低血压，静脉给药及患者心功能不全时更易发生。

(2) 心律失常 过量引起多种心律失常，如房室和心室内传导阻滞，尖端扭转型室性心动过速，并可出现奎尼丁晕厥，甚至心室颤动而致猝死。当窦房结功能低下时，可引起心动过缓或停搏。因此，每次服药前应检查心率、血压和心电图，若心率减慢低于60次/分钟，收缩压低于90mmHg，Q-T间期延长超过30%，应停止用药。

奎尼丁晕厥或猝死是应用奎尼丁过程中偶见但严重的毒性反应，并不一定由过量所引起，可见于治疗浓度时或低于治疗浓度时。发作前心电图已有Q-T间期过度延长，发作时出现阵发性室性心动过速甚至室颤，病人突然意识丧失，伴有惊厥，应立即进行抢救。

3. 金鸡纳反应 久用可引起。轻者出现耳鸣、头痛、视力模糊，重者出现谵妄、精神失常。

4. 血栓栓塞 心房有微血栓的病人，用奎尼丁纠正房颤后，因心肌收缩力增强，可使血栓脱落引起脑等重要器官血栓栓塞而致死。

5. 过敏反应 偶见血小板减少、粒细胞减少等。

【禁忌证】 严重心肌损害、心功能不全、重度房室传导阻滞、低血压、强心苷中毒及对奎尼丁过敏者禁用。肝、肾功能不全者慎用。

普鲁卡因胺

普鲁卡因胺（procainamide，1951），是普鲁卡因的衍生物，对血浆酯酶的耐受性较强，作用较持久。

【体内过程】 口服吸收快，服后约45分钟血药浓度达峰值；肌注后15～30分钟血药浓度达峰值。血中药物迅速而广泛地分布于多种组织。$t_{1/2}$为3～4小时。

【作用】 作用与奎尼丁相似但较弱，降低心肌自律性，减慢房室传导，延长心房ERP，消除折返，其抑制心肌收缩力、扩张血管及抗胆碱作用弱于奎尼丁。

【应用】 对室上性和室性心律失常均有效，主要用于室性心动过速，静脉注射或滴注用于抢救危急病例。

【不良反应】 ①常见厌食、恶心、呕吐；②用量过大可出现室性心动过速、心室颤动、房室传导阻滞，静脉注射可出现低血压；③长期应用可引起红斑狼疮样综合征及白细胞减少。

【禁忌证】 同奎尼丁。

（二）ⅠB类

本类药物的主要电生理作用是：轻度阻滞钠通道，抑制4相Na^+内流，降低自律性；促进K^+外流，缩短APD复极过程，相对延长ERP；本类药物还有膜稳定或局麻作用。

利多卡因

利多卡因（lidocaine）为一局麻药，1963年开始用于治疗心律失常。

【体内过程】 首过效应明显，一般口服无效。静脉注射后1～2分钟起效，作用维持20分钟左右。肌内注射后5～10分钟可达有效血浓度（1～5μg/ml），作用维持2小时。主要在肝脏代谢，约5%～10%以原形经肾脏排出，$t_{1/2}$为2小时。消除受心输出量和肝血流量的影响，故心衰、肝功能不良者应减小剂量，减慢静脉滴注速度。

【作用】

1. 降低自律性 抑制4相Na^+内流，促进K^+外流，从而降低浦肯野纤维的自律性，提高心室肌的阈电位水平，提高其致颤阈。治疗剂量对心房肌和窦房结无明显影响。

2. 对传导的影响 利多卡因对传导的影响比较复杂。治疗量对正常心肌的传导性影响较小；但在低血钾或心肌受损而部分去极化时，促进K^+外流，使舒张电位负值加大，提高0相除极化速率和幅度，从而促进病区的传导，消除单向阻滞而中止折返；而在心肌缺血部位，也可因抑制Na^+内流而减慢传导，变单向阻滞为双向阻滞，消除折返。大剂量时，因可明显抑制0相除极速率而使传导明显减慢，甚至出现完全性传导阻滞。

3. 相对延长有效不应期 利多卡因促进 K^+ 外流，缩短心室肌和浦肯野纤维的APD和ERP，但缩短APD更为显著，使ERP/APD比值加大，相对延长ERP，有利于消除折返。

【应用】 室性心律失常，特别适用于危急病例，是治疗急性心肌梗死引起的室性心律失常的首选药，对强心苷中毒所致者也有效。

【不良反应】 发生率较低（约6%，多在静脉注射时出现）。

1. 中枢反应 嗜睡、头痛、视力模糊，过量可引起惊厥，甚至呼吸抑制。

2. 心血管反应 窦性心动过缓、窦性停搏、房室传导阻滞、血压下降，多见于用药剂量过大时。

【禁忌证】 禁用于严重室内和房室传导阻滞者。

其他ⅠB类抗心律失常药见表24-1

表24-1 其他常用的ⅠB类药物

药 物	作 用	应 用	不良反应
苯妥英钠（phenytoin sodium）（1908，50年代起用于心律失常）	与利多卡因相似，使浦肯野纤维自律性降低，ERP相对延长，并能与强心苷竞争 Na^+-K^+-ATP酶，抑制强心苷中毒所致DAD，改善被强心苷抑制的房室传导	室性心律失常，对强心苷中毒所致室性心律失常疗效显著	静脉注射过快可引起心律失常，如窦性心动过缓、窦性停搏、心室颤动等，以及血压降低和呼吸抑制。窦性心动过缓、心功能不全及Ⅱ、Ⅲ度房室传导阻滞者禁用。其他见第十四章抗癫痫药及抗惊厥药
美西律（mexiletine，慢心律）（1969）	与利多卡因相似，降低浦肯野纤维自律性，减慢传导，相对延长ERP	室性心律失常，对急性心肌梗死、强心苷中毒所致者疗效好，且对利多卡因治疗无效者仍有效	①用量过大有眩晕、复视、共济失调、震颤等神经系统反应；②口服有胃肠道反应；③静脉注射出现低血压、心动过缓、传导阻滞。窦房结功能不全、房室或心室内传导阻滞、重度心功能不全、低血压者禁用
妥卡尼（tocainide，妥卡胺，室安卡因）（1974）	与利多卡因和美西律相似，可提高心室致颤阈	各种室性心律失常，尤其是急性心肌梗死和强心苷中毒所致者	①食欲减退、恶心、呕吐等胃肠道反应；②眩晕、嗜睡、震颤、视力及听力下降等神经系统反应；③可致心律失常、传导阻滞；④偶致骨髓抑制和肺纤维化。严重房室传导阻滞者禁用

（三）ⅠC类

本类药物的主要电生理作用是：高度阻滞钠通道，明显抑制 Na^+ 内流，降低自律性，对传导的抑制作用强。代表药物是普罗帕酮。

普罗帕酮

普罗帕酮（propafenone，心律平，1977）是广谱抗心律失常药。

【体内过程】 口服吸收好，用药初期首过效应强而生物利用度低（<20%），长期给药后，首过效应减弱，生物利用度几乎达到100%。口服后30分钟起效，2~3小时作用达峰值，作用维持11小时。主要经肝脏代谢，99%以代谢物形式经肾脏排出，$t_{1/2}$为2.4~11.8小时。

【作用】 该药抑制0相Na^+内流的作用强于奎尼丁，还有较弱的β受体阻滞作用和钙通道阻滞作用。

1. 降低自律性 明显抑制Na^+内流，降低浦肯野纤维和心室肌细胞的自律性。

2. 减慢传导 可使心房、心室和浦肯野纤维的传导速度明显减慢。

3. 延长APD和ERP 由于减慢传导的程度强于延长ERP的程度，故易引起折返，导致心律失常。

4. 轻度抑制心肌收缩

【应用】 危及生命的室性心律失常。

【不良反应】 常见的不良反应有恶心、呕吐、味觉改变、头晕等。心血管反应有心律失常、房室传导阻滞、心功能不全、低血压等。

【禁忌证】 窦房结功能低下、严重房室传导阻滞、心源性休克者禁用。低血压、病态窦房结综合征和肝、肾功能不良者慎用。

其他ⅠC类药物有氟卡尼（flecainide，1985）、恩卡尼（encainide，1969）、劳卡尼（lorcainide，1977）等，其药理作用与普罗帕酮相似，临床应用及不良反应等亦同普罗帕酮，但这些药物在国内应用不多。

二、Ⅱ类 β肾上腺素受体阻滞药

本类药物主要通过阻滞β受体而发挥抗心律失常作用，代表药物为普萘洛尔。

普萘洛尔

普萘洛尔（propranolol，心得安）是应用最早的β受体阻滞药，具有抗高血压、抗心绞痛及抗心律失常等作用，在此仅介绍其抗心律失常作用，其他内容详见有关章节。

【作用】 交感神经兴奋时，儿茶酚胺释放增多，激动心脏β_1受体，使心肌自律性升高，传导速度加快，不应期缩短，易引起快速型心律失常。普萘洛尔通过阻滞心脏的β_1受体而发挥抗心律失常作用。

1. 降低自律性 对窦房结、心房内传导组织及浦肯野纤维，可减慢4相自动除极化速率，降低自律性，在运动和情绪激动时作用明显。也能抑制儿茶酚胺所引起的DAD而防止触发活动。

2. 减慢传导速度 在大剂量时，除β受体阻滞作用外，还有膜稳定作用，减慢0相Na^+内流，使0相除极化速率降低，减慢房室结及浦肯野纤维的传导速度。

3. 延长房室结 ERP 对房室结的 ERP 有明显的延长作用，这与减慢房室结传导的作用构成其抗室上性心律失常的作用基础。

【应用】 ①室上性心律失常，如心房颤动、心房扑动及阵发性室上性心动过速等；②焦虑、甲状腺功能亢进等引起的窦性心动过速；③室性心律失常，特别是对由于运动和情绪激动引起的疗效显著；④急性心肌梗死，长期使用可减少心律失常的发生及再梗死率，从而降低病死率。

不良反应及禁忌证见第十章抗肾上腺素药。

其他Ⅱ类抗心律失常药有美托洛尔（metoprolol）、阿替洛尔（atenolol）、纳多洛尔（nadolol）、吲哚洛尔（pindolol）等，各药的特点见第十章抗肾上腺素药。

三、Ⅲ类 延长动作电位时程药

本类药物又称钾通道阻滞药，减少 K^+ 外流，明显抑制心肌的复极过程，延长 APD 和 ERP，但对 APD 幅度和去极化速率影响小。代表药物是胺碘酮。

胺 碘 酮

胺碘酮（amiodarone，乙胺碘呋酮）20 世纪 70 年代用于心律失常，起效较慢，疗效较好。但近年发现长期应用，尤其是大剂量应用时，可出现较多的不良反应，而且有些较严重，所以一般不作为首选药应用。

【体内过程】 口服吸收缓慢且不完全，生物利用度约 40% ~50%。在体内分布广泛，尤以脂肪组织及含脂肪丰富的组织为多。主要经肝脏代谢，经胆汁和粪便排泄，$t_{1/2}$ 为 14 ~26 天。本药需连续服药 1 周才起效，3 周作用达高峰，停药后作用可维持 1 个月左右。静脉注射 10 分钟起效，可维持 1 ~2 小时。

【作用】 阻滞心肌细胞膜钾通道，阻滞钠通道和钙通道，并可轻度非竞争性地阻滞 α 受体和 β 受体。

1. 延长 ERP 胺碘酮能明显延长房室结、心房肌、心室肌和浦肯野纤维的 APD 和 ERP，这一作用较其他类抗心律失常药为强，这是其阻滞钾通道、抑制 K^+ 外流、明显抑制复极过程所致。

2. 降低自律性 降低窦房结和浦肯野纤维的自律性，这与其阻滞钠、钙通道和 β 受体有关。

3. 减慢传导 减慢房室结和旁路以及浦肯野纤维的传导速度，这也与其阻滞钠、钙通道有关。

4. 拮抗 T_3、T_4 与受体结合 此亦是其抗心律失常机制之一。

5. 扩张血管 扩张冠状动脉，增加冠脉血流量，改善心肌营养；扩张外周血管，降低心脏作功，减少心肌耗氧量。

【应用】 为广谱抗心律失常药，用于各种室上性和室性心律失常，对心房扑动、心房颤动和室上性心动过速疗效好，对合并预激综合征者有效率达 90% 以上。因可减少心肌耗氧量，适用于冠心病并发的心律失常。

【不良反应】 较多，大部分较轻，剂量大或用药时间长则引起严重毒性反应。

1. 心血管反应 窦性心动过缓、房室传导阻滞及Q－T间期延长，偶致尖端扭转型室性心动过速。静脉注射过快可引起血压下降、心力衰竭。

2. 心血管外反应 因含碘，长期服用可引起甲状腺功能亢进或低下。因少量经泪腺排出，可在角膜形成棕黄色药物颗粒沉着，一般不影响视力，停药后可消退。偶致肺间质纤维化，预后严重。还可引起胃肠道反应及皮肤光过敏症等。

长期服用者应定期进行肺部X线检查，肝功能检查，监测血清T_3、T_4。

【禁忌证】心动过缓、房室传导阻滞、Q－T间期延长综合征、甲状腺功能障碍及对碘过敏者禁用。

表 24－2 其他常用的Ⅲ类药物

药 物	作 用	应 用	不良反应
溴苄铵 (bretylium) (1965)	阻滞钾通道，明显延长心室肌和浦肯野纤维的APD和ERP，有利于消除折返。可促进交感神经末梢释放NA，故有加速传导、不抑制心肌收缩力的特点	其他药物治疗无效的室性心动过速和心室颤动	静脉注射后可有短暂的血压升高、心率加快，以后可有体位性低血压、恶心、呕吐、排尿困难
索他洛尔 (sotalol) (1970)	具有阻滞β受体和阻滞钾通道双重作用。可降低窦房结和浦肯野纤维的自律性，减慢房室传导，延长APD及ERP，延长心房肌和心室肌的复极时间	对心肌梗死、肥厚性心肌病及高血压伴发的心律失常特别有效。可用于其他药物无效的室性心律失常，也用于室上性心动过速、心房颤动、心房扑动	主要有心动过缓、心力衰竭加重、低血压，过量时可明显延长Q－T间期，偶致尖端扭转型室性心动过速。禁忌证同β受体阻滞剂，有遗传性Q－T间期延长综合征者应特别慎用

四、Ⅳ类 钙通道阻滞药

本类药物通过阻滞钙通道，抑制依赖于Ca^{2+}的慢反应细胞的电生理活动，产生抗心律失常作用。代表药物为维拉帕米。

维 拉 帕 米

维拉帕米（verapamil，戊脉安，异搏定）是重要的钙通道阻滞药之一，除用于心律失常的治疗外，还用于高血压、心绞痛、肥厚梗阻型心肌病等的治疗。在此主要介绍其抗心律失常作用。

【体内过程】 口服吸收迅速，首过效应明显，生物利用度低（10%～35%）。服后0.5～1小时起效，作用维持6小时左右。静脉注射剂量为口服量的1/10，注射后立即起效，但仅维持20分钟左右。血浆蛋白结合率约90%，大部分在肝脏代谢，$t_{1/2}$为4～10小时，肝功能不良者消除减慢，$t_{1/2}$延长。

【作用】 阻滞心肌细胞膜的钙通道，抑制Ca^{2+}内流，因而对属于慢反应细胞的窦房结和房室结具有以下作用：

1. 降低自律性 因4相自动除极化速率减慢而自律性降低。此外，也减少或取消后除极所引起的触发活动。

2. 减慢传导 因0相除极上升速率减慢、振幅减小而使冲动传导减慢，可变单向阻滞为双向阻滞，从而消除折返。此作用可终止房室结的折返激动，减慢心房颤动、心房扑动时的心室率。

3. 延长 APD 和 ERP 对房室结的作用明显。高浓度时也延长浦肯野纤维的 APD 和 ERP。

4. 抑制心肌收缩力、扩张冠脉、扩张外周血管

【应用】 ①用于阵发性室上性心动过速，特别是房室交界区心动过速，常在静脉注射数分钟内停止发作。②强心苷中毒引起的室性早搏。本药对冠心病、高血压伴发心律失常者尤其适用。

【不良反应】 静脉注射过快或剂量过大可引起心动过缓、房室传导阻滞甚至心脏停搏，亦可引起血压下降，诱发心力衰竭，多见于合用或近期用过β受体阻滞剂的患者。其他不良反应有恶心、呕吐、便秘、头痛、眩晕、面部潮红等。

【禁忌证】 病态窦房结综合征、心力衰竭及Ⅱ、Ⅲ度房室传导阻滞、心源性休克及低血压患者。

其他Ⅳ类抗心律失常药见表24－3。

表24－3　　其他常用的Ⅳ类药物

药　物	作　用	应　用	不良反应
地尔硫䓬（diltiazem，硫氮䓬酮）（1974）	与维拉帕米相似，可减慢Ca^{2+}内流，抑制窦房结和房室结的自律性，减慢传导，延长ERP，并可扩张冠脉和外周血管，降低心肌耗氧量	阵发性室上性心动过速，频发性房性早搏和心房颤动。也用于心绞痛和轻、中度高血压，与维拉帕米相似	禁忌证与不良反应类同维拉帕米
苄普地尔（bepridil，苄丙洛）（1981）	是长效钙通道阻滞药，兼有Ⅰ、Ⅲ、Ⅳ类抗心律失常药的电生理作用特点，即不仅阻滞钙通道，而且有奎尼丁样（阻滞钠通道）和溴苄胺样（抑制K^+外流，延长APD）效应。抑制心肌收缩力和扩张血管的作用弱于维拉帕米	室上性及室性心动过速，尤适用于兼有心绞痛的心律失常患者	最严重的毒性反应是致心律失常，可引起尖端扭转型室性心动过速

五、其他抗心律失常药

腺　　苷

腺苷（adenosine）可降低窦房结、房室结和心房肌的自律性，延长房室结的不应期，减慢传导。其作用机制是激活腺苷受体，激活钾通道，促进 K^+ 外流，使细胞膜超极化，并且还可抑制 cAMP 激活的 Ca^{2+} 内流。腺苷能迅速中止阵发性室上性心动过速。因 $t_{1/2}$ 短（约 10 秒），故应快速静脉注射给药，否则药物在到达心脏发挥作用之前即可被酶所灭活。不良反应主要为胸闷、呼吸困难，有时可出现心动过缓、传导阻滞及心脏停搏。本药不宜用于伴支气管哮喘、病态窦房结综合征和房室传导阻滞患者。

第三节　抗快速型心律失常药的选用

心律失常是严重且发生机制复杂的心脏疾患，为在品种繁多的抗心律失常药中合理地选用药物，应首先明确心律失常的类型，掌握各药的作用机制、作用特点和适应证，特别要充分注意药物的不良反应，尤其是致心律失常作用，以及药物的禁忌证和药物相互作用。表 24－4 列出了对常见心律失常有效的药物，以供选用时参考。

表 24－4　治疗常见心律失常药物的选用

心律失常	药物
室上性	
窦性心动过速	β 受体阻滞药、维拉帕米
早搏	β 受体阻滞药、维拉帕米、胺碘酮、普鲁卡因胺、普罗帕酮等
心房颤动或扑动	复律可用奎尼丁（先给强心苷），或与 β 受体阻滞药合用；预防复发可用胺碘酮；控制心室率可用强心苷、β 受体阻滞药或维拉帕米
阵发性心动过速	维拉帕米、腺苷、β 受体阻滞药、胺碘酮、普罗帕酮等
室性	
早搏	美西律、胺碘酮、β 受体阻滞药、普罗帕酮、普鲁卡因胺、丙吡胺等，急性心肌梗死引起的宜用利多卡因
心动过速	利多卡因、普罗帕酮、胺碘酮、苯妥英钠、美西律、普鲁卡因胺
心室颤动	利多卡因、普鲁卡因胺
强心苷中毒引起的心律失常	
室上性	β 受体阻滞药、维拉帕米
室性	苯妥英钠、利多卡因、β 受体阻滞药、维拉帕米

第二十五章 抗慢性心功能不全药

慢性心功能不全又称充血性心力衰竭（congestive heart failure，CHF），是多种病因所致心脏泵血功能降低，不能排出足够的血液以满足全身组织代谢需要的一种临床综合征。在早期，交感神经系统和肾素-血管紧张素-醛固酮系统的激活，以及心肌的增生肥厚等，发挥一定的代偿作用。但上述代偿机制亦是导致心脏功能进一步损害，形成恶性循环的因素。随着病情的发展，最终进入心脏泵血功能衰竭、动脉系统供血不足及静脉系统血液瘀滞的失代偿阶段。

对CHF的治疗目的为：①缓解症状；②防止或延缓心肌重构，延缓病理进展。在治疗上除针对病因外，临床常用的药物主要有增强心肌收缩力药、减轻心脏负荷药和血管紧张素Ⅰ转化酶抑制药等。

第一节 增强心肌收缩力药

此类药物的主要作用在于加强心肌收缩力、改善心脏功能。常用的药物主要有强心苷类以及非强心苷类正性肌力药。

一、强心苷类

强心苷类（cardiac glycosides）是一类主要作用于心脏，能增强心肌收缩力的苷类药物，主要用于治疗CHF及某些心律失常。临床应用的药物有地高辛、去乙酰毛花苷（西地兰）、毒毛花苷K（毒毛旋花子苷K）等，其中地高辛最为常用。强心苷类药物主要来源于植物，如玄参科的紫花洋地黄和毛花洋地黄，以及夹竹桃科的毒毛旋花，故又常称为洋地黄类（digitalis）药物。

【体内过程】 常用强心苷的作用性质基本相同，但起效快慢、作用时间长短有别，这是因各药的体内过程不同所致。常用强心苷的体内过程比较见表25-1。其中地高辛在体内代谢较少，大部分以原形经肾脏排出，肾功能不全者清除减慢，易出现中毒，应适当减小剂量。

【作用】

1. 心脏

(1) 正性肌力 治疗剂量的强心苷选择性地作用于心脏，加强心肌的收缩力，其特点为：①直接作用于心脏；②使心肌收缩更加敏捷，加快心肌收缩速度；③提高心肌收缩时的张力。

表 25-1　常用强心苷的体内过程比较

类别	药物	口服吸收率（%）	给药途径	起效时间（小时）	达峰时间（小时）	血浆蛋白结合率（%）	肝肠循环率（%）	半衰期（$t_{1/2}$）（小时）	消除途径
慢效	洋地黄毒苷（digitoxin）（1925）	90~100	口服	2~4	8~12	95	25	5~7 天	主要经肝代谢（70%）
中效	地高辛（digoxin）（1968）	50~90	口服	1~2	2~6	20~25	7	32~48	主要经肾排出（60%~90%）
速效	去乙酰毛花苷（deslanoside，西地兰，cedilanid-D）（1933）	不良	静脉注射	10 分钟	1~2	25	-	33~36	几乎全部经肾排出（90%~100%）
	毒毛花苷 K（strophanthin K，毒毛旋花子苷 K）	不良	静脉注射	5 分钟	1~2	5	-	21	全部经肾排出（100%）

由于其正性肌力作用，强心苷可增加衰竭心脏的心输出量，因为：①心肌收缩力增强，改善了心脏的泵血功能，使每搏输出量增加；②心肌收缩的速率加快，使心动周期的收缩期缩短而舒张期延长，有利于静脉血回心及心室充盈；③由于减轻了动脉系统供血不足的状况，使代偿性升高的交感神经兴奋性降低，外周血管扩张，心脏射血阻力降低，从而使心输出量明显增加。但对正常人则由于强心苷可使外周血管收缩，心脏射血阻力增加，故心输出量增加并不明显。

强心苷对心肌耗氧量的影响与心脏所处的状态有关。强心苷对衰竭的心脏，因可使心率减慢及心室壁肌张力降低而降低心肌耗氧量，且这一作用的结果超过其正性肌力作用所增加的耗氧量，因而心肌总耗氧量减少。但对正常心脏因可使心肌收缩力增强而使耗氧量增加。

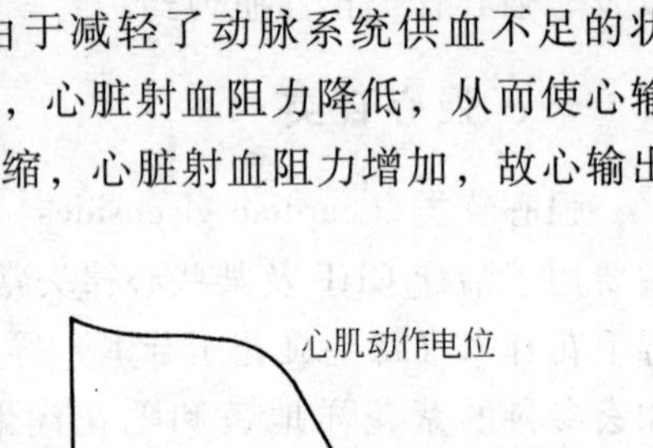

图 25-1　强心苷对心肌电生理的影响

强心苷增强心肌收缩力的机制与增加心肌细胞内 Ca^{2+} 量有关。强心苷可与心肌细胞膜上的 Na^+-K^+-ATP 酶结合，抑制酶的活性使 Na^+-K^+ 交换减少，细胞内 Na^+ 增多，进而通过 Na^+-Ca^{2+} 交换而使细胞内 Na^+ 下降，Ca^{2+} 量增加，从而使心肌收缩力增强（图 25-1）。同时，导致心肌细胞内 K^+ 量减少。若剂量过大，则使

心肌细胞内 K^+ 量明显减少，心肌细胞的自律性提高，产生各种心律失常。此为强心苷中毒时发生心律失常的机理之一。

(2) 负性频率　强心苷减慢窦性频率的作用主要出现在心功能不全而心率加快的病人。心功能不全时，心率加快是心输出量减少，反射性兴奋交感神经而引起的一种代偿性反应。当心率加快超过一定限度，使舒张期过短，心室充盈不足，心输出量将更趋减少。治疗剂量的强心苷增强心肌收缩力，使心输出量增加，反射性兴奋迷走神经，从而减慢心率。

(3) 对心肌电生理特性的主要影响　①负性传导：治疗量强心苷增加心输出量，反射性兴奋迷走神经，从而延长房室结的有效不应期，减慢房室结的传导速度。中毒量强心苷则直接抑制房室结，减慢房室传导；②缩短心房不应期：此作用亦与反射性兴奋迷走神经有关；③提高浦肯野纤维的自律性：强心苷抑制心肌细胞膜的 Na^+-K^+-ATP 酶，致心肌细胞内缺钾，最大舒张电位（MDP）负值减小，浦肯野纤维自律性升高，并使其有效不应期缩短而易诱发心律失常。

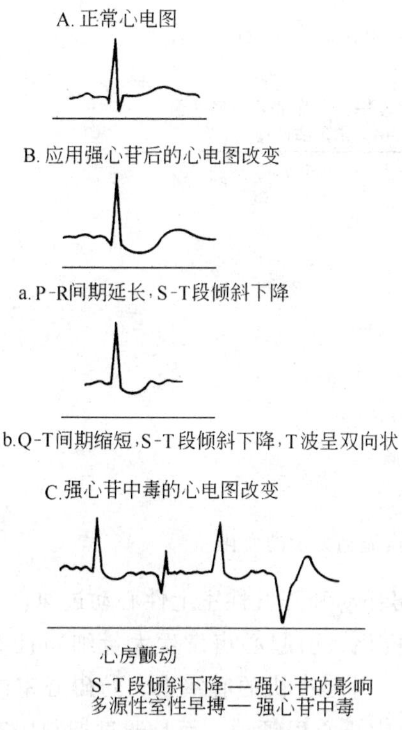

图 25-2　治疗量强心苷及强心苷中毒的心电图改变

(4) 对心电图的影响　治疗量强心苷影响心肌电生理，引起的心电图改变（图 25-2）有：T 波幅度变小、低平甚至倒置，此变化出现得最早；S-T 段降低呈鱼钩状（动作电位复极化 2 相缩短），此为临床上判断是否应用强心苷的依据之一；P-R 间期延长（房室传导减慢）；Q-T 间期缩短（心室 APD 缩短）及 P-P 间期延长（心率减慢）。强心苷中毒时，可出现各种心律失常的心电图变化。

2. 其他

(1) 影响神经系统　①兴奋迷走神经：强心苷兴奋迷走神经除与上述反射机制有关外，还有多种作用机制参与，如兴奋迷走神经中枢、敏化窦弓压力感受器等。这些作用是强心苷治疗室上性心律失常的主要基础。②影响交感神经系统的兴奋性：治疗量强心苷降低交感神经兴奋性，部分是反射机制作用的结果，部分是直接抑制作用的结果。中毒量强心苷则通过对交感神经中枢及外周的作用，增强交感神经的兴奋性，此作用与中毒时心律失常的发生有关。③兴奋中枢神经系统：中毒量强心苷可兴奋延脑催吐化学感受区而引起呕吐，并引起中枢神经系统兴奋症状。

(2) 抑制肾素-血管紧张素-醛固酮系统（RAAS）　血管紧张素Ⅱ收缩血管，醛固酮引起水钠潴留，两者都可加重心脏负荷。而且血管紧张素Ⅱ和醛固酮都有促进心肌细胞肥大、增殖，引起心室重构与肥厚，加剧心衰恶化的作用。强心苷可使血浆肾素活性降低，减少血管紧张素Ⅱ的生成及醛固酮的分泌，从而产生对心脏的保护作用。

(3) 利尿　强心苷对 CHF 患者除能通过正性肌力作用，增加心输出量，使肾血流量、肾小球滤过率增加外，还通过抑制肾小管上皮细胞膜 Na^{+}- K^{+}- ATP 酶而抑制肾小管对 Na^{+}的重吸收，产生排 Na^{+}利尿作用。

【应用】

1. 慢性心功能不全（充血性心力衰竭，CHF）　对多种原因引起的 CHF 有治疗作用，强心苷可通过增强心肌收缩力、增加心输出量、改善动脉系统供血，及缓解静脉系统淤血而取得疗效（图 25－3）。但强心苷对不同原因所致 CHF 的疗效不同。对高血压、心脏瓣膜病、先天性心脏病所致者疗效好，对伴心房颤动且心室率过快者疗效更好；对继发于甲状腺功能亢进、重度贫血等疾病者，由于心肌能量代谢障碍而疗效较差；对肺源性心脏病、活动性心肌炎等有心肌缺氧和损害者，不仅疗效差，且易发生强心苷中毒，引起心律失常；对机械因素所致者，如缩窄性心包炎、严重二尖瓣狭窄等，因心室舒张和充盈受限而疗效很差或无效。

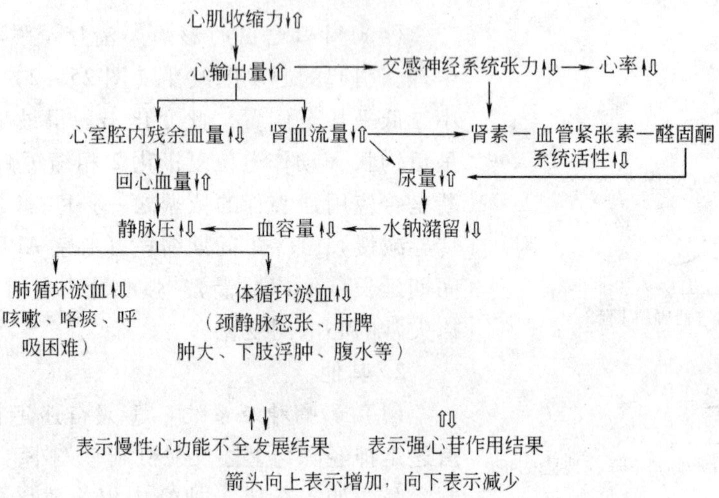

图 25－3　慢性心功能不全及应用强心苷后血流动力学的变化

2. 某些心律失常　强心苷常用于治疗心房颤动、心房扑动和阵发性室上性心动过速。

（1）*心房颤动*　由于心房异位节律点多源性快速去极化，引起心房发生大量细弱且不规则的冲动（350～600 次/分钟）。过多的冲动传入心室，引起过快的心室率，妨碍心室的泵血功能，可导致严重的循环障碍。强心苷的作用不在于中止心房颤动，而是通过抑制房室传导，延长房室结的有效不应期，使较多的冲动不能穿过房室结下传到心室而隐匿在房室结中，减慢心室率，从而改善心室的泵血功能，增加心输出量，缓解和消除心房颤动时的血流动力学障碍。

（2）*心房扑动*　虽然其异位节律较心房颤动少且规则（250～300 次/分钟），但却更容易穿过房室结传入心室，引起难以控制的过快的心室率。强心苷可缩短心房不应期，使心房扑动转为心房颤动，进而通过治疗心房颤动的机制产生疗效。部分病人停用强心苷后，可恢复窦性节律。

(3) 阵发性室上性心动过速 包括房性、房室交界处阵发性心动过速，强心苷兴奋迷走神经而使其终止发作。但由强心苷本身引起的室上性心动过速禁用。

【不良反应及防治】 强心苷的安全范围小，一般治疗量已接近中毒量的60%。且由于病人对强心苷的敏感性和耐受性个体差异大，诱发强心苷中毒的因素多（低血钾、低血镁、高血钙、心肌缺血缺氧、肾功能不全等），所以中毒的发生率高。

1. 不良反应

(1) 胃肠道反应 较为常见，亦是中毒时的早期反应，可有厌食、恶心、呕吐、腹泻、腹痛等。应注意与强心苷用量不足、心衰未被控制、仍有胃肠道静脉淤血所引起的症状相区别。

(2) 中枢反应 可有眩晕、头痛、疲倦、失眠、谵妄、幻觉等，偶见惊厥。

(3) 视觉障碍 可表现为黄视、绿视及视物模糊，此为强心苷中毒的特征。

(4) 心脏反应 是强心苷中毒最严重的反应，临床所见的各种心律失常都有可能出现，如室性早搏、室性或室上性心动过速、房室传导阻滞、窦性心动过缓等。其中室性早搏最多见且早见；室性心动过速最为严重，应及时救治，以免发展为致命的室颤。

2. 预防 首先应注意避免并纠正上述诱发和加重强心苷中毒的因素，如使用排钾利尿药，应适当补钾以防加重毒性；对肾功能不全者应减小剂量以免体内药量蓄积而产生中毒。要密切观察中毒先兆和心电图变化，如出现一定数目的室性早搏、窦性心动过缓（低于60次/分钟）及视觉障碍，应及时停用强心苷及排钾利尿药和糖皮质激素。监测血药浓度，有助于中毒的预防和及早发现。

3. 治疗 轻度中毒停用强心苷和排钾利尿药等即可。对于快速型心律失常，如室性早搏、室性心动过速，应及时补钾，轻者可口服氯化钾，重者可在心电图及血钾监测下缓慢静脉滴注氯化钾（肾功能不全、高钾血症、严重房室传导阻滞者不宜用钾盐），并可选用苯妥英钠、利多卡因等抗心律失常药。静脉注射地高辛抗体Fab片段，可迅速有效地救治危及生命的强心苷中毒（每80mg Fab片段能拮抗1mg地高辛）。对于缓慢型心律失常，如房室传导阻滞、窦性心动过缓等可用阿托品治疗。

【用法】

1. 全效量法 此为强心苷的传统用法，即先在短期内给予足够的剂量，即全效量（又称负荷量或“洋地黄化量”），以达到有效血浓度，获得治疗上的全效，而后逐日补充体内消除的药量，即维持量。负荷量的给予，可根据病情的需要，分为速给法和缓给法。对于3日内用过地高辛的，一般不用负荷量，如病情需要，负荷量可以小剂量分次给予，但需密切观察疗效和不良反应。肾功能不全者禁用负荷量。

表 25－2 常用强心苷负荷量的给药方法

制剂	负荷量		口服维持量（mg/天）
	给药途径	给药方法	
地高辛	口服	每 6～8 小时给药 0.25mg，总量 0.75～1.25mg，或每次 0.125～0.5mg，每日 1 次，共 7 日	0.125～0.5
去乙酰毛花苷（西地兰）	静脉注射	首剂 0.4～0.6mg，2～4 小时后按需再给 0.2～0.4mg，总量 1～1.6mg	
毒毛花苷 K	静脉注射	首剂 0.125～0.25mg，2 小时后再按需给 0.125～0.25mg，总量 0.5mg	

2. 维持量法 地高辛的 $t_{1/2}$ 为 32～48 小时，每日给予维持量（0.125～0.5mg），经 6～7 天可获治疗效果，此给药法又称地高辛逐日恒量给药法，适用于病情不急的患者。此法的优点是明显降低了传统全效量法的高中毒率（可达 20%）。

强心苷的用药剂量应个体化，即使对同一患者也应根据病情不同及伴发病调整剂量。

二、非强心苷类正性肌力药

非强心苷类正性肌力药主要有 β－受体激动剂及磷酸二酯酶Ⅲ抑制剂等，但长期用其治疗严重 CHF 时，可引起室性心律失常的发生率和死亡率升高，故不宜作为治疗 CHF 的常规用药。常用的药物见表 25－3。

近年还研究了用于治疗 CHF 的钙增敏剂（calcium sensitizer），如匹莫苯（pimobendan）（1994）、硫马唑（sulmazole）。这些药物除具有钙增敏作用（调节肌丝对钙的反应）外，还具有磷酸二酯酶Ⅲ抑制作用，因而可增强心肌的收缩力。该类药物对治疗 CHF 不利的影响主要有二：一是缺乏心肌舒张期的松弛作用；二是增加了血管平滑肌的收缩性。这类药物虽可改善 CHF 的症状及运动耐量，但可致存活率降低，其疗效有待于进一步大规模临床研究。

表 25－3 常用非强心苷类正性肌力药

类别	药物	作用	应用	不良反应
β受体激动剂	多巴酚丁胺（dobutamine）（1977）	选择性激动 β_1 受体，对 β_2 和 α 受体作用轻微，正性肌力作用大于正性频率作用，故仅轻度加速心率	急性心肌梗死伴发心力衰竭	静脉滴注速度过快，剂量过大可引起血压升高、心率加快及室性早搏。原有高血压及有严重低血压者均不宜应用
磷酸二酯酶Ⅲ抑制剂	氨力农（amrinone，氨吡酮）（1983）	抑制心肌及血管平滑肌细胞内磷酸二酯酶Ⅲ，使细胞内 cAMP 浓度增高，进而增加心肌细胞内 Ca^{2+} 浓度，降低血管平滑肌细胞内 Ca^{2+} 浓度，产生正性肌力和扩血管作用	严重及对强心苷和利尿药不敏感的 CHF 患者	较多且重，现已少用

（续表）

类 别	药 物	作 用	应 用	不良反应
	米力农（milrinone，甲氰吡酮）（1989）	作用强度大于氨力农	同氨力农	较少。主要有胃肠道反应，大剂量可引起心律失常、心绞痛和低血压、血小板减少，较氨力农少见。长期口服治疗 CHF，致预后恶化、死亡率升高，故不宜长期口服，仅供短期静脉滴注

第二节 减轻心脏负荷药

一、利尿药

CHF 患者多有体内水钠潴留。由于血容量增加，加重了心脏的前负荷；由于血管壁平滑肌细胞内 Na^+ 含量增加，通过 $Na^+ - Ca^{2+}$ 交换，增加了细胞内 Ca^{2+} 含量，使血管平滑肌张力升高，外周阻力加大，加重了心脏的后负荷。利尿药可促进 Na^+ 和水的排出，从而减轻心脏的负荷，有利于 CHF 患者心功能的改善。首选利尿药是噻嗪类药物，必要时可选用强效髓袢利尿药呋塞米等。上述药物应用时应注意补钾或与保钾利尿药合用。各利尿药的特点及应用注意见第二十二章第一节利尿药。

二、血管扩张药

对于应用正性肌力药和利尿药无效的难治病例，应用血管扩张药，适当减轻心脏的前、后负荷，有助于改善心脏功能。各种血管扩张药对动脉、静脉的扩张作用有所不同，应根据患者血流动力学变化选用（表 25－4）。其他内容详见有关章节。

表 25－4　常用于治疗 CHF 的血管扩张药

药 物	扩张血管	应 用
硝酸甘油	V	前负荷加重为主，肺淤血明显者
肼屈嗪	A	后负荷加重为主，心输出量明显减少者。但长期单独应用难以持续生效
硝普钠	V、A	前后负荷均加重者，常用于急性心肌梗死及高血压时的 CHF
哌唑嗪	V、A	前后负荷均加重者，但因有快速耐受现象而难以长期有效

注：V 为静脉，A 为动脉。

第三节 血管紧张素Ⅰ转化酶抑制药和血管紧张素Ⅱ受体阻滞药

血管紧张素Ⅰ转化酶抑制药（ACEI）和血管紧张素Ⅱ受体（AT_1）阻滞药用于 CHF 的

治疗是近年来抗心衰药物最重要的进展之一，目前ACEI已成为治疗CHF的一线药物。

ACEI通过抑制循环中及局部组织中的ACE，不仅能降低代偿性升高的肾素－血管紧张素系统的活性，扩张血管以减轻心脏负荷，改善血流动力学，还能抑制CHF时的心肌重构，逆转心室肥厚，改善心肌的顺应性和舒张功能，在临床疗效上表现为缓解或消除症状、提高患者运动耐力、改进生活质量、显著降低病死率。具有此作用的还有AT_1阻滞药如氯沙坦等。这些药物现已作为治疗CHF的基础药物，与地高辛及利尿药合用，广泛用于CHF的治疗。各药的特点见第二十三章抗高血压药。

第四节　醛固酮拮抗药

CHF时血中醛固酮的浓度可达正常的20倍。醛固酮可刺激蛋白质包括胶原蛋白的合成，促进心肌间质纤维化，从而影响心脏功能，加速心衰恶化。此外，醛固酮的升高亦参与心衰时室性心律失常的发生，增加心性猝死的可能性。

螺内酯是醛固酮受体阻断药，不仅可利尿，消除水肿，减轻心脏负荷，且可对抗醛固酮的心脏毒性作用，并减少心肌细胞钾离子的外流。因此，对接受ACEI、β受体阻滞药治疗且醛固酮水平持续增高的严重CHF患者，可加用小剂量螺内酯。临床观察可减轻心力衰竭的症状，并明显降低死亡率和猝死的危险，且患者能很好地耐受。但螺内酯与ACEI均可减少钾的排出，在用药过程中应密切注意血钾，避免高钾血症。肾功能不全者慎用。

第五节　其他药物

一、β受体阻滞药

以往，因β受体阻滞药对心脏有抑制作用，将CHF列为其禁忌证之一。1975年，Wagstein首先报道了β受体阻滞药对CHF和左室功能不全的治疗作用，提出了在心肌状况严重恶化之前早期应用β受体阻滞药可降低CHF患者的病死率，提高其生活质量，预言β受体阻滞药有可能成为治疗CHF的一线药物。

治疗CHF可选用的β－受体阻滞药有卡维地洛（carvedilol）、美托洛尔（metoprolol）及比索洛尔（bisoprolol）。此类药物的作用：①恢复β受体对正性肌力药的敏感性；②抑制RAS和血管加压素的作用，减轻心脏的前、后负荷；③减慢心率，以降低心肌耗氧量，改善心肌供血，并有利于心室充盈；④减少CHF时心律失常的出现等。可用于心功能比较稳定的Ⅱ～Ⅲ级CHF患者，尤为适用于扩张型或肥厚型心肌病患者。卡维地洛因兼有抗α－受体、抗氧自由基等作用，长期应用可降低死亡率，改善CHF的预后。但是，β－受体阻滞药用于CHF的治疗，必须正确选择病种和制定给药方案，自极小剂量开始，然后缓慢增加剂量。在用药过程中，要密切观察药物反应，如心衰加重则应减量或停药。禁用于严重心动过缓、严重左室功能衰竭、重度房室传导阻滞、低血压及支气管哮喘患者。

二、钙通道阻滞药

长效钙通道阻滞药如氨氯地平（amlodipine），因起效慢，作用持久，没有短效钙通道阻滞药（如硝苯地平）可引起的神经激素方面的作用（兴奋交感神经，激活 RAS 等）。该类药物的作用是：①扩张外周动脉，减轻心脏后负荷，改善 CHF 的血流动力学；②降低心肌细胞内的钙负荷，改善心室的舒张功能；③抗左室肥厚；④抗心肌缺血、抗动脉粥样硬化等。可用于治疗伴有高血压、心绞痛或因肥厚型心肌病所致 CHF。

但目前钙通道阻滞药对 CHF 的疗效尚未肯定，故仍不宜作为常规用药。非二氢吡啶类如维拉帕米、地尔硫䓬、硝苯地平等均会导致 CHF 恶化，应避免使用。

第二十六章 抗心绞痛药与抗动脉粥样硬化药

第一节 抗心绞痛药

心绞痛是由多种原因引起的暂时性心肌缺血所导致的一种证候群，表现为突发性心前区及胸骨后阵发性绞痛或闷痛。最常见的病因是冠状动脉粥样硬化性心脏病（简称冠心病）。冠心病患者冠脉血流量不足，导致心肌氧的供需平衡失调，由于心肌缺血、缺氧的代谢产物乳酸、丙酮酸、K^+等在心肌局部堆积，刺激交感神经传入中枢后而引起心绞痛。

参照世界卫生组织确定的"缺血性心脏病的命名及诊断标准"，心绞痛可分为以下3类：① 劳累性心绞痛：其特点是疼痛由体力劳累、情绪激动等增加心肌耗氧量的情况所诱发。包括稳定型心绞痛（stable angina pectoris）、初发型心绞痛（initial onset angina pectoris）、恶化型心绞痛（progressive angina pectoris）。②自发性心绞痛：其特点为疼痛发生与体力或脑力活动引起心肌耗氧量增加无明显关系，与冠状动脉血流贮备量减少有关。疼痛程度较重，时间较长。包括卧位型心绞痛（angina decubitus）、变异型心绞痛（variant angina）、急性冠状动脉功能不全（acute coronary insufficiency）、梗死后心绞痛（postinfarction angina pectoris）。③ 混合性心绞痛：其特点是在心肌耗氧量增加或无明显增加时均可发生，为冠状动脉狭窄使冠状动脉血流贮备量减少，而这一血流贮备量的减少又不固定，经常波动性地发生进一步减少所致。

一、冠脉循环特点和影响心肌耗氧量的因素

冠脉循环由冠状动脉、毛细血管和静脉组成。左、右冠状动脉均起自升主动脉，其分支的起始部分走行于心脏表面的心外膜下，又称之为输送血管（conductance vessel），其特点是不受心肌收缩压迫的影响，具有调节冠脉血流量的作用。当冠状动脉继续分支为小动脉、微动脉时则呈直角垂直穿入心肌层，贯穿到心内膜下形成交通网，供应心肌和心内膜下的血液。冠脉血管的这种分支方式易受心肌收缩的挤压，使心内膜下区域易于发生缺血、缺氧。

心肌耗氧量的决定因素如下：①心室壁张力（ventricular wall tension）：与心肌耗氧量成正比。心室壁张力与心室内压力、心室容积成正比。即当收缩期动脉血压增高、心室容积增大时，均可通过心室壁张力的增加引起心肌耗氧量的增多。②心率（heart rate）：与心肌耗氧量成正比。当心肌处于射血期时，心室壁张力最大。如心脏的射血期（即每搏射血时间×心率）延长，可通过增加心室壁的张力而使心肌耗氧量增多。③心肌收缩力（myocardial contractility)：与心肌耗氧量成正比。当心肌收缩力增加或收缩速度加快时，均可使心肌的机械作功增加而使心肌耗氧量增多。实际测定心肌耗氧量较困难，故临床常将决定心肌耗氧量的因素简化为三项乘积，即收缩压×心率×左心室射血时间。

综上所述，能舒张冠状动脉、解除冠脉痉挛、促进侧支循环的形成而增加心肌供氧、或/和舒张静脉、减少回心血量、舒张外周小动脉、降低动脉血压、降低心室壁张力、减慢心率、抑制心肌收缩力从而降低心肌耗氧量的药物均具有抗心绞痛的作用。

现代研究表明，冠状动脉粥样硬化斑块的形成、血栓形成和血小板聚集是诱发不稳定性心绞痛的重要因素，故在临床上使用抗血栓形成药物、抗血小板药物，如肝素、阿司匹林、血小板膜蛋白 GPⅡb/Ⅲa 抑制剂等有助于心绞痛的缓解，降低心肌梗死的发生率。ACEI 可通过血管保护作用起到抗冠状动脉粥样硬化、抗血小板聚集的作用，并通过改善心肌张力等来治疗心绞痛；注射血管内皮生长因子（VEGF165）以刺激血管生长等基因疗法用于心绞痛也已初见成效。

二、常见抗心绞痛的药物

（一）硝酸酯类

硝酸甘油于 1846 年由意大利 Sobrero 合成，并发现将此小剂量油性物质置于舌上可引起严重头痛。Hering 于 1847 年经舌下含服治疗多种疾病。1857 年 Brunton 采用吸入亚硝酸异戊酯(amyl nitrite) 治疗心绞痛可在 30～60 秒钟控制症状，但作用短暂、剂量难于掌握。1879 年 Murrell 以舌下含服硝酸甘油替代亚硝酸异戊酯防治心绞痛，疗效显著，被医学界广泛接受。

硝酸酯类（nitrate esters）常用药物包括：硝酸甘油（nitroglycerin）、硝酸异山梨酯(isosorbide dinitrate)、单硝酸异山梨酯（isosorbide mononitrate）、戊四硝酯（pentaerithrityl tetranitrate，硝酸戊四醇酯）。此类药物作用相似，只是显效快慢和维持时间有所不同，其中以硝酸甘油最为常用。

【体内过程】 硝酸酯类口服可在肝脏中的有机硝酸酯还原酶作用下生成脱硝基代谢物，后者与葡萄糖醛酸结合从尿中排出。故口服首过消除明显，生物利用度仅为 10%～20%，而不宜口服。硝酸异山梨醇酯经肝代谢生成异山梨醇-2-单硝酸酯和异山梨醇-5-单硝酸酯，代谢产物仍有扩血管和抗心绞痛作用。此类药物舌下含服较口服吸收好，生物利用度高，起效快且用量小。各药体内过程特点见表 26-1。

表 26-1　硝酸酯及亚硝酸酯类药物比较

药　物	给药途径	剂量(mg)	起效时间（分钟）	持续时间（小时）
硝酸甘油	舌下	0.15～0.6	1～3	0.5
	口服	6.5～19.5	30～60	4～6
	静滴	0.75～3/小时	立即	
	经皮	2～5/cm^2	15	
硝酸异山梨酯	舌下	2.5～10	5～10	1.5～2

（续表）

药　物	给药途径	剂量(mg)	起效时间（分钟）	持续时间（小时）
	口服	5～30	30～60	4～6
硝酸戊四醇酯	舌下	10	10～20	2～4
	口服	10～30	40	4～6
亚硝酸异戊酯	吸入	0.2～0.5ml	0.5	5～10（分钟）

【作用】

1. 降低心肌耗氧量　①扩张静脉，使回心血量减少，降低心室壁张力，减少心肌耗氧量。②扩张动脉，降低心脏射血阻力，减少心脏作功而降低心肌耗氧量。扩张血管后血压降低所致的反射性心率加快和心肌收缩力增加，可增加心肌耗氧量，心率加快所致的心脏舒张期冠脉灌流时间缩短不利于心绞痛治疗，合用β受体阻滞药可对抗之。

2. 改善缺血区心肌供血　通过下列方式实现：①增加心内膜下的血液供应：由于心内膜血管是由心外膜血管垂直穿过心肌延伸而来，故心内膜下区域的血液灌注易受心室壁张力及室内压的影响，心绞痛急性发作时，左心室舒张末期压力增高，使心内膜下区域缺血加重。由于硝酸酯类能扩张静脉使回心血量减少，扩张动脉降低心脏射血阻力而使排血充分，结果使心室容积或心室壁张力下降，减小了对心内膜下血管的压力，因而增加了心内膜下区域的血液供应。②选择性扩张心外膜较大的输送血管：因心肌缺血区小动脉受缺氧代谢产物腺苷等影响而高度扩张，而非缺血区血管阻力相对较高，本类药物能舒张较大的血管，增加对缺血区的血液灌注。③开放侧支循环：可刺激侧支生成或开放侧支循环，以增加缺血区的血液供应。

此外，硝酸酯类本身以及释放出的NO还能抑制血小板聚集和黏附，具有抗血栓形成的作用，有利于心绞痛的治疗。

【作用机制】　硝酸酯类作为前体药（prodrug），在血管平滑肌细胞及血管内皮细胞内被降解产生一氧化氮（NO），与NO受体－可溶性鸟苷酸环化酶活性中心的铁离子结合，激活鸟苷酸环化酶（GC），促进血管平滑肌细胞内cGMP的生成增多。激活cGMP依赖性蛋白激酶引起一系列生物学效应，如降低细胞内Ca^{2+}浓度使血管平滑肌松弛。扩张全身静脉和动脉，对静脉舒张作用较动脉强，对较大的冠状动脉也有明显的舒张作用。其作用与血管内皮舒张因子（endothelium－derived relaxing factor，EDRF）相似，但硝酸酯类本身即是NO的供体，无需借助于血管内皮细胞即可产生扩血管作用，故对病变血管仍可产生扩张作用。

【应用】

1. 心绞痛　为稳定型心绞痛的首选药。①预防发作，宜选用硝酸异山梨酯或单硝酸异山梨酯口服，也可选用硝酸甘油贴剂等。②控制急性发作，应舌下含服或气雾吸入，如需多次含服可采用口服制剂，选用硝酸异山梨酯口服、单硝酸异山梨酯缓释片以及透皮制剂。③发作频繁的重症心绞痛患者，首选硝酸甘油静脉滴注，症状减轻后改为口服给药。

2. 急性心肌梗死　急性心肌梗死早期应用可缩小心室容积，降低前壁心肌梗死的病死率，减少心肌梗死并发症的发生。

3. 心功能不全 急性左心衰时采用静脉给药，慢性心功能不全可采用长效制剂，需与强心药物合用。

本类药物与β受体阻滞药比较，无加重心衰和诱发哮喘的危险；与钙通道阻滞药比较，无心脏抑制作用。

【不良反应与注意事项】 常见由血管扩张所继发的搏动性头痛、皮肤潮红、眼内压升高和颅内压增高。颅脑外伤、颅内出血者禁用，青光眼患者慎用。大剂量可见体位性低血压，低血容量者禁用。剂量过大使血压过度下降，可引起冠脉灌注压过低，且可反射性兴奋交感神经，使心率加快，心肌收缩力增加而增加心肌耗氧量，导致心绞痛加重。超剂量可引起高铁血红蛋白症。

长期应用可出现耐受性，停药1~2周恢复。其耐受机制可能与生成NO过程中使巯基氧化，造成血管平滑肌细胞内膜巯基耗竭有关。此外，扩血管后反射性促进肾素及去甲肾上腺素释放，也可使其作用减弱。减少药物剂量，延长给药间隔时间（每天停药时间应当在8小时以上），补充含巯基的药物卡托普利、甲硫氨酸可对抗耐药性的发生。

（二）β受体阻滞药

普萘洛尔、美托洛尔、阿替洛尔是临床最常用的抗心绞痛药物，后二者为选择性β_1受体阻断药，不易诱发和加重哮喘。

【作用】

1. 降低心肌耗氧量 心绞痛发作时，交感神经活性增强，心肌局部和血液中儿茶酚胺的含量增高，激动β受体，增加心肌收缩力、加快心率和收缩血管，使心脏作功增加，其结果增加了心肌耗氧量。应用β受体阻滞药后，其β_1受体的阻断作用可使心率减慢，心脏舒张期延长而增加冠脉灌流时间；抑制心肌收缩力，减少心脏作功，降低心肌耗氧量而发挥抗心绞痛作用。但心肌收缩力减弱，使射血时间延长，心排血不完全，左室舒张末压升高，心室容积扩大又可增加心肌耗氧量，与硝酸酯类药物合用可提高疗效，减少不良反应（表26-2）。

2. 改善心肌代谢 心肌缺血时，肾上腺素分泌增加，使游离脂肪酸（free fatty acid FFA）增多。FFA代谢消耗大量的氧而加重心肌缺氧。β受体的阻断作用可使FFA的水平下降，减少心肌对其摄取，通过加强糖代谢，使心肌耗氧量降低。

3. 增加缺血区血液供应 β受体阻滞药使非缺血区的血管阻力增高，而缺血区的血管则由于缺氧呈现代偿性扩张状态，促使血液更多地流向缺血区；减慢心率而延长心脏的舒张期，增加冠脉的灌注时间，有利于血液向缺血区流动。

4. 促进氧合血红蛋白解离 可增加全身组织包括心脏的供氧。

【应用】 稳定型心绞痛和不稳定型心绞痛，可减少发作次数，对伴有高血压和快速性心律失常者效果更好。变异型心绞痛，因本类药物阻断β受体后，使α受体作用占优势，易致冠脉痉挛，从而加重心肌缺血症状，不宜应用。

【禁忌】 心动过缓、低血压、严重心功能不全、哮喘或慢性阻塞性肺疾病患者禁用。

【注意事项】 长期应用β受体阻滞药由于受体向上调节，如果突然停药，可出现反跳现象，使心动过速、心绞痛加重，甚至出现室性心律失常、心肌梗死或猝死。故长期应用β

受体阻滞药，应逐渐减量停药。

表 26－2 硝酸酯类与 β 受体阻滞药合用治疗心绞痛的效应

作　用	硝酸酯类	β 受体阻滞药	硝酸酯类 + β 受体阻滞药
动脉压	↓	↓	↓↓
心率	↑（反射性）*	↓	↓
心肌收缩力	↑（反射性）*	↓	抑制或不变
射血时间	缩短	延长 *	不变
舒张期灌流时间	缩短 *	延长	延长
左室舒张末压	↓	↑ *	不变或降低
心脏容积	↓	↑ *	不变或缩小

* 为治疗心绞痛不利因素

（三）钙通道阻滞药

常用抗心绞痛钙通道阻滞药（calcium channel blockers）有维拉帕米（verapamil）、硝苯地平（nifedipine）、地尔硫䓬（diltiazem）、普尼拉明（prenylamine）及哌克昔林（perhexiline）等。

【作用】 通过阻滞 Ca^{2+} 通道，抑制 Ca^{2+} 内流而产生以下作用。

1. 降低心肌耗氧量 阻滞 Ca^{2+} 流入血管平滑肌细胞，使外周血管扩张，外周阻力降低，减轻心脏后负荷；阻滞 Ca^{2+} 流入心肌细胞，使心肌收缩力减弱，心率减慢；阻滞 Ca^{2+} 进入神经末梢，抑制递质释放，从而对抗交感神经活性增高所引起的心肌耗氧量增加。上述三方面综合作用使心肌耗氧量降低。

2. 增加心肌供血 通过阻滞 Ca^{2+} 流入血管平滑肌细胞、直接松弛血管平滑肌和刺激血管内皮细胞合成和释放 NO，使冠脉舒张，以增加心肌血液供应；亦可通过开放侧支循环，增加对缺血区的血液灌注；拮抗心肌缺血时儿茶酚胺诱导的血小板聚集，有利于保持冠脉血流通畅。

3. 保护缺血心肌 心肌缺血或再灌注时细胞内“钙超载”可造成心肌细胞尤其是线粒体功能严重受损。钙通道阻滞药可由于阻滞 Ca^{2+} 内流而减轻“钙超载”，起到保护心肌细胞的作用。此外，有些药物还具有抑制交感神经末梢释放递质，对心绞痛治疗有利。常用药物见表 26－3。

表 26－3 常用抗心绞痛的钙通道阻滞药物比较

药物	生物利用度（%）	$t_{1/2}$（小时）	抗交感作用	舒张冠状及外周血管	心率	抑制房室传导	应用
硝苯地平	65	3～4	+	+++	+	+	变异型及稳定型心绞痛、急性心肌梗死、高血压、心衰
哌克昔平		2～6天	+	+	－	±	心绞痛伴心衰及支气管哮喘
维拉帕米	20	3～7	+	++	±	+++	变异型及稳定型心绞痛、心律失常、高血压
普尼拉明		7	++	++	+	+	各型心绞痛、室性早搏、室性心动过速
地尔硫䓬	<20	4	++	+	－	++	各型心绞痛、心律失常、高血压、心肌梗死

第二节 抗动脉粥样硬化药

动脉粥样硬化（atherosclerosis，AS）可导致冠心病、脑血管病和周围血管病的发生，其产生原因与脂质代谢紊乱和血脂过高有关。血脂包括游离胆固醇（free cholesterol，FC）、胆固醇酯（cholesterol ester，CE）、甘油三酯（triglyceride，TG）和磷脂（phospholipid，PL）等。FC 和 CE 总称为总胆固醇（total cholesterol，TC）。血脂在血浆中与载脂蛋白（apoprotein，apo）结合，形成易于转运和代谢的血浆脂蛋白。采用密度梯度超速离心技术，可将血浆脂蛋白分为乳糜微粒（chylomicron，CM）、极低密度脂蛋白（very low density lipoprotein，VLDL）、中密度脂蛋白（intermediate density lipoprotein，IDL）、低密度脂蛋白（low density lipoprotein，LDL）、高密度脂蛋白（high density lipoprotein，HDL）和脂蛋白(a)[lipoprotein (a),Lp(a)]。

由 VLDL 经过 IDL 转化而来的 LDL，2/3 经 LDL 受体途径代谢，即 LDL 与分布在肝脏、动脉壁等全身组织细胞膜表面的 LDL 受体结合，LDL 颗粒被吞饮进入溶酶体，经酶水解为氨基酸、脂肪酸、FC 等被机体利用；剩余 1/3 被巨噬细胞等非受体依赖性途径清除。LDL 受体能特异识别含 apoE 或 apoB100 的脂蛋白并与其结合，故 LDL 受体又称 apoB、apoE 受体。LDL 中的 apo 95% 为 apoB100，仅5% 为 apoE，VLDL 中的 apo 也主要为 apoB100和apoE 。LDL 在病理情况下可形成氧化修饰的 LDL(oxydized LDL，Ox－LDL)，Ox－LDL 可抑制 LDL 与其受体结合，并抑制巨噬细胞的游走，使 LDL 不能被清除而大量沉积在动脉内膜下，形成 AS，HDL 的 apo 主要为 apoA，HDL 可将胆固醇从肝外组织转运到肝脏，经胆固醇7α－羟化酶等作用转化为胆汁酸(bile acids) 后随胆汁排泄。故 HDL 可称为抗 AS 血浆脂蛋白。

1970年 WHO 按 Freddrikson 等建议将高脂蛋白血症分为5型6类(表26－4)。抗动脉粥样硬化药（antiatherosclerotics）通过调节血脂，改变脂蛋白组成而发挥作用，凡能使 LDL、VLDL、

TC、TG、apoB 降低，或使 HDL、apoA 升高的药物，均有抗 AS 作用。

表 26-4 高脂蛋白血症分型

分类	高脂血症类型	脂蛋白变化	发生率	血脂变化		冠心病易发性
				TC 升高	TG 升高	
Ⅰ型	高甘油三酯血症（外源性）	CM↑	罕见	±	+++	不易发
Ⅱa 型	自发性家族高胆固醇血症	LDL↑	常见	+++	-	很易发
Ⅱb 型	自发性家族高胆固醇血症	LDL↑ VLDL↑	常见	+++	+	很易发
Ⅲ型	高胆固醇血症及高甘油三酯血症	LDL↑	少见	++	+	易发
Ⅳ型	高甘油三酯血症（内源性）	VLDL↑	常见	+	++	易发
Ⅴ型	高甘油三酯血症（外源和内源性）	VLDL↑ CM↑	少见	+	++	可能易发

一、HMG-CoA 还原酶抑制药

HMG-CoA（3-羟基-3-甲基戊二酰辅酶 A，3-hydroxy-3-methylglutaryl-coenzyme A）还原酶抑制药最早从霉菌培养液中提取，用于临床的有洛伐他汀（lovastatin）、普伐他汀（pravastatin）、辛伐他汀（simvastatin）及人工合成的氟伐他汀（fluvastatin）和阿托伐他汀（atorvastatin）。

【作用及机制】 降总胆固醇。机体内胆固醇生物合成主要在肝脏进行，首先由二分子乙酰辅酶 A 缩合成乙酰乙酰辅酶 A，经胞液中羟甲戊二酰单酰合成酶作用，与一分子乙酰 CoA 缩合为 HMG-CoA，后者在 HMG-CoA 还原酶作用下还原为甲羟戊酸，进一步生成鲨烯，合成胆固醇。HMG-CoA 还原酶抑制剂结构与 HMG-CoA 相似，对酶的亲和力比 HMG-CoA 高 10 000 倍，故能在肝脏竞争抑制 HMG-CoA 还原酶，从而阻碍内源性胆固醇的合成，降低 TC 水平（图 26-1）。TC 的合成减少一方面使肝脏合成 apoB100 减少，从而使 VLDL 的合成减少，另一方面通过自身调节机制，代偿性增加肝细胞膜上 LDL 受体的数量和活性及 LDL 与其受体的亲和力，使血浆中大量的 LDL 被摄取，经 LDL 受体途径代谢为胆汁酸而排出体外，使血浆中低密度脂蛋白胆固醇（low density lipoprotein cholesterol，LDL-C）、高密度脂蛋白胆固醇（high density lipoprotein cholesterol，HDL-C）和 TC 进一步下降。

【体内过程】 氟伐他汀口服吸收完全而迅速，不受食物的影响，其他药口服吸收不完全，且易受食物的影响。普伐他汀血浆蛋白结合率较其他药物低。普伐他汀和氟伐他汀本身为具有药理活性的开环羟酸结构，而洛伐他汀和辛伐他汀本身为相应开环羟酸的内酯，无药理活性，经肝代谢使内酯环开环，生成具有活性的开环羟酸。洛伐他汀主要经胆汁排泄，其他药物大部分经肝代谢灭活，小部分经肾原形排泄（表 26-5）。

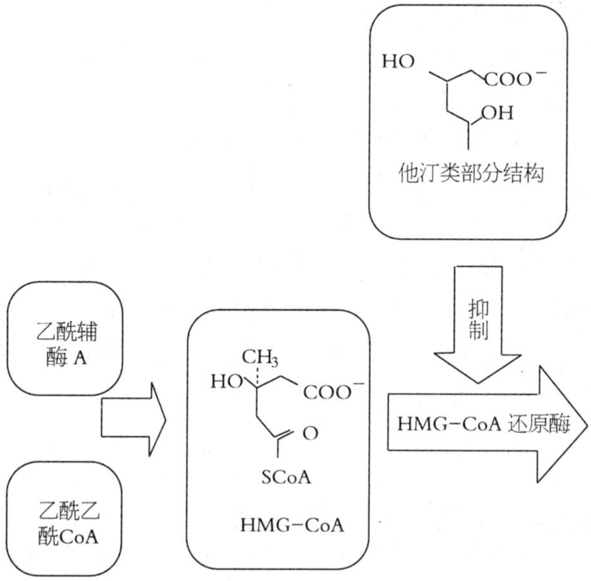

图 26-1 他汀类药物降血脂作用机理

表 26-5 **HMG-CoA 还原酶抑制剂药动学比较**

	洛伐他汀	辛伐他汀	普伐他汀	氟伐他汀	阿伐他汀
原药	无活性	无活性	有活性	有活性	有活性
代谢物	有活性	有活性	无活性	无活性	无活性
肠道吸收	30%	85%	34%	100%	
T_{max}（小时）	2~4	1~2	1~1.5	0.6	1~2.0
血浆蛋白结合率（%）	>95	>95	50	>98	≥98%
$t_{1/2}$（小时）	3	2	1.5~2	0.5	14

【应用】 为原发性高胆固醇血症、杂合子家族性高胆固醇血症、Ⅲ型高脂蛋白血症，以及糖尿病和肾性高脂血症的首选药。对纯合子家族性高胆固醇血症可使 VLDL 下降，但无降低 LDL-C 作用。

【不良反应】 较轻，少数患者可有：①轻度胃肠道反应、头痛和皮疹；②血清转氨酶升高，肝病患者慎用或禁用；③无力、肌痛、肌酸磷酸激酶（CPK）升高等骨骼肌溶解症状，普伐他汀不易进入骨骼肌细胞抑制胆固醇合成，此反应轻。与苯氧酸类、烟酸类、红霉素、环孢素合用此症状加重。

二、胆汁酸结合树脂

胆汁酸结合树脂（bile acid-binding resins）为碱性阴离子交换树脂，不溶于水，不易被消化酶破坏，常用药物有考来烯胺（cholestyramine，消胆胺）和考来替泊（colestipol，降胆宁）。

胆固醇在肝脏经 7α-羟化酶转化为胆汁酸排入肠道，95% 被肠道重吸收形成肝肠循环，胆汁酸可反馈抑制 7α－羟化酶而减少胆汁酸的合成，肠道胆汁酸有利于胆固醇的吸收。此类药物降血脂机制为：①在肠道以氯离子与胆汁酸进行离子交换形成螯合物，减少胆汁酸吸收，从而使肠道胆固醇吸收减少；②胆汁酸吸收减少可减轻胆汁酸对 7α－羟化酶的反馈抑制，加速胆固醇向胆汁酸转化，降低血浆和肝脏中胆固醇；③肝中胆固醇水平下降，一方面代偿性增加肝细胞膜上 LDL 受体数目，肝脏从血浆中摄取 LDL 增加而降低血浆 LDL，另一方面可代偿激活 HMG－CoA 还原酶，使肝中胆固醇合成增加而部分抵消其降脂作用，故此类药物与 HMG－CoA 还原酶抑制剂合用可增强降脂作用。主要治疗以 TC 和 LDL－C 升高为主的高胆固醇血症，如Ⅱa、Ⅱb 型高脂蛋白血症。常见不良反应为恶心、腹胀、便秘等；长期使用可引起脂溶性维生素缺乏；本品以氯化物形式出现，可引起高氯性酸中毒；可妨碍噻嗪类、香豆素类、洋地黄类药物吸收。

三、烟酸

烟酸（nicotinic acid）为广谱调血脂药，用药 1～4 天可使 VLDL 和 TG 下降，用药 5～7 天后 LDL－C 下降，而 HDL－C 升高，与考来烯胺合用，降 LDL－C 作用增强。其调血脂作用可能与抑制脂肪酶活性，使血中 FFA 降低，肝脏合成 TG 的原料减少而使 VLDL 合成减少，继而引起 LDL 生成较少有关。用于Ⅱ、Ⅲ、Ⅳ、Ⅴ型高脂血症和心肌梗死的治疗。可引起皮肤潮红、瘙痒等，服药前 30 分钟服用前列腺素合成酶抑制剂阿司匹林可缓解，故认为此反应可能与前列腺素所致血管舒张有关；亦可引起恶心、呕吐、腹泻等胃肠刺激症状；大剂量可引起高血糖和高尿酸血症及肝功能异常。

四、苯氧酸类

苯氧酸类（fibric acids）常用药物有吉非罗齐（吉非贝齐，gemfibrozil）、苯扎贝特（bezafibrate）、非诺贝特（fenofibrate）、环丙贝特（ciprofibrate）等。此类药物可明显降低血浆 TG、VLDL，中度降低 TC 和 LDL－C，升高 HDL。苯氧酸类降脂机制可能与激动过氧化物酶增殖激活受体（peroxisome proliferator activated receptor，PPAR）有关，PPAR 激活后增加脂蛋白脂肪酶（lipoprotein lipase，LPL）和 HDL 的载脂蛋白 apoAⅠ、apoAⅡ生成，降低 VLDL 的载脂蛋白 apoCⅢ的转录，LPL 活性升高加速了 VLDL 中甘油三酯的水解，其结果使引起 AS 的 TG 和 VLDL 减少，具有抗 AS 作用的 HDL 生成增加。此外，此类药物还具有抑制血小板聚集、抗凝血、降低血浆黏度、增加纤溶酶活性作用。本类药物主要用于Ⅱb、Ⅲ、Ⅳ型高脂血症，对家族性Ⅲ型高脂血症疗效更好；亦可用于消除黄色瘤；对 HDL－C 下降的轻度高胆固醇血症亦有效。不良反应有恶心、腹痛和腹泻等，偶见皮疹、脱发、视力模糊、血象和肝功能异常等。

五、多烯不饱和脂肪酸类

多烯不饱和脂肪酸类（polyunsaturated fatty acids，PUFAs），根据其不饱和键位置不同分为 n－6 和 n－3 两类，n－6 类主要存在于玉米、葵花籽等植物油中，n－3 类主要有二十碳五烯酸（eicosapentaenoic acid，EPA）和二十二碳六烯酸（docosahexaenoic acid，DHA），存在于海洋生物藻、鱼及贝壳类，含 EPA 和 DHA 的制剂有多烯康等。

此类药物使血浆 TC 和 LDL - C 下降，TG、VLDL 明显下降，HDL - C 升高；亦有抑制血小板聚集、使全血黏度下降、红细胞可变性增加、抑制血管平滑肌向内膜增殖和舒张血管等作用。上述作用均有利于防治 AS。本类药物能竞争性地抑制花生四烯酸利用环氧酶，减少 TXA_2 的生成，其抗血小板作用可能与此有关。临床除用于降血脂外，亦可用于预防血管再造术后再梗阻。

六、抗氧化剂

氧自由基可对 LDL 进行氧化修饰，形成氧化修饰的 LDL（oxydized LDL，Ox - LDL）。Ox - LDL 有细胞毒性，通过以下途径促进 AS 形成：①抑制本身与其受体结合和巨噬细胞游走，使 LDL 不能被清除而沉积在动脉内壁下；②可损伤血管内皮；③促进血小板、白细胞与内皮细胞黏附；④分泌生长因子，造成血管平滑肌过度生长。

普罗布考

普罗布考（probucol，丙丁酚）口服吸收不完全，餐后服用吸收增加，95% 以上分布于 LDL、VLDL 和 HDL 等脂蛋白，$t_{1/2}$为 47 天，脂肪组织中浓度为血浓度的 100 倍，主要经肠道排泄。降血脂作用较弱，但抗氧化作用强。单用使 TC、LDL - C 和 HLD - C 下降，对 VLDL 和 TG 影响小。该药脂溶度高，能结合到脂蛋白之中，从而抑制细胞对 LDL 的氧化，减少 Ox - LDL 生成，故能抑制 AS 的形成。临床上主要与其他调血脂药合用治疗高胆固醇血症，可使家族性高胆固醇血症患者皮肤和肌腱的黄色瘤明显缩小。用药后少数患者有消化道反应和肝功能异常；偶见嗜酸性粒细胞增加、感觉异常、血管神经性水肿；个别患者心电图 Q - T 间期延长。禁用于 Q - T 间期延长、心肌损伤、心室应激增强患者，勿与奎宁丁等Q - T 间期延长药物同用。

七、保护动脉内皮药物

硫酸软骨素 A（chondroitin sulfate A）、肝素（heparin）、硫酸葡聚糖（dextran sulfate）等硫酸多糖类药物，含有大量阴电荷，结合在血管内皮表面，防止白细胞、血小板及有害因子的黏附，产生保护血管内皮作用，对血管平滑肌细胞增生亦有抑制作用，对血管再造术后再狭窄也有预防作用。

第二十七章 血液系统药

第一节 抗 贫 血 药

贫血是指循环血液中红细胞数量或血红蛋白含量低于正常值。临床常见贫血为缺铁性贫血、巨幼红细胞性贫血和再生障碍性贫血，而再生障碍性贫血难以治疗。缺铁性贫血可补充铁剂治疗；巨幼红细胞性贫血可用叶酸和维生素 B_{12} 治疗。

铁 剂

食物中的铁均为高价铁或有机铁。胃酸、食物中果糖、半胱氨酸和维生素 C 等可使其还原成二价铁而促进吸收；胃酸缺乏，食物中高磷、高钙、鞣酸等使铁沉淀，四环素与铁络合等均可妨碍铁的吸收。进入血浆中的铁经氧化后以转铁蛋白（transferrin，Tf）为载体，输送到骨髓与幼红细胞胞膜上，与转铁蛋白受体结合，经细胞内陷作用进入细胞。铁可用于合成血红蛋白等含血红素的蛋白质，参与过氧化氢酶等含铁酶的构成，亦可以铁蛋白等形式构成人体储存铁。临床用于预防和治疗缺铁性贫血，尤其对生长发育期需求增加和慢性失血而引起的贫血有确切疗效。口服铁剂常见不良反应是胃肠道刺激症状，铁与肠腔中硫化氢的结合减少了硫化氢对肠壁的刺激作用而引起便秘。注射用铁剂可有注射局部刺激症状、皮肤潮红、头昏、荨麻疹、发热和关节痛等过敏反应，严重者可发生心悸、胸闷和血压下降。小儿误服铁剂 1g 以上可引起急性循环衰竭、休克和胃黏膜凝固性坏死。急救时可应用去铁胺（deferoxamine）灌胃或肌内注射以结合残存的铁。

叶酸类和维生素 B_{12}

叶酸（folic acid）属水溶性 B 族维生素，广泛存在于动、植物性食品中，少量也可由结肠细菌合成，故人体必须从食物中获得叶酸。食物中的叶酸进入体内后，在二氢叶酸还原酶作用下形成具有活性的四氢叶酸，作为甲基（$-CH_3$）、甲酰基（$-CHO$）等一碳基团的传递体，参与嘌呤、嘧啶等物质的合成。当叶酸缺乏时，一碳基团缺乏，影响了核苷酸的合成，其中最为明显的是胸腺嘧啶核苷酸的合成受阻，导致 DNA 合成减少，细胞分裂与增殖抑制。但由于对 RNA 和蛋白质合成影响较少，使细胞的 DNA/RNA 比值降低，出现细胞增大、胞浆丰富、细胞核中染色质疏松分散。红细胞最为明显，表现为巨幼红细胞性贫血。临床用于治疗各种原因所致的巨幼红细胞性贫血，尤其对营养性巨幼红细胞性贫血、妊娠期和婴儿期巨幼红细胞性贫血等疗效好。对叶酸拮抗剂甲氨蝶呤、肝脏因素等造成二氢叶酸还原酶功能或产生障碍所致的巨幼红细胞性贫血，应用一般叶酸制剂无效，需直接选用亚叶酸钙（calcium folinate）治疗。对恶性贫血、维生素 B_{12} 缺乏所致的巨幼红细胞性贫血，应用叶酸治疗可改善血象，但不能减轻甚至可加重神经症状。

维生素 B_{12}（vitamin B_{12}）富含于动物的肝、肾、心脏等以及蛋、乳类食物，人体所需维素 B_{12} 必须从外界摄取。维生素 B_{12} 从 5－甲基四氢叶酸获得甲基，促进四氢叶酸的循环利用，因此，维生素 B_{12} 缺乏会导致叶酸代谢障碍。由维生素 B_{12} 转化而来的 5′－脱氧腺苷 B_{12} 使甲基丙二酰辅酶 A 代谢为琥珀酰辅酶 A，当维生素 B_{12} 缺乏时，将使甲基丙二酰辅酶 A 积聚，合成异常脂肪酸，从而影响正常神经鞘磷脂合成而出现神经症状。对巨幼红细胞性贫血二药可以互相纠正，但神经症状必须用维生素 B_{12} 治疗。临床主要用于治疗恶性贫血及巨幼红细胞性贫血。

促红细胞生成素（erythropoietin，EPO）是由肾脏近曲小管周间质细胞产生的糖蛋白激素，分子量约 34kDa。EPO 与红系祖细胞的表面受体结合，刺激红系干细胞生成，促成红细胞成熟，使网织细胞从骨髓中释出，增加红细胞和血红蛋白。临床应用的为重组人促红细胞生成素（rhEPO）。主要治疗肾性贫血，肾衰血液透析的贫血，恶性肿瘤、化疗及艾滋病药物治疗等引起的贫血。不良反应有红细胞上升过快所致的血压升高，肾脏透析患者有凝血增加现象，某些患者有血栓形成，少数病人有皮肤反应和关节疼痛。

第二节　升高白细胞药

粒细胞集落刺激因子

粒细胞集落刺激因子（granulocyte colony-stimulating factor，G－CSF）是由血管内皮细胞、单核细胞和成纤维细胞合成的糖蛋白。通过受体机制促进粒细胞集落的形成，促使造血干细胞向中性粒细胞增殖、分化；刺激成熟的粒细胞从骨髓释出；增强中性粒细胞趋化及吞噬等功能；对巨噬细胞、巨核细胞影响小。临床应用的为基因重组 G－CSF（rhG－CSF）制剂非格司亭（filgrastim）。本药主要用于肿瘤化疗、放疗和自体骨髓移植所致中性粒细胞缺乏，对艾滋病或先天性中性粒细胞缺乏亦有效，可升高中性粒细胞数量，减少感染发生率。患者耐受良好。有胃肠道反应、肝损害和骨痛等。长期静脉滴注可引起静脉炎。有药物过敏史以及肝、肾、心功能严重障碍者慎用。

粒细胞/巨噬细胞集落刺激因子

粒细胞/巨噬细胞集落刺激因子（granulocyte-macrophage colony-stimulating factor，GM－CSF，生白能）可在 T－淋巴细胞、单核细胞、成纤维细胞和血管内皮细胞内合成。与白介素 3（interleukin 3）共同作用于多相干细胞和多相祖细胞，刺激粒细胞、单核细胞、巨噬细胞和巨核细胞等多种细胞的集落形成和增生，促进成熟细胞的释放，并增强粒细胞的功能。对红细胞增生也有间接影响。临床使用的沙格司亭（sargramostim）为人重组 GM－CSF（rh-

GM－CSF）。主要用于骨髓移植、恶性肿瘤放疗化疗、再生障碍性贫血或艾滋病等引起的粒细胞缺乏症。不良反应有发热、骨及肌肉疼痛、皮下注射部位红斑。首次静脉滴注时可出现潮红、低血压等。严重的不良反应为心功能不全、支气管痉挛、室上性心动过速、颅内高压、肺水肿和晕厥等。

第三节 抗凝血药

抗凝血药（anticoagulants）是指能通过干扰机体生理性凝血过程的某些环节（图 27－1）而阻止血液凝固的药物，临床主要用于防止血栓的形成和阻止血栓的进一步发展。血液凝固由多种凝血因子参与，已知的 12 个凝血因子均为蛋白质，多在肝脏合成，其中凝血因子Ⅱ、Ⅶ、Ⅸ、Ⅹ的合成需要维生素 K 的参与。

1. 血液凝固过程 可分为 3 个阶段：①凝血酶原激活物的形成：内源或外源凝血途径，通过一系列凝血因子的相继激活，最后使因子Ⅹ激活为Xa，Xa、因子Ⅴ、Ca^{2+}和血小板磷脂结合形成凝血酶原激活物。②凝血酶的形成：因子Ⅱ（凝血酶原）被凝血酶原激活物激活成因子Ⅱa（凝血酶）。③纤维蛋白的形成：因子Ⅰ（纤维蛋白原）在Ⅱa 作用下转变成因子Ⅰa（纤维蛋白），进一步生成难溶的纤维蛋白多聚体而形成血凝块。

2. 抗凝系统 血浆中的抗凝物质包括抗凝血酶Ⅲ（antithrombin Ⅲ，ATⅢ）和蛋白质 C（protein C，又称为抗凝蛋白 C）等。ATⅢ主要由肝脏细胞合成，肺、脾、肾、心、肠、脑和血管内皮细胞也能合成。ATⅢ是丝氨酸蛋白酶的抑制剂（serine protease inhibitor），其结构中含有精氨酸残基，能作用于以丝氨酸为活性中心的凝血因子Ⅱa、Ⅸa、Ⅹa、Ⅺa 和Ⅻa 等，与这些因子活性中心的丝氨酸残基结合，形成 1：1 的复合物，从而使上述凝血因子失活，产生抗凝作用。

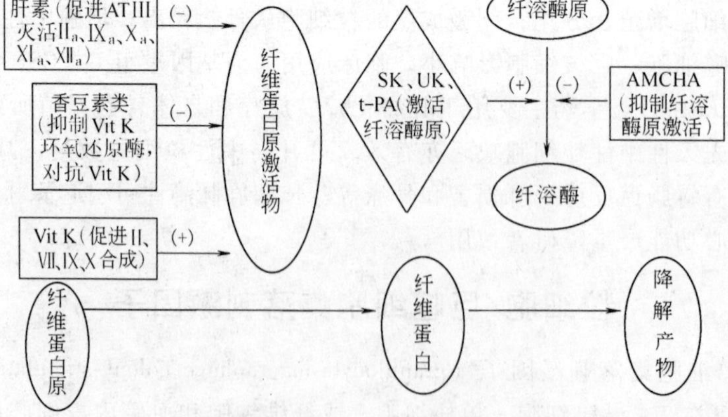

图 27－1 止血与抗凝血药物作用点示意图

肝　　素

肝素（heparin）因首先源于动物肝脏而得名，现药用肝素多自猪肠黏膜或牛肺脏中提取。肝素是一种带负电荷的硫酸化糖胺聚糖，因与硫酸和羧酸共价结合而具有酸性。普通肝素的分子量为3～30kDa，平均分子量15kDa。

【体内过程】 肝素为带大量阴电荷的大分子，口服不易吸收。临床多采用静脉给药。80%与血浆蛋白结合，主要在肝脏经肝素酶代谢为低抗凝活性的尿肝素（uroheparin）。部分肝素可经肾脏排泄，其余部分经肝网状内皮系统等清除。$t_{1/2}$随剂量变化，静脉注射100U/kg、400U/kg、800U/kg，分别为1、2.5、5小时。

【作用】

1. 抗凝 体内、体外均具有抗凝作用，作用迅速，能延长凝血酶原时间。带负电荷的肝素可与带正电荷的ATⅢ的赖氨酸残基形成可逆性复合物，使ATⅢ发生构型的改变，更充分地暴露出其活性中心，ATⅢ则以精氨酸残基迅速与丝氨酸蛋白酶活性中心的丝氨酸残基结合，从而加速ATⅢ对凝血因子Ⅱa、Ⅸa、Ⅹa、Ⅺa和Ⅻa等的灭活。肝素可加速此过程达1000倍以上。

2. 其他 肝素还具有抗血小板聚集的作用，能抑制由凝血酶诱导的血小板聚集。此外，肝素可通过调血脂、保护动脉内皮和抗血管平滑肌细胞增殖等作用而产生抗AS作用。

【应用】

1. 血栓栓塞性疾病 尤其适用于快速抗凝治疗，如静脉血栓、无明显血流动力学改变的肺栓塞和外周动脉血栓形成等。

2. 缺血性心脏病 不稳定型心绞痛一般可有冠脉内血栓形成，抗凝血药和抗血小板药有一定疗效。经皮冠状动脉成形术（PTCA）术中给予肝素能防止急性冠脉闭塞的发生。

3. 弥散性血管内凝血（DIC） 早期应用，可防止因纤维蛋白原和其他凝血因子耗竭所致的出血。

4. 体外抗凝 如心血管手术、血液透析和心导管检查时防止血栓形成。

【不良反应】

1. 自发性出血 表现为皮肤瘀点或瘀斑、血肿、咯血、血尿、呕血、便血以及颅内出血等，严重出血需缓慢静脉注射硫酸鱼精蛋白（protamine sulfate）解救，1mg硫酸鱼精蛋白约中和1mg的肝素，每次用量不能超过50mg。

2. 其他 可引起皮疹、药热等过敏反应，孕妇使用可引起早产和胎儿死亡，长期应用可引起脱发、骨质疏松等。

【禁忌证】 具有出血素质、严重肝或肾功能不全、胆囊疾病、溃疡病、恶性高血压、内脏肿瘤、脑出血病史、血友病、亚急性细菌性心内膜炎、围产期妇女、近期外伤或手术。

低分子肝素（low molecular weight heparin，LMWH）是普通肝素经化学分离方法制备的一种短链制剂。平均分子量为1～12kDa。与普通肝素相比，具有以下特点：①对因子Ⅹa、Ⅻa的抑制作用强于对Ⅱa因子等的作用，对血小板的影响较小。②抗凝血作用强。体内激活的血小板释放的血小板因子4（PF4）可抑制普通肝素的作用，而LMWH则由于分子量小而较少受 PF4 的抑制。③生物利用度高、半衰期长。LMWH 皮下注射的 $t_{1/2}$ 为 200 ~ 300 分钟，是普通肝素的 2 ~ 4 倍。④所引起的出血并发症少，一般无需监测抗凝活性等。

目前临床常用的 LMWH 制剂有依诺肝素、替地肝素、那屈肝素等。

香 豆 素 类

香豆素类是一类含有 4 - 羟基香豆素基本结构的口服抗凝血药，包括华法林（warfarin）、双香豆素（dicoumarol）和醋硝香豆素（acenocoumarol）等，其药理作用与应用基本相同。

【体内过程】 华法林和醋硝香豆素口服吸收迅速而完全，双香豆素的吸收易受食物的影响。三药的血浆蛋白结合率高，均经肾脏排泄。$t_{1/2}$ 为 10 ~ 60 小时。能透过胎盘屏障，双香豆素和醋硝香豆素还可见于母乳中。

【作用】 抗凝 为维生素 K 的拮抗剂。肝脏合成含谷氨酸残基的凝血因子Ⅱ、Ⅶ、Ⅸ、Ⅹ的前体物质，必须在氢醌型维生素 K 存在的条件下，经羧化酶作用，才能使谷氨酸的残基 γ 羧化而活化上述凝血因子。经过羧化反应，氢醌型维生素 K 转变为环氧型维生素 K，后者可经环氧还原酶作用还原为氢醌型，继续参与羧化反应。本类药物能抑制肝脏的维生素 K 环氧还原酶，阻止维生素 K 的环氧型向氢醌型的转变，从而阻碍维生素 K 的再利用，影响凝血因子Ⅱ、Ⅶ、Ⅸ、Ⅹ的 γ 羧化，阻止了其活化，产生抗凝作用（图 27 - 2）。肝脏存在两种维生素 K 的环氧还原酶，而香豆素类只能抑制其中一种，故给予大剂量维生素 K，可使维生素 K 的转化继续进行，逆转香豆素类药物的作用。此外，本类药物还具有抑制凝血酶诱导的血小板聚集作用。由于以上原因，香豆素类体外无抗凝作用；只能抑制凝血因子的合成，对已经形成的凝血因子无抑制作用，需待凝血因子耗竭后才出现疗效，故起效缓慢，用药后 1 ~ 3 天作用达高峰；停药后凝血因子恢复正常水平尚需一定时间，故药物作用维持时间长，停药后作用可维持 2 ~ 5 天；维生素 K 可逆转其作用。

【应用】 血栓性疾病，如静脉血栓栓塞、外周动脉血栓栓塞、心房纤颤伴有附壁血栓、肺栓塞、心脏外科手术和冠状动脉闭塞等；还可作为心肌梗死的辅助用药；亦可用于风湿性心脏病、髋关节固定术、人工置换心脏瓣膜手术后防止静脉血栓的发生。

【不良反应】 过量可发生自发性出血，可给予维生素 K_1、输注新鲜血、血浆或凝血酶原复合物治疗；调整药物剂量，使凝血酶原时间控制在 25 ~ 30 秒（正常值 12 秒）可预防出血。亦有皮肤和软组织坏死 、胃肠道反应、粒细胞增多等，华法林可能引起肝脏损害，并有致畸作用。

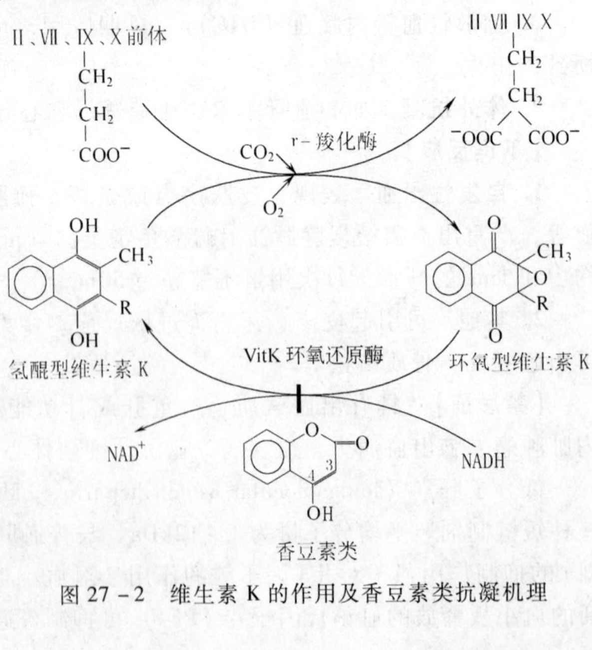

图 27 - 2 维生素 K 的作用及香豆素类抗凝机理

水 蛭 素

水蛭素（hirudin）为水蛭唾液中的抗凝成分，含 65 个氨基酸残基，分子量为 7kDa。现已开发出基因重组水蛭素（r-hirudin）。该制剂为凝血酶的强效、特异性抑制剂，以 1∶1 分子直接与凝血酶结合而抑制该酶活性，阻止纤维蛋白形成，亦可抑制凝血酶诱导的血小板聚集。口服不易吸收，静脉注射 $t_{1/2}$为 1.7 小时，皮下注射 $t_{1/2}$为 60～100 分钟，大部分原形尿排。可用于预防手术后血栓形成、血管成形术后再狭窄，阻断急性 DIC，血液透析及体外循环抗凝。

第四节 纤维蛋白溶解药

凝血中形成的纤维蛋白（fibrin）在纤溶酶（plasmin）的作用下再次液化溶解称为纤维蛋白溶解。包括以下两个阶段：①纤溶酶原（plasminogen）的激活：人体多种组织和体液中含有纤溶酶原激活因子，某些细菌也能产生激活因子，如链激酶和葡激酶。在激活因子的作用下，纤溶酶原在 Arg560－Val561 之间断裂生成纤溶酶。②纤维蛋白溶解：纤溶酶特异催化纤维蛋白中由精氨酸或赖氨酸残基的羧基构成的肽键水解，生成一系列的纤维蛋白降解产物，使血凝块溶解。

纤维蛋白溶解药（fibrinolytics）可直接或间接激活纤溶酶原成为纤溶酶，促进纤维蛋白溶解，故又称为溶栓药（thrombolytics）。此类药物具有以下特点：① 对血浆和血栓中纤溶酶原选择性低：溶解血栓同时可呈现全身纤溶状态而易引起出血。其中 t－PA 、阿尼普酶和葡萄球菌激酶对血栓中纤溶酶原选择性比链激酶和尿激酶相对要强，但大剂量亦可引起出血。② 作用时间短：$t_{1/2}$多在 25 分钟以下，但阿尼普酶因在体内缓慢脱酰基生效，故作用时间较长，$t_{1/2}$为 90～105 分钟。③ 临床主要用于血栓栓塞性疾病，如急性心肌梗死、脑栓塞、肺栓塞、深静脉血栓、眼底血栓等。其中尿激酶价格昂贵，仅用于对链激酶过敏或耐受者。④ 对新形成的血栓疗效好，对陈旧性血栓溶解作用差。

常用纤维蛋白溶解药见表 27－1。

表 27－1　常用纤维蛋白溶解药物

药　物	来　源	溶栓机制	作用特点与不良反应
链激酶 (streptokinase, SK) (1959)	C 组 β－溶血性链球菌培养液分离或基因重组技术制备	与纤溶酶原结合形成 SK－纤溶酶原复合物，促进纤溶酶原转变为纤溶酶	①具有抗原性，可引起发热、寒战、头痛等过敏反应；②对血栓和血浆中纤溶酶原无选择性，可引起出血；③作用时间短，$t_{1/2}$为 23 分钟
尿激酶 (urokinase, UK)	胚胎肾细胞培养液分离或基因重组技术制备	使纤溶酶原从 Arg560－Val561 处断裂成纤溶酶	①不具有抗原性，无过敏反应；②对血栓和血浆中纤溶酶原无选择性，可引起出血；③作用时间短，$t_{1/2}$为 15 分钟

（续表）

药　物	来　源	溶栓机制	作用特点与不良反应
组织型纤溶酶原激活剂（tissue-type plasminogen activator，t-PA）（1980）	人胎盘中提取纯化或基因重组技术制备	使血栓中纤维蛋白发生构型改变，易于与纤溶酶原结合，激活纤溶酶原成为纤溶酶	①选择性激活血栓中纤溶酶原；②大剂量可引起出血；③作用时间短，$t_{1/2}$ 3～8分钟
阿尼普酶（anistreplase）	为链激酶与乙酰化纤溶酶原的复合物	体内缓慢脱酰化后激活纤溶酶原成为纤溶酶	①选择性激活血栓中纤溶酶原；②大剂量可引起出血；③起效较缓慢，作用时间较长，$t_{1/2}$90～105分钟
葡萄球菌激酶（staphylokinase，葡激酶）	金黄色葡萄球菌培养液分离或基因重组技术制备	与纤溶酶原结合形成葡激酶－纤溶酶原激活物，促进纤溶酶原转变为纤溶酶	①选择性激活血栓中纤溶酶原；②大剂量可引起出血；③抗原作用弱于链激酶；④对富含血小板的血栓和已收缩血栓的溶栓作用强

第五节　抗血小板药

血小板的基本生理功能是黏附、聚集、释放和分泌颗粒内容物（如ADP、5－HT等），静息状态的血小板转变为生理功能的状态即为血小板的活化。血小板活化后能提供磷脂表面，促进血液凝固的进行，形成由纤维蛋白包绕血小板组成的血栓。

血小板内游离的花生四烯酸经环氧酶－1的作用可生成PGH_2，在血栓素A_2（thromboxane A_2,TXA_2）合成酶作用下进一步生成TXA_2，TXA_2是目前已发现的最强的血管收缩剂和血小板聚集剂之一。花生四烯酸在血管内皮细胞等部位经环氧酶－1和前列环素（prostacyclin,PGI_2）合成酶的作用下生成的PGI_2，是血小板功能抑制剂，可拮抗TXA_2的生理功能。PCI_2能较强地刺激腺苷酸环化酶，迅速增加血小板内cAMP浓度，降低血小板的敏感性。相反，ADP、TXA_2、肾上腺素和凝血酶等可使升高的cAMP水平降低而诱导血小板的聚集。

表27－2　常用抗血小板药物

药　物	药理作用	临床应用	不良反应
阿司匹林（aspirin）（1853）	抑制环氧酶，减少TXA_2生成，抑制血小板聚集而防止血栓形成	使用小剂量防治心脑血栓形成、心绞痛、心肌梗死、一过性脑缺血发作	诱发加重溃疡、凝血障碍、过敏反应、水杨酸反应、瑞夷综合征
噻氯匹定（ticlopidine）（1974）	干扰血小板糖蛋白GP $Ⅱ_b$/$Ⅲ_a$受体与其配体纤维蛋白原结合，防止血小板聚集	防治动脉血栓栓塞性疾病，如缺血性心脑血管病，特别适用于不能耐受阿司匹林的患者	胃肠道反应、骨髓抑制、皮疹、皮肤瘀斑
双嘧达莫（dipyridamole，潘生丁）（1959）	抑制磷酸二酯酶，抑制腺苷摄取而激活腺苷酸环化酶，使血小板内cAMP升高，防止血小板黏附于血管壁损伤部位	与口服抗凝药合用治疗血栓栓塞性疾病，如急性心肌梗死，防止心瓣膜置换术血栓形成	胃肠道反应、头晕、面红、皮疹、乏力、静注过快血压下降

（续表）

药　物	药理作用	临床应用	不良反应
利多格雷（ridogrel）	抑制 TXA_2 合成酶，减少 TXA_2 合成，阻断 TXA_2 与受体作用	血栓栓塞性疾病	胃肠道反应（轻）
匹可托安（picotamide）	作用比利多格雷弱	同上	同上（更轻）
依前列醇（epoprostenol）	为 PGI_2 的制剂，激活腺苷酸环化酶，使血小板内 cAMP 升高，防止血小板聚集，舒张血管作用明显	体外循环、某些心血管疾病防止血栓形成	大剂量引起血压下降、头痛、面红、胃肠道反应
阿昔单抗（abciximab，c7E3Fab）（1994）	与纤维蛋白原竞争 GP $Ⅱ_b/Ⅲ_a$ 结合位点，阻断 GP $Ⅱ_b/Ⅲ_a$ 受体，抑制血小板聚集	急性心肌梗死、血栓性疾病、不稳定性心绞痛、血管成形术后再梗死	出血（较少）

第六节　止　血　药

促凝血药是用于治疗凝血因子缺乏、纤溶功能过强或血小板减少等原因所致凝血功能障碍的一类药物，按其作用机制可分为促进凝血因子活性的药物、凝血因子制剂和抗纤溶药等。

维 生 素 K

维生素 K（vitamin K）是一族具有甲萘醌基本结构的物质，其中 K_1 存在于绿色植物中，K_2 来自肠道细菌或腐败鱼粉，二者均为脂溶性维生素，需胆汁协助吸收；K_3（menadione sodium bisulfite，亚硫酸氢钠甲萘醌）、K_4（menadiol diacetate，醋酸甲萘氢醌）系人工合成品，为水溶性维生素。

【作用】 止血：凝血因子Ⅱ、Ⅶ、Ⅸ、Ⅹ和蛋白质 C 等是在肝脏内合成的，为依赖维生素 K 的凝血因子。维生素 K 是肝脏中羧化酶的辅酶。在肝脏合成的凝血因子Ⅱ、Ⅶ、Ⅸ、Ⅹ和蛋白质 C 等的前体物质，在氢醌型维生素 K 存在条件下，羧化酶使这些凝血因子前体物氨基末端谷氨酸残基 γ 羧化，成为凝血因子，与 Ca^{2+} 结合而具有凝血活性。氢醌型维生素 K 转变为环氧型维生素 K，后者又可经环氧还原酶（香豆素类可抑制此酶）的作用还原为氢醌型，继续参与羧化反应（图 27－2）。

【应用】

1. 维生素 K 缺乏引起的出血　如口服抗凝血药过量、长期应用广谱抗生素、梗阻性黄疸、胆瘘、慢性腹泻和广泛肠段切除后因吸收不良所致的低凝血酶原血症，以及早产儿、新生儿因维生素 K 产生不足所致出血。可口服、肌内注射和静脉注射给药。但对先天性或严重肝病所致的低凝血酶原血症无效。

2. 其他　维生素 K_1 或 K_3 肌注有解痉止痛作用，可用于胆道蛔虫所致的胆绞痛。大剂

量维生素 K_1 可用于抗凝血类灭鼠药中毒的解救。

【不良反应】 维生素 K_1 静脉注射速度过快可出现颜面潮红、呼吸困难、胸闷、血压剧降等类似过敏反应的症状，故应缓慢滴注。维生素 K_3 的不良反应较多，口服易出现胃肠道反应，肌内注射引起疼痛，较大剂量维生素 K_3 可引发新生儿、早产儿溶血性贫血和高胆红素血症等。对葡萄糖-6-磷酸脱氢酶缺乏的病人也可诱发溶血。

氨甲环酸和氨甲苯酸

氨甲环酸（tranexamic acid，AMCHA）和氨甲苯酸（aminomethylbenzoic acid，PAMBA）化学结构与赖氨酸相似。低剂量时能竞争性抑制纤溶酶原与纤维蛋白的结合，阻止纤溶酶原的活化；高剂量时则直接抑制纤溶酶的活性，减少纤维蛋白的降解，产生止血作用。临床主要用于预防和治疗由纤溶亢进而引起的出血，如含有纤溶酶原激活物的器官（肝、肺、前列腺、尿道和肾上腺等）手术或创伤后、应用 t-PA 或纤溶药物过量等。尚可用于血友病患者手术前后的辅助治疗。由于本药主要经尿路排出，还可抑制尿激酶对尿路中血凝块的作用，故前列腺和泌尿系统手术时慎用。最常见的不良反应是胃肠道反应、头晕、耳鸣、瘙痒、红斑等。快速静脉给药可引起体位性低血压、多尿、心律失常、惊厥以及心脏或肝脏的损伤。本药可致血栓形成。

凝血因子制剂

凝血因子制剂是从健康人体或动物血液中提取并经分离提纯、冻干而制得的，含有各种凝血因子的制剂，主要用作凝血因子缺乏时的替代或补充疗法。

凝血酶（thrombin）是从牛、兔或猪血中提取。局部应用可使纤维蛋白原转化成纤维蛋白，创面血液形成稳定的血凝块，可有效控制小血管或毛细血管的局部渗血。外科治疗常与明胶海绵同用。本药必须直接接触创面才能起止血作用，切忌进入血管内，因其具有抗原性，可产生过敏反应。

抗血友病球蛋白（antihemophilic globulin，Ⅷ因子）主要成分为凝血因子Ⅷ。Ⅷa 可加速凝血因子Ⅹa 生成，能在血小板磷脂表面参与促使凝血酶原向凝血酶转化的过程。临床主要用于甲型血友病的治疗，也可用于严重肝病、DIC 和系统性红斑狼疮等所致的获得性凝血因子Ⅷ缺乏症。本药滴注过速能引起头痛、眩晕、发热、荨麻疹、紫绀和呼吸困难等症状。

凝血酶原复合物（prothrombin complex）为含有凝血因子Ⅱ、Ⅶ、Ⅸ、Ⅹ的混合制剂。临床可用于补充凝血因子的缺乏，促进血液凝固。主要用于治疗乙型血友病（先天性凝血因子Ⅸ缺乏）及严重肝脏疾病、口服抗凝血药过量和维生素 K 依赖性凝血因子缺乏而引起的出血等，也可用于预防。

抑肽酶（aprotinin，抑胰肽酶，胰蛋白酶抑制剂）是从牛胰腺中提取制得的单链多肽，含有 58 个氨基酸，分子量为 6500，属于天然多肽类抗纤溶药物。抑肽酶的多肽结构中第 15 位是赖氨酸，能与各种丝氨酸蛋白酶包括胰蛋白酶、纤溶酶、激肽释放酶和糜蛋白酶等结合，形成复合物而使之失活。此外，对纤溶酶原激活因子、活化的凝血因子Ⅱ、Ⅸ、Ⅺ、Ⅻ

和凝血酶原向凝血酶的转化具有抑制作用。临床主要用于治疗各种纤溶亢进引起的出血，如创伤或手术、弥散性血管内凝血等所致继发性纤溶亢进症等。不良反应较轻，常见皮疹、支气管痉挛、心动过速等过敏反应，偶见休克。

第七节 血容量扩充药

本类药物主要用于大量失血或血浆所致的低血容量休克，以扩充血容量，维持器官的血液灌注。其共同特点是具有一定的胶体渗透压、体内消除慢、无毒、无抗原性。

右旋糖酐

右旋糖酐（dextran）是高分子葡萄糖聚合物，右旋糖酐 10、右旋糖酐 40 和右旋糖酐 70，其平均分子量分别为 10000、40000、70000。本药静脉注射后不会透过血管，可提高血浆胶体渗透压，扩充血容量，作用强度和维持时间随分子量降低而缩小；还可通过稀释血液等机制降低血液的黏滞度，减少血小板的黏附和聚集，小分子量作用较中、高分子量强。亦有渗透利尿作用。临床主要用于休克的抢救和预防术后血栓形成及治疗某些血栓栓塞性疾病。不良反应有皮肤过敏，个别可出现过敏性休克；输注量过大，则可由于血液过度稀释、携氧功能降低而导致组织供氧不足、凝血障碍和低蛋白血症。充血性心衰和血容量过多者禁用，严重血小板减少、凝血障碍者慎用。

第二十八章 消化系统药

作用于消化系统的药物包括助消化药、抗消化性溃疡药、止吐药、泻药、止泻药、利胆药及胆石溶解药和治疗肝昏迷药等。

第一节 助消化药

助消化药（digestant）多为消化液的成分或促进消化液分泌的药物，能促进食物的消化，消化道分泌机能减弱时作为替代疗法。有些药物能阻止肠道的异常过度发酵，用于消化不良的治疗。常见的助消化药见表 28－1。

表 28－1　常见助消化药物

药　物	作　用	应　用	注意事项
胃蛋白酶（pepsin）	一种消化酶，可分解蛋白质为蛋白胨	胃蛋白酶缺乏症、蛋白性食物过多致消化不良、病后恢复期消化功能减退	酸性环境中作用增强，常与稀盐酸同服
胰酶（pancreatin）	消化脂肪、蛋白质和淀粉。含胰蛋白酶、胰淀粉酶及胰脂肪酶	消化不良、食欲不振、胰液分泌不足、糖尿病性消化不良等	酸性溶液中易被破坏，制成肠衣片吞服，偶有过敏反应
乳酶生（biofermin）	干燥活乳酸杆菌，分解糖类产生乳酸，增高肠内酸性，抑制肠内腐败菌的繁殖，减少蛋白质发酵产气	消化不良、肠发酵、腹胀、小儿消化不良性腹泻，及二重感染的防治	不宜与抗菌药或收敛剂同时服用，冷暗处保存
干酵母（dried yeast）	干燥活酵母菌，含少量 B 族维生素，尚含转化酶和麦芽糖酶	消化不良、食欲不振、维生素 B 缺乏症辅助用药	嚼碎服用，用量过大可发生腹泻
卡尼汀（carnitine）	一种氨基酸衍生物，可调节胃肠功能，增进食欲，促唾液、胃液、胰液、胆液和肠液分泌	消化不良、食欲不振、慢性胃炎、高脂血症	急、慢性胰腺炎，胃酸过多者禁用
稀盐酸（dilute hydrochloric acid）	口服后提高胃内酸度，增强胃蛋白酶活性	慢性胃炎、胃癌、发酵性消化不良等	10% 盐酸溶液，宜在餐前或进餐时与胃蛋白酶同服

第二节 抗消化性溃疡药

消化性溃疡主要发生在胃和十二指肠，发病率约10%，具有自然缓解和反复发作的特点。发病机制尚未完全阐明，目前认为可能是损伤胃肠黏膜的攻击因子增强或防御因子减弱所致。攻击因子包括胃酸、胃蛋白酶、幽门螺杆菌（Hp）、溶血卵磷脂、促胃液素、酒精和非类固醇抗炎药等；防御因子包括胃黏液与胃黏膜屏障、黏膜修复和前列腺素等。抗消化性溃疡药可通过减弱攻击因子的影响、增强防御因子的作用而促进溃疡愈合。常用的抗消化性溃疡药有：抗酸药、抑制胃酸分泌药、黏膜保护药和抗幽门螺杆菌药。

一、抗酸药

抗酸药（antacids）是一类无机弱碱性物质，口服后能中和胃酸，抑制胃蛋白酶活性，降低或消除胃酸、胃蛋白酶对胃、十二指肠黏膜的侵蚀和对溃疡面的刺激，缓解疼痛和促进溃疡面愈合。餐后服药可延长药物作用时间，合理用药应在餐后1小时、3小时及临睡前各服一次。本类药物品种较多，作用基本相同，不良反应少。为增强疗效，常用其复方制剂，有的制剂中含有中药成分，如胃舒平、胃舒宁片等。

常用抗酸药氢氧化镁（magnesium hydroxide）、三硅酸镁（magnesium trisilicate）、氧化镁（magnesium oxide）、氢氧化铝（aluminium hydroxide）、碳酸钙（calcium carbonate）、碳酸氢钠（sodium bicarbonate）等，与 H_2 受体阻滞药合用有增效作用，其特点见表28-2。

表28-2 抗酸药作用特点

药物	抗酸强度	显效时间	持续时间	收敛作用	产生 CO_2	碱血症	保护溃疡	影响排便
氢氧化镁	强	较快	持久	-	-	-	-	轻泻
三硅酸镁	较弱	慢	持久	-	-	-	+	轻泻
氧化镁	强	慢	持久	-	-	-	-	轻泻
氢氧化铝	较强	慢	持久	+	-	-	+	便秘
碳酸钙	强	较快	持久	+	+	-	-	便秘
碳酸氢钠	弱	快	短	-	+	+	-	-

二、抑制胃酸分泌药

抑制胃酸分泌药是一类能减少胃酸分泌、降低胃液酸度、缓解溃疡症状和促进溃疡愈合的药物。包括M受体阻滞药、H_2 受体阻滞药、促胃液素受体阻滞药、质子泵抑制药和前列腺素类。

胃酸的分泌受组胺、促胃液素和乙酰胆碱调控，它们能分别兴奋壁细胞（又称泌酸细胞）膜上的 H_2 受体、促胃液素受体和M受体，通过第二信使激活壁细胞的管状囊泡和分泌小管膜上的 H^+-K^+-ATP 酶（proton pump，质子泵或称 H^+ 泵），将 H^+ 从壁细胞内转运到胃腔，将 K^+ 从胃腔转运到壁细胞内进行 H^+-K^+ 交换，分泌胃酸（图 28－1）。

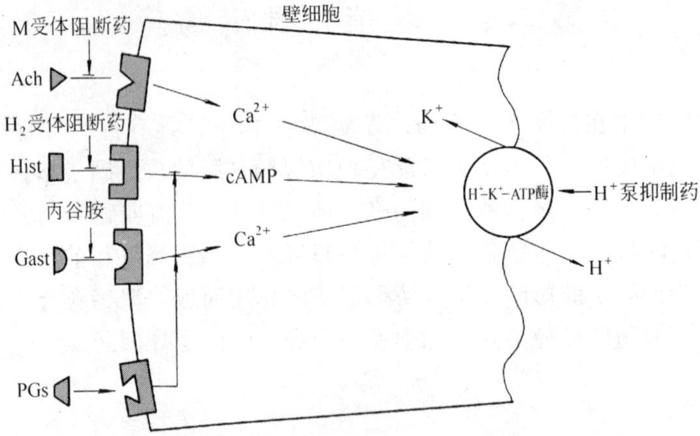

图 28－1　抑制胃酸分泌作用部位

Ach：乙酰胆碱；Hist：组胺；Gast：促胃液素；PGs：前列腺素

M 胆碱受体；H_2 受体；促胃液素受体；前列腺素受体

（一）M_1 胆碱受体阻滞药

M_1 胆碱受体阻滞药对引起胃酸分泌的 M_1 胆碱受体亲和力较高，抑制胃酸分泌作用明显。对 M_2 胆碱受体亲和力低，不良反应较轻。药物有哌仑西平、替仑西平等。

哌仑西平（pirenzepine，哌吡氮平，哌吡卓酮）为选择性阻断 M_1 胆碱受体，抑制基础胃酸及组胺、五肽胃泌素所致胃酸分泌。不易通过血脑屏障，无中枢作用。主要用于消化性溃疡的治疗，近期愈合率约为 70%～94%，效果与西咪替丁相仿，与西咪替丁合用可增强抑制胃酸分泌作用。不良反应较轻，孕妇禁用。

替仑西平（telenzepine）作用与应用同哌仑西平，抑制胃酸分泌作用更强，维持时间较长。

（二）H_2 受体阻滞药

本类药物选择性阻断壁细胞 H_2 受体，抑制胃酸分泌作用较 M 胆碱受体阻滞药强而持久，治疗消化性溃疡疗程短，溃疡愈合率较高，不良反应较少。常用药物有西咪替丁、雷尼替丁、法莫替丁、尼扎替丁和罗沙替丁。它们的作用、应用和不良反应见第二十一章。

（三）促胃液素受体阻滞药

促胃液素受体阻滞药与促胃液素竞争促胃液素受体，拮抗促胃液素的作用，抑制胃酸分泌。药物有丙谷胺等。

丙谷胺（proglumide，二丙谷酰胺）化学结构与促胃液素终末端相似。可竞争阻断促胃液素受体，减少胃酸和胃蛋白酶分泌，增加胃黏液合成，有保护胃黏膜和促进溃疡愈合的作用。用于胃和十二指肠炎、急性胃黏膜病变和急性上消化道出血。对胃和十二指肠溃疡疗效

不如 H_2 受体阻滞药，故少单独用于溃疡病的治疗。少数病人有口干、便秘、腹泻、头痛、瘙痒等反应。

（四）质子泵抑制药

质子泵抑制药（proton pump inhibitor）本身无抑制胃酸分泌作用，当药物进入壁细胞分泌小管并在酸性（pH 小于4）环境中生成活性体次磺胺或环次磺胺，活性体的硫原子与 H^+-K^+-ATP 酶上的巯基不可逆地结合，使质子泵（H^+泵）失活，产生强大而持久的抑制胃酸分泌作用，同时胃蛋白酶分泌减少，并具有抗幽门螺杆菌（Hp）的作用。本类药物作用和应用相似，只是在药动学和抑制药酶等方面有些不同。常用的药物有：奥美拉唑、兰索拉唑、泮托拉唑和雷贝拉唑。

奥美拉唑

奥美拉唑（omeprazole，喔米哌唑，losec，洛赛克）是苯咪唑的衍生物，第一个质子泵抑制药。

【体内过程】 口服易吸收，单次给药生物利用度为 35%，重复给药，可因胃内 pH 升高，生物利用度增至 70%。1~3 小时达血药浓度高峰。80% 代谢产物由尿排出，其余随粪排出，$t_{1/2}$为 0.5~1 小时。胃内容物可影响药物吸收，宜空腹服药。

【作用】 奥美拉唑口服后，可浓集于壁细胞分泌小管周围，选择性与 H^+-K^+-ATP 酶结合，抑制胃壁细胞 H^+泵功能，抑制基础胃酸与最大胃酸分泌的作用持久。可缓解疼痛，增加贲门、胃体、胃窦处黏膜血流量，使幽门螺杆菌数量下降，大约 83%~88% 患者幽门螺杆菌转阴。胃血流量增加，有利于溃疡愈合。由于胃酸分泌的抑制，胃窦 G 细胞分泌促胃液素增加，用药 4~6 周，血浆中胃泌素增加 2~4 倍。

【应用】 胃、十二指肠溃疡，对其他药包括 H_2 受体阻滞药无效的消化性溃疡患者能收到较好效果。服药 4~6 周，溃疡愈合率达 97%。幽门螺杆菌阳性患者合用抗菌药物，转阴率达 90% 以上，明显降低复发率。还用于返流性食道炎及胃泌素瘤，效果良好。

【不良反应】 主要有头痛、头昏、口干、恶心、腹胀、失眠；偶有皮疹、外周神经炎、男性乳房女性化等。长期使用可持续抑制胃酸分泌，致使胃内细菌过度滋长。

常用的质子泵抑制药见表 28-3。

表 28-3　常用的质子泵抑制药

药　物	口服生物利用度（%）	峰值时间（小时）	$t_{1/2}$（小时）	有效抑酸时间（小时）	抑制药酶	升高血清胃泌素	不良反应
奥美拉唑（omeprazole）	35-70	1~3	0.5~1	12~24	+	+	发生率 1.1%~2.8%，头痛、口干、恶心等
兰索拉唑（lansoprazole）	85（差异大）	1.5	1.3~1.7	24	+	+	发生率 0.8%~3.8%，头痛、腹泻、便秘、恶心等
泮托拉唑（pantoprazole）	70~80	1.0	1.3	24	—	+	少见

三、黏膜保护药

黏膜保护药能增强胃黏膜屏障功能，用于消化性溃疡的治疗。胃黏膜屏障包括细胞屏障和黏液 - HCO_3^- 盐屏障。前者由胃黏膜细胞顶部的细胞膜和细胞间隙紧密连接组成；后者由胃黏膜细胞分泌的黏液和 HCO_3^- 盐结合，在胃黏膜表面形成具有保护作用的黏液不动层，防止胃酸与胃蛋白酶损伤胃黏膜。当胃黏膜屏障功能受损时，可导致溃疡发作。本类药物主要有前列腺素衍生物、硫糖铝和铋制剂等。

（一）前列腺素衍生物

在胃黏膜合成的前列腺素 E（PGE）和前列环素（PGI_2）均能抑制胃酸分泌，增强胃黏膜保护屏障，防止有害因子损伤胃黏膜。PGE 能预防化学刺激引起的胃黏膜出血、糜烂与坏死。但天然的前列腺素 E 体内代谢快、作用广泛、不良反应多。而前列腺素衍生物性质稳定，保护黏膜的作用强，目前已用于消化性溃疡的防治。常见的前列腺素衍生物药物有：米索前列醇、恩前列醇、利奥前列素等。

米索前列醇

【体内过程】 口服吸收良好，$t_{1/2}$ 为 1.6 ~ 1.8 小时。

【作用】 第一个合成的 PGE_1 的衍生物，能抑制基础胃酸和组胺等多种刺激所致的胃酸与胃蛋白酶分泌，抑酸作用持续 3 ~ 5.5 小时。增加胃黏膜血流量；促进黏液和 HCO_3^- 盐分泌，增强黏液 - HCO_3^- 盐屏障和黏膜细胞屏障；增强黏膜细胞对损伤因子的抵抗力；促进胃黏膜受损上皮细胞的重建和增殖。其细胞保护作用，能预防阿司匹林、乙醇等引起的胃出血、溃疡或坏死。

【应用】 胃、十二指肠溃疡及急性胃炎出血。

【不良反应】 主要表现为稀便或腹泻。能引起子宫收缩，孕妇禁用。

常用的前列腺素衍生物药物的特点见表 28 - 4。

表 28 - 4　　前列腺素衍生物

药　物	作　用	应　用	不良反应
米索前列醇（misoprostol，喜克溃）	PGE_1 衍生物，抑制胃酸分泌，保护黏膜	消化性溃疡的防治	腹痛、腹泻约 13%；恶心、头痛等。孕妇禁用。
恩前列醇（enprostil）	PGE_2 衍生物，抑制胃酸分泌和胃泌素的释放，保护黏膜作用持久	消化性溃疡的防治	稀便、腹泻。孕妇禁用。
利奥前列素（rioprostil）	PGE_1 衍生物，抑制胃酸分泌，保护黏膜	消化性溃疡	稀便、腹泻。发生率 4.5% ~20%
阿巴前列素（arbaprostil）	PGE_2 衍生物，抑制胃酸分泌，保护黏膜	消化性溃疡	稀便、腹泻。发生率 34%
曲莫前列素（trimoprostil）	PGE_2 衍生物，抑制胃酸分泌，保护黏膜	消化性溃疡	腹痛、恶心、呕吐

（续表）

药 物	作 用	应 用	不良反应
罗沙前列醇（rosaprostol）	抑制胃酸分泌，保护黏膜	消化性溃疡	哮喘病人禁用
依尼前列素（enisoprost）	PGE_1 衍生物，抑酸强而持久	消化性溃疡	
美昔前列素（mexiprostil）	PGE_1 衍生物，抑制胃酸分泌，保护黏膜	消化性溃疡	不明显
诺氯前列素（nocloprost）	PGE_2 衍生物，抑酸作用弱		

（二）其他黏膜保护药

本类药物能在黏膜表面，特别是溃疡表面形成保护层，从而阻止胃酸、胃酶对溃疡面的刺激和腐蚀，有利于溃疡的愈合。有的还有抑制胃酸分泌、促前列腺素合成等作用。

硫 糖 铝

【作用】 在酸性环境中分解出八硫酸蔗糖阴离子复合物，可聚合成胶状膜保护溃疡面。还能促进 PGE_2 合成和释放，增加细胞和黏液 - HCO_3^- 盐屏障；吸附表皮生长因子（EGF）在溃疡处浓集，促进溃疡愈合；抑制幽门螺杆菌（Hp）繁殖，降低 Hp 在黏膜中的密度。

【应用】 消化性溃疡、慢性糜烂性胃炎、反流性食道炎。

【不良反应】 较轻，有便秘、口干、皮疹、头晕等。不与抗酸药、抑制胃酸分泌药同用。

其他黏膜保护药的特点见表 28 - 5。

表 28 - 5　其他黏膜保护药

药 物	作 用	应 用	不良反应
硫糖铝（sucralfate，舒克非）	聚合成保护胶冻，促 PGE_2 合成，增加胃黏液和碳酸氢盐分泌，抗 Hp	消化性溃疡、慢性糜烂性胃炎、反流性食道炎	便秘、口干、皮疹、头晕等。不与抗酸药、抑制胃酸分泌药同用
枸橼酸铋钾（colloidal bismuth subcitrate）	形成氧化铋胶体，促黏液分泌，抗 Hp	消化性溃疡	服药期间舌、粪染黑，偶见恶心等消化道症状，牛奶、抗酸药可降低其作用
胶体果胶铋（colloidal bismuth pectin）	形成保护胶体，促黏液分泌，抗 Hp	消化性溃疡	同胶体次枸橼酸铋
替普瑞酮（teprenone）	增加黏液合成、分泌，促进 PGE_2 合成	消化性溃疡	
麦滋林（marzulene）	促 PGE_2 合成，抗炎，抑制胃蛋白酶活性	消化性溃疡，急、慢性胃炎，药物等引起的急性胃黏膜病变等	发生率低于 0.55%，胃肠道反应

（续表）

药 物	作 用	应 用	不良反应
思密达（smecta）	增加黏液分泌，保护覆盖作用极强，促进 PGE_2 合成，抗 Hp	消化性溃疡	

四、抗幽门螺杆菌药

幽门螺杆菌（Hp）为革兰阴性厌氧菌，是慢性胃窦炎的主要病原体，能产生有害物质如酶和细胞毒素，分解黏液，引起组织炎症。国外统计资料表明，十二指肠溃疡者 Hp 阳性率约93% ~97%，胃溃疡 Hp 阳性率为70%；国内资料表明，两者 Hp 阳性率分别为73.1%和71.9%，消除 Hp 可明显降低消化性溃疡的复发率。

抗幽门螺杆菌药包括抗菌药、质子泵抑制药和铋剂。临床常用的抗菌药如克拉霉素、阿莫西林、四环素、庆大霉素、甲硝唑、替硝唑、呋喃唑酮等 2 ~3 药联合，与 1 种质子泵抑制药或铋剂同时应用，组成三联或四联疗法，以增强疗效。如质子泵抑制药加克拉霉素、阿莫西林、甲硝唑或替硝唑中的任何 2 种，每日 2 次，连续 1 ~2 周，根除 Hp 感染率达 90%左右。

第三节 止 吐 药

呕吐是临床常见症状，多种疾病如胃肠道疾病、内耳眩晕症、手术后、妊娠、放射病等及某些药物均可引起恶心、呕吐。反复剧烈的呕吐可引起脱水、电解质紊乱。已知催吐化学感受区（CTZ）和孤束核内存在 5 - HT_3 受体、多巴胺 D_2 受体、乙酰胆碱 M 受体和组胺 H_1 受体，兴奋时产生呕吐。合理选用 5 - HT_3 受体、多巴胺 D_2 受体、乙酰胆碱 M 受体和组胺 H_1 受体阻滞药，可产生良好的止吐作用。常用的止吐药可分为：

（1）抗胆碱药 东莨菪碱，用于防治晕动病和内耳眩晕症（见第八章）。

（2）抗组胺药 苯海拉明、茶苯海明、异丙嗪、美克洛嗪、羟嗪和布克利嗪等，常用于晕动病，或内耳眩晕症、手术、妊娠呕吐（见第二十一章）。

（3）抗精神失常（抗多巴胺）药 氯丙嗪、丙氯拉嗪、硫乙拉嗪、舒必利、阿立必利等，对各种原因的呕吐都有止吐作用，但对晕动病无效（见第十五章）。

（4）胃肠促动力药 甲氧氯普胺、多潘立酮、西沙必利等。

（5）5 - HT_3 受体阻滞药 昂丹司琼、格拉司琼、托烷司琼等。

本节主要介绍胃肠促动力药和 5 - HT_3 受体阻滞药，常用止吐药的特点见表 28 -6。

表 28-6 常用止吐药的特点

药物	作用	应用	不良反应
甲氧氯普胺（metoclopramide，胃复安）	阻断 CTZ 的 D_2 受体而止吐；阻断胃肠多巴胺受体，促胃肠蠕动	肿瘤化疗、放疗引起的恶心、呕吐；慢性功能性消化不良；胃轻瘫；胃食管反流病	头晕、困倦；锥体外系反应如肌震颤、帕金森病等；高催乳素血症、男子乳房发育、溢乳等
多潘立酮（domperidone，吗丁啉）	阻断中枢 D_2 受体而止吐；阻断胃肠肌 D 受体而加强胃肠蠕动	偏头痛、颅外伤、放疗引起的恶心、呕吐；胃肠运动障碍；胃轻瘫；胃食管反流病	偶有轻度腹部痉挛，不易透过血脑屏障，少见锥体外系反应，但可升高催乳素
西沙必利（cisapride）	激动胃肠平滑肌 5-HT_4 受体，促乙酰胆碱释放，促进胃肠蠕动	胃食管反流病，慢性功能性、非溃疡性消化不良，胃轻瘫及便秘	发生率约 3%，常见胃、食管及腹部痉挛、肠鸣、腹泻、腹痛等
昂丹司琼（ondansetron，枢复宁）	阻断中枢及迷走神经传入纤维的 5-HT_3 受体，止吐作用强大	肿瘤化疗、放疗引起的恶心、呕吐	头痛、疲劳、便秘或腹泻
格拉司琼（granisetron，康泉）	同昂丹司琼，拮抗 5-HT_3 受体较昂丹司琼强 11 倍	同昂丹司琼	便秘、眩晕、头痛乏力等
托烷司琼（tropisetron，呕必停）	同昂丹司琼，较强	同昂丹司琼	常见头痛、便秘疲劳等，大剂量出现幻视
硫乙拉嗪（thiethylperazine，吐来抗）	作用机制同氯丙嗪，镇吐作用强大，镇静作用弱	全麻药、吗啡、毒素、化疗、放疗以及眩晕所致的恶心、呕吐	常见嗜睡、乏力和锥体外系反应如肌震颤、帕金森病等
舒必利（sulpiride，止吐灵）	中枢性止吐药，较氯丙嗪强，为甲氧氯普胺的 5~7 倍，无镇静作用	各种原因引起的呕吐	常见失眠、焦虑、烦躁、消化道不适和体位性低血压；大剂量有锥体外系反应

一、胃肠促动力药

本类药物能促进胃肠运动，加速胃排空和肠推进，防止内容物反流，故名胃肠促动力药（prokinetic drugs）。常用药物有甲氧氯普胺（metoclopramide，胃复安，灭吐灵）、多潘立酮、西沙必利等。

甲氧氯普胺

【体内过程】 口服易吸收，生物利用度为 75%，约 30~60 分钟起效。易通过血脑屏障和胎盘屏障，$t_{1/2}$ 为 4~6 小时。

【作用】 阻断催吐化学感受区（CTZ）多巴胺受体（D_2）而止吐，作用较氯丙嗪强 35 倍。阻断胃肠多巴胺受体，贲门括约肌张力增高、幽门肌松弛，加速胃的正向排空和引起从食道至近段小肠平滑肌运动，使肠内容物从十二指肠向回盲部推进加快，发挥胃肠促动作用。

【应用】 肿瘤化疗、放疗引起的呕吐，慢性功能性消化不良引起的胃肠运动障碍。

【不良反应】 常见头晕、困倦、嗜睡，大剂量静脉注射或长期应用，可引起锥体外系反应。也可引起高催乳素血症、男子乳房发育、溢乳等。孕妇慎用。抗胆碱药可减弱其作用。

二、5 - HT_3受体阻滞药

5 - HT_3 受体广泛分布于周围组织以及接受迷走神经传入纤维的孤束核、CTZ 等脑组织。肿瘤化疗、放疗引起的呕吐可能与其引起肠嗜铬细胞分泌 5 - HT，激活腹腔迷走传入纤维有关。因此本类药物对上述呕吐具有极佳的止吐效果。

昂丹司琼

昂丹司琼（ondansetron），又名枢复宁、恩丹西酮、奥丹司隆。

【体内过程】 餐前 1 小时服用，持续 2 ~6 小时，生物利用度为 60%。$t_{1/2}$为 3 ~4 小时，代谢产物大多经肾排泄。

【作用】 选择性阻断中枢及迷走神经传入纤维的 5 - HT_3 受体，止吐作用比甲氧氯普胺强 100 倍。对抗恶性肿瘤药顺铂、环磷酰胺、阿霉素等引起呕吐的作用迅速强大，但对晕动病及多巴胺激动剂去水吗啡引起的呕吐无效。

【应用】 肿瘤化疗、放疗及手术引起的恶心、呕吐。

【不良反应】 较轻，可有头痛、疲劳、便秘或腹泻。

格拉司琼（granisetron 康泉）、托烷司琼（tropisetron 呕必停）拮抗 5 - HT_3 受体作用较昂丹司琼强，作用与应用同昂丹司琼。不良反应较少，有便秘、眩晕、头痛、乏力等。托烷司琼大剂量出现幻视。

第四节 泻 药

泻药（laxatives，cathartics）指能增加肠内水分，促进蠕动，软化粪便或润滑肠道促进排便的药物。临床主要用于功能性便秘。依作用方式分为容积性、接触性和润滑性泻药。

常用泻药特点见表 28 -7。

表 28 -7 常用泻药物特点

药 物	作 用	应 用	不良反应
容积性泻药			
硫酸镁（magnesium sulfate，$MgSO_4 \cdot 7H_2O$）	口服难吸收，在肠内形成高渗压阻止水分吸收，扩张肠道，促肠道蠕动而致泻；促胆汁分泌；注射给药抗惊厥和降压	排除肠内毒物、虫体；阻塞性黄疸；慢性胆囊炎	大量口服可引起反射性盆腔充血和失水；月经期、妊娠妇女及老人慎用
硫酸钠（sodium sulfate，$Na_2SO_4 \cdot 10H_2O$）	导泻作用较硫酸镁弱，但安全	同硫酸镁	同硫酸镁

（续表）

药物	作用	应用	不良反应
乳果糖（lactulose）	小肠内不被吸收，提高肠内渗透压而导泻；未吸收部分进入结肠，被肠道菌代谢成乳酸，降低结肠 pH 值，减少肠内氨的形成；高浓度的 H^+ 与氨形成铵离子（NH_4^+），降低血氨	慢性门脉高压及肝性脑病	注意腹泻而造成水与电解质紊乱，使肝性脑病恶化
食物性纤维素（如甲基纤维素、羧甲基纤维素等）	在肠内不被消化吸收，增加肠内容积并保持粪便湿软，有良好通便作用	功能性便秘	
接触性泻药			
酚酞（phenolphthalein）	在肠道内与碱性肠液形成可溶性钠盐，促进结肠蠕动，服药后 6～8 小时排出软便，作用温和、持久，一次服药作用维持 3～4 天	慢性便秘	过敏反应，发生肠炎、皮炎及出血倾向
吡沙可啶（bisacodyl，双醋苯啶）	被肠道细菌转化为去乙酰基代谢物，抑制 Na^+-K^+-ATP 酶，阻止水和电解质吸收，使肠容物增加；亦增加肠黏膜 PGE_2 而致泻	便秘，X 线、内窥镜检查及术前	
润滑性泻药			
液体石蜡（liquid paraffin）	不被肠道吸收，滑润肠壁，软化粪便	便秘，尤适用于老人及痔疮、肛门手术者	
甘油（glycerol，丙三醇）	50% 液体注入肛门，高渗透压刺激肠壁引起排便反应，并有局部润滑作用	适用于老人及儿童便秘	

泻药应用注意事项：

1. 治疗便秘，尤其是习惯性便秘，首先应从调节饮食、养成定时排便习惯着手。多吃蔬菜、水果等常能收到良好效果。

2. 应根据不同情况选择不同类型泻药。如排除毒物，应选硫酸镁、硫酸钠等盐类泻药；一般便秘，以接触性泻药较常用；老人、动脉瘤、肛门手术患者等，以润滑性泻药较好。

3. 腹痛患者在诊断不明情况下不能应用泻药。年老体弱、妊娠或月经期妇女不能选作用强烈的泻药。

第五节 止泻药

腹泻是多种疾病的常见症状，治疗时首先考虑对因治疗。例如：肠道细菌感染引起的腹泻，应首先选用抗菌药物；但剧烈而持久的腹泻，会引起脱水和电解质紊乱，可在对因治疗的同时，适当给予止泻药控制症状。常用药物见表 28－8。

表 28－8 常用止泻药

药 物	作 用	应 用	不良反应
地芬诺酯（diphenoxylate，苯乙哌啶）	哌替啶衍生物，作用类似阿片类，可提高肠肌张力和抑制肠道运动，大剂量可镇痛	急、慢性功能性腹泻	轻、少；大剂量长期服用引起欣快感
洛哌丁胺（loperamide，苯丁哌胺，易蒙停）	直接抑制肠道蠕动；减少肠壁神经末梢释放乙酰胆碱，减少蠕动。止泻作用强而迅速	急、慢性腹泻	轻，少数患者有口干，偶见便秘、恶心、眩晕及皮疹等
鞣酸蛋白（tannalbin）	在肠中释出鞣酸与肠黏膜表面的蛋白质形成沉淀，附着在肠黏膜上，减轻刺激，减少炎性渗出物，起收敛止泻作用	急性胃肠炎、小儿消化不良、非细菌性腹泻	不宜与胰蛋白酶、乳酶生同服，可降低后者药效
次碳酸铋（bismuth subcarbonate）	同鞣酸蛋白	同鞣酸蛋白	
双歧三联活菌（birid triple viable，培菲康）	调整肠道菌群，改善肠道微生态；直接补充正常生理性细菌，抑制肠道中有害菌类甚至致病菌，减少肠源性毒素的产生和吸收	菌群失调性腹泻与腹胀，轻中度急、慢性腹泻，以及缓解便秘	未见明显不良反应
促菌生（cerebiogen）	活菌制剂，进入肠道后消耗肠内氧气，形成厌氧环境，以利于厌氧菌生长；帮助或恢复正常菌群中有益的分叉杆菌，抑制其他细菌繁殖和防止致病菌引起的腹泻	婴幼儿急、慢性肠炎和菌痢，肠道功能紊乱	用药期间使用抗菌药可降低本药药效

第六节 利胆药及胆石溶解药

利胆药指直接作用于肝细胞，增加胆汁分泌和排出，或促进胆囊排空的药物。胆石溶解药是指能促使结石溶解的药物。常用药物见表 28－9。

表 28－9 常用利胆药和胆石溶解药

药 物	作 用	应 用	不良反应
去氢胆酸（dehydrocholic acid）	增加胆汁分泌，使胆汁变稀；促进脂肪消化吸收	胆囊及胆道功能失调、胆道感染、胆结石	胆道完全梗阻及严重肝肾功能减退者禁用
胆汁酸（bile acids）	促胆汁分泌，抑制小肠对胆固醇的吸收与合成	胆石症、高脂血症	常见腹泻、瘙痒等
硫酸镁（magnesium sulfate）	口服后直接刺激十二指肠，反射性松弛胆总管括约肌，并收缩胆囊	胆囊炎、胆石症和阻塞性黄疸	
胆维他（anethol trithione）	促进胆汁、胆酸、胆色素分泌，增加肝脏解毒功能	胆囊炎，胆石症，急、慢性肝炎	长期应用引起甲亢，胆管阻塞者禁用

（续表）

药物	作用	应用	不良反应
苯丙醇（phenylpropanol）	促进胆汁分泌，松弛胆总管括约肌和胆道平滑肌	胆囊炎、胆道感染、胆石症、胆道术后综合征和高胆固醇血症	偶见腹部不适等胃肠反应，胆管阻塞者禁用
羟甲香豆素（hymecromone，胆通）	舒张胆道口括约肌，增加胆汁分泌，加强胆囊收缩，促进胆石排出	胆囊炎、胆道感染、胆石症、胆道术后综合征	初期可发生腹泻，个别出现头晕、腹胀、胸闷、皮疹等
曲匹布通（trepibutone）	选择性松弛胆道平滑肌和括约肌，解痉作用强	胆囊炎、胆石症、胆道运动障碍	少数有恶心、呕吐、腹泻、食欲不振
熊去氧胆酸（ursodeoxycholic acid）	减少胆酸和胆固醇吸收，抑制胆固醇合成与分泌，降低胆汁中胆固醇，阻止胆石形成，长期应用可溶解胆石	胆固醇性胆石症，胆道炎，胆囊炎；胆汁性消化不良；对胆色素结石、混合性结石无效	常见腹泻、胆道完全梗阻及严重肝肾功能减退者禁用

第七节 治疗肝昏迷药

肝昏迷（肝性脑病）的发病机制复杂，目前尚未阐明。一般认为与血氨的升高、脑内化学递质异常增多以及血清支链氨基酸减少和芳香氨基酸增多（即支/芳比值降低的血清氨基酸平衡失调）有关，故治疗上多采用综合措施。常用药物见表 28－10。

表 28－10　常用治疗肝昏迷药

药物	作用	应用	不良反应
谷氨酸（glutamic acid，麸氨酸）	与血氨结合成无毒的谷氨酰胺，在肾经谷氨酰胺酶将氨解离后由尿排出，以降低血氨；参与脑内蛋白质和糖代谢，促进氧化过程，改善中枢神经系统功能	预防肝昏迷、严重肝功能不全	大量口服可有恶心、呕吐、腹泻等；滴注过快可引起流涎、皮肤潮红和呕吐
精氨酸（arginine）	在体内参与鸟氨酸循环，促进尿素生成并随尿排出。肝功不良者降低血氨不明显	不宜使用谷氨酸和有碱中毒的肝昏迷	高氯酸血症，滴注过快同谷氨酸；肾功能不全者忌用
乳果糖（lactulose）	在结肠被细菌分解为乳酸和少量醋酸，使 pH 下降，氢离子与氨结合生成难吸收的铵盐，随粪便排出，从而降低血氨	血氨增高的肝昏迷、慢性门脉高压	剂量过大引起胃肠胀气、厌食、恶心、呕吐及腹泻等
14－氨基酸注射液－800（14－amino acid injection－800）	由占份量较多的支链氨基酸和占份量较少的芳香族氨基酸以及 14 种氨基酸组成，纠正血清支/芳比值偏低，促进患者苏醒和恢复，且利于肝细胞增生和肝功能的恢复	急、慢性损伤引起的肝昏迷	静滴过快可引起恶心、呕吐等，老年人和危重病人更应注意

第二十九章 呼吸系统药

咳嗽、咳痰及哮喘是呼吸系统疾病的主要症状，三者往往同时并存，互为因果关系。如痰可刺激呼吸道感受器引起咳嗽，还可阻塞细支气管诱发哮喘；支气管痉挛主要引起哮喘，同时因呼气阻力增加，使肺泡膨胀，刺激牵张感受器，引起咳嗽，且管腔狭窄易使痰液滞留；咳嗽对呼吸道是一种机械刺激，能引起黏膜充血，分泌物增加，也可引起支气管痉挛而诱发哮喘。因此临床上常将祛痰、镇咳、平喘三类药物配合应用，以发挥协同作用提高疗效。但这三类药物均是对症治疗，应用时应同时采用对因治疗措施，如抗感染、抗过敏、增强机体免疫功能等。

第一节 祛 痰 药

祛痰药（expectorants）是指能稀释痰液或溶解黏痰使之液化，或增加呼吸道黏膜纤毛运动，使痰液易于咳出的药物。按作用机制不同可分为两大类：黏液分泌促进药和降低痰液黏稠度药。常用药物见表 29－1。

表 29－1 常用祛痰药

	药 物	作用机制	作用与应用	不良反应
黏液分泌促进药	氯化铵（ammonium chloride）（1936）	刺激胃黏膜，反射性促进呼吸道分泌；部分从支气管排出，形成高渗带出水分	作用较弱，主要作为祛痰合剂的组成成分，用于急性呼吸道炎症痰黏稠不易咳出者	剂量过大可致恶心、呕吐及支气管痉挛；溃疡病及肝肾功能不良者慎用
	愈创甘油醚（guaifenesin）（1912）	刺激胃黏膜，反射性促进呼吸道分泌	作用较强，另有防腐作用，可减轻痰液恶臭；用于急性支气管炎、支气管扩张	偶见胃肠道反应及嗜睡；大剂量有松弛平滑肌作用；肺出血者禁用
降低痰液黏稠度药	乙酰半胱氨酸（acetylcysteine）（1961）	结构中的巯基（－SH）能断裂糖蛋白多肽链中的二硫键（－S－S），降低痰液粘度	溶解白色痰液和脓性黏痰；用于痰液黏稠、咳痰困难和痰阻气道等	有特殊臭味，易引起恶心、呕吐、口臭；刺激呼吸道，可引起呛咳及支气管痉挛，哮喘者禁用

（续表）

	药 物	作用机制	作用与应用	不良反应
降低痰液黏稠度药	溴己新（bromhexine，必嗽平）（1963）	裂解黏痰中的黏多糖，并抑制其合成，使痰液变稀	作用较强，尚有镇咳作用；用于慢性支气管炎、哮喘及支气管扩张症痰液黏稠不易咳出者	个别患者有恶心及胃部不适，偶见血清转氨酶升高；消化性溃疡及肝功能不良者慎用
	糜蛋白酶（chymotrypsin，胰凝乳蛋白酶）	溶解纤维蛋白与坏死组织，降低痰液黏度		
	泰洛沙泊（tyloxapol）	降低痰液表面张力，使其黏度下降		

第二节 镇 咳 药

咳嗽是呼吸系统受到刺激时产生的一种保护反射，能促进呼吸道的痰液和异物排出，以保持呼吸道的清洁和通畅。轻度咳嗽有利于排痰，一般不需用镇咳药，但剧烈而频繁的咳嗽，特别是无痰的干咳可影响休息和睡眠，长期剧烈的咳嗽甚至可诱发一些并发症如腹直肌撕裂、肋骨骨折、纵隔积气与气胸等，应该采用镇咳药进行治疗。

镇咳药是一类能抑制咳嗽反射，减轻咳嗽频度和强度的药物。按其作用部位可分为中枢性镇咳药和外周性镇咳药，前者直接抑制延脑咳嗽中枢，后者可抑制咳嗽反射弧中的末梢感受器、传入神经或传出神经以及效应器中任一环节而镇咳。常用镇咳药见表 29－2。

表 29－2 常用镇咳药

	药 物	起效时间（分钟）	维持时间（小时）	镇咳强度	作用和应用	成瘾性	耐受性	呼吸抑制	不良反应
中枢性镇咳药	可待因（codeine，甲基吗啡）（1832）	20	4～6	约为吗啡的 1/4	镇咳：是目前最有效的镇咳药，用于其他镇咳药无效的剧烈干咳	+	+	+	偶致恶心、呕吐、便秘、中枢兴奋；多痰者禁用。久用易成瘾
	喷托维林（pentoxyverine，咳必清）（1956）		4～6	为可待因的 1/3	镇咳、局麻及轻度阿托品样作用：用于呼吸道炎症引起的干咳、阵咳，对小儿百日咳效果尤好	－	－	－	偶有轻度头昏、口干、恶心、腹胀、便秘；青光眼禁用

（续表）

	药物	起效时间（分钟）	维持时间（小时）	镇咳强度	作用和应用	成瘾性	耐受性	呼吸抑制	不良反应
中枢性镇咳药	氯哌斯汀（cloperastine，咳平）（1952）	20～30	3～4	仅次于可待因	主要抑制咳嗽中枢，兼具组胺 H_1 受体阻断作用：用于急性上呼吸道炎症、慢性支气管炎、结核、肺癌所致的频繁无痰干咳				可致轻度口干、嗜睡
	右美沙芬（dextromethorp－han，右甲吗喃，美沙芬，普西兰）	15～30	3～6	与可待因相当	镇咳：是目前临床应用最广的镇咳药，主要用于干咳，常与抗组胺药合用	－	－	－	可有嗜睡、恶心、眩晕等；孕妇、哮喘、肝病及痰多者慎用，青光眼、早期妊娠及有精神病史者禁用
外周性镇咳药	苯佐那酯（benzonatate，退嗽）	10～20	3～8	略低于可待因	有较强的局麻作用，抑制牵张感受器及感觉神经末梢；用于干咳、阵咳及支气管镜等检查前预防咳嗽	－	－	－	可致轻度嗜睡、头痛；服时勿嚼碎，以免引起口腔麻木
	那可丁（noscapine）（1803）		4	与可待因相似	解除支气管平滑肌痉挛而镇咳；用于干咳	－	－	－	偶见恶心、嗜睡、头痛
	苯丙哌林（benproperine，咳快好）（1970）	15～20	4～7	为可待因的2～4倍	抑制牵张感受器，还能抑制咳嗽中枢，且有平滑肌解痉作用，用于干咳	－	－	－	可致口干、倦睡、头晕、厌食等；服用时勿嚼碎

第三节 平喘药

哮喘是由多种细胞（如嗜酸性粒细胞、肥大细胞、T细胞、中性粒细胞、气道上皮细胞等）和细胞组分（如组胺、5－羟色胺、白三烯、前列腺素E、血栓素等）参与的气道慢性炎症性疾病。这种慢性炎症导致气道反应性增加。哮喘的病因还不十分清楚，患者个体变应性体质及环境因素是发病的危险因素。目前对哮喘的治疗已由以往单纯性的扩张支气管向抗过敏、抗炎症等多环节发展，出现了一些新型平喘药。

平喘药（antiasthmatics）是指具有预防、缓解或消除喘息症状的药物。常用的平喘药分为以下两大类：

1. 气道扩张药

（1）β受体激动药　分选择性和非选择性两类，前者如沙丁胺醇、特布他林、氯丙那林、丙卡特罗、吡布特罗、克仑特罗、非诺特罗、沙美特罗、福莫特罗等，后者如肾上腺素和异丙肾上腺素。

（2）茶碱类　如氨茶碱、二羟丙茶碱。

（3）M受体阻断药　如异丙托溴铵、氧阿托品。

（4）钙拮抗药　如硝苯地平。

2. 抗炎抗过敏平喘药

（1）肾上腺皮质激素　如丙酸氟替卡松、丙酸倍氯米松等。

（2）抗过敏平喘药　如色甘酸钠、萘多罗米、酮替芬、曲尼司特、托普司特。

（3）炎症介质拮抗药　如5-羟色胺拮抗药芬司匹利，组胺H_1受体拮抗药阿司咪唑。

一、气道扩张药

目前认为，细胞内cAMP/cGMP的比值决定支气管的功能状态。cAMP/cGMP的比值升高可使支气管平滑肌松弛，肥大细胞膜稳定，过敏介质释放减少，有利于哮喘的缓解；反之，则引起哮喘发作。本类药物中，β受体激动药可激活腺苷酸环化酶（AC），使cAMP生成增多；茶碱类则抑制磷酸二酯酶（PDE），使cAMP分解减少；M胆碱受体阻断药可抑制鸟苷酸环化酶（GC），使cGMP生成减少，结果cAMP/cGMP的比值升高，支气管平滑肌扩张，哮喘缓解（图29-1）。

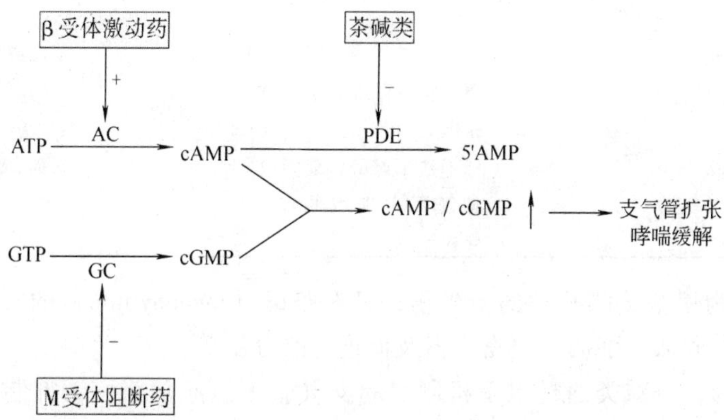

图29-1　气道扩张药作用机制示意图

1. β受体激动药　$β_2$受体广泛分布于呼吸道不同的效应细胞上，调节呼吸道多方面的功能。如呼吸道平滑肌上的$β_2$受体兴奋后能使平滑肌松弛；纤毛上皮细胞的$β_2$受体兴奋可增加纤毛的运动，加速黏液运送速度；肥大细胞上的$β_2$受体兴奋能抑制组胺、SRS-A等过敏介质的释放。这些作用均有利于缓解或消除哮喘。选择性作用于 β_2 受体的合成药物沙丁胺醇、特布他林等，经改造儿茶酚胺的不同侧链，增加了药物的稳定性，延长了作用时间，许多药物还可多途径给药。常用的 β 受体激动药见表 29－3。

表 29－3　β 受体兴奋药平喘作用比较

药　物	激动受体			作用时间（小时）	平喘特点	应　用	不良反应
	β_2	β_1	α				
肾上腺素（epinephrine）（1904）	+	+	+	1～2	强、快、短暂	哮喘急性发作	心悸、心律失常、血压升高、肌震颤
异丙肾上腺素（isoprenaline）（1942）	+	+	－	1～2	强、快、短暂	哮喘急性发作	心悸、心律失常、肌震颤
麻黄碱（ephedrine）（1887）	+	+	+	3～6	强、慢、持久	防治轻症哮喘	心悸、中枢兴奋、快速耐受性
沙丁胺醇（salbutamol，舒喘灵）（1968）	++	±	－	4～6	强、快、持久，口服有效	哮喘及喘息性慢性支气管炎	肌震颤、过量可致心悸
特布他林（terbutaline，博利康尼）（1967）	++	±	－	4～6	兴奋心脏作用弱	同上	肌震颤
克仑特罗（clenbuterol，氨哮素）（1968）	+++	±	－	6～8	较沙丁胺醇强 100 倍，并能促进痰液排出	同上	肌震颤
非诺特罗（fenoterol）（1976）	++	±	－	>8	强于沙丁胺醇，能抑制肥大细胞脱颗粒	同上	头痛、头晕、肌震颤

2. 茶碱类　为甲基黄嘌呤类的衍生物，具有茶碱（theophylline）的共同药理作用：松弛支气管平滑肌、利尿、强心、兴奋中枢及促进胃酸分泌等。

现代研究认为，茶碱类通过以下机制引起支气管平滑肌舒张：①抑制细胞内磷酸二酯酶，增加气道平滑肌细胞内 cAMP 水平；②促进内源性儿茶酚胺类物质释放，但作用弱；③阻断腺苷受体，可预防腺苷对哮喘患者的呼吸道平滑肌收缩作用；④干扰呼吸道平滑肌的钙离子转运，抑制细胞外 Ca^{2+} 内流和细胞内质网贮 Ca^{2+} 的释放。

常用的茶碱制剂见表 29－4。

表 29-4 常用的茶碱类平喘药

药物	维持时间（小时）	生物利用度（%）	$t_{1/2}$（小时）	作用和应用	不良反应
氨茶碱（aminophylline）（1907）	5~6	96	7.8	①扩张支气管：用于各型哮喘；②强心利尿，扩张冠脉：用于急性心功能不全、肾性水肿；③松弛胆道平滑肌：用于胆绞痛	兴奋、不安、失眠、消化道刺激，剂量过大可致心悸、心律失常
二羟丙茶碱（diprophylline）（1951）	3~4	72	2.1	和氨茶碱相似但胃肠刺激小，兴奋心脏作用弱，尤适用于伴有心动过速的哮喘患者	偶见口干、恶心、心悸、多尿；大剂量可致中枢兴奋
胆茶碱（choline theophyllinate）（1957）				为茶碱和胆盐的复合物，作用、用途和氨茶碱相似，口服吸收快，维持时间较长，肠刺激小	同氨茶碱，但较轻

3. 抗胆碱药 目前常用的M胆碱受体阻断药有异丙托溴铵（ipratropium bromide，异丙阿托品）、氧阿托品（atropine oxide，氧托溴铵）和溴化泰乌托品（tiotropium bromide）。呼吸道松弛作用强度：异丙托溴铵 < 氧阿托品 < 溴化泰乌托品；作用持续时间：异丙托溴铵 > 氧阿托品 > 溴化泰乌托品。

异丙托溴铵能选择性阻断支气管平滑肌的 M_1 胆碱受体，其气雾剂有强大的扩张支气管作用，对喘息性慢性支气管炎疗效与沙丁胺醇相似，对支气管哮喘的疗效稍逊于沙丁胺醇。该药由于含有季铵基团，为极性化合物，不易吸收，气雾吸入后在局部发挥平喘作用，故对腺体分泌和心率影响小，无中枢兴奋作用，也无明显的全身性不良反应。吸入后5分钟起效，作用维持4~6小时。

4. 钙拮抗药 钙拮抗药可松弛平滑肌，除松弛血管平滑肌、消化道平滑肌及子宫平滑肌外，还能松弛支气管平滑肌。如硝苯地平现已试用于治疗支气管哮喘。

二、抗炎抗过敏平喘药

近年来对哮喘的病理生理研究又有了新的进展，认识到哮喘主要是由嗜酸性粒细胞、淋巴细胞及肥大细胞参与的慢性呼吸道炎症，故在哮喘的防治中，已更多地重视使用抗炎药物。

1. 糖皮质激素类 肾上腺皮质激素的药理作用广泛（见第三十一章肾上腺皮质激素类药），是目前治疗哮喘最有效的抗炎药物。该类药物平喘机制较复杂，能从多个环节抑制过敏反应，减少过敏介质释放，降低血管通透性，加强儿茶酚胺对腺苷酸环化酶的激活作用，并有较强的抗炎作用，故对反复发作的顽固性哮喘或哮喘的持续状态疗效较好。由于长期全身用药易引起多种严重不良反应，近年来发现了一些新型吸入用的糖皮质激素，雾化吸入具有强大的局部抗炎作用，而全身不良反应轻微（表29-5）。

表 29－5 常用于平喘的几种肾上腺皮质激素比较

药物	作用特点	不良反应
曲安西龙 (triamcinolone) (1956)	抗炎作用比氢化可的松强 20～40 倍，水钠潴留作用轻微，口服易吸收	厌食、头痛、眩晕、失眠，剂量较大或长期用药可引起全身不良反应
倍他米松 (betamethasone) (1958)	抗炎作用比氢化可的松强 30～35 倍，水钠潴留作用轻微，作用持续时间长	剂量较大或长期用药可引起全身不良反应
二丙酸倍氯米松 (beclometasone dipropionate) (1962)	抗炎作用为地塞米松的 500 倍，在肺部的局部作用较强；但起效慢，必须预先给药	吸收很少，几乎无全身性副作用，长期使用可引起鹅口疮及声音嘶哑，给药后漱口可减少发生率
丙酸氟替卡松 (fluticasone propionate)	生物利用度低，呼吸道局部抗炎作用强；但起效慢，必须预先给药	吸收很少，几乎无全身性副作用，长期使用可引起鹅口疮及声音嘶哑，给药后漱口可减少发生率
布地奈德 (budesonide)	局部抗炎作用和对哮喘的疗效与倍氯米松相近，并能有效地预防复发	吸入常用量无全身副作用，主要是局部不良反应，如声音嘶哑等，长期高剂量会引起全身不良反应
曲安奈德 (triamcinolone acetonide)	局部抗炎作用与倍氯米松相近	同上
氟尼缩松 (flunisolide)	局部抗炎作用与倍氯米松相近，但作用时间较长，一日用药 2 次	同上

2. 抗过敏平喘药 本类药物以色甘酸钠为代表，是一类新型平喘药。主要作用是通过稳定肥大细胞膜，抑制过敏介质释放而对速发型过敏反应具有明显保护作用。其平喘作用机制与下列因素有关：①与敏感的肥大细胞膜外侧的钙通道结合，阻止钙内流，抑制肥大细胞脱颗粒，减少组胺、慢反应物、白三烯等多种炎症介质的释放；②直接抑制引起支气管痉挛的某些反射，保护由二氧化硫、冷空气等刺激引起的支气管痉挛；③降低病人过高的支气管反应性；④抑制感觉神经末梢释放的 P 物质、神经激肽 A 和 B 等诱导的气管平滑肌痉挛和黏膜水肿。常用的抗过敏平喘药见表 29－6。

表 29－6 常用抗过敏平喘药

药物	作用特点	应用	不良反应
色甘酸钠 (sodium cromoglicate) (1963)	对外源性哮喘疗效好，对内源性哮喘次之，须预防性给药，发作后给药无效	预防哮喘发作，也可防治过敏性鼻炎、溃疡性结肠炎及其他胃肠道过敏性疾病	少数人用粉雾吸入有咽喉、气管的刺激症状及胸部紧迫感，同用 β 受体兴奋剂可防止
扎普司特 (zaprinast) (1974)	作用较色甘酸钠强 20～50 倍，口服有效	对过敏性哮喘疗效较好，对过敏性鼻炎和皮炎也有效	少数有口干、恶心、胸闷，但不影响继续用药

（续表）

药　　物	作用特点	应　　用	不良反应
酮替芬 (ketotifen) (1978)	既能抑制过敏介质释放，又有很强的抗组胺和抗 5 - HT 作用，还能增加 β 受体的数量并促进其功能	预防多种哮喘发作，疗效优于色甘酸钠。对儿童哮喘效果尤好	镇静、疲倦、头晕、口干，连续用药可减轻，偶有皮疹及转氨酶升高
曲尼司特 (tranilast) (1982)	对已发作的症状，不能迅速奏效	防治支气管哮喘、过敏性鼻炎、过敏性皮炎	少数出现肝功能异常、恶心、腹痛、头痛等，偶见心悸、水肿，一般停药后即可消退

3. 炎症介质拮抗药　由于哮喘有多种介质共同参与，单一的介质拮抗药作用有限。用于临床的有 5 - 羟色胺拮抗药芬司匹利（fenspiride），无中枢抑制作用的组胺 H_1 受体阻断药如阿司咪唑（astemizole）、特非那定（terfenadine）对哮喘的疗效还无肯定结论。白三烯受体拮抗药、血小板激活因子（PAF）拮抗药以及新型的非皮质激素类抗炎药如 5 - 脂加氧酶（5 - lipoxygenase）抑制剂已在小范围进行临床试验，目前尚无最后结论。

第三十章 子宫平滑肌兴奋药与松弛药

作用于子宫平滑肌的药分为两大类：子宫平滑肌兴奋药及子宫平滑肌松弛药，前者主要用于催产、引产及产后止血，而后者则用于预防早产。

第一节 子宫平滑肌兴奋药

子宫平滑肌兴奋药是一类能选择性兴奋子宫平滑肌的药物。包括缩宫素、垂体后叶素、麦角生物碱和前列腺素等。其作用可因子宫生理状态及药物剂量的不同而使子宫产生节律性收缩或强直性收缩。前一作用临床上用于催产和引产，后一作用则适宜于止血或子宫复原。本类药物如使用不当，可造成子宫破裂与胎儿窒息，因此必须慎重使用和适当掌握剂量。

缩宫素

缩宫素（oxytocin，催产素）是垂体后叶合成与释放的主要激素之一，为小分子多肽。目前临床应用的缩宫素为人工合成品或从牛、猪的神经垂体提取分离的制剂，一个单位相当于2μg 缩宫素，也含有微量的加压素。

缩宫素能直接兴奋子宫平滑肌，加强其收缩。特点是作用快而短暂，小剂量（2~5 单位）可使子宫体产生节律性收缩，对子宫颈反而松弛，有利于胎儿娩出。加大剂量（5~10 单位），可使子宫肌张力持续升高，直至强直性收缩，这将导致胎儿窒息、胎盘早剥，甚至子宫破裂。人体子宫平滑肌胞浆膜存在缩宫素受体，不同妊娠期其受体密度不同。缩宫素受体与 G－蛋白相耦联，活化时后者介导激活磷脂酶 C（PLC），促进磷酸肌醇的生成，增加胞浆中钙离子浓度，从而增强子宫平滑肌收缩。此外，有人认为缩宫素可作用于蜕膜受体，促进前列腺素的合成与释放，加强子宫收缩效应。体内雌激素和孕激素水平可明显影响子宫平滑肌对缩宫素的敏感性，前者提高而后者则降低之。妊娠初期，孕激素水平高，子宫对缩宫素不敏感，利于胎儿安全发育；妊娠后期，雌激素水平逐渐升高，子宫对缩宫素的敏感性也随之增高，临产时最敏感，分娩后逐渐下降。缩宫素小剂量用于催产和引产，较大剂量用于产后止血，但作用不持久，应加用麦角制剂或益母草。

垂体后叶素

垂体后叶素（pituitrin）是从牛、猪的脑神经垂体中提取的粗制品，内含等量的缩宫素及加压素（vasopressin），故对子宫平滑肌的选择性不高，加之有升高血压的副作用，在作为子宫兴奋药的应用上，已逐渐被缩宫素所代替。它所含的加压素能与肾脏集合管的受体结合，增加集合管对水分的再吸收，使尿量明显减少，可用于治疗尿崩症。加压素还可收缩血管，用于肺咯血。

麦角生物碱

麦角（ergot）是寄生在黑麦及其他禾本科植物上的一种麦角菌的干燥菌核。目前已用人工培养方法生产。麦角中含有多种生物碱，主要有麦角碱类，此外尚有组胺、酪胺、胆碱和乙酰胆碱等。

麦角生物碱分为两类：一类是氨基酸麦角碱类，包括麦角胺（ergotamine）和麦角毒（ergotoxine）；另一类是氨基麦角碱类，以麦角新碱（ergometrine）为代表。麦角碱类对子宫也表现为选择性兴奋作用，妊娠子宫尤其是妊娠末期子宫对其更敏感，与缩宫素不同的是它们的作用强大而持久，剂量稍大即引起子宫强直性收缩，对子宫体和子宫颈的兴奋作用无明显差别，因此禁用于催产和引产。本类药物的作用及应用比较见表 30－1。

表 30－1　麦角生物碱作用和应用比较

麦角生物碱	子宫收缩作用	缩血管作用	α受体阻断作用	应　用
麦角新碱（ergometrine）	强且快，口服吸收好	弱或无	弱或无	子宫出血、产后子宫复原
麦角胺（ergotamine）	缓慢持久，口服吸收不完全	最强	弱	偏头痛
二氢麦角碱（dihydroergotoxine）	同上	弱	最强	冬眠合剂

前 列 腺 素

前列腺素（prostaglandins，PGs）是一类广泛存在于人体多种组织和体液中的不饱和脂肪酸，早期是从羊精囊提取，现可采用生物合成法或全合成法制备。PGs 对机体的作用极为广泛，主要作用于心血管、呼吸、消化及生殖系统。目前研究较多的 PGs 子宫兴奋药主要有地诺前列酮（dinoprostone，PGE_2，前列腺素 E_2）、地诺前列素（dinoprost，PGF_{2a}，前列腺素 F_{2a}）、硫前列酮（sulprostone）和卡前列素（carboprost，15 甲基前列腺素 F_{2a}）等。与缩宫素不同，上述几种前列腺素对各期妊娠子宫均有兴奋作用，分娩前的子宫更为敏感。本类药物引起的子宫收缩与正常分娩相似，能增强子宫的节律性收缩，还能松弛子宫颈，有利于胎儿娩出。主要用于足月引产，也可用于妊娠早期及中期的引产。前列腺素有可能发展成一种用于早孕妇女的催经抗早孕药。

常用子宫兴奋药的作用和应用比较见表 30－2。

表 30－2 常用子宫兴奋药的作用和应用比较

药物	收缩子宫体 孕初期	收缩子宫体 孕末期	子宫颈	应用 催产和引产	应用 产后止血	不良反应
缩宫素（oxytocin）（1953）	弱或无	较强	松弛	常用	可用	过量引起子宫强直收缩，可致胎儿窒息或子宫破裂
垂体后叶素（pituitrin）	同上	较强	松弛	少用	少用	升高血压，收缩冠脉，冠心病禁用
麦角新碱（ergometrine）	弱	强	收缩	禁用	常用	呕吐、血压升高，偶致过敏
地诺前列酮（dinoprostone，PGE_2）、地诺前列素（dinoprost，PGF_{2a}）	较强	强	松弛	可用	不用	恶心、呕吐、腹痛；地诺前列酮升高眼压；地诺前列素收缩支气管平滑肌
卡前列素（carboprost）	强	强	松弛	可用	可用	副作用小

第二节 子宫平滑肌松弛药

子宫平滑肌松弛药是一类能抑制子宫收缩、松弛子宫平滑肌，用于防治早产的药物。常用子宫平滑肌松弛药见表 30－3。

表 30－3 常用子宫平滑肌松弛药

药物	作用机制	应用	备注
利托君（ritodrine）	兴奋 β_2 受体	防治早产	不良反应较严重，可致心率加快、收缩压升高、血红蛋白降低，个别妇女可出现肺水肿，甚至有生命危险
特布他林（terbutaline）	同上	同上	
沙丁胺醇（salbutamol）	同上	同上	
海索那林（hexoprenaline）	同上	同上	
硫酸镁（magnesium sulfate）	拮抗 Ca^{2+}；降低子宫对缩宫素的敏感性	防治早产、妊娠高血压综合征及子痫发作	适于禁用 β_2 受体激动剂的产妇
硝苯地平（nifedipine）	阻滞 Ca^{2+} 内流	防治早产	

第六篇　内分泌系统药

第三十一章　肾上腺皮质激素类药

肾上腺皮质激素（adrenocortical hormones）是肾上腺皮质分泌的各种类固醇的总称。按其生理作用可分为3类：①盐皮质激素（mineralocorticoids）：由球状带分泌，以醛固酮、去氧皮质酮为代表，主要影响水盐代谢，临床应用较少。②糖皮质激素（glucocorticoids）：由束状带分泌，以氢化可的松、可的松为代表，主要影响糖、脂肪和蛋白质代谢，受促肾上腺皮质激素（ACTH）调节，具有多种生理、药理作用，临床应用广泛。③性激素：由网状带所分泌，如去氢异雄酮和雌二醇等。通常所指的肾上腺皮质激素，不包括性激素。

【构效关系】 肾上腺皮质激素为甾体（steroid，类固醇）类化合物，其共同的结构特点为甾核环的 C_3 上有酮基，C_4、C_5 之间有双键，C_{17} 有一 β 醇酮基，这些都是保持生理活性的必要基团（图 31－1）。

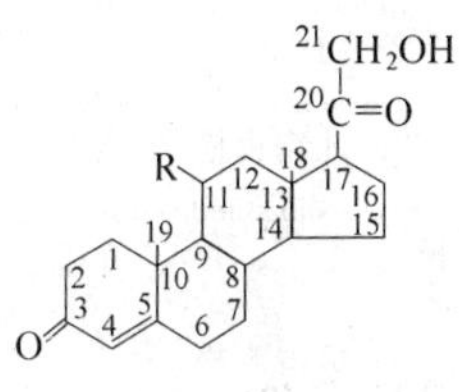

图 31－1　肾上腺皮质激素类药物的基本结构

糖皮质激素和盐皮质激素的主要区别是：前者 C_{17} 有羟基，C_{11} 有氧或羟基；后者 C_{17} 无羟基，C_{11} 无氧（如去氧皮质酮）或虽有氧，但与 C_{18} 结合（如醛固酮）。为了提高糖皮质激素的临床疗效、减少其不良反应，已合成了一系列的糖皮质激素类衍生物。现已发现有如下构效关系：

1. 将可的松或氢化可的松的 $C_{1\sim2}$ 改为双键，则分别成为泼尼松和泼尼松龙，其糖代谢和抗炎作用比母体强 4～5 倍，而水盐代谢作用稍减弱。

2. 在泼尼松龙 C_6 位上引入 α 甲基，即成甲泼尼龙，作用较泼尼松龙强。

3. 在泼尼松龙的 C_9 位上引入氟，C_{16} 位上引入甲基，抗炎作用明显提高，水钠潴留作用大为减弱，如地塞米松（α 甲基）和倍他米松（β 甲基）；但 C_6、C_9 位同时引入氟，则抗炎作用和水钠潴留作用都明显增强，如氟轻松，只能用于皮肤的局部抗炎。

4. 在泼尼松龙的 C_{16} 位上引入羟基，同时 C_9 位上引入氟，即成曲安西龙，其抗炎作用加强，水钠潴留作用几乎无影响。

糖皮质激素类药及其主要特点见表 31－1。

表 31－1 糖皮质激素类药

类别	药　物	抗炎作用（比值）	糖代谢（比值）	水盐代谢（比值）	血浆 $t_{1/2}$（分钟）	抗炎等效口服剂量（mg）
短效	氢化可的松（hydrocortisone）（1937）	1	1	1	90	20
	可的松（cortisone）（1946）	0.8	0.8	0.8	90	25
中效	泼尼松（prednisone）（1955）	4	3.5	0.6	120～180	5
	泼尼松龙（prednisolone）（1955）	4	4	0.6	120～180	5
	甲泼尼龙（methylprednisolone）（1958）	5	10	0.5	>200	4
	曲安西龙（triamcinolone）（1956）	5	5	≈0	>200	4
长效	地塞米松（dexamethasone）（1958）	33	30	≈0	>300	0.6
	倍他米松（betamethasone）（1958）	40	30～35	≈0	>300	0.5
外用	氟氢可的松（fludrocortisone）（1954）	16	12	75	>200	4
	氟轻松（fluocinolone acetonide）（1962）	40	17	强	>200	4
	倍氯米松（beclomethasone）（1962）	200				

注：表内数字，各来源有出入，仅作参考。

第一节 糖皮质激素类药

【体内过程】

1. 吸收 口服易吸收。可的松和氢化可的松口服后1～2小时血药浓度达高峰，作用持续8～12小时。肌内注射水溶性针剂吸收快，1小时血药浓度达高峰，混悬剂吸收慢，但作用可维持24小时。关节腔内注射作用可维持1周。

2. 分布 体内分布以肝中最多，血浆次之。氢化可的松在血液中约90%与血浆蛋白结合，其中80%与皮质类固醇结合球蛋白（corticosteroid binding globulin，CBG或称皮质激素转运蛋白，transcortin）结合，10%与白蛋白结合，游离型约占10%。曲安西龙和地塞米松与CBG亲和力小，故血中游离型多。CBG在肝中合成，雌激素可促进其合成。肝、肾疾病时CBG合成减少、排出增多，可使游离型增多。

3. 消除 主要在肝中代谢。先是C_4与C_5间的双键被加氢还原，随后是C_3的酮基转为羟基，进而羟基与葡萄糖醛酸或硫酸结合成酯，最后与未结合的部分一起由尿排出。肝、肾功能不全可使药物的血浆$t_{1/2}$延长。甲状腺功能亢进时，肝灭活糖皮质激素加速，可使$t_{1/2}$缩短。泼尼松龙因不易被灭活，$t_{1/2}$可达200分钟。

可的松和泼尼松等C_{11}上的氧需要在肝中转化为羟基，才能发挥作用。故严重肝功能不全的患者只宜使用氢化可的松或泼尼松龙。与肝药酶诱导剂如苯巴比妥、苯妥英钠和利福平等合用时，须增加糖皮质激素的用量。

【生理作用】

1. 升高血糖 能增加肝糖原、肌糖原含量并升高血糖，其机制为：促进糖原异生，减慢葡萄糖分解，减少机体组织对葡萄糖的利用。

2. 负氮平衡 能促进多种组织如胸腺、淋巴腺、肌肉、皮肤、骨组织等蛋白质分解，大剂量抑制蛋白质合成，使血清氨基酸含量升高及尿氮排出量增加，引起负氮平衡。

3. 促进脂肪分解及重新分布 促进脂肪分解，并抑制其合成，使大量游离脂肪酸进入肝组织氧化分解，对糖尿病患者可诱发酮症酸血症。长期大量应用，还能提高血清胆固醇含量，并能激活四肢皮下的酯酶，使四肢脂肪减少，脂肪重新分布在面、上胸、颈、背、腹部和臀部，形成向心性肥胖。

4. 影响核酸代谢 通过影响敏感组织中的核酸代谢，实现其对各种代谢的影响。如氢化可的松可诱导某些特殊mRNA的合成，并转录出抑制细胞膜转运功能的蛋白质，从而抑制细胞对葡萄糖、氨基酸等能源物质的摄取，最终使细胞合成代谢受抑，分解代谢增强。同时亦能促进肝细胞中多种RNA及酶蛋白的合成，影响糖和脂肪代谢。

5. 水钠潴留及低K^+、Ca^{2+} 其影响与醛固酮相似但极弱，长期大量应用则作用明显。若与噻嗪类合用，易引起低钾血症。糖皮质激素还能促进肾脏对钙的排出，抑制小肠对钙的吸收，长期使用可引起低血钙，导致骨质疏松。

【药理作用】

1. 抗炎 有很强的抗炎作用，特点为显著、非特异性。对细菌、病毒等病原微生物无影响，但能抑制感染性炎症和非感染性（如物理性、化学性、机械性、过敏性）炎症。在急性炎症早期，可抑制局部血管扩张，降低毛细血管通透性，使血浆渗出减少、白细胞浸润及吞噬作用减弱，改善红、肿、热、痛等症状；对于慢性炎症或急性炎症的后期，能抑制毛细血管和成纤维细胞的增生及肉芽组织的形成，减轻炎症引起的疤痕和粘连。但须注意，炎症反应是机体的一种防御功能，炎症后期的反应更是机体组织修复的重要过程。因此这种抗炎作用同时也降低了机体的防御功能，会引起感染扩散，伤口愈合迟缓。

抗炎作用的基本机制是基因效应。糖皮质激素的靶细胞广泛分布于肝、肺、骨骼肌、胸腺、淋巴组织、成纤维细胞、脑、心、肾、骨、胃肠平滑肌、视网膜等处。当其进入靶组织细胞后，立即与胞浆特异性受体结合，形成激素受体复合物进入细胞核，与DNA基因上的激素反应位点结合，通过RNA多聚酶Ⅱ和相关因子调节翻译，最终mRNA被转录并释放到胞浆，相应蛋白质被产生，出现激素效应（图31－1）。糖皮质激素还有可能通过快速效应机制产生药理作用。该机制包括非基因受体（如细胞膜类固醇受体）介导效应和生化效应。糖皮质激素也有可能与细胞中其他成分进行非特异性结合，如直接改变生物膜的磷脂成分、改变膜的稳定性而产生效应。其具体表现如下：

（1）*抑制磷脂酶* A_2（phospholipase A_2，PLA_2） 糖皮质激素可抑制PLA_2的活性，使细胞膜上的磷脂不能释放出花生四烯酸及血小板活化因子（PAF），因而减少具有扩张血管作用的前列腺素类（如PGE_2、PGI_2）与具有趋化及扩张血管作用的白三烯类（如LTA_4、LTB_4、LTC_4、LTD_4）等炎症介质的生成，降低血管通透性，从而产生抗炎作用。糖皮质激素的抗炎作用强度与其抑制PLA_2活性的强度相平行，其中地塞米松、倍他米松的作用最强。糖皮质激素抑制PLA_2的机制可能与一种磷脂结合的钙调蛋白－脂调素有关，糖皮质激素能诱导该蛋白的形成。

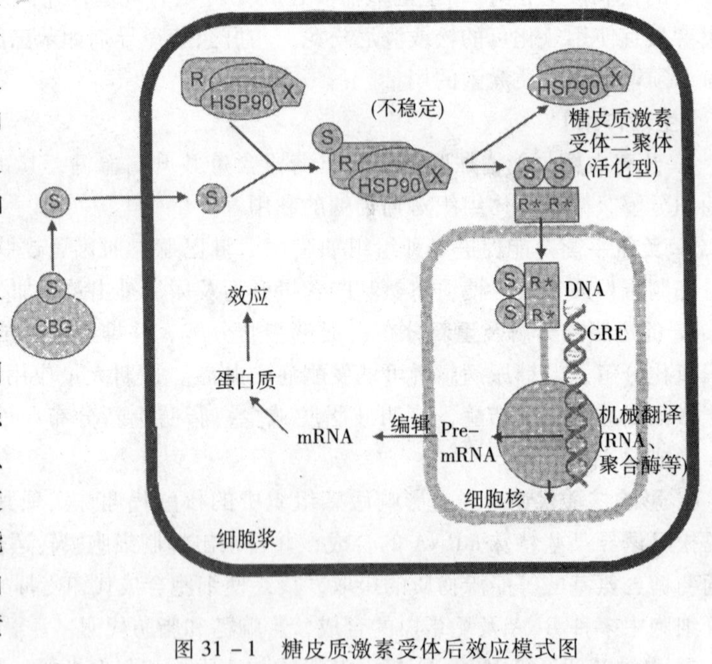

图31－1 糖皮质激素受体后效应模式图

S：糖皮质激素；R：受体；R*活化型受体；

CBG：糖皮质激素转运蛋白

（2）*稳定溶酶体膜* 糖皮质激素可增加溶酶体膜的稳定性，使之不易破裂，阻止溶酶体内如组织蛋白酶、多种水解酶的释出，减轻细胞和组织的损伤性反应。

(3) *增加血管张力，降低毛细血管通透性* 糖皮质激素可抑制儿茶酚胺氧位甲基转移酶（COMT)，使儿茶酚胺降解减慢，故能提高血管对儿茶酚胺的敏感性，收缩血管；也能抑制透明质酸酶的活性，使毛细血管通透性降低，炎症减轻。

(4) *抑制吞噬细胞功能* 组织损伤时，降解的蛋白质被巨噬细胞吞噬并处理后，可形成抗原而引起一系列的免疫反应。糖皮质激素抑制巨噬细胞的趋化性（吸引白细胞聚集在抗原附近）和巨噬细胞移动抑制因子（MIF，使巨噬细胞停留在抗原附近发挥吞噬作用)，故可抑制免疫反应，减轻炎症。

(5) *抑制炎症细胞功能* 抑制中性粒细胞、单核细胞和巨噬细胞向炎症区域的聚集，减少其在炎症区域血管内皮细胞上的黏附和聚集。

(6) *抑制炎症后期肉芽组织的增生* 糖皮质激素可抑制成纤维细胞 DNA 的合成，也能抑制胶原蛋白及人结缔组织中黏多糖的合成，因而能阻碍细胞分裂和增生，减少胶原的沉积，抑制肉芽组织的形成。

(7) *抑制某些细胞因子及黏附分子的产生* 细胞因子（cytokine）如白介素 - 1（IL - 1)、白介素 - 3（IL - 3)、巨噬细胞集落刺激因子（M - CSF)、肿瘤坏死因子（TNF）等在慢性炎症中起到重要的作用。它们能促进血管内皮细胞黏附白细胞，使其从血液渗出到炎症部位，并能使内皮细胞、中性粒细胞活化，使血管通透性增加，刺激成纤维细胞增生及淋巴细胞增殖与分化。糖皮质激素与其受体结合，能影响细胞因子的转录，强烈抑制细胞因子介导的炎症反应。糖皮质激素还能在转录水平上直接抑制黏附分子如 E - 选择素和细胞间黏附分子（ICAM）等的表达，也能通过改变细胞对细胞因子的反应性而间接抑制黏附分子的表达，从而减轻由此介导的炎症反应。此外糖皮质激素抑制巨噬细胞中一氧化氮合酶（NOS)，使一氧化氮（NO）生成减少（NO 可增加炎症部位的血浆渗出）而发挥抗炎作用。

(8) *诱导炎症细胞凋亡* 糖皮质激素可使 C-myc、C-myb 等细胞增殖相关基因表达下调，特异性核酸内切酶表达增加，诱导炎症细胞凋亡。这一作用是受体依赖性的。

2. 抑制免疫与抗过敏 糖皮质激素对免疫过程的许多环节都有抑制作用。可抑制巨噬细胞对抗原的吞噬和处理，阻碍淋巴母细胞的增殖，加速致敏淋巴细胞的破坏和解体，使血中淋巴细胞迅速降低。不影响淋巴因子的合成，但能抑制淋巴因子引起的炎症反应，故对皮肤迟发型变态反应和异体组织脏器移植的排斥反应具有抑制作用。小剂量主要抑制细胞免疫，大剂量也抑制 B 细胞转化为浆细胞，使抗体生成减少，抑制体液免疫。糖皮质激素可抑制抗原 - 抗体反应所致的肥大细胞脱颗粒现象，从而减少组胺、5 - 羟色胺、慢反应物质（SRS - A)、缓激肽等过敏介质的释放，减轻过敏性症状。

3. 抗内毒素 能提高机体对细菌内毒素的耐受力，缓和机体对内毒素的反应，减轻细胞损伤，缓解毒血症症状。但不能破坏内毒素，对细菌外毒素亦无效。

4. 抗休克 超大剂量的糖皮质激素常用于严重休克的抢救，对中毒性休克疗效尤好，对过敏性休克、心源性休克、低血容量性休克也有一定的疗效，但对其评价尚有争论。一般认为抗休克的机制除与它的抗炎、免疫抑制及抗内毒素作用有关外，还与下列因素相关：①降低血管对某些缩血管活性物质（如肾上腺素、去甲肾上腺素、加压素、血管紧张素）的敏感性，解除小血管痉挛，改善微循环。②稳定溶酶体膜，减少形成心肌抑制因子（MDF）的酶进入血液，从而阻止或减少 MDF 的产生。以上作用均有助于中止或延缓休克的发展。

5. 影响血液与造血系统 糖皮质激素能刺激骨髓造血功能，使血液中红细胞和血红蛋白含量增加，大剂量亦使血小板和纤维蛋白原增多，缩短凝血时间。刺激骨髓中的中性粒细胞释放入血而使嗜中性粒细胞增多，但降低其游走、吞噬等功能。亦可使淋巴组织退化，抑制淋巴细胞分裂，使血中淋巴细胞减少。此外，也能减少血中单核细胞和嗜酸性粒细胞，这可能是由于细胞转移至肺、脾、肠等组织的缘故。

6. 其他作用

（1）退热 对严重的中毒性感染如肝炎、伤寒、脑膜炎、急性血吸虫病、败血症及晚期癌症的发热，常具有迅速而良好的退热作用。可能与其能抑制体温中枢对致热原的反应、稳定溶酶体膜、减少内源性致热原的释放有关。但在发热诊断未明前，不可滥用糖皮质激素类药物，以免掩盖症状使诊断困难。

（2）兴奋中枢 氢化可的松可减少脑中抑制性递质 γ-氨基丁酸的浓度，提高中枢神经系统的兴奋性。用药后患者出现欣快、激动、失眠等，偶可诱发精神失常。大剂量对儿童可致惊厥或癫痫样发作。

（3）促进消化 能使胃酸和胃蛋白酶分泌增多，增加食欲，促进消化。

【应用】

1. 肾上腺皮质功能不全（替代疗法） 适用于腺垂体功能减退症、肾上腺皮质功能减退症（艾迪生病）、肾上腺危象和肾上腺次全切除术后。

2. 严重感染 主要用于中毒性感染或同时伴有休克者，如中毒性菌痢、中毒性肺炎、严重伤寒、流行性脑脊髓膜炎、结核性脑膜炎及败血症等。可短期应用大剂量糖皮质激素作辅助治疗，利用其抗炎、抗内毒素、抗休克作用，迅速缓解症状，有助于病人度过危险期。但应用时必须合用有效而足量的抗菌药物，以免感染病灶扩散。待急性症状缓解后，先停用糖皮质激素，直至感染完全控制，再停用抗菌药物。严重传染性肝炎、流行性腮腺炎、乙型脑炎及麻疹等病毒性感染，糖皮质激素有缓解症状的作用。但一般病毒性感染不宜使用，因目前缺乏理想有效的抗病毒药物，用后可降低机体的防御功能，反使感染病灶扩散而恶化。

3. 休克 大剂量糖皮质激素对各种休克均有一定的疗效，是抢救休克的重要药物，但必须同时采用综合性治疗措施。对感染性休克，在有效足量的抗菌药物治疗下，及早大量突击使用糖皮质激素，产生效果后即可停药。对过敏性休克，因本药起效较慢，应先采用肾上腺素，随后合用糖皮质激素。对心源性休克，须结合病因治疗。对低血容量性休克，在补液补电解质或输血后效果不显著者，可合用超大剂量的糖皮质激素。

4. 防止某些炎症的后遗症 某些炎症，如结核性脑膜炎、胸膜炎、腹膜炎、心包炎、风湿性心瓣膜炎、睾丸炎及烧伤等，早期使用糖皮质激素可减轻炎症渗出，减轻粘连及疤痕形成而引起的功能障碍。

对于眼科炎症，如虹膜炎、角膜炎、视网膜炎、视神经炎等，有迅速消炎止痛、防止角膜混浊和疤痕粘连的作用。对眼前部炎症，可局部用药；眼后部炎症需全身用药；急性炎症收效快，复发少，慢性炎症复发较多。有角膜溃疡者禁用。

5. 自身免疫性疾病、过敏性疾病和器官移植

（1）自身免疫性疾病 此病与异常免疫有关，即在机体内形成自身抗体或针对自身组织的细胞免疫，引起机体组织细胞的损害或生理功能紊乱。如风湿性及类风湿性关节炎、风湿热、风湿性心肌炎、全身性红斑狼疮、结节性动脉周围炎、皮肌炎、硬皮病、肾病综合征、自身免疫性贫血等，应用糖皮质激素可缓解症状，但不能根治。一般采用综合疗法，不宜单用，以免引起不良反应。

（2）过敏性疾病 支气管哮喘、血清病、血管神经性水肿、过敏性鼻炎、严重输血反应、药物性皮炎、过敏性血小板减少性紫癜、顽固性荨麻疹及过敏性休克等用其他药物治疗无效者，加用糖皮质激素可缓解症状，达到治疗效果。

（3）器官移植 异体器官移植手术后也可使用糖皮质激素抑制免疫性排斥反应，与环孢素等免疫抑制剂合用，疗效更好，并可减少两药的剂量。

6. 血液病 用于治疗急性淋巴细胞性白血病、再生障碍性贫血、粒细胞减少症、血小板减少症和过敏性紫癜等。能改善症状，但停药后易复发。

7. 皮肤病 局部应用可治疗接触性皮炎、湿疹、银屑病、肛门瘙痒等，但对天疱疮及剥脱性皮炎等较严重的皮肤病仍需全身用药。

【不良反应】

1. 医源性肾上腺皮质功能亢进症（Cushing's syndrome，库欣综合征） 这是长期大剂量应用糖皮质激素引起物质代谢和水盐代谢紊乱的结果。表现为满月脸、水牛背、向心性肥胖、皮肤变薄、痤疮、多毛、浮肿、血钾降低、高血压、高血脂、高血糖等。一般不需特殊治疗，停药后可自行消退，必要时可对症治疗，如用降压药、降血糖药，并采用低盐、低糖、高蛋白饮食及加用氯化钾可减轻症状。高血压、动脉硬化、水肿、糖尿病、心及肾功能不全者禁用或慎用。

2. 诱发或加重感染 由于糖皮质激素抗炎不抗菌，且降低机体的防御功能，细菌易乘虚而入诱发感染或促使体内原有病灶如结核、化脓性病灶等扩散恶化，必要时应并用抗菌药。在抵抗力原已减弱的白血病、再生障碍性贫血、肾病综合征及肝病患者则更易引起或加重感染。

3. 消化系统并发症 糖皮质激素可刺激胃酸和胃蛋白酶的分泌，抑制胃黏液分泌，降低胃肠黏膜对胃酸的抵抗力，可诱发或加重胃、十二指肠溃疡，甚至引起出血或穿孔。如与水杨酸类药物合用则更易发生。少数病人可诱发胰腺炎或脂肪肝。

4. 骨质疏松、延缓伤口愈合 糖皮质激素减少钙、磷在肠道的吸收并增加其排泄，且长期应用抑制骨细胞活力，造成骨质疏松。儿童、绝经期妇女、老年人较多见，严重者可引起自发性骨折。可补充维生素 D 和钙盐。大剂量应用可引起股骨头坏死；由于糖皮质激素抑制蛋白质合成，故可使伤口愈合迟缓。

5. 延缓生长 由于糖皮质激素抑制生长激素分泌和造成负氮平衡，故可影响儿童生长发育。对孕妇偶可引起畸胎。

6. 肾上腺皮质萎缩和功能不全 长期应用尤其是连日给药的病人，体内糖皮质激素浓度高，通过负反馈抑制下丘脑－垂体－肾上腺皮质轴，使 ACTH 分泌减少，引起肾上腺皮质萎缩和功能不全。突然停药或减量过快或停药后半年内遇到严重应激情况（如严重感染、创伤、出血），可发生肾上腺危象，表现为肌无力、低血压、低血糖、甚至昏迷或休克等症状。因此长期用药需缓慢减量，停药前加用ACTH或采用隔日给药法。在停药后可连续使用适量ACTH，停药后半年内遇应激情况时，应及时给予足量的糖皮质激素。

7. 反跳现象 指病人症状基本控制后，突然停药或减量过快，引起原病复发或恶化的现象。其原因可能是病人对糖皮质激素产生依赖性或病情尚未完全控制所致。常需加大剂量再行治疗，待症状缓解后逐渐减量，直至停药。

8. 神经精神异常 个别病人可诱发精神病或癫痫；儿童大量应用可致惊厥。

9. 白内障、青光眼 大剂量长期应用可引起前房角小梁网结构胶原束肿胀诱发青光眼；还可致晶状体混浊引起白内障，局部及全身用药均可发生。用药期间应定期进行眼科检查。

【禁忌证】 抗菌药物不能控制的病毒、真菌等感染、活动性结核病、胃或十二指肠溃疡、严重高血压、动脉硬化、糖尿病、角膜溃疡、骨质疏松、孕妇、创伤或手术修复期、骨折、肾上腺皮质功能亢进症、严重的精神病和癫痫、心或肾功能不全等禁用。当适应证与禁忌证并存时，应全面分析，权衡利弊，慎重决定。一般来说，当病情危急时，虽有禁忌证存在，仍可慎重使用，待危急情况过去后，尽早停药或减量。对慢性疾病，尤其需要长期大量应用激素时，则必须严格掌握禁忌证。

【用法和疗程】

1. 大剂量突击疗法 用于严重中毒性感染及各种休克。氢化可的松首次可静脉滴注200~300mg，每日量可达1g以上，疗程不超过3天。也有人主张每次静注1g以上，每日4~6次。

2. 一般剂量长期疗法 用于肾病综合征、结缔组织病、顽固性支气管哮喘、中心性视网膜炎、各种恶性淋巴瘤、淋巴细胞白血病等。开始口服泼尼松10~20mg或相应剂量的其他糖皮质激素制剂，每日3次。获效后，逐渐减量至最小维持量，持续数月。

3. 小剂量替代疗法 用于腺垂体功能减退症、艾迪生病及肾上腺皮质次全切除术后。一般用可的松每日12.5~25mg，或氢化可的松每日10~20mg。

4. 隔日疗法 糖皮质激素的分泌具有昼夜节律性，上午8~10时分泌最多，随后逐渐下降，午夜12时分泌最少。临床用药可配合这种生理的节律性，即在一般剂量长期疗法中，对某些慢性病采用隔日一次给药法，即将2日的总量隔日上午7~8时一次服完。此时正值皮质激素正常分泌的高峰，对肾上腺皮质功能的负反馈抑制最小，可减轻药物的不良反应。常用中效制剂如泼尼松、泼尼松龙。

第二节 盐皮质激素类药

盐皮质激素（mineralocorticoids）主要有醛固酮（aldosterone）和去氧皮质酮（deoxycortone）两种。

【作用】 留钠排钾：可促进肾远曲小管和集合管对Na^+的主动重吸收，伴有Cl^-和水的重吸收。同时使 K^+ 和 H^+ 排出增加。

【应用】 慢性肾上腺皮质功能减退症：去氧皮质酮与糖皮质激素合用作为替代疗法，治疗慢性肾上腺皮质功能减退症，以纠正患者失钠、失水和钾潴留等，恢复水和电解质平衡。

【不良反应】 过量或长期使用易引起水钠潴留、高血压、心脏扩大和低钾血症。

第三节 促皮质素与皮质激素抑制药

促皮质素

促皮质素（corticotrophin）是促肾上腺皮质激素（adreno-cortico-tropic hormone，ACTH）的简称，是垂体分泌的含有 39 个氨基酸残基的多肽。临床所用 ACTH 多从牛、羊、猪垂体提取制得。其作用是促进肾上腺皮质增生、合成和分泌糖皮质激素，维持肾上腺皮质正常的形态和功能，缺乏将引起肾上腺皮质萎缩、功能不全。由于作用间接，故显效较慢，并且需在肾上腺皮质功能完好时方能发挥作用。一般给药后 2 小时才显效，难于应急。临床主要用于诊断腺垂体－肾上腺皮质功能水平，以及长期用糖皮质激素停药前后，以防止发生皮质功能不全。易引起过敏反应，现已少用。

皮质激素抑制药

皮质激素抑制药可代替外科的肾上腺皮质切除术，常用的有米托坦、美替拉酮、氨鲁米特等。

米托坦（mitotane，双氯苯二氯乙烷），为杀虫剂滴滴涕（DDT）类化合物。它能选择性地使肾上腺皮质束状带及网状带细胞萎缩、坏死，但不影响球状带，故醛固酮分泌不受影响。主要用于不宜手术切除的皮质癌、复发癌以及皮质癌术后辅助治疗。可有厌食、恶心、腹泻、皮疹、嗜睡、头痛、乏力、运动失调等反应，减小剂量症状可以消失。

美替拉酮（metyrapone，甲吡酮），能抑制 11β-羟化反应，干扰 11－去氧皮质酮转化为皮质酮，同时也抑制 11－去氧氢化可的松转化为氢化可的松，降低其血浆水平；但又能反馈性地促进 ACTH 分泌，导致 11－去氧皮质酮和 11－去氧氢化可的松代偿性增加，故尿中 17－羟类固醇排泄也相应增加。临床用于治疗肾上腺皮质肿瘤和产生 ACTH 的肿瘤所引起的氢化可的松过多症和皮质癌，还用于垂体释放 ACTH 功能试验。可有眩晕、消化道反应等。

氨鲁米特（aminoglutethimide，氨基导眠能），能抑制胆固醇转变成 20α－羟胆固醇，从而抑制氢化可的松和醛固酮的合成。能有效减少肾上腺皮质肿瘤和 ACTH 过度分泌时氢化可的松的增多。

酮康唑（ketoconazole），一种抗真菌咪唑类衍生物，能抑制胆固醇侧链分裂，对肾上腺和性腺类固醇的抑制无选择性。用于治疗肾上腺皮质功能亢进综合征（库欣病）。

第三十二章 甲状腺激素与抗甲状腺药

第一节 甲状腺激素

甲状腺激素是由甲状腺合成和分泌的维持机体正常代谢和生长发育所必需的一种激素，包括甲状腺素（thyroxine，T_4）和三碘甲状腺原氨酸（triiodothyronine，T_3）。正常人每日释放 T_4 和 T_3 量分别为75μg和25μg。T_4 和 T_3 作用相同，但作用强度与持续时间不同。

【甲状腺激素的生物合成、分泌与调节】 甲状腺激素在体内的合成与贮存部分是在甲状腺球蛋白（TG）上进行的，过程如下：

1. 碘的摄取 血液中的碘化物被甲状腺细胞通过碘泵主动摄取。正常时甲状腺中碘化物浓度为血浆浓度的25倍，甲亢时可达250倍。

2. 合成 首先是碘的活化：碘（I^-）被过氧化物酶氧化为活性碘（I^0），或氧化碘的中间产物（I^+）。其次是酪氨酸碘化：活性碘与甲状腺球蛋白（TG）上酪氨酸残基结合，生成一碘酪氨酸（MIT）和二碘酪氨酸（DIT）。再次是碘化酪氨酸耦联：在过氧化物酶作用下，两个DIT耦联成 T_4，一个MIT与一个DIT耦联成 T_3。生成的 T_4 和 T_3 与TG结合，贮存于腺泡腔内胶质中。正常情况下合成的 T_4 量超过 T_3。

3. 分解与释放 在蛋白水解酶的作用下，甲状腺球蛋白分解并释出 T_4、T_3 进入血液。垂体、心、肝、肾、骨骼肌、肺、肠等组织的细胞都含有甲状腺受体。受体可分布在细胞的胞膜、线粒体、细胞核。T_3 可与膜上受体结合，也可被动转运进入胞内，与胞浆结合蛋白（cytosol binding protein，CBP）结合并与游离的 T_3 形成平衡状态。甲状腺激素通过调控由核内 T_3 受体所介导的基因表达，增加某些mRNA及蛋白质合成而发挥作用。

4. 调节 下丘脑分泌的促甲状腺激素释放激素（TRH）可促进腺垂体合成和释放促甲状腺激素（TSH），TSH促进甲状腺合成和释放 T_4、T_3，使血中 T_4、T_3 浓度升高。但血中过高的 T_4、T_3 又对TSH的释放起负反馈调节作用（图32-1）。

【体内过程】 T_3、T_4 口服易吸收，其生物利用度分别为50%~75%和90%~95%。与血浆蛋白结合率均可达99%以上。但 T_3 对蛋白质的亲和力低于 T_4，T_3 的游离量（0.5%）约为 T_4（0.05%）的10倍，加之部分 T_4（约35%）在效应器组织内脱碘成 T_3 后才产生效应，故 T_3 作用快、强而短，T_4 作用慢、弱而长。甲状腺激素血浆 $t_{1/2}$ 较长。正常时 T_3 为1~2日，T_4 为6~7日。主要在肝、肾线粒体内脱碘，并和葡萄糖醛酸或硫酸结合经肾排泄。亦可通过胎盘和进入乳汁。

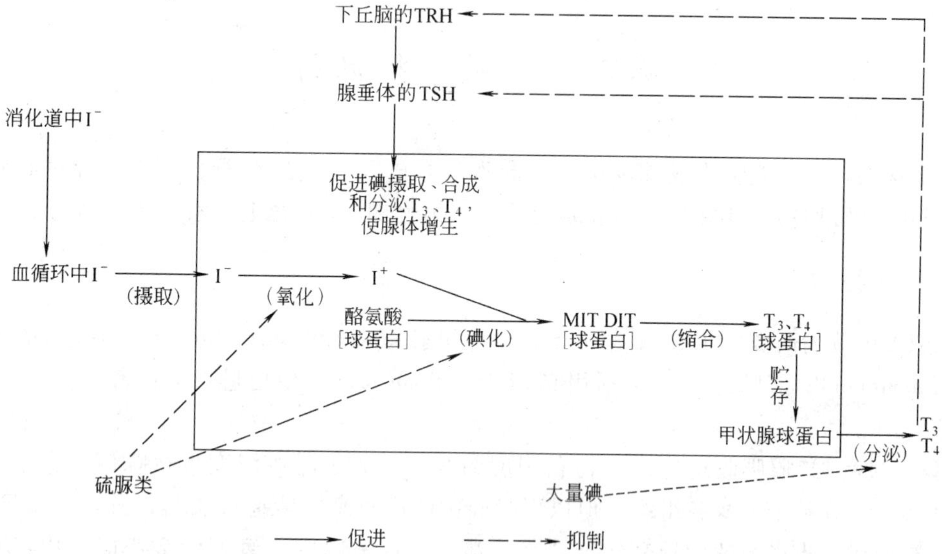

图 32－1　甲状腺激素合成、释放、调节和抗甲状腺药的作用环节

【作用】

1. 维持生长发育　甲状腺激素主要促进骨骼和脑的生长发育。婴幼儿先天性甲状腺功能低下时，可出现身体矮小、肢体粗短、智力迟钝，即呆小病（克汀病）。成人甲状腺功能不全时，则可引起黏液性水肿。

2. 促进代谢　促进糖、脂肪、蛋白质代谢，促进物质氧化，增加耗氧量，提高基础代谢率，使产热增加，但不能很好利用。

3. 提高交感－肾上腺系统的敏感性　甲状腺激素能使机体对儿茶酚胺的反应性提高，故甲亢病人有情绪激动、失眠、心率加快、血压升高、神经过敏等症状。

【应用】　主要作为补充疗法用于甲状腺功能低下症：

1. 呆小病　治疗越早越好。若治疗过晚，躯体虽可正常，但智力仍然低下。需终身治疗，常口服甲状腺片。

2. 黏液性水肿　服用甲状腺片，一般可从小量开始，渐增至足量。对于黏液性水肿昏迷病人，需立即静脉注射大量 T_3。

3. 单纯性甲状腺肿　甲状腺片可补充内源性激素的不足，且能抑制 TSH 的过多分泌，以缓解甲状腺组织代偿性增生肥大 。

【不良反应】　过量可引起甲状腺功能亢进的临床症状。轻者体温及基础代谢率均高于正常，表现出多汗、体重减轻、神经质、失眠、心悸等；重者则出现呕吐、腹泻、发热、脉搏快而不规则，在老年人和心脏病患者中，可发生心绞痛和心肌梗死，宜用 β 受体阻断药对抗。上述反应一旦发生，立即停用甲状腺激素，待症状消失后再从小剂量开始服用。

第二节 抗甲状腺药

抗甲状腺药是指能阻止或减少甲状腺激素的合成和（或）分泌，用于治疗甲状腺功能亢进的药物。常用的有硫脲类、碘和碘化物、放射性碘、β－肾上腺素受体阻断药等。

一、硫脲类

硫脲类可分为两类：①硫氧嘧啶类，包括甲硫氧嘧啶（methylthiouracil）、丙硫氧嘧啶（propylthiouracil）；②咪唑类，包括甲巯咪唑（thiamazole，他巴唑）、卡比马唑（carbimazole，甲亢平）。

【体内过程】口服吸收迅速，生物利用度约80%，2小时血浓度可达峰值，血浆蛋白结合率约75%，分布于全身各组织，但以甲状腺中浓度较高。能通过胎盘，乳汁中浓度也高。约60%被代谢，也可与葡萄糖醛酸结合而排泄。丙硫氧嘧啶半衰期约2小时，甲巯咪唑半衰期6～13小时，卡比马唑在体内转化成甲巯咪唑后才发挥作用。

【作用】 硫脲类具有抗甲状腺的作用，其主要作用机制是抑制过氧化物酶，从而阻止酪氨酸的碘化及耦联，而药物本身则作为过氧化物酶的底物被碘化。硫脲类并不抑制贮存在腺泡内的甲状腺激素的释放，也不能拮抗甲状腺激素的作用，故须待甲状腺内贮存的激素消耗到一定程度才能呈现疗效。丙硫氧嘧啶还能抑制周围组织内 T_4 脱碘生成 T_3 的过程，作用较其他制剂快。甲亢的发病与异常免疫反应有关，硫脲类药物还有免疫抑制作用，能轻度抑制免疫球蛋白的生成，使血中甲状腺刺激性免疫球蛋白（thyroid stimulating immunoglobulin，TSI）减少，除能控制甲亢症状外，对病因也有一定的治疗作用。

【应用】

1. 甲状腺功能亢进症 适用于轻症和不适宜手术或放射性碘治疗者。也可作为放射性碘治疗之辅助用药。若剂量适当，症状可望在1～2个月内得到控制，基础代谢率基本恢复。此时可递减至维持量，继续用药1～2年。遇到有感染或其他应激时可酌加剂量。

2. 甲状腺手术前准备 对需做甲状腺部分切除手术的病人，宜先用硫脲类将甲状腺功能控制到正常或接近正常，以减少发生麻醉意外、手术合并症及甲状腺危象的可能。但由于用硫脲类后甲状腺增生充血，不利于手术进行，需在手术前两周左右加服碘剂。

3. 甲状腺危象的辅助治疗 感染、外伤、手术、情绪激动等应激诱因，可致大量甲状腺激素突然释放入血，使患者发生高热、心衰、肺水肿、水和电解质紊乱等，严重时可导致死亡，称为甲状腺危象。应立即给大量碘剂，阻止甲状腺激素释放，并采取其他综合措施消除诱因、控制症状。应用大量硫脲类（较一般用量增大1倍）作辅助治疗，此时首选丙硫氧嘧啶。大剂量应用一般不超过1周。

【不良反应】 甲硫氧嘧啶不良反应较多，丙硫氧嘧啶和甲巯咪唑发生较少。

常见的有皮疹、发热、荨麻疹等轻度过敏反应，多数情况下不需停药也可消失，少数发生剥脱性皮炎等严重反应，可用糖皮质激素处理。可有厌食、呕吐、腹痛、腹泻等消化道反应，也曾发现黄疸和肝炎。最严重的是粒细胞缺乏症，发生率约0.2%，老年人较易发生，应定期检查血象。甲状腺功能亢进本身也可使白细胞数目偏低，须加鉴别。妊娠及哺乳期妇女禁用。药物过量可致甲状腺肿及甲状腺功能减退，一般多不严重，及时发现并停药常可自愈。

二、碘及碘化物

【作用及应用】 不同剂量的碘（iodine）和碘化物（iodide）对甲状腺功能可产生不同的作用。

小剂量的碘促进甲状腺激素合成，用于治疗单纯性甲状腺肿。

大剂量碘产生快而强的抗甲状腺作用，用药1~2天起效，10~15天达最大效应。此时若继续用药，反使碘的摄取受抑制、胞内碘离子浓度下降，失去抑制激素合成的效应，甲亢的症状又可复发。故碘化物不能单独用于甲亢的内科治疗。大剂量碘抗甲状腺作用机制：①抑制蛋白水解酶，使 T_4、T_3 不能和甲状腺球蛋白解离，甲状腺激素释放减少。②抑制甲状腺激素的合成。

大剂量碘可用于：①甲状腺功能亢进的手术前准备，一般在术前2周给予复方碘溶液（卢戈液，Lugol' solution）以使甲状腺组织退化、血管减少、腺体缩小变韧，利于手术进行及减少出血；②甲状腺危象的治疗，需合用硫脲类药物。

【不良反应】

1. 过敏反应 可于用药后立即或几小时后发生，主要表现为血管神经性水肿，上呼吸道水肿及严重喉头水肿。

2. 慢性碘中毒 表现为口腔内金属味及咽喉烧灼感、唾液分泌增多、眼刺激症状等。

3. 甲状腺功能紊乱 长期服用碘化物可诱发甲亢。碘还可以通过胎盘和乳汁引起新生儿和婴儿甲状腺肿，故孕妇及乳母应慎用。

三、放射性碘

临床常用的放射性碘为 ^{131}I，$t_{1/2}$ 为8天，用药后在56天内其放射能消失99%以上。

【作用】 ^{131}I 被甲状腺摄取后，参与甲状腺激素的合成，并贮存在滤泡的胶质中，放出β-射线（99%）、γ-射线（1%）。β-射线射程约0.5~2mm，辐射损伤只限于甲状腺实质，又因增生细胞较周围组织对辐射更敏感，损伤很少波及其他组织，故 ^{131}I 起到类似手术切除部分甲状腺的作用。γ-射线可在体外测得，因而可作甲状腺摄碘功能测定。

【应用】

1. 甲状腺摄碘功能测定 病人口服小剂量 ^{131}I 后1、3及24小时各测定一次甲状腺的放射性，计算摄碘率，并画出摄碘曲线。与正常相比，甲状腺功能亢进病人摄碘率较高，且摄碘高峰前移，甲状腺功能减退病人则相反。

2. 甲亢治疗 适用于甲亢不能手术或药物治疗无效、过敏及术后复发的病例。我国药典规定，20岁以下病人，妊娠或哺乳妇女及肾功能不良者均不宜用。

【不良反应】 剂量过大时可致甲状腺功能减退。

四、β受体拮抗药

普萘洛尔等是甲亢及甲状腺危象时辅助治疗药，也用于甲状腺手术前准备。适用于不宜用其他抗甲状腺药、不宜手术及^{131}I治疗的患者。主要通过其阻断β受体的作用而改善甲亢的症状。此外还能抑制外周T_4脱碘成为T_3。

单用时其控制症状的作用有限，若与硫脲类药物合用则疗效迅速而显著。

表 32－1 **抗甲状腺药物**

	药　物	作　用	应　用	不良反应	备　注
硫脲类	甲硫氧嘧啶（methylthiouracil）（1943） 丙硫氧嘧啶（propylthiouracil）（1945） 甲巯咪唑（thiamazole）（1889） 卡比马唑（carbimazole）（1954）	抑制甲状腺细胞内的过氧化物酶，抑制甲状腺激素的合成	甲状腺功能亢进症（甲亢）、甲亢术前准备、甲状腺危象的辅助治疗	粒细胞缺乏症、过敏反应及黄疸、肝损害等	孕妇及乳母禁用
碘和碘化物	复方碘溶液 碘化钾（potassium iodide）	大剂量碘抑制甲状腺激素的释放 小剂量碘促进甲状腺激素合成	甲亢术前准备、甲状腺危象，小剂量碘用于单纯性甲状腺肿	过敏反应、慢性碘中毒	用前需皮试，碘过敏者禁用
其他	放射性碘	产生β射线，破坏甲状腺实质	甲亢不宜手术或不宜服硫脲类者	用量过大可引起甲状腺功能减退	
	β－受体阻断药	阻断β受体，改善甲亢症状	甲亢的辅助治疗、甲状腺手术前准备、甲状腺危象的辅助治疗		

第三十三章 抗糖尿病药

糖尿病是由于胰岛素绝对或相对不足所引起的以高血糖为主要表现的代谢紊乱性疾病。糖尿病的发病率在全球范围内呈上升趋势，已成为发病率和死亡率最高的疾病之一。临床上糖尿病分3型：1型糖尿病与胰岛β细胞发生自身免疫性损伤有关，易发生酮症酸中毒；2型糖尿病病人有胰岛素抵抗或胰岛素相对分泌不足；其他特殊型糖尿病包括妊娠糖尿病和继发性糖尿病等。糖尿病的治疗多采用综合措施，包括饮食控制、体育锻炼和药物治疗等。

临床上常用的抗糖尿病药物主要有胰岛素和口服降血糖药两类。

第一节 胰　岛　素

胰岛素（insulin）是分子量为56kD的酸性蛋白质，由2条多肽链（A链、B链）通过2个二硫键共价相连组成。药用胰岛素多由猪、牛胰腺提取。1965年我国首次人工合成了结晶牛胰岛素。目前可通过重组DNA技术经大肠杆菌合成人胰岛素，还可将猪胰岛素β链第30位的丙氨酸用苏氨酸代替而获得人胰岛素。

【体内过程】 易被消化酶破坏，口服无效，必须注射给药。皮下注射常用，吸收快，$t_{1/2}$为9～10分钟，但作用可持续数小时。灭活主要在肝、肾，可经谷胱甘肽转氨酶还原二硫键，再由蛋白水解酶水解成短肽或氨基酸，也可被肾胰岛素酶直接水解。10%以原形自尿中排出。为延长作用时间，加入碱性蛋白质（如精蛋白、珠蛋白）和锌，使其等电点接近体液pH，从而降低溶解度，并提高稳定性，制成中、长效制剂。常用制剂见表33－1。

表33－1　常用胰岛素制剂的特点

类型	制剂名称	pH	给药途径	作用时间（小时）			给药时间和次数
				开始	高峰	持续	
短效	正规胰岛素（regular insulin，RI）	2.5～3.5	静脉 皮下	立即 0.5～1	0.5 2～3	2 6～12	急救时；餐前15～30分钟，3～4次/日
中效	低精蛋白锌胰岛素（neutral protamine hagedorn，NPH）	7.1～7.4	皮下	2～4	8～12	18～24	早餐或晚餐前30～60分钟，1～2次/日
中效	珠蛋白锌胰岛素（globin zinc insulin，GZI）	7.1～7.4	皮下	2～4	6～10	12～18	早餐或晚餐前30～60分钟，1～2次/日

（续表）

类型	制剂名称	pH	给药途径	作用时间（小时）开始	高峰	持续	给药时间和次数
长效	精蛋白锌胰岛素（protamine zinc insulin, PZI）	7.1～7.4	皮下	3～6	14～20	24～36	早餐前30～60分钟，1次/日

【作用】 对三大物质代谢等均有广泛的影响。通过与靶细胞膜上胰岛素受体结合而起作用。

1. 降低血糖 使血糖去路增加，来源减少，从而降低血糖。

（1）*加速葡萄糖的利用* 促进葡萄糖进入细胞，加速葡萄糖的氧化和酵解；增加糖原的合成和贮存；促进葡萄糖转化为脂肪。

（2）*抑制葡萄糖的生成* 抑制糖原分解，减少糖原异生。

2. 合成脂肪 增加脂肪酸的转运，促进脂肪合成并抑制其分解，减少游离脂肪酸和酮体的生成。

3. 增加蛋白 增加氨基酸转运，促进核酸、蛋白质的合成，抑制蛋白质分解。在促生长方面与生长激素有协同作用。

4. 降低血钾 激活细胞膜 Na^+－K^+－ATP 酶，促进 K^+ 内流，增加细胞内 K^+ 浓度，降低血钾。

5. 促进生长 胰岛素样生长因子（insulin－like growth factor，IGF）由生长激素诱导生成，其中 IGF－1 与机体组织生长过程有关。胰岛素的结构与 IGF 相似，可与 IGF－1 受体结合而发挥促细胞生长作用。

【作用机制】 胰岛素通过激活胰岛素受体而发挥作用。已知胰岛素受体为细胞表面的糖蛋白，由2个α亚单位（13kD）和2个β亚单位（90kD）组成。当胰岛素与其受体α亚单位结合后，激活酪氨酸蛋白激酶，迅速引起β亚单位的自身磷酸化和细胞内其他活性蛋白的酪氨酸残基磷酸化，从而启动了磷酸化连锁反应。胰岛素受体激酶被激活后还可通过第二信使如磷脂肌醇系统等产生细胞效应。

【应用】

1. 糖尿病 对各型糖尿病均有效。主要用于以下情况：

（1）*1型糖尿病* 胰岛素是目前唯一治疗药物，且须终生用药。

（2）*2型糖尿病* 经饮食控制或口服降血糖药疗效不满意者。

（3）*继发性糖尿病* 如因胰腺疾病或手术、药物及化学物质等引起的糖尿病。

（4）*糖尿病伴有合并症* 合并高热、严重感染、消耗性疾病、创伤及手术、妊娠等的各型糖尿病。

（5）*糖尿病急性或严重并发症* 糖尿病酮症酸中毒及高渗性非酮症糖尿病昏迷。

2. 其他

（1）*细胞内缺钾* 胰岛素、葡萄糖及氯化钾组成合剂（GIK）可纠正细胞内缺钾，并提供能量，减少缺血心肌中游离脂肪酸。可用于防治心肌梗死时的心律失常。

（2）高钾血症　因能降低血钾，可将胰岛素加入葡萄糖液内静滴。

（3）其他　胰岛素与 ATP 及辅酶 A 组成能量合剂用于急慢性胰腺炎、肝硬化、肾炎、心衰等的辅助治疗，以提供能量、增加食欲、恢复体力。

【不良反应】

1. 低血糖症　最为常见，多因胰岛素过量，或未按时进餐，或运动过多等引起，多见于消瘦或病情严重者。患者出现饥饿感、头晕、出汗、心悸、烦躁、震颤等，严重者可出现昏迷、惊厥、休克甚至死亡。轻者可口服糖水或摄食，严重者应立即静脉注射 50% 葡萄糖。

2. 过敏反应　胰岛素制剂有抗原性，可产生相应抗体并引起过敏反应。一般反应轻微而短暂，如注射部位瘙痒、肿胀、红斑，少数出现荨麻疹、血管神经性水肿，偶可引起过敏性休克。必要时用 H_1 受体阻断药或糖皮质激素处理。多为使用牛胰岛素所致，可用与人胰岛素较为接近的猪胰岛素代替，若用高纯度制剂或人胰岛素更好。

3. 胰岛素耐受性　病人血中胰岛素含量正常或高于正常，但生物效应明显降低。可分为急性型和慢性型。

（1）急性型　常见于合并感染、创伤、手术、情绪激动等应激状态，此时血中抗胰岛素物质增多。也见于酮症酸中毒，因血中有大量的游离脂肪酸和酮体妨碍了葡萄糖的摄取和利用，且体液 pH 值降低可减少胰岛素与受体的结合，使胰岛素作用锐减，需短时间内增加胰岛素剂量达数百乃至数千单位，消除诱因后可恢复常规治疗量。

（2）慢性型　每日需用胰岛素 200U 以上且无并发症者。慢性耐受性原因复杂，可能是：①体内形成了胰岛素抗体妨碍了胰岛素与受体结合；②慢性疾病引起体内抗胰岛素物质增多；③胰岛素受体数量的变化，如高胰岛素血症、老年、肥胖、肢端肥大症及尿毒症时，体内胰岛素受体数目减少。防治原则有：选用抗原性小的胰岛素制剂；尽量避免间断使用胰岛素；注意减肥；及时处理有关慢性病等。

4. 局部反应　注射部位出现皮下硬结、脂肪萎缩与肥厚。换用高纯度胰岛素及经常更换注射部位可减少此反应。

第二节　口服降血糖药

常用的口服降血糖药包括磺酰脲类、双胍类、α-葡萄糖苷酶抑制药、胰岛素增敏药等。口服降血糖药使用方便，但作用慢而弱，只适用于轻、中型糖尿病，不能完全代替胰岛素。

一、磺酰脲类

自 1954 年发现甲苯磺丁脲以来，这类药物已有很大发展，由第一代药物甲苯磺丁脲（tolbutamide，甲糖宁，D860）、氯磺丙脲（chlorpropamide，P－607）发展到第二代药物格列本脲（glibenclamide，优降糖）、格列吡嗪（glipizide，美吡达，吡磺环己脲）、格列喹酮（gliquidone，糖适平）、格列齐特（gliclazide，达美康，甲磺吡脲）、格列波脲（glibornurideuride）等，其降血糖作用比第一代药物大数十倍至数百倍。

【体内过程】 在胃肠道吸收迅速而完全，血浆蛋白结合率很高。多数药物在肝内氧化成羟基化合物，并迅速从尿中排出。甲苯磺丁脲作用最弱、维持时间最短，而氯磺丙脲 $t_{1/2}$ 最长，且排泄慢，每日只需给药1次。新型磺酰脲类作用较强，可维持24小时左右，每日只需给药1～2次。

常用药物的药动学特点见表33－2。

表33－2　常用磺酰脲类药物的药动学特点

药物	$t_{1/2}$（小时）	肾排泄（%/24小时）	蛋白结合率（%）	作用持续时间（小时）	等效剂量（mg）	日剂量（mg）	日服次数
第一代							
甲苯磺丁脲（tolbutamide，1954）	5	100	95	6～10	1000	500～3000	2～3
氯磺丙脲（chlorpropamide，1958）	35	80	90	24～72	250	250～500	1
第二代							
格列本脲（glibenclamide，1966）	16	65	99	12～24	5	2.5～20	1～2
格列吡嗪（glipizide，1971）	4	75	95	12～24	7.5	2.5～20	1～3
格列齐特（gliclazide，1968）	12	70	95	10～24	80	40～320	1～2
格列喹酮（gliquidone，1971）	1.5	<5	99	12～24	30	30～90	2～3
格列美脲（glimepiride）	5	60	99.5	24	2	2～4	1

【作用】

1. 降血糖 直接作用于胰岛β细胞，刺激内源性胰岛素释放。可降低正常人和胰岛功能尚存患者的血糖，但对胰岛功能完全丧失或切除胰腺者无效。作用机制：与胰岛β细胞膜上特异性受体结合，抑制ATP敏感的钾通道，开放电压依赖性钙通道，使胞内钙浓度增加，直接刺激胰岛β细胞释放胰岛素。长期用药其降血糖作用与增加靶细胞膜上胰岛素受体的数目和亲和力，从而增强对胰岛素的敏感性和胰岛素的作用有关。磺酰脲类还能减少胰高血糖素的分泌，也有利于降血糖作用。

2. 抗利尿 格列本脲、氯磺丙脲能促进抗利尿激素分泌并增强其作用，从而发挥抗利尿作用。

3. 影响凝血功能 格列齐特可抑制血小板的黏附和聚集，刺激纤溶酶原的合成，恢复纤溶酶活力，并降低微血管对活性胺类（如去甲肾上腺素）的敏感性，改善微循环。对预防或减轻糖尿病微血管并发症有一定作用。

【应用】

1. 糖尿病 用于胰岛功能尚存的2型糖尿病单用饮食控制无效者。产生胰岛素耐受性的病人用后可通过刺激内源性胰岛素分泌而减少胰岛素的用量。

2. 尿崩症 氯磺丙脲可使病人尿量减少。与氢氯噻嗪合用可提高疗效。

【不良反应】

1. 胃肠道反应 胃肠不适、恶心、腹痛、腹泻等。减量或连续用药可消失。

2. 过敏反应 皮疹、粒细胞减少、血小板减少、胆汁淤积性黄疸及肝损害。多在用药后1~2月内发生。需定期查肝功和血象。

3. 中枢反应 大剂量氯磺丙脲可引起精神错乱、嗜睡、眩晕、共济失调等。

4. 低血糖症 可引起持久性的低血糖，造成不可逆性脑损伤，为较严重的不良反应。常因药物过量所致，尤以格列本脲和氯磺丙脲为甚。老人及肝肾功能不良者较易发生。新型磺酰脲类较少引起低血糖。

二、双胍类

国内应用的双胍类药物有苯乙双胍（phenformin，苯乙福明，降糖灵，DBI）和二甲双胍（metformin，甲福明，降糖片，DMBG）。

【体内过程】 口服易吸收。苯乙双胍给药后2~3小时血中浓度达高峰，大部分肝脏代谢失活，约1/3以原形从尿中排出，$t_{1/2}$约3小时，作用持续4~6小时，缓释胶囊剂可延长到8~14小时。二甲双胍大部分以原形经尿排出，$t_{1/2}$约1.5小时。

【作用】 对正常人几乎无作用，但可使糖尿病人血糖明显降低，故又称抗高血糖药。其降糖作用不依赖于胰岛β细胞的功能，可能机制包括：①增加肌肉组织中的无氧糖酵解；②促进组织对葡萄糖的摄取；③减少肝细胞糖异生；④减慢葡萄糖在肠道的吸收；⑤增加胰岛素与其受体结合；⑥降低血中胰高血糖素水平。此外，还可改善血脂代谢，降低LDL及VLDL、甘油三酯及胆固醇水平。

【应用】 单用饮食控制无效的轻、中度2型糖尿病，尤其适用于肥胖且伴胰岛素抵抗者。常与磺酰脲类或胰岛素合用。如单用磺酰脲类无效者，加用本类药物常可获效。

【不良反应】 较磺酰脲类多见。二甲双胍比苯乙双胍不良反应少。

1. 胃肠道反应 厌食、口苦、口腔金属味、胃肠刺激等，减量或停药后可消失。

2. 低血糖症 用药初期出现，宜从小剂量开始逐渐加大剂量。

3. 维生素 B_{12} 和叶酸缺乏 因其影响胃肠道对维生素 B_{12} 和叶酸的吸收，长期大量使用时应注意适当补充。

4. 乳酸血症及酮血症 由于双胍类增加糖的无氧酵解，抑制糖异生，少数病人可引起酮血症、乳酸血症，有心、肝、肾疾患者尤易发生，可危及生命。其中苯乙双胍的发生率较高，现已少用。而二甲双胍一般不引起乳酸血症，故应用较广。

【禁忌证】 慢性心、肝、肾疾病患者及孕妇。

三、α-葡萄糖苷酶抑制药

α-葡萄糖苷酶抑制药是一类新型口服降血糖药，其中阿卡波糖（acarbose，拜糖平）及伏格列波糖（voglibose）已用于临床。

【体内过程】 口服吸收甚少。在肠腔中约35%被小肠细菌分解，分解产物可被吸收，但无明显作用而经肾排泄。未代谢部分经粪便排出。

【作用】 降低餐后血糖。

【作用机制】 化学结构与碳水化合物相似，口服后在小肠上皮刷状缘竞争性抑制α-葡萄糖苷酶，阻止1，4-糖苷键水解，使淀粉等碳水化合物水解产生葡萄糖速度减慢，从而延缓葡萄糖的吸收，降低餐后血糖峰值。

【应用】 轻、中度2型糖尿病。对应用磺酰脲类或胰岛素效果不佳者，加用阿卡波糖能明显降低餐后血糖，使血糖波动减少，可减少磺酰脲类或胰岛素的用量。

【不良反应】 主要为胃肠道反应。由于碳水化合物在肠道滞留和酵解产气，出现腹胀、嗳气、肛门排气增多甚至腹泻，一般不影响治疗。溃疡病、肠道炎症病人慎用。

因阿卡波糖是通过抑制碳水化合物酶解起作用，故应与进食同步服药。服药期间应增加碳水化合物的比例，并限制单糖的摄入量，以提高药物的疗效。

四、胰岛素增敏药

本类药物主要通过增加肌肉和脂肪组织对胰岛素的敏感性而发挥降低血糖功能。它们多为噻唑烷二酮（thiazolidinedione）的衍化物，如罗格列酮（rosiglitazone）、环格列酮（ciglitazone）、吡格列酮（pioglitazone）、恩格列酮（englitazone）等。其作用机制可能是通过竞争性刺激过氧化物酶增殖活化受体（peroxisome proliferation activating receptor γ，$PPAR_{\gamma}$）起作用，$PPAR_{r}$是转录基因的一部分，被结合后可调节胰岛素反应性基因的转录，从而控制血糖的生成、转运和利用。还能纠正脂质代谢紊乱，增加高密度脂蛋白（HDL）水平等。临床上用于2型糖尿病，特别是有胰岛素抵抗者。可单用，也可与其他抗糖尿病药合用。主要不良反应为嗜睡、头痛、水肿、胃肠刺激、转氨酶升高等。应定期查肝功，活动性肝病禁用。

五、其他

瑞格列奈（repaglinide）为苯甲酸类衍生物，也是通过刺激胰岛分泌胰岛素而发挥作用，是新型的非磺酰脲类口服降糖药，又被称为“餐时血糖调节药”。特点是能刺激和模拟生理性的餐时胰岛素分泌。降血糖作用比格列本脲强3~5倍。口服吸收迅速，15分钟起效，30分钟达峰值浓度。在肝内代谢，90%经胆汁排泄，半衰期短，约1小时。适用于2型糖尿病，餐前服用以降低餐后血糖。不良反应有低血糖、头痛、腹泻等，大多轻微而短暂，明显肝肾功能不良者禁用。

表 33-3　　常用降糖药的特点

	药　　名	作　　用	应　　用	不良反应	备　　注
	胰岛素 (insulin, 1921)	降低血糖，促进蛋白质及脂肪合成，促进钾离子向细胞内转运，促生长	1 型糖尿病及口服降糖药无效的重型糖尿病，合并感染、妊娠、分娩、甲亢、手术等的糖尿病，糖尿病酮症酸中毒	低血糖症，过敏反应，胰岛素耐受性	乙醇可增加胰岛素的低血糖反应
磺酰脲类	甲苯磺丁脲 (tolbutamide, 1954)	作用弱，毒性小，药效时间最短	应用最久，疗效可靠，主要用于 2 型糖尿病	很少引起低血糖症，偶见于老年人	肝肾功能不良者禁用
	氯磺丙脲 (chlorpropamide, 1958)	药效时间最长，另有抗利尿作用	糖尿病少用，但仍用于尿崩症	易引起严重持续的低血糖症	老年及肝肾功能不良者禁用
	格列本脲 (glibenclamide, 1966)	药效最强，另有轻微利尿作用	宜小剂量使用，主要用于 2 型糖尿病	易发生低血糖症，少数可引起黄疸或血细胞减少	老年及肝肾功能不良者慎用
	格列吡嗪 (glipizide, 1971)	药效略弱，时间短，另有降血甘油三酯作用	不易产生耐受性，肾功能不全时仍可选用，主要用于 2 型糖尿病	很少引起低血糖症，偶有头痛、胃肠不适	长期服用无蓄积性
	格列齐特 (gliclazide, 1968)	药效缓和渐进，另有抗血栓作用	适用于老年、肥胖或并发视网膜病变的 2 型糖尿病	活动多、进食少或药量大时仍可引起低血糖症	久用失效时加二甲双胍后仍有效
	格列喹酮 (gliquidone, 1971)	药效强度中等，有改善胰岛素抵抗的作用	适用于 2 型糖尿病并发肾病或有胰岛素抵抗者	偶有轻度低血糖症	95% 经肝代谢后胃肠排泄，5% 从肾排泄，肝功能不全者禁用
	格列波脲 (glibornuride, 1969)	对优降糖久用失效者仍有效，另有降甘油三酯、降血黏度及抗血小板作用	适用于 2 型糖尿病并发血管病变者	少数有轻度低血糖症	肝、肾功能不良者禁用
双胍类	苯乙双胍 (phenformin)	作用强，安全范围窄，药效时间 6～7 小时	中年以上轻中型 2 型糖尿病，尤其肥胖者	胃肠反应重，易发生乳酸性酸中毒	有脑、心、肝、肾、眼及周围血管并发症或并发感染者禁用
	二甲双胍 (metformin)	作用弱，药效时间 4～5 小时	同上	胃肠反应轻，乳酸性酸中毒发生率低	同上

（续表）

药名		作用	应用	不良反应	备注
a-葡萄糖苷酶抑制药	阿卡波糖（acarbose）	降血糖平稳，另有降血胆固醇作用	适用于餐后高血糖为主的轻型糖尿病	胃肠道反应明显，不易引起低血糖	消化道疾病，青少年、妊娠及哺乳期妇女禁用
胰岛素增敏药	罗格列酮（rosiglitazone）	增加周围组织对胰岛素的敏感性，可减轻肾损害	2型糖尿病，尤其胰岛素抵抗者	消化道症状、头痛、水肿、贫血，偶见低血糖	活动性肝病禁用
其他	瑞格列奈（repaglinide）	非磺脲类促胰岛素释放剂	2型糖尿病，适用于老人、肥胖者	消化道症状，偶见低血糖及过敏反应	明显肝肾功能不全者禁用

第三十四章　性激素类药、避孕药与男科用药

性激素（sex hormones）为性腺所分泌的甾体类激素，包括雌激素、孕激素和雄激素，基本化学结构见图 34－1。临床用其人工合成品及其衍生物。常用的避孕药（contraceptives）大多属于性激素制剂。

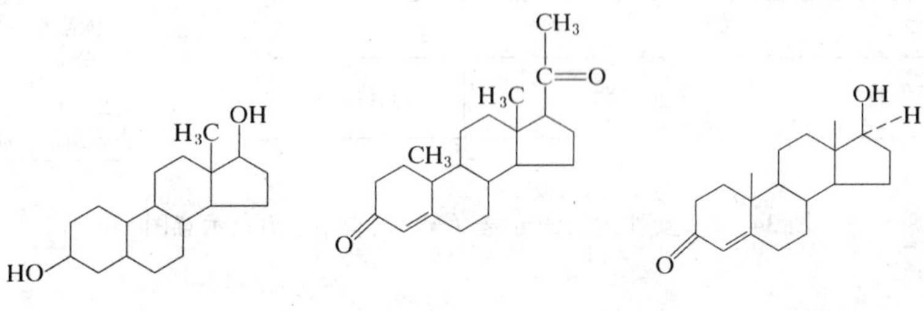

雌二醇　　黄体酮　　睾酮

图 34－1　性激素的基本化学结构

【性激素的分泌与调节】　性激素的产生和分泌受下丘脑－腺垂体的调节。下丘脑合成与分泌促性腺激素释放激素（gonadotropin-releasing hormone，GnRH），促进腺垂体分泌促卵泡素（follicle-stimulating hormone，FSH）和黄体生成素（luteinizing hormone，LH）。FSH 刺激卵泡生长发育，在 FSH 和 LH 共同作用下，使成熟的卵泡分泌雌激素和孕激素。

性激素对垂体前叶的分泌功能具有正反馈和负反馈两方面的调节作用，这种调节取决于机体的性激素种类、水平和性周期。例如在排卵前，雌激素水平较高，可直接或通过下丘脑促进垂体分泌 LH，导致排卵（正反馈）。在月经周期的黄体期，由于血中雌激素、孕激素水平高，从而减少 GnRH 的分泌，抑制排卵（负反馈）。常用的甾体女用避孕药就是根据这一负反馈而设计的，上述负反馈途径称为“长反馈”。垂体促性腺素的水平也能影响下丘脑 GnRH 的释放，这种负反馈途径则称为“短反馈”（图 34－2）。

在成年男性，腺垂体释放的 FSH 能促进睾丸曲细精管成熟和精子生成，LH 可促进睾丸间质细胞分泌雄激素。雄激素也能反馈抑制促性腺激素的释放。

【性激素的作用机制】　性激素属甾体类激素，分子量较小，脂溶性高。它可以经被动扩散通过细胞膜进入细胞内，然后进入细胞核内与核内受体结合，启动 DNA 的转录过程，诱导功能不同的蛋白质合成，产生不同效应。

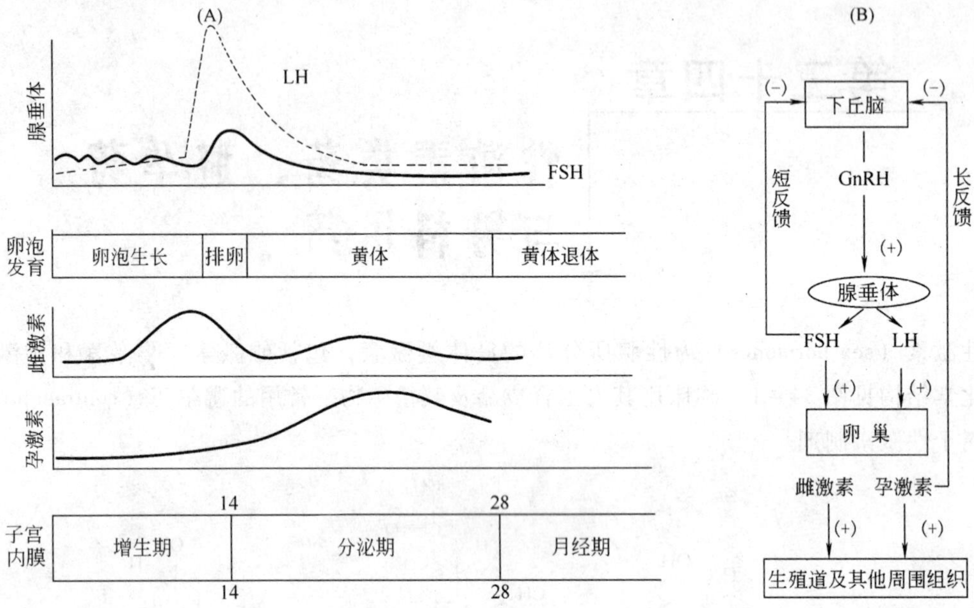

图 34－2 女性激素的分泌（A）与调节（B）示意图

第一节 雌激素类药与雌激素拮抗药

一、雌激素类药

天然雌激素（estrogens）有雌二醇（estradiol）、雌酮（estrone）和雌三醇（estriol）。雌二醇是卵巢分泌的主要雌激素。合成雌激素是以雌二醇为母体，经过结构改变后获得了许多高效的衍生物，如炔雌醇（ethinylestradiol）、炔雌醚（quinestrol）。此外也合成了一些有雌激素活性的非甾体化合物，如己烯雌酚（diethylstilbestrol）。

【体内过程】 天然雌激素如雌二醇可经消化道吸收，但易在肝脏破坏，故口服效果差。人工合成的炔雌醇、炔雌醚或己烯雌酚等在肝内破坏较慢，口服效果好，作用较持久。油溶液制剂或与脂肪酸化合成酯，做肌内注射，可延缓吸收，延长其作用时间。炔雌醚在体内可储存于脂肪组织中，一次口服作用可维持 7～10 天。在血液中大部分与性激素结合球蛋白特异性结合，也可与白蛋白非特异性地结合。部分以与葡萄糖醛酸及硫酸结合的形式从肾脏排出，也有部分从胆道排泄并形成肝肠循环。

【作用】

1. 促进女性性征和性器官发育 对未成年女性，可使子宫发育、乳腺腺管增生及脂肪分布变化等。

2. 保持女性性征、参与形成月经周期 对成年女性，它使子宫内膜增殖变厚（增殖期），并与黄体酮一起，使子宫内膜转变为分泌期，提高子宫平滑肌对缩宫素的敏感性。同时使阴道上皮增生，浅表层细胞发生角化。

3. 抑制排卵和泌乳　较大剂量可作用于下丘脑－垂体系统，抑制 GnRH 的分泌，发挥抗排卵作用。并能抑制乳汁分泌，但催乳素分泌并不减少，现认为主要是在乳腺水平干扰催乳素的作用所致。此外，还能对抗雄激素的作用。

4. 影响代谢　有轻度水钠潴留作用。并能增加骨骼的钙盐沉积，加速骨骺闭合。大剂量能升高血清甘油三酯和磷脂，降低血清胆固醇，也可使糖耐量降低。尚有促凝血作用。

【应用】

1. 绝经期综合征　采用雌激素替代治疗可减轻绝经期妇女阵发性发热、出汗、头痛、恶心、失眠等症状，并能防止由雌激素水平的降低所引起的病理性改变。临床报道，使用雌激素和孕激素能预防绝经期妇女的骨质疏松，并可降低冠心病的发生率。绝经期和老年性骨质疏松可使用雌激素与雄激素联合治疗。此外，老年性阴道炎及女阴干枯症等，局部用药也能奏效。

2. 卵巢功能不全与闭经　卵巢发育不全或因下丘脑和垂体功能障碍引起的卵巢功能低下，可用雌激素作替代治疗，以促进外生殖器、子宫及第二性征的发育。与孕激素合用，可形成人工月经周期。

3. 功能性子宫出血　用于因雌激素水平波动引起的不规则出血或雌激素水平低下，子宫内膜创面修复不良引起的出血。雌激素可促进子宫内膜增生，修复出血创面而止血，也可适当配伍孕激素，以调整月经周期。

4. 乳房胀痛　部分妇女停止授乳后可发生乳房胀痛，大剂量雌激素可反馈性抑制垂体催乳素的分泌，而达到治疗效果。

5. 晚期乳腺癌　绝经 5 年以上的乳腺癌可用雌激素治疗，缓解率可达 40% 左右。但绝经期以前的患者禁用，因此时应用反可能促进肿瘤的生长。

6. 前列腺癌　大剂量雌激素类可使症状改善，肿瘤病灶退化。这是其抑制垂体促性腺激素分泌，使睾丸萎缩而抑制雄激素的产生所致，也有抗雄激素的作用参与。

7. 痤疮　青春期痤疮是由于雄激素分泌过多所致，故可用雌激素治疗。

8. 避孕　与孕激素合用（见本章第四节）。

【不良反应】

1. 常见恶心、呕吐、食欲不振、头晕等，早晨较多见。小剂量开始并逐渐增加剂量或反应发生后减少剂量均可减轻反应。

2. 久用可致子宫内膜过度增生而引起出血，故有子宫出血倾向者及子宫内膜炎患者慎用。

3. 除前列腺癌和绝经期后乳腺癌外，禁用于其他肿瘤。本药在肝内代谢，并可能引起胆汁淤积性黄疸，故肝功能不良者慎用。

二、雌激素拮抗药

雌激素拮抗剂能与雌激素受体结合，发挥竞争性拮抗作用。有氯米芬、他莫昔芬（tamoxifen）、雷洛昔芬（raloxifene）等，也可称为选择性雌激素受体调节剂（selective estrogen-receptor modulators，SERM）。本类药具有二重作用，对生殖系统表现为雌激素拮抗作用，而对骨骼系统及心血管系统则发挥拟雌激素样作用，这对雌激素的替代治疗具有重要意义。

氯 米 芬

氯米芬（clomiphene，克罗米酚，氯底酚胺）有较弱的雌激素活性，能与雌激素受体结合，发挥竞争性拮抗雌激素作用。它能促进人的腺垂体分泌促性腺激素，从而诱使排卵。这可能是由于阻断了下丘脑的雌激素受体，消除了雌二醇的负反馈抑制作用所致。用于月经紊乱及闭经，对无排卵（女）型及精子缺乏（男）性不育症，以及乳房纤维囊性疾病和晚期乳腺癌亦有一定疗效。大剂量连续服用可引起卵巢肥大，故卵巢囊肿患者禁用。

第二节 孕激素类药

天然孕激素（progestogens）主要由卵巢黄体分泌，妊娠 3~4 个月后黄体逐渐萎缩而由胎盘分泌代之，直至分娩。在近排卵期的卵巢及肾上腺皮质中也有一定量的孕激素产生。临床应用的孕激素均系人工合成品及其衍生物。常用的有黄体酮（progesterone）、17a－羟孕酮类如甲地孕酮（megestrol）、氯地孕酮（chlormadinone）和 19－去甲睾丸酮类如炔诺酮（norethisterone）、炔诺孕酮（norgestrel）、双炔失碳酯（anorethidrane dipropionate）等。

【体内过程】 黄体酮口服后在胃肠及肝迅速破坏，故采用注射给药。进入血液的黄体酮大部分与血浆蛋白结合，游离的仅占 3%。其代谢产物主要与葡萄糖醛酸结合，从肾排出。人工合成的炔诺酮、甲地孕酮等，可以口服，在肝破坏较慢。油溶液肌内注射可发挥长效作用。

【作用】

1. 促进子宫内膜由增殖期转为分泌期 月经后期，黄体酮在雌激素作用的基础上，使子宫内膜继续增厚、充血，腺体增生并分支，由增殖期转为分泌期，有利于孕卵着床和胚胎发育。

2. 抑制子宫收缩 黄体酮能抑制子宫收缩，并降低子宫对缩宫素的敏感性。其机制是黄体酮选择性地结合于缩宫素受体，抑制其介导的磷酸肌醇的生成与钙活动。

3. 抑制排卵 一定剂量的孕激素可反馈抑制腺垂体 LH 分泌。

4. 促使乳腺腺泡发育 为哺乳作准备。

5. 利尿 竞争性地拮抗醛固酮，从而促进尿中 Na^+ 和 Cl^- 的排泄而利尿。

6. 升温 有轻度升高体温作用，使月经周期的黄体相基础体温较高。

【应用】

1. 流产 孕激素对黄体功能不足所致的先兆性流产和习惯性流产有一定的安胎作用。但 19－去甲基睾丸酮类具有雄激素样作用，可引起女性胎儿男性化，故不宜采用，黄体酮有可能引起胎儿生殖器畸形。

2. 功能性子宫出血 对黄体功能不足所致子宫内膜不规则的成熟与脱落而引起的子宫

出血，应用孕激素可使子宫内膜同步地转为分泌期，可维持正常的月经。

3. 痛经及子宫内膜异位症 孕激素可通过抑制排卵并减轻子宫痉挛性收缩而止痛，也可使异位的子宫内膜退化。与雌激素合用，效果更好。

4. 其他 子宫内膜腺癌、前列腺肥大或癌症。

【不良反应】 较少。偶见头晕、恶心、乳房胀痛等。长期应用可引起子宫内膜萎缩，月经量减少，并易发阴道真菌感染。19－去甲睾丸酮类大剂量时可致肝功能障碍。

第三节 雄激素类药与同化激素类药

一、雄激素类药

天然雄激素（androgens）主要由睾丸间质细胞分泌，肾上腺皮质、卵巢和胎盘也有少量分泌。睾酮（testosterone）是其主要成分。临床应用均系人工合成品及其衍生物，如甲睾酮（methyltestosterone）、丙酸睾酮（testosterone propionate）、苯乙酸睾酮（testosterone phenylacetate）等。

【体内过程】 睾酮口服易吸收，但在肝中迅速破坏，故口服无效，一般用其油溶液肌内注射。睾酮的酯类化合物极性低，溶于油液中注射后，不易进入水性体液，因而吸收缓慢。丙酸睾酮肌内注射1次，延效2～4天。睾酮做成小片植入皮下吸收极慢，作用时间可达6个月左右。甲睾酮口服后吸收迅速且完全，又不易被肝脏破坏，故口服效果较好。

睾酮主要在肝脏失活，代谢物雄酮和本胆烷醇酮以葡萄糖醛酸酯或硫酸酯形式从尿中排泄，少量代谢物从胆汁排泄，也有肝肠循环。

【作用】

1. 促进男性性征和性器官发育 睾酮能使男性第二性征及外生殖器、前列腺、精囊生长发育，并保持其成熟状态。还可抑制腺垂体分泌促性腺激素（负反馈），对女性可使雌激素分泌减少。尚有抗雌激素作用。

2. 增加蛋白 雄激素能明显地促进蛋白质的合成（同化作用），减少蛋白质分解（异化作用），使肌肉增长，体重增加。尚能促进免疫球蛋白的合成，增强机体的免疫功能和抗感染能力。

3. 增强骨髓造血 在骨髓功能低下时，大剂量雄激素可促进造血细胞生长，这可能是促进肾脏分泌促红细胞生成素所致，也可能与直接刺激骨髓造血功能有关。

4. 其他 尚有糖皮质激素样抗炎作用，还有增加肾脏远曲小管重吸收水钠和保钙作用，故易出现水、钠、钙、磷潴留。

【应用】

1. 睾丸功能不全 替代疗法用于无睾症或类无睾症（睾丸功能不全）。

2. 功能性子宫出血 利用其抗雌激素作用使子宫平滑肌及其血管收缩，内膜萎缩而止血。对严重出血病例，可用己烯雌酚、黄体酮和丙酸睾酮三种混合物做注射，以达止血之效，但停药后可出现撤退性出血。

3. 晚期乳腺癌 对晚期乳腺癌或乳腺癌转移者，采用雄激素治疗可使部分病例的病情得到缓解。这可能与其抗雌激素、抑制垂体促性腺激素的分泌而减少卵巢分泌雌激素有关。此外，还可对抗催乳素对乳腺癌的刺激作用。其治疗效果与癌细胞中雌激素受体含量有关，受体浓度高者，疗效较好。

4. 再生障碍性贫血及其他贫血 用丙酸睾酮或甲睾酮可改善骨髓造血功能。

【不良反应】

1. 女性患者长期应用本类药物，可引起男性化体征。男性患者可发生性欲亢进，长期用药后睾丸萎缩，精子生成抑制。

2. 多数雄激素类药能干扰肝内毛细胆管的排泄功能，引起胆汁淤积性黄疸。应用时若发现黄疸或肝功能障碍应立即停药。

【禁忌证】 孕妇及前列腺癌病人禁用。因有水钠潴留作用，肾炎、肾病综合征、肝功能不良、高血压及心力衰竭病人慎用。

二、同化激素类药

虽然雄激素有同化作用，但用于女性或非性腺功能不全的男性，常出现男性化现象，使临床应用受到一定限制。因此，合成了以同化作用为主、男性化作用较弱的睾酮衍生物，即同化激素（anabolic steroids），如苯丙酸诺龙（nandrolone phenylpropionate）、司坦唑醇（stanozolol，康力龙）等。

【作用和用途】 同化激素能促进蛋白质合成，减少蛋白质分解，使肌肉增长，体重增加，还有使钠、钾、磷和水潴留的作用，但男性化的作用较弱。主要用于蛋白质合成不足和分解增多的病例，如营养不良、严重烧伤、肿瘤恶液质、手术后恢复期、骨折不易愈合、老年性骨质疏松、肾功能衰竭、再生障碍性贫血及慢性消耗性疾病等。服用时应增加食物中的蛋白质含量。本类药物属体育竞赛的一类违禁药。

【不良反应】 长期使用可引起水钠潴留、血钙过高，女性病人可发生月经紊乱及轻度男性化，有时引起肝内毛细胆管胆汁淤积而发生黄疸。肾炎、心力衰竭和肝功能不良者慎用，孕妇、高血压及前列腺癌患者禁用。

第四节 避孕药

生殖是一个复杂的生理过程，它包括精子和卵子的形成与成熟、排卵、受精、着床以及胚胎发育等许多环节。在理论上，只要阻断其中任何一个环节，都能达到避孕和中止妊娠的目的。这些环节多发生在女性体内，因此女性避孕药较男性避孕药发展为快。与其他药物相比，避孕药有几个特点：①应用广，女性口服避孕药目前在世界上有数千万人使用；②服药时间长，可达10年以上；③安全度高；④疗效高，避孕效果接近99%。

一、主要抑制排卵的避孕药

本类药物均由不同类型的雌激素和孕激素组成，主要通过抑制排卵而发挥避孕作用。

【作用】 一般认为，外源性雌激素通过负反馈机制抑制丘脑下部 GnRH 的释放，从而减少 FSH 的分泌，使卵泡发育和成熟过程受阻；孕激素抑制 LH 释放，两者协同作用抑制排卵。此外，还可干扰生殖过程的其他环节，如抑制子宫内膜的正常增殖，使其萎缩退化，不利于受精卵着床；改变受精卵在输卵管中的运行速度，阻碍受精卵适时地到达子宫；使宫颈黏液增稠，不利于精子进入宫腔。

【分类和用途】

1. 短效口服避孕药 如复方炔诺酮片、复方甲地孕酮片及复方炔诺孕酮片等。从月经周期第 5 天起，每晚服药 1 片，连服 22 天，不能间断。一般于停药后 2 ~4 天就可发生撤退性出血，形成人工月经周期。下次服药仍从月经来潮第 5 天起。如停药 7 天仍未来月经，则应立即开始服用下一周期的药物。偶尔漏服时，应于 24 小时内补服 1 片。

2. 长效口服避孕药 是以长效雌激素类药炔雌醚与孕激素类药 18 甲基炔诺酮或氯地孕酮配伍组成的复方片剂。服法是从月经来潮当天算起，第 5 天服 1 片，最初两次间隔 20 天，以后每月服 1 次，每次 1 片。

3. 长效注射避孕药 有复方己酸孕酮注射液（避孕针 1 号）和复方甲地孕酮注射液等。首次于月经周期第 5 日深部肌注 2 支，以后每隔 28 天或于每次月经周期第 11 ~12 天注射 1 次。

4. 埋植剂 用己内酮小管（约 ϕ2mm ×30mm）装入炔诺孕酮 70mg，形成棒状物，植入臂内侧或左肩胛部皮下。

5. 多相片剂 为了使服用者的激素水平近似月经水平，并减少月经期间出血的发生率，可将避孕药制成多相片，如炔诺酮双相片、三相片。双相片是开始 10 天每日服 1 片含炔诺酮 0. 5mg 和炔雌醇 0. 035mg 的片剂，后 11 天每日服 1 片含炔诺酮 1mg 和炔雌醇 0. 035mg 的片剂，这种服用法很少发生突破性出血，是其优点。三相片则分为开始 7 天每日服 1 片含炔诺酮 0. 5mg 和炔雌醇 0. 035mg 的片剂，中期 7 天每日服用 1 片含炔诺酮 0. 75mg 和炔雌醇 0. 035mg 的片剂，最后 7 天每日服用 1 片含炔诺酮 1mg 和炔雌醇 0. 035mg 的片剂，其效果较双相片更佳。

【不良反应】

1. 类早孕反应 约 5% ~15% 的妇女，于服药初期出现恶心、呕吐及择食等类早孕现象。一般坚持用药 2 ~3 个月后可减轻或消失。

2. 子宫不规则出血 常见于用药后最初几个周期，可加服炔雌醇。

3. 闭经 约有 1% ~2% 的妇女发生闭经，原月经史不正常者较易发生。如连续两个月闭经，应予停药。

4. 乳汁减少 见于少数哺乳期妇女。

5. 凝血功能亢进 国外报道甾体避孕药可引起血栓性静脉炎和血栓栓塞，如肺血栓和脑血栓等，可能与其中雌激素成分有关。国内未见有关报道，可能与我国所用制剂中雌激素剂量较低有关。

6. 轻度肝损害 与肝肿瘤的发生有一定关系，故服药者应定期检查肝脏，有肝肿大者宜停药。

【禁忌证及应用注意】 充血性心力衰竭或有其他水肿倾向者慎用。高血压患者慎用。急慢性肝病及糖尿病需用胰岛素治疗者不宜使用。如长期用药过程中出现乳房肿块，应立即停药。宫颈癌患者禁用。

二、抗着床避孕药

该类药物可使子宫内膜发生各种功能与形态变化，阻碍孕卵着床，故亦称探亲避孕药。我国多用大剂量炔诺酮（5mg/次）、甲地孕酮（2mg/次）及双炔失碳酯。本类药物的应用时间不受月经周期的限制。用法为同居当晚或事后服用。同居 14 日以内，每晚服 1 片，必须连服 14 片。如超过 14 日，应接服复方炔诺酮片或复方甲地孕酮片。

三、男性避孕药

棉酚（gossypol）是棉花根、茎和种子中含有的一种黄色酚类物质。动物实验证明，棉酚可破坏睾丸曲细精管的生精上皮，抑制生精过程，使精子数量逐渐减少，直至无精子生成。如每天服用 20mg，连服 2 个月，节育有效率可高达 99% 以上。停药后生精能力可逐渐恢复。不良反应有乏力、食欲减退、恶心、呕吐、心悸及肝功能改变等。约 1% 服药者在服药期间可发生低血钾症状，这些均限制了棉酚作为常规避孕药使用。

庚酸睾丸酮（testosterone enanthate）是一种新型男性避孕药，它的作用机制是通过负反馈抑制促性腺激素释放。用法为每周肌内注射 200mg，连用 4 月出现无精子症，有效期≥1 年。不良反应有红细胞增加、水钠潴留等。

附：主要影响子宫和胎盘功能的药物

1. 天花粉 天花粉是瓜蒌（fructus trichosanthes）的块根，其有效成分为天花粉蛋白，可选择性地促使胎盘绒毛膜合体滋养层细胞变性坏死，并引起人绒毛膜促性腺激素（HCG）和甾体性激素迅速下降而致流产。该作用也可能与其促进前列腺素释放有关。主要用于中期妊娠引产，具有简便、有效及出血少等优点。天花粉蛋白有较强抗原性，可致过敏反应。心、肝、肾功能不良者慎用。

2. 前列腺素 前列腺素（prostaglandin）可终止妊娠，其作用可能是多因素的。如它有溶解黄体作用，使孕酮分泌减少，不能维持早期妊娠；可强烈收缩子宫平滑肌，致使着床的孕卵脱落；延缓受精卵在输卵管内运行，阻碍适时着床。常用药物有 PGE_2（地诺前列酮）及 PGF_{2a}（地诺前列腺素），用于中期引产及终止早期妊娠。

表 34－1 常用性激素类药物的作用及应用特点

	药名	作用特点	应用特点	不良反应	备注
雌激素类	雌二醇 (estradiol，1938)	促进女性性征和性器官发育，维持性征，参与月经周期及骨骼代谢	雌激素替代治疗，防治绝经期骨质疏松症	有增加子宫内膜癌、宫颈癌、乳腺癌、血栓形成等危险	乳腺癌、妇科肿瘤或高凝状态患者禁用
	雌三醇 (estriol)	同上	功能性子宫出血、退乳、前列腺肥大等	恶心、呕吐、乳房胀痛等，其余同上	肝肾功能不良者禁用，其余同上
	己烯雌酚 (diethylstilbestrol)	人工合成的非甾体雌激素，作用同天然雌二醇	雌激素低下症及功能性子宫出血；前列腺癌的姑息疗法	孕妇用可导致畸胎，其余同上	长期用药需加孕激素对抗，并定期体检。其余同上
	尼尔雌醇 (nilestriol)	雌三醇类衍生物，属长效雌激素类，通过竞争受体具有抗雌二醇作用，对子宫内膜有保护作用	绝经期替代治疗；调整自主神经；改善绝经期后骨质疏松	长期用有增加子宫内膜癌的危险；少数有突破性子宫出血	妊娠、乳腺癌、妇科肿瘤及阴道出血，严重肝肾功能低下者禁用
孕激素类	黄体酮 (progesterone，1934)	促进子宫内膜由增殖期转为分泌期；抑制子宫收缩；抑制排卵；促进乳腺发育	流产、闭经、功能性子宫出血、痛经等	偶见恶心、呕吐、头痛、乳胀。大量可致水钠潴留	肝肾功能不全、高凝状态、心脏病、过期流产及水肿患者禁用
	甲地孕酮 (megestrol，1959)	属高效合成孕激素，作用为黄体酮的75倍	子宫内膜异位症，其余同上。与炔雌醇组成短效避孕药2号	恶心、头晕、呕吐、乏力，个别有不规则出血或闭经	妊娠、严重肝功能不全、妇科肿瘤、高血压及抑郁症患者禁用
	炔诺酮 (norethisterone，1954)	有较强的孕激素活性和轻度的雄激素活性	子宫内膜异位症、痛经、闭经、月经不调等，与炔雌醇组成短效避孕药1号	少数有突破性出血或乳量减少，其余同前	同上
	甲羟孕酮 (medroxyprogesterone)	孕激素活性为黄体酮的20～30倍，无雌激素活性	子宫内膜异位症；功能性子宫出血；激素替代治疗；大剂量用于子宫内膜癌的辅助治疗	抑郁、失眠、乳胀等，其余同上	同上
	地诺前列酮 (PGE_2) (dinoprostone)	激发内源性前列腺素的生成，使宫颈软化、扩张及展平。可引起妊娠子宫收缩	患有内科或产科合并症而又需要引产的足月或近足月妊娠产妇	胎儿窘迫，宫缩异常，消化道反应，发热	有过敏史或对催产素药禁忌者、宫缩过强者禁用
促性腺激素	氯米芬 (clonifene，克罗米酚)	雌激素受体部分激动剂，与雌激素受体结合，发挥竞争性拮抗雌激素作用	月经紊乱及闭经，也用于不育症或纤维囊性乳腺病	卵巢增大，恶心、呕吐，神经质，失眠，肝功能低下	肝功能低下，垂体瘤，血栓病及卵巢囊肿患者禁用

（续表）

	药名	作用特点	应用特点	不良反应	备注
雄激素类	甲睾酮 (methyltestosterone, 1935)	为合成激素，作用同天然睾丸素，具有抗雌激素作用	雌激素增高的疾病：子宫肌瘤、内膜异位、月经增多。也可治疗男性性功能低下、无睾症及隐睾症	过量可产生男性化现象及肝功能低下	肝肾功能低下、妊娠或前列腺肥大者禁用
	丙酸睾酮 (testosterone propionate, 1935)	刺激肾脏分泌促红细胞生成素，或对骨髓有直接刺激作用	再生障碍性贫血或其他贫血	雄激素效应，无精子产生，水钠潴留，肝功能低下	妊娠及哺乳期妇女、前列腺癌患者禁用；儿童应用时应定期查骨龄
同化激素类	司坦唑醇 (stanozolol, 1959)	同化作用与睾酮相近，但男性化作用比睾酮轻	蛋白质分解之消耗性疾病	长期应用可引起黄疸	胃溃疡，心、肺、肝功能不全者，卟啉症患者及孕妇慎用
	苯丙酸诺龙 (nandrolone phenylpropionate, 1959)	有蛋白同化及雄性化作用，分别为丙酸睾酮的12及0.5倍	慢性消耗性疾病；也可用于晚期乳腺癌姑息治疗	对女性患者有轻度雄性化作用	用时应补充热量及蛋白质；前列腺癌、乳腺癌、高血压及孕妇禁用，肝功能不全者慎用

表 34－2　常用避孕药特点

药物	作用	不良反应	备注
复方炔诺酮 复方甲地孕酮	短效口服制剂，主要通过抑制排卵发挥避孕作用	高凝状态，类早孕反应，子宫不规则出血，水肿	宫颈癌患者禁用，高血压、心衰或水肿患者慎用
复方己酸孕酮注射液	长效注射避孕针	同上	同上
复方甲地孕酮注射液	同上		
甲地孕酮片 双炔失碳酯片	使子宫内膜发生功能与形态改变，阻碍孕卵着床，属抗着床避孕药，亦称探亲避孕药	长期应用可引起子宫内膜萎缩、月经减少，并易发生真菌感染	应用时间不受月经周期限制，但严重肝功能不全、高凝状态禁用
棉酚	男性避孕药，作用于睾丸曲细精管上皮，使精子生成减少	乏力、恶心、心悸或低血钾	肾功能减退者禁用
庚酸睾丸酮	男性避孕药，通过负反馈抑制促性腺激素释放	红细胞增加，水钠潴留	血黏度增高或水肿患者禁用
天花粉	中期妊娠引产药，可使胎盘绒毛膜合体滋养层细胞坏死	过敏反应	心、肝、肾功能不良者慎用

第五节 男 科 用 药

男性学科（男科）研究的范围主要涉及男性生殖泌尿系统的细胞学、分子生物学、生殖生理学、生物化学、药理学、免疫学、遗传学、临床科学等。本章所涉及的男科用药仅包括治疗前列腺增生及性功能障碍的药物。

一、治疗前列腺增生的药物

前列腺增生（良性前列腺肥大）是老年男性常见病之一。男性自35岁始前列腺即有程度不等的增生，60岁以上的老年人中约有75%存在前列腺增生。其发病原因尚不完全清楚，一般认为年龄与体内性激素失调是发病的基础。目前治疗前列腺增生可以采用药物、手术以及物理（激光、强聚焦超声等）疗法。常用药物按其作用环节可分为以下7类：

1. 雌激素类 溴乙酰己烷雌酚、己烯雌酚等。

2. 抗雄性激素类 环丙孕酮、黄体酮己酸酯等。

3. α受体阻滞药 酚苄明、特拉唑嗪、阿呋唑嗪等。

4. 5α-还原酶抑制剂 爱普列特、非那雄胺等。

5. 抗真菌抗生素 克念菌素、酮康唑等。

6. 花粉制剂 前列康等。

7. 其他 复方氨基酸（如安尿通）制剂，中药复方制剂（如前列通片）等。

常用治疗前列腺增生药物见表34－3。

表34－3 常用治疗前列腺增生药物比较

药　物	作　用	应　用	不良反应
溴乙酰己烷雌酚 (hexoestrol dibromoacetate)	雌激素衍生物，可降低雄激素水平，抑制肿瘤生长，升高白细胞	前列腺增生、前列腺癌、晚期乳腺癌等	恶心、呕吐、食欲减退等
环丙孕酮 (cyproterone)	具孕激素活性，抑制促性腺激素；抗雄激素，抑制精子生成，降低精子活力及穿透力	前列腺增生，前列腺癌；妇女多毛，痤疮；青春期早熟；男性性欲亢进	过敏、恶心、头痛、男性乳房发育
特拉唑嗪 (terazosin)	阻断 α_1 受体，扩张小动脉，降压；降低前列腺平滑肌张力，减少尿道阻力	各型高血压；前列腺增生	低血压、头痛、乏力、鼻塞、恶心、便秘等
阿呋唑嗪 (alfuzosin)	阻断 α_1 受体，降压；有类似奎尼丁作用；促进尿道通畅	高血压；轻、中度前列腺增生	体位性低血压、皮肤瘙痒、胃肠不适等
爱普列特 (epristeride)	抑制5α－还原酶，阻止睾酮转化，导致增生前列腺萎缩	前列腺增生	恶心、食欲减退、性欲下降

（续表）

药 物	作 用	应 用	不良反应
非那雄胺（finasteride）	新型特异性 5α－还原酶抑制剂，作用强于爱普列特	前列腺增生	乳房增大、压痛，偶见性功能障碍、皮疹
克念菌素（cannitracin）	抑制真菌胞浆膜甾醇合成，可降低血清睾酮水平	前列腺增生	胃肠道反应
前列康片（qianliekang）	调节内分泌功能，促使增生的前列腺改变，腺腔扩大，体积缩小	前列腺增生，前列腺炎	少数人可有轻度腹泻

二、治疗男性性功能障碍药物

男性性功能障碍包括性欲异常、阳痿、早泄、不射精及遗精。本节仅阐述治疗阳痿的药物。阳痿是男性学与泌尿系的常见疾患，其发病率在成年已婚男性中约为10%。根据病因的不同，阳痿可分为功能性（即精神性或心理性）和器质性（包括血管障碍性、神经障碍性及内分泌障碍性）两类。85%病人属功能性阳痿，治疗此类病人需要采用综合治疗措施；首先强调精神心理治疗，药物治疗是重要的辅助治疗，必要时可采用手术或其他治疗手段。目前治疗阳痿的药物按照作用环节可分为以下类别：

1. 中枢安定剂 小剂量的苯二氮䓬类药物，维生素 B 类。

2. α_2 受体阻滞剂 如育亨宾等。

3. 特异性 5 型磷酸二酯酶抑制剂 西地那非。

4. 性欲中枢兴奋剂 一定剂量的乙醇、某些镇痛药。

5. 雄激素类 如甲睾酮、丙酸睾酮、庚酸睾酮等。

6. 中药 淫羊藿、鹿茸精等。

西 地 那 非

西地那非（sidenafil），商品名万艾可（viagra，伟哥），自20世纪90年代初期意外发现其具有增强阴茎勃起功能的作用后，已进行了大量的研究和观察。目前该药已在我国临床使用。

口服吸收迅速，绝对生物利用度40%，服后60分钟达血药峰值，消除 $t_{1/2}$ 为4小时。血浆蛋白结合率96%，在体内分布广泛。主要在肝脏代谢。约80%的药物以代谢产物形式在粪便中排泄，少部分通过肾脏排泄。

西地那非是特异性5型磷酸二酯酶（PDE_5）抑制剂。在阴茎勃起及性刺激过程中，阴茎海绵体内 NO 释放，NO 激活鸟苷酸环化酶，导致 cGMP 水平升高，使得海绵体内平滑肌松弛，血液流入。西地那非对海绵体无直接松弛作用，但能通过抑制分解 cGMP 的 PDE_5，增加局部 cGMP 水平而增强 NO 的作用。在血小板、血管、内脏平滑肌以及骨骼肌内亦存在低浓度的 PDE_5。故本药具有一定抗血小板聚集、抗血栓形成、扩张外周动静脉、引起血压下降等效应。

适用于治疗勃起功能障碍（ED）。常见不良反应有头痛、面部潮红、消化不良等。尚可见鼻塞、视觉色彩改变、尿路感染、腹泻、眩晕、皮疹等。65 岁以上老年人及肝肾功能不良者慎用。不得与硝酸甘油、硝酸异山梨酯合用，不得与其他治疗 ED 方法同时应用。

第七篇　化学治疗药

化学治疗（chemotherapy）是指对病原体所引起的感染性疾病以及对恶性肿瘤采用的药物治疗，简称化疗。化疗药物包括抗病原微生物药（抗菌药、抗真菌药、抗病毒药）、抗寄生虫药和抗恶性肿瘤药。

1909 年德国著名学者 Ehrlich 首先提出化疗的概念，他发明砷凡纳明治疗梅毒和其他螺旋体病取得显著疗效，是应用化学药物治疗传染病的先驱。1932 年 Mietzsch 和 Klarer 在研究偶氮染料的抗菌效力时合成百浪多息（prontosil），1935 年他们的同事德国人 Domagk 发现红色染料百浪多息能使感染了致死量链球菌的小鼠免于死亡，当他的女儿感染葡萄球菌并有生命危险时，Domagk 给女儿服用了百浪多息，感染被治愈。随后又发现百浪多息在体内分裂产生的磺胺是有效抗菌核心基团，约短短 5 年，各国研究者合成了一系列的磺胺药用于临床，成功地控制了许多感染性疾病。Domagk 因此而获 1939 年诺贝尔医学奖。1929 年，弗兰明（Fleming）偶尔发现在营养琼脂平皿中生长的葡萄球菌在污染的点青霉（penicillium notatum）附近被抑制，并证明这种点青霉的培养物滤液对革兰阳性球菌具有很强的抗菌活性，外用对金黄色葡萄球菌感染有效。当时，弗兰明称此点青霉滤液为青霉素（penicillin）。1940 年英国人 Florey 和 Chain 在弗兰明研究的基础上分离提取了青霉素。1941 年在伦敦成功治疗了被葡萄球菌和链球菌混合感染的患者。这是继磺胺发明后化疗史上的又一重大进展，由此开创了抗生素的新纪元。他们三人共同获得 1945 年诺贝尔医学奖。

第三十五章　抗病原微生物药物概论

抗病原微生物药是指对病原微生物具有抑制或杀灭作用，用于防治感染性疾病的一类药物，亦称抗微生物药（antimicrobial drugs）或抗菌药。包括人工合成抗菌药和抗生素。这类药物的药理学主要研究药物、病原体、宿主三者之间的相互作用、作用规律及作用机制（图 35－1），包括：①药物对病原体的抑制或杀灭作用和其作用机制，对机体的不良反应；②病原体对药物的耐药性以及耐药性产生的机制；③机体对药物的体内处理过程（即药动学过程），以及此过程对临床应用的影响。研究的目的是为了寻找并合理地使用抗菌药物，避免或延缓耐药性产生，减少药物对机体的不良反应。机体抗病原微生物感染的能力（即机体免疫力）在感染性疾病的治疗中也发挥重要的作用。

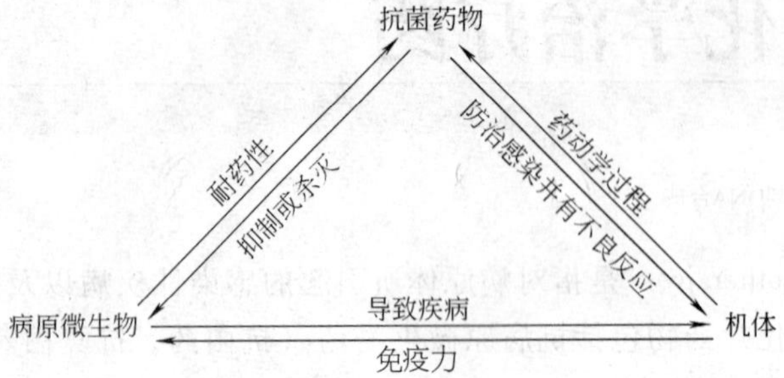

图 35－1　药物、病原体、机体相互关系示意图

第一节　常用术语

抗生素（antibiotics）是指对病原体具有抵制或杀灭作用的某些微生物代谢产物和它们的化学合成、半合成品或结构改造的衍生物。

抗菌谱（antibacterial spectrum）是指抗菌药抑制或杀灭病原微生物的范围。对多种病原微生物有抑制、杀灭作用的称为广谱抗菌药，如氟喹诺酮类、四环素类、氯霉素类等对多数革兰阳性菌（G^+菌）和阴性菌（G^-菌）有抑制作用。对一种或有限的几种病原微生物有抑制、杀灭作用的称为窄谱抗菌药，如青霉素类对 G^+ 菌及少数 G^- 菌有作用。

抑菌药（bacteriostatic drugs）指抑制细菌生长繁殖的药物，如四环素。

杀菌药（bactericidal drugs，germicide）指不仅能抑制细菌生长繁殖而且能杀灭细菌的药物，如青霉素、头孢菌素等。

最小抑菌浓度（minimal inhibitory concentration，MIC）是指药物在体外抑制供试细菌生长的最低浓度。

最小杀菌浓度（minimal bactericidal concentration，MBC）是指药物在体外杀灭供试细菌的最低浓度。

抗菌药物后效应（post antibiotic effect，PAE）是指停用抗菌药物后，仍然持续存在的抗菌效应。

第二节　抗菌药物作用机制

抗菌药物主要是通过干扰病原微生物的生化代谢过程，或因此而破坏其结构的完整性而产生抑菌或杀菌作用（图 35－2）。

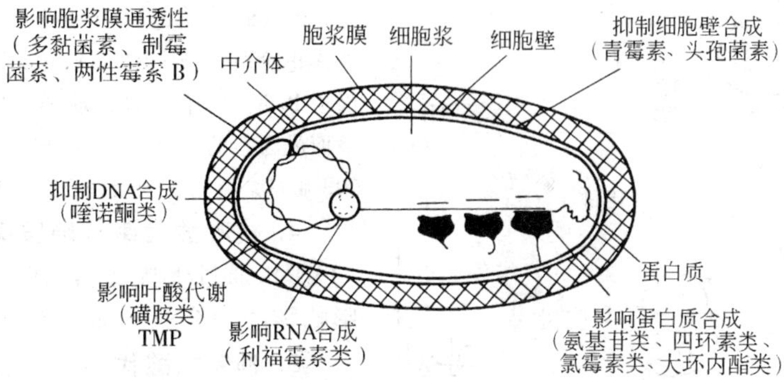

图 35－2　细菌结构与抗菌药物作用部位示意图

1. 干扰细菌细胞壁合成　细菌细胞壁是维持菌体内环境（渗透压等）及正常生长的重要结构。细胞壁组成依细菌的种类而有所不同。革兰阳性菌细胞壁主要由黏肽构成，β-内酰胺类抗生素能抑制转肽酶的作用，阻碍黏肽合成中的交叉联结，致使细胞壁缺损，菌体内的高渗压使水分内渗，细菌肿胀、变形，加之细胞壁自溶酶活性被激活，细菌最终破裂溶解而死亡。

2. 增加细菌胞浆膜的通透性　细菌胞浆膜主要是由类脂质和蛋白质分子构成的一种半透膜，具有渗透屏障，合成黏肽、脂多糖及运输物质等功能。多黏菌素类能选择性地与细菌胞浆膜中的磷脂结合；制霉菌素和两性霉素 B 能与真菌胞浆膜中固醇类结合；咪唑类抑制真菌胞浆膜麦角固醇合成，上述作用都使胞浆膜受损，使膜通透性增加，菌体内物质外漏造成细菌死亡。

3. 抑制细菌蛋白质合成　核糖体是蛋白质合成的重要场所，细菌的核糖体是由 30S 和 50S 亚单位组成的 70S 复合体。部分抗菌药（四环素类、氨基糖苷类、氯霉素类、林可霉素类和大环内酯类）作用于核糖体的亚单位，对蛋白质合成过程的不同阶段起抑制作用，产生抑菌和杀菌作用：①起始阶段：氨基糖苷类药物抑制 70S 始动复合物的形成；②肽链延伸阶段：四环素类特异性地与核糖体 30S 亚基上的 A 位结合，阻止氨基酰-tRNA 进入该位；氯霉素和林可霉素能选择性地抑制肽酰基转移酶；大环内酯类抑制移位酶，阻止肽链延伸。氨基糖苷类选择性地与 30S 亚基上的靶蛋白（如 P_{10}）结合，使 A 位扭曲变形，从而造成 mRNA上密码出现错误，将错误的氨基酸掺入肽链，导致合成无功用的蛋白质。③终止阶段：氨基糖苷类阻止终止因子 R 进入 A 位，使已形成的肽链不能释放，同时 70S 核糖体不能解离（图 35－3）。

细菌蛋白质合成可分为 3 个阶段：①始动阶段：由 mRNA、30S 亚基与 aa1-tRNA 先合成始动复合物，再与 50S 亚基结合形成 70S 始动复合物（哺乳动物类主要为 80S）。②肽链延伸阶段：由氨酰基-tRNA 上的反密码“阅读”mRNA 上的密码，并携带相应的 aa1-tRNA 进入 A 位（氨酰基结合部位），随着核蛋白体在 mRNA 上的移动，A 位 aa_1-tRNA 移至 P 位（肽酰基结合部位），空出的 A 位再接受新的 aa2-tRNA，然后在肽酰基转移酶的作用下，将 P 位上的 aa1 转移到 A 位 aa2-tRNA 的氨基酸之下，与后者结合形成新的肽链，同时释放出的 tRNA 回到细胞质内转运其他相应的氨基酸。在移位酶的作用下，A 位的新多肽再移到 P 位，A 位上又接

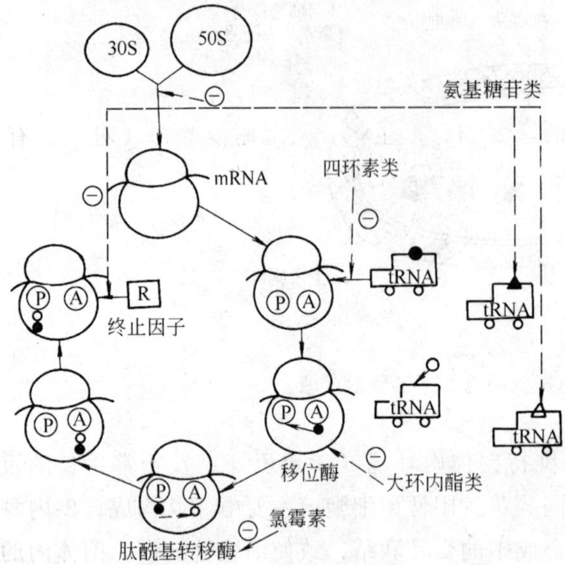

图 35-3 核蛋白体循环及抗生素作用部位示意图
30s、50s 为组成核蛋白体的两个亚基；
A 位：氨酰基结合部位，接受活化氨基酸；
P 位：肽酰基结合部位，接受 A 位的氨基酸或肽链。
●或○：表示活化氨基酸，
▲或△：表示引入错误氨基酸。

受 aa3-tRNA，如此周而复始地使肽链不断延伸。③终止阶段：当 mRNA 上出现终止密码时，终止因子 R 进入 A 位，促使肽链从核糖体上释出，盘绕而成为新的蛋白质。70S 核糖体又解离为 30S 与 50S 亚基，重新参与蛋白质的合成。

4. 抗叶酸代谢 磺胺类药和甲氧苄啶（TMP）通过干扰敏感细菌叶酸合成，从而影响核酸的合成，抑制细菌生长繁殖。

5. 抑制核酸代谢 利福平特异性地抑制细菌 DNA 依赖的 RNA 多聚酶，阻碍细菌 mRNA 的合成；喹诺酮类抑制 DNA 回旋酶，使 DNA 负超螺旋结构不能形成，妨碍细菌 DNA 的复制和 mRNA 的转录，从而杀灭细菌。

第三节 细菌的耐药性及其产生机制

耐药性又称抗药性（drug resistance），是指细菌与抗菌药物反复接触后对药物的敏感性降低甚至消失。细菌对某一药物产生耐药性后，对其他药物也产生耐药性时称为交叉耐药性，多出现于化学结构相似的抗菌药之间。细菌对一种磺胺药产生耐药性后，对其余的磺胺也不再敏感，这称为完全交叉耐药性。细菌对某一类抗菌药的不同品种可以存在单向交叉耐药现象，如氨基糖苷类抗生素中链霉素与庆大霉素、卡那霉素、新霉素之间有单向交叉耐药性，即对链霉素不敏感的细菌可能对庆大霉素、卡那霉素、新霉素敏感，而对庆大霉素、卡那霉素、新霉素不敏感的细菌对链霉素也不会敏感。

由于细菌耐药性的产生，如耐甲氧西林金黄色葡萄球菌（MRSA）、耐万古霉素肠球菌（VRE）等，给感染性疾病的治疗造成极大的困难，也加快了临床对新抗菌药物的需求速度。

细菌耐药性产生的机制主要有：

1. 产生灭活酶 通过产生灭活酶将药物灭活是微生物产生耐药性的重要机制。如细菌产生的β-内酰胺酶可以水解破坏青霉素类和头孢菌素类的抗菌活性结构——β-内酰胺环，使他们失去杀菌活性。革兰阴性菌产生的乙酰转移酶可以使氨基糖苷类的抗菌必需结构

$-NH_2$乙酰化而失去对细菌的作用。

2. 靶位的修饰和变化 抗菌药物影响细菌生化代谢过程的某部位称为抗菌作用的靶位。耐药菌通过多途径影响靶位而产生耐药，如降低靶蛋白与抗生素的亲和力、增加靶蛋白的数量、合成新的功能相同但与抗菌药亲和力低的靶蛋白、产生靶位酶代谢拮抗物（对药物有拮抗作用的底物），通过这些方式抵御抗菌药的作用。如耐链霉素菌株的核蛋白体30S亚基上的P_{10}蛋白质（链霉素结合位点）发生结构改变后，链霉素与之结合力下降，作用减弱。又如耐喹诺酮类细菌由于基因突变引起自身DNA回旋酶A亚基变异，降低了喹诺酮类与DNA回旋酶的亲和力，使其失去杀菌作用。再如耐磺胺菌株经突变或质粒转移使二氢叶酸合成酶（靶位酶）与磺胺亲和力降低；金黄色葡萄球菌则增加自身产生对氨基苯甲酸（合成四氢叶酸的底物）的量，竞争性地与磺胺药竞争二氢叶酸合成酶，这两种耐药方式均使磺胺对金葡菌的作用降低甚至消失。

3. 降低外膜的通透性 耐药菌的这种改变使药物不易进入靶部位。如革兰阴性菌外膜孔蛋白的量减少或孔径减小，将减少经这些通道进入物质的量，这将阻抑抗菌药物进入菌体。又如耐喹诺酮类细菌基因突变，使喹诺酮进入菌体的特异孔道蛋白的表达减少，使喹诺酮类不易进入菌体，在菌体内蓄积量减少。

4. 加强主动流出系统 大肠杆菌、金黄色葡萄球菌、铜绿假单胞菌和空肠弯曲杆菌等均有主动流出系统，流出系统由运输子、附加蛋白和外膜蛋白三种蛋白组成。三种蛋白的联合作用可将药物泵出细菌体细胞外。细菌可通过加强主动流出系统外排而致耐药，以这种机制产生耐药的抗菌药物有四环素类、氯霉素类、氟喹诺酮类、大环内酯类和β-内酰胺类，如耐四环素细菌由质粒编码的排出因子（泵蛋白）在细菌细胞膜上表达，介导了Mg^{2+}依赖性药物外排，使四环素不能在菌体内蓄积而产生耐药性。

第三十六章 合成抗菌药

第一节 喹 诺 酮 类

一、概述

喹诺酮类（quinolones）药物是一类含有 4 - 喹诺酮母核的合成抗菌药，基本化学结构如图 36 - 1，按合成的时间及抗菌特点分为四代（表 36 - 1）。第一代为 20 世纪 70 年代合成的萘啶酸和吡哌酸等；第二代为 80 年代问世的诺氟沙星、氧氟沙星、环丙沙星等早期氟喹诺酮类；第三代为 90 年代产生的格帕沙星、左氧氟沙星等新氟喹诺酮类；第四代为克林沙星、加替沙星等最新氟喹诺酮品种。

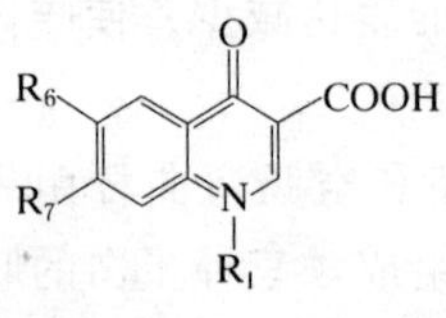

图 36 - 1 喹诺酮类基本化学结构（氟喹诺酮类 R_6 为 F）

【体内过程】 大部分喹诺酮品种口服吸收迅速完全，1 ~ 2 小时达血药浓度高峰，可与钙、镁、锌等二、三价阳离子螯合，不宜与含这些离子的食品或药物同服。血浆蛋白结合率大多在 14% ~ 30%，组织、体液中分布广泛。培氟沙星、氧氟沙星和环丙沙星可通过正常或炎症脑膜进入脑脊液并达到有效治疗浓度。大多数品种主要以原形经肾排出，培氟沙星、诺氟沙星和环丙沙星尿中排出量较少（11% ~ 44%），其余则较多（50% ~ 90%），氧氟沙星和环丙沙星胆汁中浓度远高于血药浓度。

【抗菌作用】 喹诺酮类为杀菌剂。第一代品种抗菌谱窄，主要杀灭革兰阴性菌，如吡哌酸对大肠、伤寒、变形、痢疾杆菌有作用。第二代抗菌谱广，对肠杆菌科细菌（革兰阴性菌）均有强大杀菌活性，有较弱的抗铜绿假单胞菌活性，对革兰阳性菌作用较差。第三代对革兰阴性菌作用增强，抗菌谱扩大；对金黄色葡萄球菌、肺炎链球菌、溶血性链球菌、肠球菌等革兰阳性球菌，及衣原体、支原体、军团菌及结核菌均有较强活性；第四代抗菌谱扩大到对部分厌氧菌有效，对革兰阳性菌的活性明显提高。还存在抗菌作用后效应，革兰阳性或阴性菌与药物接触后，未被立即杀灭的也在其后的 2 ~ 6 小时内失去繁殖能力。

【抗菌机制】 喹诺酮类药物的抗菌机制主要是通过抑制细菌的 DNA 回旋酶（DNA gyrase）而影响细菌 DNA 的合成。细菌 DNA 回旋酶是由两个亚单位 A 和两个亚单位 B 组成的四聚体。在细菌 DNA 复制的起始阶段，DNA 回旋酶将 DNA 链引入负超螺旋形式，以利于 DNA 复制和转录时链的解旋。引入负超螺旋的过程为 DNA 回旋酶亚单位 A 切断 DNA 的一条链，亚单位 B 使另一侧的 DNA 链后移，亚单位 A 使其重新连结而形成负超螺旋（图 36 -

2）。喹诺酮类能嵌入DNA双链中与非配对碱基结合，形成药物-DNA-酶复合物，抑制回旋酶A亚基切断和连接DNA的功能，从而抑制DNA复制和转录，导致细菌死亡。

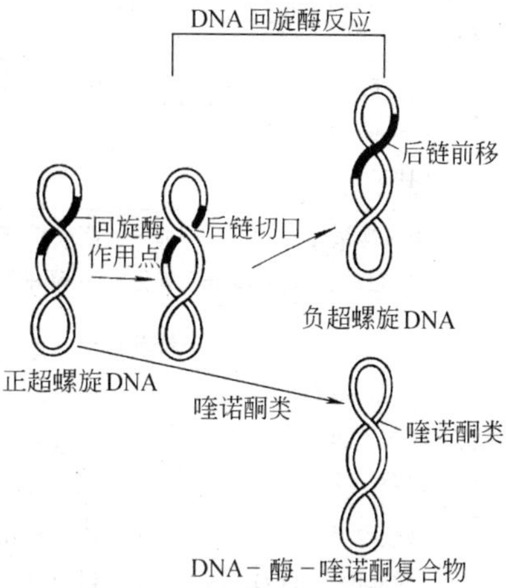

图36-2 喹诺酮类抗菌机制示意图

【耐药性】 本类药物耐药性发展较快，临床常见耐药菌包括假单胞菌、肠球菌和金黄色葡萄球菌等。耐药性的产生由染色体突变引起，包括靶酶结构改变、胞浆膜通透性降低和主动排出系统加强三种方式。

【应用】 第一代现仍使用的吡哌酸仅用于敏感革兰阴性菌引起的尿路感染和肠道感染；第二、三代氟喹诺酮类近年在临床应用广泛，适用于治疗敏感革兰阴性菌、革兰阳性菌引起的呼吸道感染，泌尿道感染，肠道感染，胆道感染，骨关节、皮肤、软组织感染以及前列腺炎、淋病等各种感染。对革兰阴性菌的临床疗效与第一、二代头孢菌素相似，第三代格帕沙星、左氧氟沙星等品种与第三代头孢菌素相似。

【不良反应】 不良反应轻微，特别是氟喹诺酮类发生率仅为5%，常见有：①恶心、呕吐、食欲不振、腹痛、腹泻等胃肠道反应；②头昏、头痛、失眠、眩晕、情绪不安等神经系统反应，严重时可见复视、抽搐、神志改变和幻觉、幻视，但极少见；③过敏症状，如血管神经性水肿、皮肤瘙痒和皮疹，发生率低，个别病人出现光敏性皮炎；④少数患者有肌无力、肌肉疼痛以及严重的关节痛和炎症，极少数青春期前病例出现可逆性关节痛。

二、常用药物

环丙沙星

环丙沙星（ciprofloxacin，环丙氟哌酸）抗菌谱较广，对需氧革兰阴性杆菌抗菌活性强，对一些革兰阳性球菌亦有较强抗菌活性，对铜绿假单胞菌、肠球菌、肺炎链球菌、葡萄球菌、军团菌、淋病奈瑟菌及流感杆菌的抗菌活性高于其他同类药物，一些对氨基糖苷类、第三代头孢菌素耐药的菌株对本品仍然敏感。用于治疗敏感菌引起的泌尿生殖道、呼吸道、胃肠道、骨关节、软组织、败血症等感染及伤寒。

口服易吸收，服药后0.5~2小时可达血药浓度高峰，$t_{1/2}$为3.3~4.9小时，广泛分布于组织体液中，血浆蛋白结合率为40%，大部分以原型经肾排泄。

常见胃肠道反应，也出现神经系统症状，如头昏、头痛、嗜睡或失眠。偶见变态反应、关节炎、一过性转氨酶升高，静脉滴注时血管局部有刺激反应。

喹诺酮类常用药物见表36-1。

表 36-1　　喹诺酮类分类、常用药物抗菌特点及应用

类别	药物	抗菌特点	应用
第一代	吡哌酸 (pipemidic acid) (1974)	抗革兰阴性菌（大肠杆菌、肺炎克雷伯菌、产气肠杆菌等）	尿路感染和肠道感染
第二代	诺氟沙星 (氟哌酸，norfloxacin)	抗革兰阴性菌活性强，对革兰阳性菌、厌氧菌作用不如氧氟沙星和环丙沙星	淋病，前列腺炎，肠道、泌尿生殖道感染
	培氟沙星 (甲氟哌酸，pefloxacin) (1982)	抗菌与诺氟沙星相似，可透过血脑屏障	呼吸道、泌尿道感染，细菌性脑膜炎，败血症等
	氧氟沙星 (氟哌酸，ofloxacin) (1982)	对革兰阴性杆菌作用与诺氟沙星相似，对革兰阳性菌作用优于诺氟沙星	泌尿道、呼吸道、胆道、皮肤软组织、耳鼻喉及眼感染，结核病二线用药
	环丙沙星 (环丙氟哌酸，(ciprofloxacin) (1983)	第二代中对革兰阴性菌作用最强、应用最广，对革兰阳性菌作用亦较强	泌尿道、呼吸道、胃肠道、骨和关节、皮肤软组织、败血症等感染
第三代	左氧氟沙星 (可乐必妥，levofloxacin)	氧氟沙星的左旋体，对葡萄球菌和链球菌的作用是环丙沙星的 2~4 倍，尤对甲氧西林耐药菌敏感。对厌氧菌是环丙沙星的 4 倍；肠杆菌科与其相当；对支原体、衣原体及军团菌也有较强杀灭作用	敏感菌引起的各种感染
	司帕沙星 (斯帕沙星，sparfloxacin)	长效，$t_{1/2}$ 为 17.6 小时，每天给药 1 次。对葡萄球菌和链球菌等革兰阳性菌的作用是环丙沙星的 2~4 倍；对青霉素、头孢菌素耐药的肺炎球菌仍有效	外科、妇科、五官科、胃肠道、呼吸道、泌尿道、皮肤及软组织感染

第二节　磺胺类与甲氧苄啶

一、磺胺类

磺胺类（snlfamido）药物是最早用于治疗全身性细菌感染的合成抗菌药。磺胺类药物的基本化学结构是对氨基苯磺酰胺（图 36-3）。

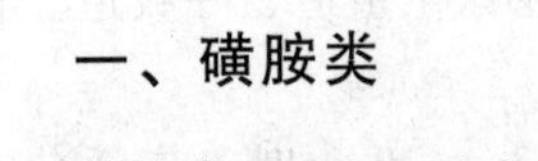

图 36-3　磺胺基本化学结构

4 位游离氨基为抗菌必需基团，若氨基上的氢原子被酰胺化，则抗菌作用消失；如被其他基团取代，需经水解释放出游离氨基才具有抗菌活性（如用于肠道感染类）；1 位磺酰胺基上的氢被杂环取代则抗菌作用明显增强（如用于全身感染类）。

磺胺药物分为 3 类：①用于全身感染类磺胺药；②用于肠道感染类磺胺药；③外用类磺胺药。用于全身感染类又分为短效（$t_{1/2}<8$ 小时）、中效（$t_{1/2}=10\sim24$ 小时）和长效磺胺

($t_{1/2}$ >24 小时)，分类及各类中的常用药物见表 36 - 2。

【体内过程】 用于全身感染的磺胺药口服吸收迅速完全，吸收量可达口服量的 70% ~ 90%，2 ~ 4 小时血药浓度达高峰，可通过胎盘进入胎儿体内；用于肠道感染类口服不易吸收，在肠道内保持高浓度，经水解释放出游离氨基后具有抗菌活性。用于全身感染类药物口服吸收后广泛分布于全身组织和体液，与血浆蛋白结合率自 25% ~95% 不等。磺胺嘧啶（SD）血浆蛋白结合率低，容易通过血脑屏障，脑脊液中浓度较高，适用于治疗流行性脑脊髓膜炎。

磺胺类药物主要在肝脏代谢，其游离氨基被乙酰化失去抗菌活性。各种磺胺类药的乙酰化率从 10% ~60% 不等，乙酰化物在尿中的溶解度较低，尿呈酸性时易在肾小管析出结晶造成肾脏损伤。尚有一小部分磺胺在肝中与葡萄糖醛酸结合而失活。

该类药主要以原形和其代谢产物经肾脏排出，排泄速度与血浆蛋白结合率以及肾小管的重吸收率有关，脂溶性高的磺胺药容易从肾小管重吸收，故排泄慢，血中维持时间长，反之则维持时间短。如磺胺异噁唑（SIZ）脂溶性低，乙酰化率低，肾小管的重吸收少，主要以原形排出，尿中浓度高，适用于尿路感染。磺胺类药也有少量从胆汁、乳汁、唾液、支气管分泌途径排出。治疗肠道感染类药物则主要自肠道排出。

【抗菌作用】 磺胺类药的抗菌谱较广，对多数革兰阳性菌和阴性菌都有抑制作用。阳性菌中较敏感的有溶血性链球菌和肺炎球菌，金黄色葡萄球菌较不敏感；阴性菌中敏感的有脑膜炎球菌、流感杆菌、鼠疫杆菌、大肠杆菌、痢疾杆菌、布氏杆菌、变形杆菌和伤寒杆菌等。对沙眼衣原体、疟原虫及放线菌也有抑制作用。磺胺嘧啶银（SD - Ag）和磺胺米隆（SML）局部应用可抗铜绿假单胞菌感染。但磺胺类对病毒、立克次体、支原体、螺旋体无效。细菌对磺胺类易产生耐药。

【抗菌机制】 磺胺类药通过干扰细菌的叶酸代谢而抑制细菌的生长繁殖。对磺胺类敏感的细菌不能直接利用宿主的叶酸，须利用对氨基苯甲酸（para - aminobenzoic acid，PABA）和二氢蝶啶（dihydropteridine）在自身体内的二氢叶酸合成酶催化下合成二氢叶酸，再经二氢叶酸还原酶作用合成四氢叶酸，后者是合成 DNA 的前体。磺胺类药的结构与 PABA 相似，可与 PABA 竞争二氢叶酸合成酶，妨碍二氢叶酸的合成，进而影响核酸的合成，从而抑制细菌的生长繁殖（图 36 -4）。

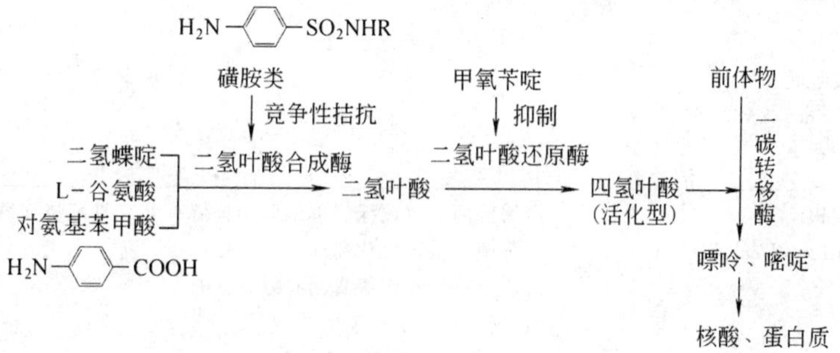

图 36 -4 磺胺类和甲氧苄啶作用机制示意图

磺胺类与 PABA 产生竞争时，PABA 与酶的亲和力比磺胺强 5000 ~ 15000 倍。因此，使用磺胺类必须有足够的剂量和疗程，首剂常用加倍量，使血药浓度迅速达到有效抑菌浓度。含有大量PABA的脓液和坏死组织能减弱磺胺类的抑菌作用，故局部感染时应清创排脓。局麻药普鲁卡因在体内水解产生PABA，亦可减弱磺胺的疗效。

【应用】

1. 全身感染 用于流行性脑脊髓膜炎、泌尿系统感染、呼吸系统感染、肠道感染等全身性敏感菌感染。

2. 肠道感染 菌痢、肠炎及肠道手术前给药，但由于耐药性等方面的原因现已少用。

3. 外用 烧伤或大面积创伤后感染（抗铜绿假单胞菌及对创面有收敛作用）。

常用药物作用特点及应用见表36－2。

表36－2 磺胺类药物分类、常用药物作用特点及应用

分类		药 物	作用特点	应用及注意
全身感染类	短效类	磺胺异噁唑(sulfafurazole，SIZ)(1947)	抗菌较强，乙酰化率低，尿中不易析出结晶，半衰期短	尿路感染，每日服药次数多
		磺胺二甲嘧啶(sulfadimidine，SM_2)(1942)	同上	尿路感染等轻症感染（同上）
	中效类	磺胺嘧啶(sulfadiazine，SD)(1940)	抗菌较强，血浆蛋白结合率低，易通过血脑屏障	流脑、泌尿道感染、中耳炎、沙眼等（对肾损害）
		磺胺甲基异噁唑(sulfamethoxazole SMZ)	抗菌较强	泌尿道、呼吸道感染，中耳炎，支原体、沙眼衣原体等感染，伤寒，预防流脑（对肾损害）
	长效类	磺胺多辛(sulfadoxine，SOM)(1962)	抗菌较弱，抗疟原虫	与乙胺嘧啶合用（复方磺胺多辛片）防治疟疾
肠道感染类		酞磺胺噻唑(phthalylsulfathiazole，PST)(1943)	肠内水解后才有抗菌活性，尚有抗炎作用	溃疡性结肠炎
		柳氮磺胺吡啶(sulfasalazine，SASP)(1946)		现少用
外用类		磺胺嘧啶银(sulfadiazine silver，SD－Ag)(1968)	广谱抗菌，对铜绿假单胞菌、枸橼酸杆菌、金黄色葡萄球菌、肠球菌属、白色念珠菌等真菌有效，尚有收敛作用	Ⅱ、Ⅲ度烧伤继发创面感染
		磺胺米隆(sulfamylon，SML)(1940)	抗菌谱同上，对组织穿透力较强，能迅速穿透坏死组织	同上

【不良反应】

1. 泌尿系统损害 某些磺胺药及其乙酰化物肾脏排泄时尿中浓度高，在偏酸性尿中溶解度降低，易在尿路析出结晶，刺激肾脏引起蛋白尿、血尿、尿痛、尿少甚至尿闭等症状。SD较易发生，长期大量使用SMZ也可出现。故应用时同服等量碳酸氢钠，服药期间多饮水。

2. 过敏反应 皮疹、药热。皮疹中以麻疹样皮疹、固定性药疹较多见，也可引起光敏性皮炎。极少数严重者可出现渗出性多形性红斑、剥脱性皮炎、口腔和尿道黏膜溃疡，如发现应立即停药，宜用糖皮质激素治疗。各种磺胺药之间常有交叉过敏性。

3. 血液系统反应 偶见粒细胞减少或缺乏、再生障碍性贫血及血小板减少症。对葡萄糖-6-磷酸脱氢酶缺乏者可致溶血性贫血。

4. 肝损害 黄疸、肝功能减退，严重者可见急性肝坏死。

5. 其他反应 如恶心、呕吐、头痛、头晕、乏力等，一般反应较轻，无需停药。

二、甲氧苄啶

甲氧苄啶（trimethoprim，TMP）又称抗菌增效剂，属二氢嘧啶类化合物。口服吸收迅速而完全，1~2小时血药浓度达高峰，迅速广泛分布于全身组织、体液、肺、肾及痰液中，大部分以原形随尿排出，尿中浓度高出血浆浓度100倍。$t_{1/2}$约为10~12小时，与SMZ相近。

抗菌谱与磺胺类相似，抗菌作用较强，但单用易产生抗药性。其抗菌机制是干扰细菌叶酸代谢而影响细菌生长繁殖。TMP主要是抑制细菌二氢叶酸还原酶，阻碍四氢叶酸合成（图36-3）。与磺胺合用可使细菌叶酸代谢受到双重阻断，抗菌作用增加数倍至数十倍，甚至出现杀菌作用，且可减少耐药性产生，对已耐药菌亦有作用。TMP还可以增强四环素、庆大霉素等多种抗生素的抗菌作用。

TMP常与SMZ和/或SD制成复合片剂，如复方甲噁唑片（复方新诺明、SMZ+TMP）、双嘧啶片（SD+TMP）、增效联磺片（SD+SMZ+TMP）；还与其他抗菌药合用，治疗呼吸道、泌尿道、软组织感染，败血症，脑膜炎以及伤寒、副伤寒、菌痢等肠道感染。TMP毒性较低，因为人和哺乳动物体内二氢叶酸还原酶对TMP的敏感性比细菌低得多，但长期大量用药（每日0.5g以上），可出现白细胞和血小板减少、巨幼红细胞性贫血，必要时注射四氢叶酸治疗。其他尚有恶心、呕吐、皮疹等。动物实验致畸胎，孕妇禁用。

第三节 硝咪唑类

咪唑类（imidazole）衍生物，目前为抗厌氧菌、阴道滴虫和阿米巴原虫的首选类药物。临床常用药有甲硝唑（metronidazole）和替硝唑（tinidazole）等。

甲硝唑又称灭滴灵，早年用于治阴道滴虫和阿米巴原虫感染，后来发现对厌氧菌均有强大抗菌活性，对需氧或兼性厌氧菌无效。是目前临床治疗各种厌氧菌感染的重要药物之一，广泛用于：①敏感厌氧菌所致腹腔、盆腔感染，牙周脓肿，鼻窦炎，骨髓炎，脓毒性关节炎，脓胸，肺脓肿等治疗；②幽门螺旋杆菌所致消化性溃疡等；③与广谱青霉素或氨基糖苷类合用预防术后厌氧菌感染；④还可用于治疗肠内外阿米巴病及阴道滴虫病。作用机制为药物的硝基在厌氧菌内还原产生细胞毒物质，抑制细胞 DNA 合成而产生抗菌活性。消化道不良反应多见，如口腔金属味、恶心、呕吐、厌食、腹泻、腹痛；大剂量见头痛、头晕等神经系统症状，偶有感觉异常、肢体麻木、共济失调和多发性神经炎等；少数人发生荨麻疹、皮肤潮红、瘙痒等变态反应及排尿困难、黑尿。不良反应停药后均可自行消退。

替硝唑抗厌氧菌和原虫的活性较甲硝唑为强，临床应用同甲硝唑。

第四节　硝基呋喃类

本类药物抗菌谱广，细菌对其不易产生耐药性。口服后迅速破坏，部分以原形由尿排出，血药浓度低，不适于全身性感染。主要用于尿道感染或局部外用。临床常用药有呋喃妥因（nitrofurantoin）、呋喃唑酮（furazolidone）。

呋喃妥因又称呋喃坦啶（furadantin），酸性尿中抗菌活性增强，尿中浓度高，主治泌尿道感染。不良反应有恶心、呕吐等胃肠道反应，多发性神经炎，过敏性皮炎和哮喘等。连续用药不宜超过 2 周，肾功能减退者慎用。

呋喃唑酮又名痢特灵，口服很少吸收，主治菌痢、肠炎等消化道感染，栓剂可治阴道滴虫病，还可用于溃疡病。不良反应与呋喃妥因相似，但轻而少见。

第三十七章 β-内酰胺类抗生素

β-内酰胺类抗生素（β-lactam antibiotics）系指化学结构中具有β-内酰胺环（图37-1）基团的一类抗生素，作用机制都是抑制细菌细胞壁的生物合成。包括：青霉素类、头孢菌素类、头孢霉素类、碳青霉烯类、青霉烯类、单环类和氧头孢烯类。

青霉素类和头孢菌素类是临床上最常用的抗生素。通过对它们的母核6-氨基青霉烷酸（6-APA）和7-氨基头孢烷酸（7-ACA）的侧链进行改造，获得了大量各具特点的半合成抗生素。

第一节 青霉素类

青霉素类分为天然青霉素及半合成青霉素两大类，其基本结构是由主核6-氨基青霉烷酸（6-aminopenicillanic acid，6-APA）和侧链R-CO两部分组成（图37-1）。侧链上的R经不同化学结构替换，形成许多具有抗菌谱广、耐酸、耐酶的半合成青霉素。

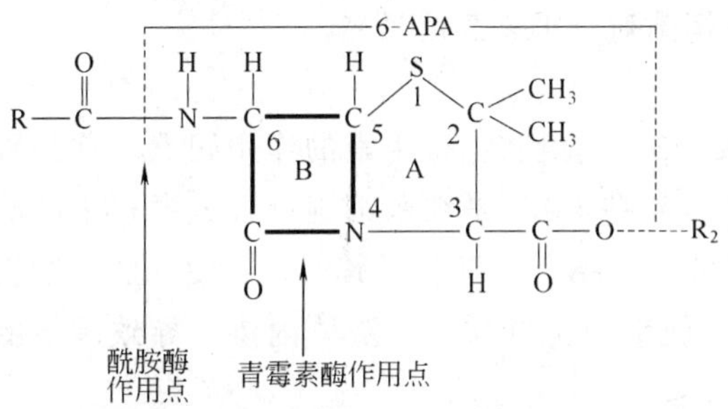

图37-1 青霉素类基本结构

一、天然青霉素

天然青霉素是从青霉菌培养液中提取，主要有G、F、X、K、双氢F五种，其中青霉素G作用最强，且较为稳定，目前是治疗敏感菌所致各种感染的首选药。

青霉素G

青霉素G（penicillin G），又名苄青霉素。现主要用其钠盐，其晶粉在室温中稳定，易溶于水，水溶液在室温中不稳定，且其降解产物易致过敏，故需现配现用。主要特点为杀菌作用强、毒性低。缺点：不耐酸，故不能口服；不耐酶，耐药现象极为普遍；抗菌谱窄；可引起过敏反应，严重者发生过敏性休克。

本药剂量用国际单位（U）表示，理论效价为青霉素钠1670U≈1mg。

【体内过程】 青霉素不耐酸，口服易被胃酸和消化酶破坏，因而临床常采用肌内注射或静脉滴注给药。肌内注射吸收快而完全，30分钟血药浓度达高峰。吸收后在体内分布广，主要分布于细胞外液，亦可进入胆汁、浆膜腔，透过胎盘屏障进入胎儿体内。脑脊液中浓度较低，但脑膜有炎症时，血脑屏障的通透性增加，可达有效浓度。青霉素主要以原形从肾小管分泌排出，血浆 $t_{1/2}$ 0.5～1 小时，一次注射 80 万单位，有效作用时间可维持 4～6 小时。一般急性感染每日 2 次肌内注射即可显效。

为了使有效血药浓度时间延长，可使用长效青霉素制剂。①普鲁卡因青霉素：溶解度较小，起效缓慢，作用较持久，一次给药有效血药浓度可维持 24 小时，若肌内注射普鲁卡因青霉素油混悬剂，血中有效浓度则维持更长。②苄星青霉素（长效西林）：溶解度更小，作用时间更久，一次给药有效血药浓度可维持数周。长效制剂特点是作用时间持久，给药次数显著减少，但吸收慢，血药浓度不高，仅用于轻度感染或预防感染。

【作用】 青霉素 G 对敏感菌作用强，低浓度抑菌，高浓度杀菌，为快速杀菌药。其抗菌范围较窄，对青霉素 G 敏感的病原体包括革兰阳性菌（球菌和杆菌）、革兰阴性球菌、螺旋体和放线菌。

革兰阳性球菌：青霉素 G 对溶血性链球菌、不产生青霉素酶的金黄色葡萄球菌、肺炎链球菌等作用强。但目前对青霉素 G 耐药的金黄色葡萄球菌已占 70%～80%。耐药肺炎链球菌的数量也在不断增加。

革兰阳性杆菌：白喉棒状杆菌、炭疽芽孢杆菌、厌氧的破伤风杆菌、产气荚膜杆菌、肉毒杆菌、放线菌属、真杆菌属、丙酸杆菌均对青霉素敏感。

革兰阴性球菌：脑膜炎奈瑟菌和人的淋病奈瑟菌对青霉素高度敏感。

螺旋体：梅毒螺旋体、钩端螺旋体、鼠咬热螺菌对青霉素高度敏感。

【作用机制】

1. 抑制转肽酶，干扰细菌细胞壁黏肽的合成。β－内酰胺类抗生素的作用靶点，称为青霉素结合蛋白（penicillin binding proteins，PBPs）。这些 PBPs 是细菌细胞壁合成过程中的酶系，转肽酶是其中一种非常重要的酶。青霉素与转肽酶结合，抑制了其活性，使黏肽不能交叉联结（图 37－2），从而抑制细菌胞壁的合成，使细菌胞壁缺损，液体内渗，导致菌体膨胀变形而崩解。

2. 激发细菌胞壁自溶酶，导致菌体细胞裂解而死亡。

对青霉素敏感的革兰阳性菌的胞壁主要由黏肽组成。其基本结构为双糖十肽。两两相邻的双糖十肽，在转肽酶的催化下，脱掉一条双糖十肽中的第五个 D－丙氨酸，使第四个 D－丙氨酸露出酰基与另一条双糖十肽上末端甘氨酸的氨基形成交叉联结，构成网状的细胞壁。青霉素的构型与 D－丙氨酰－D－丙氨酸非常相似，而与其竞争转肽酶，使双糖十肽中第五个 D－丙氨酸不能脱掉，因而黏肽的交联反应被阻断，细菌胞壁的合成受抑（图 37－2）。

从上述青霉素 G 的作用机制可解释其作用特点：①对繁殖期细菌作用强，对静止期细菌作用弱；②对革兰阳性菌作用强，对革兰阴性菌作用弱（因其外面有一层外膜，使青霉素不易透入，且胞壁黏肽含量少）；③对人和动物毒性小，对真菌无效。

【应用】 对青霉素敏感的病原体引起的感染，青霉素均为首选，包括：

1. 链球菌感染 A 组溶血性链球菌引起的咽炎、猩红热、蜂窝组织炎、化脓性关节炎、肺炎、产褥热及败血症。B 组溶血性链球菌、肺炎链球菌、草绿色链球菌和粪链球菌引起的呼吸道感染、脑膜炎、心内膜炎和败血症等感染。对草绿色链球菌、肠球菌所引起的亚急性细菌性心内膜炎，宜与链霉素或庆大霉素合用。

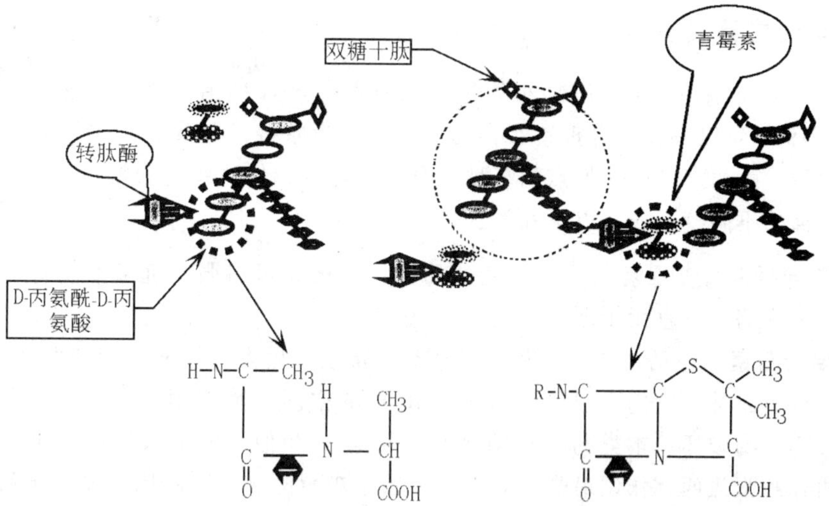

图 37－2 细菌胞壁的交联反应与青霉素的作用机制

2. 脑膜炎奈瑟菌和其他敏感菌引起的脑膜炎 在脑膜出现炎症时，对青霉素的通透性增加，大剂量的青霉素治疗有效。对脑膜炎奈瑟菌引起的流行性脑脊髓膜炎，常与SD合用。对淋病奈瑟菌引起的淋病，有良好的治疗作用。

3. 螺旋体引起的感染 钩端螺旋体病、梅毒、回归热等。治疗梅毒时，除早期轻症者外，应采用大剂量青霉素治疗。

4. 革兰阳性杆菌引起的感染 用青霉素治疗破伤风、白喉、炭疽病时，因青霉素G只对细菌有效，对细菌产生的外毒素无作用，应与相应的抗毒素合用。

【不良反应及其防治】

1. 过敏 表现为药热、药疹、血管神经性水肿，严重的为过敏性休克。过敏性休克通常在注射后数秒钟到5分钟内发生，超过30分钟发生者仅少数，故临床用药后必须观察30分钟。

过敏的防治：①详细询问过敏史和家族过敏史：凡对青霉素过敏者禁用，有变态反应性疾病、皮肤真菌病及其他药物过敏史者禁用或慎用。②皮肤过敏试验：凡初次注射或停用3天后再用者，或用药过程中青霉素批号更换时均应重做皮试，反应阳性者，应禁用。③注射青霉素后应观察30分钟。④在青霉素注射或皮试时，应作好急救准备，一旦出现过敏性休克，立即皮下或肌内注射0.1%肾上腺素0.5～1.0mg，并每隔15～30分钟反复用药，直至病情缓解。必要时可稀释后缓慢静脉注射。吸氧、人工呼吸，同时输液，给予升压药、糖皮质激素等。⑤严格掌握适应证，避免局部用药。⑥避免空腹给药。⑦避免注射过快。⑧青霉素应现配现用。

2. 局部刺激 肌内注射引起局部疼痛、红肿、硬结等。

3. 赫氏反应（Herxheimer reaction） 青霉素治疗梅毒或钩端螺旋体病、炭疽过程中，有时可出现发冷、发热、头痛、局部症状加剧等现象。

二、半合成青霉素类

青霉素G具有杀菌力强、毒性小等优点。但青霉素G抗菌谱窄，不耐酸，易被青霉素酶破坏。自1959年以来，以青霉素G母核6-APA为原料，在R位连接不同侧链，先后合成了具有耐酸、耐酶、广谱等特点的多种半合成青霉素，但这些药物与青霉素有交叉过敏反应。根据药物的不同特点分为以下几类：

1. 耐酸青霉素 青霉素V和苯氧乙青霉素。耐酸，可口服，抗菌谱同青霉素G。但抗菌活性低，不耐酶，不宜用于严重感染。

2. 耐酶青霉素 包括奈夫西林和异噁唑类青霉素。后者常用的有苯唑西林、氯唑西林、氟氯西林及双氯西林。它们通过酰基侧链（R_1）的空间位障作用，保护β-内酰胺环，使其不易被青霉素酶破坏。本类药物抗菌谱与青霉素G相似，但抗菌活性小于青霉素G。其中，双氯西林和氟氯西林作用最强。此外，口服不被胃酸破坏，临床主要用于耐药金黄色葡萄球菌的感染，或需长期用药的慢性感染。对严重感染仍需注射给药。

双氯西林（dicloxacillin）口服吸收良好，但易受食物影响，宜空腹给药，体内分布广。对青霉素G敏感株的抗菌活性低于青霉素G，对产青霉素酶的金黄色葡萄球菌有强大的杀灭作用，主要用于耐青霉素G的金黄色葡萄球菌或其他葡萄球菌引起的败血症、肺炎、心内膜炎、骨髓炎或皮肤和软组织感染等。可有恶心、呕吐、腹泻等胃肠道反应，个别可发生药疹。

3. 广谱青霉素 包括氨苄西林、阿莫西林等。它们对革兰阳性或阴性菌均有作用。耐酸，可口服，但不耐酶，对耐药金黄色葡萄球菌无效。

阿莫西林（amoxicillin，羟氨苄青霉素）口服吸收良好，对革兰阳性菌和阴性菌均有作用。对革兰阳性菌的作用略逊于青霉素G，对肺炎链球菌、绿色链球菌和肠球菌的作用较强，对其他菌作用差，对耐药的金黄色葡萄球菌及铜绿假单胞菌无效。用于敏感菌所致呼吸道、泌尿道、肠道、胆道感染及细菌性心内膜炎、败血症和前列腺炎等。也可用于治疗伤寒及胃十二指肠溃疡。常有皮疹、药热等不良反应。

4. 抗铜绿假单胞菌青霉素 有羧苄西林、磺苄西林、哌拉西林、替卡西林等。它们的特点是对革兰阳性菌不及青霉素G，对革兰阴性菌不及氨苄西林，但对铜绿假单胞菌和变形杆菌作用强。

5. 抗革兰阴性菌青霉素 有美西林、替莫西林等。主要作用于革兰阴性菌，对某些肠球菌亦有较好的作用。

具体的药物见表37-1。

表 37-1 青霉素类药物

分类	药物	作用特点	应用	主要不良反应
	青霉素 G (benzylpenicillin) (1940)	对革兰阳性菌、革兰阴性球菌、螺旋体作用强	敏感菌所致的感染	过敏反应、局部刺激等
耐酸	青霉素 V (penicillin V)	同上，抗菌活性小于青霉素	轻度感染（现少用）	同上
耐酶耐酸	苯唑西林 (oxacillin) (1961)	同上，但对产酶的金黄色葡萄球菌有杀灭作用	耐药金黄色葡萄球菌感染及其他敏感菌引起的感染	胃肠道反应、皮疹、药热等
	奈夫西林 (nafcillin)	同上	同上（现少用）	同上
	甲氧西林 (meticillin)	同上，对酸不稳定	同上	同上
	氯唑西林 (cloxacillin) (1962)	同上，对产酶金黄色葡萄球菌的作用比苯唑西林强，不易通过血脑屏障	同上	同上
	氟氯西林 (flucloxacillin)	同上，对产酶金黄色葡萄球菌的作用比氯唑西林强	同上	同上
	双氯西林 (dicloxacillin) (1965)	同上，对产酶的金黄色葡萄球菌在同类中作用最强	同上	同上
广谱（耐酸）	氨苄西林 (ampicillin，氨苄青霉素) (1961)	对革兰阳性菌和革兰阴性菌（包括厌氧菌）均有作用。对革兰阳性菌的作用比青霉素 G 弱，对肠球菌作用比青霉素 G 强	敏感菌引起的呼吸道、泌尿道、肠道及胆道感染、前列腺炎、脑膜炎、软组织感染、败血症及心内膜炎等	同上
	巴氨西林 (bacampicillin)	氨苄西林的酯制剂，口服吸收好，血和尿中药物浓度均较等剂量的氨苄西林高	同上	同上
	匹氨西林 (pivampicillin)	同上	同上，还可用于伤寒	同上
	仑氨西林 (lenampicillin)	同上	同上	同上
	酞氨西林 (talampicillin)	氨苄西林酞酯体内水解释放出氨苄西林，血药浓度高	同上	同上
	阿莫西林 (amoxicillin) (1964)	同上，对肺炎链球菌及变形杆菌作用强而快	同上	同上

（续表）

分类	药物	作用特点	应用	主要不良反应
抗铜绿假单胞菌（广谱）	羧苄西林 (carbenicillin) (1964)	抗菌谱同氨苄西林，对铜绿假单胞菌、变形杆菌有效，对厌氧菌也有一定作用	铜绿假单胞菌感染及敏感菌所致的各种感染如肠杆菌感染	偶见粒细胞缺乏、皮疹及出血
	替卡西林 (ticarcillin)	同上，抗菌活性较羧苄西林强，铜绿假单胞菌对其易产生耐药	同上	胃肠道反应、皮疹、药热等
	磺苄西林 (sulbenicillin) (1970)	抗菌谱同羧苄西林，但抗菌活性较后者强，尿中浓度高	同上	同上
	呋苄西林 (furbucillin) (1969)	抗菌谱同上，对铜绿假单胞菌的作用较磺苄西林强，对金黄色葡萄球菌、链球菌、痢疾志贺菌作用强	同上	同羧苄西林，局部刺激性强，不宜肌内注射
	阿洛西林 (azlocillin)	抗菌谱同上，对耐羧苄西林的铜绿假单胞菌仍有效	同上	同替卡西林，粒细胞增多症
	哌拉西林 (piperacillin) (1976)	同羧苄西林，且作用强，对厌氧菌有效	铜绿假单胞菌和各种敏感菌所致的各种感染	不良反应少，个别出现胆汁淤积性黄疸
	美洛西林 (mezlocillin)	同上，对耐替卡西林和羧苄西林的细菌有效	同上	同替卡西林
抗革兰阴性菌	美西林 (mecillinam) (1972)	对部分革兰阴性杆菌如大肠埃希菌、沙门菌、痢疾志贺菌、克雷伯杆菌等作用强	敏感菌所致的尿路感染。严重感染时常与氨苄西林或羧苄西林等合用	同上
	匹美西林 (pivmecillinam)	美西林的酯制剂，口服吸收好	同上	同上
	替莫西林 (temocillin)	同上，对产酶耐药的肠杆菌科细菌有效	敏感菌所致的尿路和软组织感染	同上

第二节 头孢菌素类

头孢菌素类为繁殖期杀菌剂，是以头孢菌素的母核7-氨基头孢烷酸（7-ACA）接上不同的侧链而制成的半合成抗生素（图37-3）。该类抗生素近年来发展迅速，具高效、低毒、耐酶、可口服等优点。其进展主要有3方面：①研制出了第四代头孢菌素；②发现了具有免疫调节作用的头孢菌素；③有一批口服头孢菌素（其性能优于过去品种的第一、二代口服头孢菌素）上市。当前研究动向主要有两方面：一是寻找、研制提高抗革兰阳性菌、铜绿假单胞菌和厌氧菌活性的新一代头孢菌素；二是大力发展口服头孢菌素。

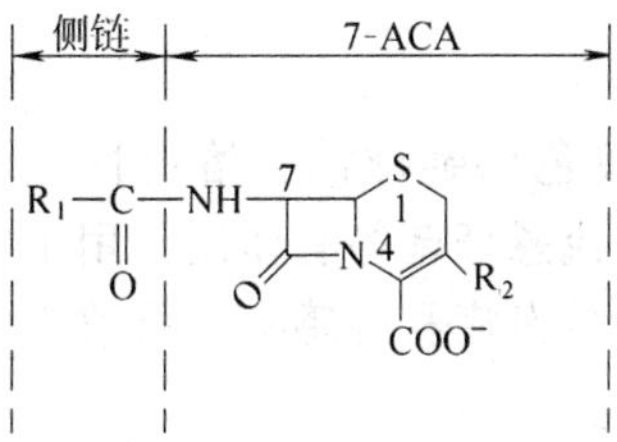

图 37-3 头孢菌素类基本结构

【体内过程】 本类药物吸收后广泛分布于机体各组织、体液、心包膜、胸膜及关节腔中。头孢呋辛、头孢曲松、头孢哌酮、头孢噻肟等在脑脊液中浓度较高，部分头孢菌素如头孢曲松、头孢哌酮在胆汁、前列腺中浓度高，还可透入眼前房，头孢呋辛在前列腺中分布也较多。头孢菌素类主要经肾排泄，但头孢匹胺、头孢哌酮主要经胆道排泄。多数药血浆 $t_{1/2}$ 较短，但头孢曲松、头孢布烯血浆 $t_{1/2}$ 较长。

【作用】 抗菌作用机制同青霉素类，与青霉素类相比，具有抗菌谱广、抗菌作用强、过敏反应少和对β-内酰胺酶稳定等优点。与青霉素、氨基糖苷类药物合用有协同作用。头孢菌素根据其特点可分为四代（表 37-2）。

表 37-2　　各代头孢菌素的比较

分　类	抗菌作用			对革兰阳性菌产生的β-内酰胺酶的稳定性	对革兰阴性菌产生的β-内酰胺酶的稳定性
	革兰阳性菌	革兰阴性菌	铜绿假单胞菌		
第一代	+++	+	-	稳定	不稳定
第二代	+++~++	++	-	稳定	较稳定
第三代	++	+++	++	稳定	稳定
第四代	+++	+++	++	稳定	稳定

【应用】 第一代头孢菌素，如头孢唑林、头孢氨苄、头孢拉定等，口服主要用于治疗革兰阳性菌，特别是耐药金黄色葡萄球菌所致的轻、中度呼吸道和泌尿道感染。注射广泛用于需氧菌（包括耐青霉素类）引起的中度感染和部分敏感菌引起的严重感染，如呼吸系统、泌尿生殖系统、胆道、皮肤软组织、外科手术后、耳鼻喉和眼科感染等。

第二代头孢菌素，如头孢孟多、头孢呋辛、头孢克洛等，可作为一般革兰阴性菌感染的首选药，对革兰阳性菌及流感杆菌也有较强作用。适用于敏感菌引起的呼吸道、胆道、泌尿道、皮肤及软组织、骨关节、妇产科感染及耐青霉素的淋病奈瑟菌感染。

第三代头孢菌素，如头孢噻肟、头孢曲松、头孢哌酮、头孢他定、头孢他美酯等，口服主要用于治疗革兰阴性菌所致各系统的中度感染。注射用于耐药的革兰阴性菌引起的严重感染，及以革兰阴性杆菌为主要致病菌、兼有厌氧菌和革兰阳性菌的混合感染且病情危重者。

第四代头孢菌素，如头孢吡肟、头孢匹罗等，用于对其他抗生素耐药的细菌引起的各系统严重感染或其他抗生素治疗无效的严重感染。如肠杆菌科的弗劳地枸橼酸杆菌、阴沟肠杆菌，耐甲氧西林金黄色葡萄球菌及其他敏感菌所致各系统的严重感染。

【不良反应】 常见皮疹等过敏反应，偶见过敏性休克。约 5%~10% 与青霉素有交叉过敏反应。口服引起胃肠道反应和菌群失调，偶见二重感染、维生素 B 族和 K 缺乏，静脉注射可发生血栓性静脉炎，其钠盐制剂大剂量注射可引起高钠血症。第一代头孢菌素大剂量对肾有毒性，第二代头孢菌素对肾毒性小，第三代头孢菌素中的少数药偶有肾毒性，第四代头孢菌素对肾的损害目前未见报道。头孢孟多、头孢哌酮等大剂量可引起凝血酶原减少或血小板减少而致严重出血。也有肝损害报道。大剂量偶可发生抽搐等中枢神经系统反应。

头孢拉定

为半合成的第一代头孢菌素，可口服也可肌内注射，对金黄色葡萄球菌、溶血性链球菌、肺炎链球菌、大肠埃希菌、奇异变形杆菌、肺炎克雷伯杆菌、流感杆菌等有作用。用于上述菌引起的呼吸道、生殖泌尿道、皮肤和软组织感染，注射也用于败血症和骨感染。可致胃肠道反应、药疹等不良反应。对青霉素过敏或过敏体质者及肾功能不全者慎用。

头孢他啶

为半合成的第三代头孢菌素，对革兰阴性菌的作用突出，对铜绿假单胞菌作用为目前最强，对革兰阳性菌的作用与第一代头孢菌素近似或较弱。用于铜绿假单胞菌引起的感染及革兰阴性菌的敏感株所致的下呼吸道、皮肤和软组织、骨和关节、胸腔、腹腔、泌尿生殖系统感染，也用于脑膜炎、败血症。不良反应少，主要有皮疹等过敏反应。

表 37－3　头孢菌素类药物

类别	药　名	作用特点	应　用	主要不良反应
第一代	头孢氨苄 (cefalexin) (1967)	对革兰阳性菌如金黄色葡萄球菌、肺炎链球菌等作用强，对革兰阴性菌作用弱。对青霉素酶稳定	敏感菌引起的呼吸道、泌尿道、咽部和皮肤等感染及耐青霉素的金黄色葡萄球菌、淋病奈瑟菌感染	胃肠道反应、皮疹等过敏反应
	头孢羟氨苄 (cefadroxil)	口服吸收不受食物影响，$t_{1/2}$长，余同上	同上，注射剂还用于败血症和骨组织感染	同上，呕吐多见
	头孢唑啉 (cefazolin) (1971)	抗菌谱同头孢氨苄，对革兰阴性菌作用较强，对青霉素酶稳定性不如头孢氨苄	同上，也用于关节、胆道感染及心内膜炎	同上，局部刺激症状重
	头孢沙定 (cefroxadine)	抗菌谱及对青霉素酶稳定性同头孢氨苄，抗菌作用较后者强	同头孢氨苄	同头孢氨苄
	头孢拉定 (cefradine)	同上	同上	过敏、菌群失调、维生素缺乏
	头孢替唑 (ceftezole)	同上	同上	同上
	头孢曲嗪 (cefatrizine)	同上	同上	同上
	头孢噻啶 (cefaloridine)	同上	同上（少用）	肾毒性强，皮疹等
	头孢噻吩 (cefalotin) (1962)	同上	同上	同上
	头孢匹林 (cefapirin)	同头孢噻吩	同上	皮疹等过敏反应
	头孢丙烯 (cefprozil)	抗菌谱比头孢氨苄稍广，对葡萄球菌、肺炎球菌作用强于头孢克洛	敏感菌引起的呼吸道、尿道感染、猩红热、急性化脓性中耳炎、化脓性淋巴结炎等	胃肠反应、皮疹等

（续表）

类别	药 名	作用特点	应 用	主要不良反应
第二代	头孢呋辛(cefuroxime)	对革兰阳性菌作用不如第一代，对革兰阴性菌作用比第一代强，对青霉素酶高度稳定，对革兰阴性菌产生的β-内酰胺酶稳定	敏感菌引起的呼吸道、泌尿道、皮肤和软组织、骨和关节、女性生殖器等感染及败血症和脑膜炎	胃肠道反应、皮肤瘙痒等
	头孢呋辛酯(cefuroxime axetil)	口服吸收进入体内水解为头孢呋辛发挥作用	同上	同上
	头孢孟多(cefamandole)(1970)	抗菌谱及活性同头孢呋辛，对β-内酰胺酶不够稳定	敏感菌引起的呼吸道、泌尿道、皮肤和软组织感染、腹膜炎、盆腔炎及败血症	凝血酶原减少或血小板减少、皮疹等
	头孢尼西(cefonicid)	同头孢呋辛	单纯性尿路感染等	同头孢丙烯
	头孢克洛(cefaclor)	可增强吞噬细胞的功能，对革兰阳性菌比第一代口服者强，其余同上	敏感菌引起的呼吸道、泌尿道、皮肤和软组织感染及中耳炎	皮疹、菌群失调、孕妇慎用
	头孢替安(cefotiam)	对肠杆菌、枸橼酸杆菌、吲哚阳性变形菌等有作用，其余同头孢呋辛	敏感菌引起的呼吸道、胆道、泌尿道感染、腹膜炎、手术后或外伤引起的感染和败血症	过敏、胃肠反应、菌群失调、维生素缺乏等
	头孢替安酯(cefotiam hexetil)	口服吸收进入体内水解为头孢替安发挥作用	同上	同上
第三代	头孢噻肟(cefotaxime)(1976)	对革兰阳性菌作用比第一代头孢菌素稍弱，对大多数革兰阴性菌作用强，对铜绿假单胞菌作用弱，对β-内酰胺酶稳定	敏感菌引起的呼吸道、泌尿道、皮肤和软组织、骨和关节、女性生殖器严重感染及败血症和脑膜炎。尤可用于婴幼儿脑膜炎	胃肠道反应，皮疹等过敏反应，静脉炎，二重感染
	头孢曲松(ceftriaxone)(1982)	可增强吞噬细胞的吞噬功能，$t_{1/2}$长，对铜绿假单胞菌有作用，其余同上	同上	同上，青少年、儿童偶见胆石症
	头孢地尼(cefdinir)	同头孢噻肟	同上	皮疹等过敏反应
	头孢他美酯(cefetamet pivoxil)	可增强吞噬细胞的功能，对化脓性链球菌作用比头孢克肟强，对金黄色葡萄球菌作用弱，其余同上	同上	胃肠道功能紊乱，皮疹等过敏反应

（续表）

类别	药 名	作用特点	应 用	主要不良反应
第三代	头孢唑肟 (ceftizoxime)	同头孢噻肟	敏感菌引起的呼吸道、泌尿道、胆道、五官等感染及淋病	过敏、胃肠道反应、一过性眩晕
	头孢克肟 (cefixime)	口服有效，对β-内酰胺酶极稳定（除脆弱杆菌产生的酶外）。对葡萄球菌作用差，对链球菌活性同头孢克洛，对革兰阴性菌作用强	同上	同头孢替安，干扰尿糖反应，Combs test 阳性
	头孢甲肟 (cefmenoxime)	同上	同上	过敏、菌群失调、局部刺激症状
	头孢布烯 (ceftibuten)	口服吸收充分，生物利用度高，$t_{1/2}$ 长，PAE 长。抗菌谱同头孢噻肟，对革兰阳性菌作用弱	敏感菌引起的呼吸道、泌尿道、肠道等感染	同头孢替安
	头孢特仑 (cefteram)	对弗劳地枸橼酸杆菌及厌氧菌有效。其余同头孢噻肟，但抗菌活性不如后者	对第一、二代头孢菌素耐药或氨基糖苷类无效的革兰阴性菌引起的各种感染，厌氧菌引起的感染	胃肠道反应、过敏
	头孢特仑酯 (cefteram pivoxil)	可口服，进入体内水解成头孢特仑发挥抗菌作用	同上	同上
	头孢泊肟酯 (cefpodoxime proxetil)	口服吸收率优于头孢特仑酯，进入体内水解成头孢泊肟发挥作用，抗菌谱与抗菌活性同上	同上	腹泻、呕吐等消化道反应，偶有皮疹
	头孢卡品酯 (cefcapene pivoxil)	口服，在体内水解成头孢卡品发挥作用，对厌氧菌作用强于头孢特仑，其余同头孢噻肟	同上	腹泻等胃肠道反应、皮疹等过敏反应
	头孢磺啶 (cefsulodin)	对铜绿假单胞菌作用较强，其余同头孢噻肟	铜绿假单胞菌引起的感染	同头孢噻肟
	头孢他定 (ceftazidime) (1983)	对铜绿假单胞菌作用为目前最强，对革兰阴性菌作用强	铜绿假单胞菌及革兰阴性菌引起的各系统感染	皮疹等过敏反应
	头孢地嗪 (cefodizime)	有免疫调节作用，对革兰阳性菌比同类作用强，对铜绿假单胞菌、革兰阴性菌与厌氧菌作用较强	敏感菌引起的呼吸道、泌尿道、肠道感染，尤适用于伴有免疫功能低下的感染患者	同上
	头孢哌酮 (cefoperazone) (1976)	主要从胆汁排泄，对铜绿假单胞菌作用较强，其余同头孢噻肟，但作用稍弱	敏感菌引起的胆道、呼吸道、泌尿道、肠道感染	腹泻发生率高，凝血酶原减少或血小板减少，过敏
	头孢匹胺 (cefpiramide)	同上	同上	皮疹等过敏反应、胃肠道反应

（续表）

类别	药　名	作用特点	应　用	主要不良反应
第四代	头孢吡肟（cefepime）	抗菌谱比第3代头孢菌素广，对肠杆菌科及革兰阳性菌作用强。对铜绿假单胞菌作用同头孢他啶或稍差，对厌氧菌有效，对β-内酰胺酶极稳定	对其他抗生素产生耐药的细菌引起的各系统严重感染，或其他抗生素治疗无效的严重感染	过敏
	头孢匹罗（cefpirome）	对粪链球菌有效，对耐甲氧西林的细菌作用强，可增加巨噬细胞的功能，在炎症体液中渗透率高，其余同上	同上，中性粒细胞减少患者的感染	同上
	头孢唑南（cefuzonam）	同头孢吡肟	同头孢吡肟	同上
	头孢瑟利（cefoselis）	对耐甲氧西林金黄色葡萄球菌作用较强，肠球菌、大多数厌氧菌对其耐药，在炎症体液中渗透率高，其余同头孢吡肟	同上	ALT一过性升高、烦闷、恶心、轻微头痛、低血压等

第三节　其他β-内酰胺类抗生素

具有β-内酰胺结构的抗生素除青霉素类、头孢菌素类外，尚有头孢霉素类、碳青霉烯类、单环β-内酰胺类等，这些药物的作用、应用及不良反应见表37-4。

表37-4　非典型β-内酰胺类抗生素

类别	药　名	作用特点	应　用	主要不良反应
头孢霉素类	头孢美唑（cefmetazole）	为头霉素C的半合成衍生物，抗菌谱与第二代头孢菌素相似，但对头孢菌素耐药的细菌仍有效	敏感菌所致呼吸道、泌尿道、胆道、子宫、附件感染及腹膜炎	过敏、胃肠反应、二重感染
	头孢西丁（cefoxitin）	同上，对β-内酰胺酶稳定，对厌氧菌作用强	敏感菌所致盆腔、腹腔、子宫、附件需氧与厌氧菌混合感染，呼吸道感染	皮疹、局部刺激和静脉炎

（续表）

类别	药 名	作用特点	应 用	主要不良反应
碳青霉烯类	亚胺培南(imipenem)	作用强，耐酶，抗菌谱广(革兰阳性菌与革兰阴性菌的需氧菌与厌氧菌)，对肠杆菌科细菌作用强，对铜绿假单胞菌、不动杆菌属、粪肠球菌等作用较强。易受肾去氢肽酶水解而失活，故与去氢肽酶抑制剂西拉司汀(cilastatin)合用	多种耐药菌所致感染、免疫缺陷者感染和严重需氧菌与厌氧菌混合感染 常用制剂：泰能(tienam)：亚胺培南－西拉司汀(1:1)	胃肠道反应、药疹、静脉炎等，剂量较大时可发生癫痫等神经系统反应，二重感染
	美洛培南(meropenem)	不诱导细菌产生β－内酰胺酶，对肾去氢肽酶稳定，PAE较长，易透入胆汁、胰腺及腹腔，对革兰阳性菌同亚胺培南，对革兰阴性菌强于后者	多重耐药菌所致感染，尤其适用于重症腹部脓毒症	同上
	比阿培南(biapenem)	同上，对需氧革兰阳性菌不如亚胺培南，对β－内酰胺酶稳定且有酶抑制作用		同上
单环类	氨曲南(aztreonam)	对需氧革兰阴性菌作用强，对厌氧菌作用差，耐酶、低毒，与青霉素类、头孢菌素类的交叉过敏发生率低	作为氨基糖苷类的替代品，治疗革兰阴性需氧菌感染	皮疹、胃肠道不适和注射部位疼痛等
氧头孢烯类	拉氧头孢(latamoxef)	同第三代头孢菌素，对厌氧菌作用强，对肠球菌、铜绿假单胞菌作用弱。血药浓度维持较久	敏感菌引起的各种感染，但由于其不良反应重，少用	皮疹、过敏性休克、出血，严重可致死
	氟氧头孢(flomoxef)	同上	同上	同上
青霉烯类	呋罗培南(faropenem)	抗菌谱广，对金黄色葡萄球菌、粪链球菌等革兰阳性菌作用强，对厌氧菌的作用与头孢克洛等，对革兰阴性菌作用与其他头孢菌素相似，对耐药的阴沟杆菌、弗劳地枸橼酸杆菌、金黄色葡萄球菌及肺炎链球菌有较强作用	敏感菌引起的呼吸系统及各系统感染	腹泻等胃肠反应

（续表）

类别	药名	作用特点	应用	主要不良反应
氧青霉烷类	克拉维酸（clavulanic acid）	本身抗菌活性低，通过抑制β-内酰胺酶，而显著增强其他抗生素的作用及抗菌谱	常用制剂：①奥格门汀（augmentin）：阿莫西林-克拉维酸（2:1或4:1）；②替门汀（timentin）：替卡西林-克拉维酸（3:0.1）。二者均用于耐药金黄色葡萄球菌、表皮葡萄球菌及肠球菌属所致感染	
青霉烷砜类	舒巴坦（sulbactam）	同上	常用制剂：①优立新（unasyn）：氨苄西林-舒巴坦（2:1），应用同上；②舒巴哌酮（sulperazon）：头孢哌酮-舒巴坦（1:1），用于耐药金黄色葡萄球菌、铜绿假单胞菌及厌氧菌所致感染；③哌拉西林-他唑巴坦（8:1或4:1），应用同上	
	三唑巴坦（tazobactam）	同上，对β-内酰胺酶抑制作用比克拉维酸强		

奥格门汀（augmentin）为克拉维酸与阿莫西林配伍而成。克拉维酸是β-内酰胺酶的抑制剂，可抑制葡萄球菌、流感杆菌、卡他球菌、大肠埃希菌、克雷伯杆菌、奇异变形杆菌、普通变形杆菌、军团菌、脆弱拟杆菌等微生物产生的β-内酰胺酶，使阿莫西林免遭破坏，因此对上述病原菌的产酶或不产酶株有效。此外还对不产β-内酰胺酶的肺炎链球菌、化脓性链球菌、绿色链球菌、梭状芽孢杆菌、消化链球菌等也有作用。可用于上述敏感菌所致的下呼吸道、中耳、鼻窦、皮肤组织、尿路等部位感染。不良反应主要有恶心、呕吐及皮疹等。

第三十八章 大环内酯类与林可霉素类抗生素

第一节 大环内酯类

大环内酯类（macrolides）抗生素主要包括红霉素、罗红霉素、克拉霉素、麦迪霉素、吉他霉素、螺旋霉素、阿奇霉素、交沙霉素等。本类药物的基本化学结构特征是具有14～16元大环内酯环，因而得名。

本类药物中应用最早的是红霉素（1952年），后又相继发现了麦迪霉素、螺旋霉素、竹桃霉素、交沙霉素及吉他霉素等。它们口服方便，体内分布广，临床用于需氧革兰阳性菌、革兰阴性菌和厌氧菌等感染，以及对β-内酰胺类抗生素过敏患者的治疗。其疗效满意而无严重不良反应。但抗菌谱较窄，不耐酸，口服吸收差，生物利用度低，用药剂量较大，耐药性及胃肠道反应多见，酯化类红霉素具有肝毒性（如无味红霉素）等。

20世纪70年代起陆续研发了罗红霉素、克拉霉素、氟红霉素、阿奇霉素等，这些第二代半合成大环内酯类抗生素的抗菌谱较第一代广，增加了新的适应证。并具有对酸稳定，口服吸收好，生物利用度高，血浆、组织内浓度高，$t_{1/2}$长（为红霉素的几倍至几十倍），每日给药量及给药次数少，不良反应较少，还有较好PAE等特点，因而受到临床的日益重视。

红 霉 素

红霉素（erythromycin）发现于1952年，由Mc Guire从链丝菌的培养液中提得。

【体内过程】 红霉素不耐酸，口服吸收少，故现用制剂为肠溶片或酯化物。其抗酸，口服吸收好。如红霉素肠溶片服后4小时、依托红霉素（erythromycin estolate，无味红霉素）2小时、琥乙红霉素（erythromycin ethylsuccinate）0.5～2.5小时均可达血药峰浓度，但其吸收受食物影响。红霉素能广泛分布到各组织和体液中（除脑脊液外）。在胆汁和前列腺组织内浓度较高，胆汁中浓度可超出同期血药浓度的10～40倍以上。前列腺中浓度约为血药浓度的33%，前列腺炎时可达有效的抗菌浓度。能透过胎盘进入胎儿体内，胎儿血药浓度为母体血药浓度的5%～20%。也可进入乳汁，其浓度可达血药浓度的50%以上。红霉素主要在肝中代谢。大部分以活性形式从胆汁排泄，可形成肝肠循环，由肾排泄的只占少部分(2.5%～15%)。$t_{1/2}$约2小时，无尿病人可延长至5小时。

【作用】 红霉素低浓度抑菌，高浓度杀菌。抗菌谱与青霉素G相似但稍广。主要作用为：

1. 对革兰阳性菌、革兰阴性球菌和厌氧球菌及革兰阴性菌中的流感杆菌、百日咳杆菌、变形杆菌等有很高的抗菌活性。

2. 对军团菌、弯曲菌、衣原体、支原体、立克次体及某些螺旋体等有良效。

3. 对耐β－内酰胺类及氨基糖苷类药物的细菌也有较好的作用。

【抗菌机制】 红霉素抑制细菌蛋白质合成，它与细菌核蛋白体50S亚基P位结合，抑制多肽链由A位移向P位，则肽链不能延伸（图35－3）。

【耐药性】 细菌尤其是金黄色葡萄球菌对红霉素易产生耐药性，且与其他大环内酯类药物有完全交叉耐药性。其耐药机制有：①作用位点改变：诱导产生甲基化酶，将核蛋白体50S亚基中23S rRNA 2058位上的腺苷酸甲基化，使50S亚基与药物的亲和力下降而出现耐药。②产生水解酶：如肠杆菌属产生的酯酶水解红霉素。③影响细胞膜的通透性或主动外排系统：可能是耐药菌基因编码改变而使药物透过细胞膜减少或将红霉素等大环内酯类外排，所以耐药菌细胞内的药物浓度远低于敏感菌。

【应用】

1. 耐青霉素的金黄色葡萄球菌感染及对青霉素过敏的患者；溶血性链球菌、肺炎球菌等革兰阳性菌引起的咽炎、扁桃体炎、猩红热及丹毒。

2. 首选治疗军团菌病、空肠弯曲菌肠炎、白喉带菌者、支原体肺炎及肺炎衣原体所致婴儿肺炎等。

3. 梅毒、放线菌病、气性坏疽、破伤风等，但疗效不如青霉素。

4. 沙眼衣原体结膜炎：泌尿生殖系统衣原体感染。

5. 厌氧菌所致口腔感染。

【不良反应】

1. 消化道反应 常见，如恶心、呕吐、腹胀、腹痛及腹泻等。其原因可能与其化学结构中的双甲基氨诱发释放胃肠蠕动素有关。

2. 血栓性静脉炎 静注其乳糖酸盐较易发生。

3. 肝损害 琥乙红霉素和依托红霉素较易引起，可能是这些酯化物吸收较好，对肝细胞穿透力较强所致，如胆汁淤积性黄疸、转氨酶升高及肝肿大等，停药数日后一般可消失。肝功能不良者禁用红霉素。

4. 过敏反应 少数患者可出现药热、荨麻疹等。

5. 其他 ①耳毒性：可引起耳鸣、听力减退或暂时性耳聋等。多发生于大剂量（≥4g/日）、长疗程（7～14日）、静脉给药、老年肝肾功能不全者或与有耳毒性药物合用时。②心脏毒性：偶见心律失常。③偶见肠道菌群失调、伪膜性肠炎。④口腔或阴道念珠菌感染。

阿奇霉素

阿奇霉素（azithromycin，阿奇红霉素）为第二代半合成大环内酯类抗生素。

阿奇霉素口服吸收快并易于耐受。但食物可降低其生物利用度。同服铝剂、镁剂等抗酸药可使其吸收延缓并降低血药峰浓度，但不改变生物利用度。阿奇霉素体内分布广，其中以肺、淋巴组织及生殖器中的浓度最高。主要经肝代谢，胆汁排泄（约占50%）。$t_{1/2}$长，为

48～72 小时。

阿奇霉素的抗菌谱、临床应用及作用机制与红霉素基本相同。但抗菌谱较广，抗菌作用较强，对流感杆菌的抗菌作用比红霉素强 4～8 倍；对淋病奈瑟菌的作用比红霉素强 4 倍；对军团菌的作用比红霉素强 2 倍，对肺炎支原体的抗菌活性为红霉素的 10 倍。但对葡萄球菌属、链球菌属等革兰阳性球菌的作用不如红霉素。适用于流感嗜血杆菌、肺炎链球菌及肺炎支原体等所致的肺炎；衣原体所致的宫颈炎和尿道炎；敏感菌所致的呼吸道、皮肤和软组织感染。有胃肠道不良反应，但发生率明显低于红霉素。偶见过敏反应、一过性中性粒细胞减少和肝功能异常。

其他大环内酯类抗生素

其他大环内酯类抗生素的抗菌作用基本与红霉素相似，但又具有对酸稳定、生物利用度高、$t_{1/2}$长、组织渗透性好、每日给药量及给药次数少、不良反应低等特点（表 38－1）。

表 38－1　常用大环内酯类抗生素

药　物	作用及特点	应　用	不良反应
红霉素（erythromycin）（1952）	对革兰阳性菌、革兰阴性菌厌氧球菌及某些革兰阴性菌活性较强，对衣原体、支原体、立克次体、嗜肺军团菌、弯曲菌等也有良效	①耐青霉素的金黄色葡萄球菌感染及对青霉素过敏者。②军团菌病、空肠弯曲菌肠炎、白喉带菌者、支原体肺炎及沙眼衣原体所致婴儿肺炎等	①胃肠反应；②静脉炎；③过敏反应；④肝、耳毒性及心脏毒性等
乙酰螺旋霉素（acetylspiramycin）（1954）	对革兰阳性菌的抗菌活性与红霉素相似。对革兰阴性菌、支原体、衣原体的抑制作用也较强。耐酸、口服易吸收，维持时间较长，$t_{1/2}$为 3.8 小时	防治革兰阳性菌引起的呼吸道及软组织感染	较轻
交沙霉素（josamycin，角沙霉素）（1967）	抗菌性能与红霉素相似。对革兰阳性菌的抗菌活性较好，对部分耐红霉素的金黄色葡萄球菌也有效	支原体肺炎及敏感菌引起的呼吸道、皮肤软组织、五官及胆道等感染	较轻，偶见皮疹
麦迪霉素（midecamycin）（1971）	抗菌谱与红霉素相似，但稍差。口服吸收好、组织分布广，$t_{1/2}$为 2.4 小时	替代红霉素用于敏感菌引起的呼吸道、皮肤软组织、五官及胆道等感染	轻微
克拉霉素（clarithromycin，甲红霉素）（1984）	抗菌活性强，且对酸稳定，口服吸收快而完全，体内分布广，细胞内浓度高。但首过效应大	①泌尿道、呼吸道及皮肤软组织感染。②幽门螺杆菌性慢性胃炎。③中耳炎、鼻窦炎等	较少。主要为胃肠反应；偶见皮疹、瘙痒、头痛、肝毒性或难辨梭菌引起的伪膜性肠炎等

（续表）

药 物	作用及特点	应 用	不良反应
罗红霉素（roxithromycin，罗力得）（1987）	抗菌谱与红霉素相似。对酸较稳定，口服生物利用度高，$t_{1/2}$为8～15小时	同红霉素	较轻
阿奇霉素（azithromycin）（1988）	对革兰阳性菌的抗菌活性较强。口服吸收快、组织分布广、细胞内浓度高、$t_{1/2}$长	同红霉素	较少，胃肠反应、过敏反应、肝功异常、一过性中性粒细胞减少

第二节 林可霉素类

林可霉素类抗生素包括从链丝菌的培养液中提得的林可霉素（lincomycin，林肯霉素，洁霉素）及其半合成衍生物克林霉素（clindamycin，氯林可霉素，氯洁霉素）。两药抗菌谱相同，克林霉素抗菌活性更强，且口服吸收好，毒性低。

【体内过程】 克林霉素口服吸收快而完全，血药达峰时间1～2小时，$t_{1/2}$2～2.5小时，且不受食物影响。而林可霉素吸收差，血药达峰时间需2～4小时，$t_{1/2}$4～6小时，并受食物影响。两药均广泛分布于大多数组织和体液中，特点是在骨组织中浓度较高，其次是胆汁，在乳汁中的浓度与血浓度大致相等。但两药均较难透过血脑屏障，即使脑膜发炎时，也难进入脑脊液。两药均由肝代谢。经胆汁排入粪便，或经尿中排出。

【作用】

1. 对革兰阳性菌，如金黄色葡萄球菌、耐青霉素的金黄色葡萄球菌、各组链球菌、肺炎球菌、白喉及破伤风杆菌等作用强大。

2. 对各类厌氧菌，包括梭状芽孢杆菌属、丙酸杆菌属、双歧杆菌属、类杆菌属、奴卡菌属以及放线菌属等作用良好。

3. 部分需氧革兰阴性球菌，如脑膜炎奈瑟菌、淋病奈瑟菌，以及人型支原体和沙眼衣原体等对两药均敏感。但所有革兰阴性杆菌、耐甲氧西林金黄色葡萄球菌（MRSA）及肺炎支原体对该类药耐药。此外，本类药物与大环内酯类抗生素间有不完全的交叉耐药性。

【作用机制】 林可霉素类的作用机制与红霉素相同，均为抑制肽链延伸阶段，也能与核糖体50S亚基结合，阻断转肽和rRNA位移作用而抑制细菌蛋白质合成。此外，克林霉素还能清除细菌表面的A蛋白和绒毛状外衣，使细菌易被吞噬和杀灭。

【应用】

1. 金黄色葡萄球菌引起的急慢性骨髓炎及关节感染。

2. 厌氧及需氧菌的混合感染，如腹膜炎、盆腔炎、吸入性肺炎及肺脓肿、中耳炎、鼻窦炎、化脓性扁桃体炎等，也可用于某些严重感染如败血症。

【不良反应】

1. 胃肠道反应 常见，如恶心、呕吐、腹泻等，口服或注射均可引起，以口服较多见，克林霉素发生率较高，但较轻微。

2. 伪膜性肠炎 严重者发生，可致死。其原因是敏感菌被抑制，不敏感菌（主要为难辨梭菌）大量繁殖及产生肠毒素致肠道病变与腹泻。可选用甲硝唑或万古霉素治疗。

3. 变态反应 多为轻度皮疹、药热和瘙痒。

此外，偶见中性粒细胞及血小板减少，肝、肾功能异常，神经肌肉阻滞及静脉炎等。

【应用注意】

1. 林可霉素经胎盘后可在胎儿肝中浓集，也可排入母乳中，故孕妇及哺乳妇女用时应权衡其利弊。

2. 因林可霉素可致伪膜性肠炎，故应慎用于溃疡性结肠炎、局限性肠炎等胃肠疾病者。

3. 林可霉素主要经肝、肾消除，故肝、肾功能减退时应慎用。

第三十九章 氨基糖苷类与多肽类抗生素

Waksman 及其同事于 1943 年从灰链霉菌发酵液中提取而获得了链霉素，它是第一个用于临床的氨基糖苷类抗生素。1949 年 Waksman 和 Lechevalier 发现了新霉素，1957 年日本梅泽滨夫发现了卡那霉素，并曾广泛应用于临床。但由于其毒性和耐药性后来被新的、更有效的药物如庆大霉素、妥布霉素、阿米卡星等所取代。

第一节 氨基糖苷类

一、氨基糖苷类抗生素的共性

氨基糖苷类（aminoglycosides）抗生素的化学结构基本相似，均由氨基糖分子与非糖部分的苷元结合而成的糖苷所组成，故称氨基糖苷类。本类药物较多，有从链霉菌属发酵液中提得的链霉素、新霉素、卡那霉素、妥布霉素、核糖霉素、大观霉素等；有从小单胞菌发酵液中提取的庆大霉素、西索米星、小诺米星和半合成的阿米卡星、奈替米星等。这类药物化学性质较稳定，制剂都为硫酸盐。

【体内过程】 氨基糖苷类为强极性化合物，水溶性大，口服难吸收。肌内注射吸收迅速而完全，0.5～1.5 小时达血药浓度高峰，静脉滴注后，血药浓度短时间内较高，约 0.5 小时后则与肌内注射相近。除链霉素外，很少与血浆蛋白结合。主要分布于细胞外液，故对细胞内细菌感染效果差。易渗入胸、腹腔及心包液等，脑脊液中浓度低，可进入内耳外淋巴液，浓度与用药量成正比，是产生耳毒性的主要原因。易透过胎盘屏障，要特别注意对胎儿的毒性。在肾脏皮质内药物浓度可超过血药浓度 10～50 倍。首次给药 24 小时内，70%～90% 药物以原形由肾小球滤过，尿药浓度高，可用于泌尿道感染。肾功能不全时，排泄速度减慢，半衰期可显著延长，肾毒性增大。

【作用】 抗菌谱较广，主要对革兰阴性杆菌有强大的杀菌作用，如大肠杆菌、克雷伯菌属、肠杆菌属、变形杆菌属、沙门菌属、志贺菌属、沙雷菌属等；对产碱杆菌属、莫拉菌属、布鲁菌属、枸橼酸菌属、嗜血杆菌属、分枝杆菌属等也具有一定抗菌作用。结核杆菌对链霉素、卡那霉素、阿米卡星等敏感，铜绿假单胞菌对庆大霉素、阿米卡星、妥布霉素敏感。氨基糖苷类对革兰阴性球菌作用差，对各型链球菌作用微弱，多数肠球菌属厌氧菌对其耐药。革兰阳性球菌如金黄色葡萄球菌包括耐青霉素菌株对某些药物敏感。本类药物在碱性环境中抗菌作用增强。

表 39-1　常用氨基糖苷类药物药动学特点

药物	IM 血药浓度达峰时间（小时）	$t_{1/2}$（小时）		24 小时尿排出（%）	蛋白结合率（%）
		正常	少尿		
庆大霉素	0.75~1	1.7~2.3	48~72	70~80	<10
链霉素	0.5~1.5	2~3	50~100	80	35
妥布霉素	0.33~0.75	2~2.8	56~60	80~90	<10
卡那霉素	0.75~1	2.1~2.4	60~96	84~90	0
阿米卡星	0.75~2	2.2~2.5	56~150	81~98	4
西索米星	0.75~1	2~2.3	35~37	85~87	0
奈替米星	0.5~1	2.2	33	80~90	<10

注：IM 指肌内注射

氨基糖苷类抗生素的抗菌特点：①为静止期速效杀菌剂，低浓度抑菌、高浓度杀菌；②存在抗生素后效应，此特点为临床采用本类药物每日给药 1 次疗法提供了一定的依据。

【作用机制】 氨基糖苷类抗生素抗菌机制在于干扰细菌蛋白质的生物合成。

氨基糖苷类抗生素的作用环节：对蛋白质合成的始动、延伸、终止三个阶段均有作用，可造成细菌体内核蛋白体耗竭及蛋白质受阻。①抑制 70S 始动复合物的形成，使蛋白质合成在早期即终止。②选择性地与 30S 亚基上的靶蛋白（如 P_{10}）结合，使 A 位扭曲变形，从而造成 mRNA 上密码出现错误，将错误的氨基酸掺入肽链，导致合成无功能的蛋白质。③阻止终止因子 R 进入 A 位，使已形成的肽链不能释放。同时，70S 核糖体不能解离。哺乳动物的核蛋白体结构、蛋白质、RNA 均与细菌不同，因此不易受抗生素的影响。此外，氨基糖苷类药物还可使细菌细胞膜缺损，膜通透性增加，细胞内重要物质外漏和加快氨基糖苷类药物的转运，更加速了细菌的死亡。

细菌对本类抗生素易产生耐药性。如使用链霉素 4~5 日后，细菌即可产生耐药性。链霉素与庆大霉素、卡那霉素、新霉素之间有单向交叉耐药性，即对后三者产生耐药性的细菌对链霉素也产生了耐药性，但对链霉素产生耐药性的细菌对后三者仍敏感。产生耐药性主要原因是细菌产生灭活酶，如磷酸转移酶、核苷酸转移酶、乙酰转移酶而使抗生素失活。也可由于细菌细胞壁通透性的改变而使药物不能透入细胞内发挥作用。

【不良反应】

1. 对第八对脑神经的损害 由于本类药物在内耳外淋巴液内蓄积，可引起前庭功能障碍和耳蜗神经损害，前庭功能障碍主要表现为眩晕、恶心、呕吐、平衡失调，其发生率依次为新霉素 > 卡那霉素 > 链霉素 > 西索米星 > 庆大霉素 > 妥布霉素 > 奈替米星。耳蜗神经损害表现为耳鸣、听力减退甚至耳聋等，其发生率依次为新霉素 > 卡那霉素 > 阿米卡星 > 西索米星 > 庆大霉素 > 妥布霉素 > 链霉素。用药过程应密切观察，注意是否出现耳鸣、眩晕等早期症状，并进行听力监测和肾功能检查，根据情况调整剂量。避免与有耳毒性的药物合用，以免增加耳毒性，避免与能掩盖其耳毒性的抗组胺药合用，孕妇禁用。

2. 肾脏损害 对肾脏的损害与剂量、病人耐受性相关。由于药物主要经肾排泄，尿药浓度高，并在肾蓄积，可损害肾小管上皮细胞，出现蛋白尿、管型尿，甚至可致氮质血症和无尿等。其发生率依次为新霉素 > 卡那霉素 > 妥布霉素 > 链霉素 > 奈替米星。肾功能的损害通常是可逆的，但这种损害可使药物排泄减慢而增加毒性。老年人及肾功能不良者宜减量使用或慎用。应避免与肾毒性药物合用。

3. 变态反应 可见药热、皮疹、血管神经性水肿等过敏反应，偶可引起过敏性休克，尤其是链霉素，休克发生率虽较青霉素低，但死亡率高，应引起警惕。

4. 神经肌肉阻滞 由于药物能与突触前膜钙结合部位结合，抑制乙酰胆碱释放，因而可阻断神经肌肉部位的传导。静脉滴注过快或浓度过高时，会出现四肢无力甚至呼吸抑制。一旦出现，可用钙剂或（和）新斯的明对抗，同时给予吸氧、人工呼吸等。

5. 其他 面部、口唇发麻、周围神经炎等。

二、常用药物特点与应用

庆大霉素

庆大霉素（gentamycin）是目前最常用的一种氨基糖苷类抗生素。

【作用】 抗菌范围广、抗菌活性强。本品具有较强的抗生素后效应。细菌对庆大霉素易产生耐药性，但停药一段时间后可恢复敏感性。

【应用】 ①革兰阴性杆菌感染，如败血症、脑膜炎、骨髓炎、肺炎、泌尿道感染、胆道感染、烧伤感染等。②铜绿假单胞菌感染，常与羧苄西林合用，不能与β-内酰胺类抗生素混合滴注。③细菌性心内膜炎，与青霉素合用治疗肠球菌、草绿色链球菌引起的心内膜炎。④原因未明的严重感染，常与羧苄西林或头孢菌素类合用。⑤口服可用于胃肠道术前消毒、治疗肠道感染、幽门螺旋杆菌引起的慢性胃炎及消化性溃疡。

链霉素

链霉素（streptomycin）对多数革兰阴性菌有较强的抗菌作用，由于毒性和耐药性的日益增多，目前临床仅用于：①与其他抗菌药合用治疗鼠疫、布鲁菌病、鼠咬热。②与其他抗结核药合用治疗结核病。

阿米卡星

阿米卡星（amikacin）为卡那霉素的半合成衍生物。抗菌谱最广，对铜绿假单胞菌有效。特点是对耐药菌仍有抗菌作用，有较长的抗生素后效应。临床主要用于对其他氨基糖苷类耐药菌株的感染，如对庆大霉素、卡那霉素或妥布霉素耐药的革兰阴性杆菌感染，以及铜绿假单胞菌、变形杆菌所致的败血症等。

表 39－2　　常用氨基糖苷类抗生素

药名	作用	应用	不良反应：第八对脑神经损害 前庭	耳蜗	肾脏损害	神经肌肉阻滞	过敏及其他
庆大霉素（gentamycin）（1963）	对革兰阴性杆菌包括铜绿假单胞菌抗菌活性强，对耐药金黄色葡萄球菌也有效	敏感菌所致的感染	++	+	++	+	±
链霉素（streptomycin）（1944）	抗菌谱较窄，对多数革兰阴性菌作用较强，对结核杆菌作用强	鼠疫与兔热病的首选药，与其他药合用治疗结核病	+++	+	+	++	++ 发生率较青霉素低，但死亡率较后者高
妥布霉素（tobramycin）（1967）	抗菌作用与庆大霉素相似，特点是抗铜绿假单胞菌作用较后者强 2～4 倍，有较长的抗生素后效应	同庆大霉素，多用于铜绿假单胞菌感染	+	+	+	+	±
卡那霉素（kanamycin）（1957）	抗菌谱与链霉素相似，对结核杆菌作用稍强，对铜绿假单胞菌无效	口服用于肠道术前消毒	+++	+++	++	+	+
阿米卡星（amikacin，丁胺卡那霉素）（1972）	为卡那霉素的半合成衍生物。抗菌谱与庆大霉素相似，对耐药菌仍有抗菌作用	需氧革兰阴性杆菌所致感染及对庆大霉素和妥布霉素耐药的革兰阴性杆菌所致感染	+	+++	+	+	±
西索米星（sisomicin）	抗菌作用与庆大霉素相似，但抗铜绿假单胞菌的作用强度与毒性均比庆大霉素大 2 倍，并与后者有完全交叉耐药性	同庆大霉素	++	++	+	±	±
奈替米星（netilmicin）（1985）	抗菌作用同庆大霉素，对耐药的革兰阴性杆菌和耐药金黄色葡萄球菌仍有效	敏感菌所致的败血症、泌尿道、肠道、呼吸道、皮肤软组织、骨与关节的感染	+ 较低	+ 较低	+ 较低	++	± 偶见头痛、视力模糊、恶心、呕吐等
新霉素（neomycin）（1949）	毒性大，仅作局部使用	肠道感染及肠道术前消毒	++++	++++	+++	+++	±
大观霉素（spectinomycin）	对多数革兰阴性杆菌、某些革兰阳性球菌有效，特点是对淋球菌作用强。主要以原形从尿排泄	对青霉素、四环素耐药的无并发症的淋病或对青霉素过敏者					偶见皮疹、恶心、头痛，第二次给药偶见肝肾功能改变、血细胞减少等，对其他氨基糖苷类过敏者可能对本品过敏

（续表）

<table>
<tr><th rowspan="3">药　名</th><th rowspan="3">作　用</th><th rowspan="3">应　用</th><th colspan="5">不 良 反 应</th></tr>
<tr><th colspan="2">第八对脑神经损害</th><th rowspan="2">肾脏损害</th><th rowspan="2">神经肌肉阻滞</th><th rowspan="2">过敏及其他</th></tr>
<tr><th>前庭</th><th>耳蜗</th></tr>
<tr><td>小诺米星（micronomicin）</td><td>同庆大霉素。特点是与其他氨基糖苷类交叉耐药性较轻</td><td>大肠杆菌、克雷伯杆菌、铜绿假单胞菌等革兰阴性菌所致中耳炎、胆道、泌尿道、呼吸道、腹腔及外伤感染，败血症</td><td>+</td><td>+</td><td>+</td><td>±</td><td>+
偶见转氨酶升高，老年人应减量</td></tr>
</table>

注：＋＋＋＋～＋指多见程度由多到少，±为偶见。

第二节　多　肽　类

一、多黏菌素类

多黏菌素类是从多黏杆菌培养液中提取的一组多肽类抗生素，有五种成分（A、B、C、D、E）。临床常用的是多黏菌素 B（polymyxin B）和多黏菌素 E（polymyxin E，抗敌素）。

【体内过程】 多黏菌素口服不吸收，也不经黏膜或创面组织吸收，肌注后血药浓度较低，在肝、肾、心、肺和肌肉组织有一定浓度。主要经肾排泄，$t_{1/2}$ 约为 6 小时。肾功能不全者，$t_{1/2}$ 会大大延长。

【作用】 多黏菌素类属窄谱杀菌剂。对某些革兰阴性杆菌如大肠杆菌、克雷伯菌、沙门菌、志贺菌和铜绿假单胞菌有效。药物分子中含有带正电荷的游离氨基（$-NH_2$），能与革兰阴性杆菌细胞膜中磷脂上带负电荷的磷酸根（PO_4^{3-}）结合，使细胞膜的通透性增加，胞内重要物质外漏而导致细菌死亡。该类药物无论对生长期或静止期的细菌都有效，且不易产生耐药性。

【应用】 局部治疗敏感菌所引起的眼、耳、皮肤、黏膜感染及烧伤时铜绿假单胞菌感染。口服用于肠道术前准备。

【不良反应】 毒性较大。主要表现为：①肾脏毒性，发生率高于 20%，症状有蛋白尿、血尿，血肌酐和尿素氮升高，肾功能减退者慎用。②神经系统毒性，出现头晕、感觉异常、面部和四肢麻木、共济失调等，大剂量、快速静滴时，因神经-肌肉阻滞会导致呼吸抑制。③瘙痒、皮疹和药热等变态反应。

二、万古霉素和去甲万古霉素

万古霉素（vancomycin）和去甲万古霉素（demethylvancomycin）二者作用相似。抗菌谱窄，对革兰阳性菌如金黄色葡萄球菌、表皮葡萄球菌（包括甲氧西林耐药株）、溶血性链球菌、肺炎球菌、棒状杆菌等有较强的杀菌作用。尤其是抗脆弱拟杆菌和梭菌（包括难辨梭菌）作用非常强。抗菌机制是抑制细菌细胞壁的生物合成，对生长繁殖期的细菌作用强。大多数革兰阴性菌对该药产生耐药性，但与其他抗生素无交叉耐药性。该药口服不吸收，肌注可引起剧烈疼痛和组织坏死，故一般采用静脉滴注给药。药物广泛分布于机体各组织内，在体内很少代谢，血浆 $t_{1/2}$约为 6 小时。药物 90% 以上经肾排泄，肾功能不全者半衰期可延长。用于治疗甲氧西林耐药的葡萄球菌（MRSA）引起的严重感染，如肺炎、败血症、心内膜炎、骨髓炎、结肠炎等，尤其是当其他抗生素无效或不能耐受时。口服治疗难辨梭状杆菌引起的假膜性肠炎。不良反应较大，主要有耳毒性、肾毒性，偶见皮疹、药热。口服有胃肠道反应等。

三、替考拉宁

替考拉宁（teicoplanin）分子结构与万古霉素相似，故抗菌谱、抗菌作用机制、抗菌活性均与万古霉素相似。口服吸收少，静脉注射后在体内代谢少，几乎全部经肾排泄，血浆 $t_{1/2}$约为 47 小时。临床应用与万古霉素相似，用于耐药的革兰阳性菌感染和对青霉素过敏的患者。不良反应明显低于万古霉素，主要是注射部位疼痛、皮疹和暂时性的肝功能异常。

四、杆菌肽

杆菌肽（bacitracin）是由枯草杆菌产生的多肽抗生素。对大多数革兰阳性菌如金黄色葡萄球菌、链球菌属等有强大的抗菌作用。对革兰阴性球菌、螺旋体、放线菌也有效。本品属慢效杀菌剂，作用机制为抑制敏感菌细胞壁的生物合成和破坏其细胞膜。细菌对本品耐药性产生较慢。因全身用药肾毒性大，仅作外用抗菌药使用。局部应用于革兰阳性菌及耐药金黄色葡萄球菌引起的眼部感染、皮肤感染、咽喉炎，敏感菌引起的急、慢性中耳炎等。

第四十章 四环素类与氯霉素类

四环素类和氯霉素类抗生素属于广谱抗生素（broad - spectrum antibiotics）。此类药物抗菌谱广，对革兰阳性菌和阴性菌、立克次体、衣原体、支原体、螺旋体和阿米巴原虫等均有抑制作用。

第一节 四环素类

1948年通过筛选，在链球菌培养液中发现了第一个四环素类药物——金霉素，随后相继研制出一系列其他四环素类药物。

四环素类（tetracyclines）抗生素具有共同的氢化骈四苯的基本母核（图40－1），仅在5、6、7位上的取代基有所不同。本类药物是两性化合物，抗菌活性在碱性水溶液中降低，在酸性水溶液中较稳定，故药用其盐酸盐。

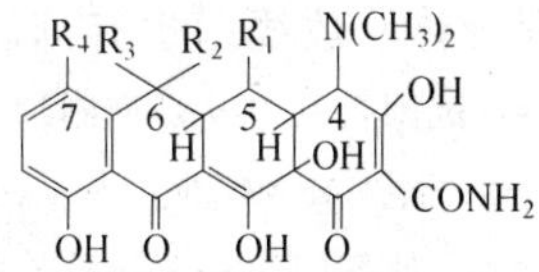

图40－1 四环素类的基本化学结构

表40－1 四环素类药物的基本化学结构

抗生素	R_1	R_2	R_3	R_4
天然药				
四环素	H	OH	CH_3	H
土霉素	OH	OH	CH_3	H
地美环素	H	OH	H	Cl
半合成药				
美他环素	OH		$=CH_2$	H
多西环素	OH	H	CH_3	H
米诺环素	H	H	H	$N(CH_3)_2$

四环素类分天然四环素与半合成四环素两类。天然四环素有四环素、土霉素、地美环素（去甲金霉素）和金霉素等，其中四环素已少用，土霉素基本不用，金霉素因刺激性强仅限于眼科外用。半合成四环素有多西环素和米诺环素、美他环素等，其中以多西环素最为常用。半合成四环素抗菌活性高于天然四环素，耐药菌株少，不良反应轻。

四环素

【体内过程】 四环素（tetracycline）口服易吸收，但不完全。口服后2～4小时血药浓度可达高峰，$t_{1/2}$约为8小时。若一次口服剂量超过0.5g，血药浓度并不随剂量增加而提高，未吸收部分随粪便排出。此外，乳制品、食物或药物中的Ca^{2+}、Mg^{2+}、Al^{3+}、Fe^{2+}等金属离子易与四环素形成络合物，若同服可使两者吸收减少。药物吸收入血后，与血浆蛋白结合率为65%，可广泛分布于全身各组织和体液，易渗入胸腔、腹腔、胎儿循环及乳汁中，能与钙络合而沉积于骨和牙齿内；但不易透过血脑屏障，脑膜炎时需静脉给药才能达到有效血药浓度。四环素可经肝内排入胆汁，且有明显的肝肠循环，在胆汁中浓度约为血药浓度的10～20倍，本品20%～60%以原形经肾脏排泄，尿中浓度高，因此有利于治疗胆道感染和泌尿道感染。但肾功能不良时，排泄减慢，易致蓄积，应相应延长给药间隔时间。

【作用】 四环素属快速抑菌剂，高浓度时也有杀菌作用。该药抗菌谱广：①对多数革兰阳性菌和阴性菌均有抑制。对鼻疽单胞菌、杜克雷嗜血杆菌、布鲁菌属、霍乱弧菌等作用强，对幽门螺杆菌、鼠疫杆菌也有抑制作用。特点是对革兰阳性菌的作用不如青霉素和头孢菌素类，对革兰阴性菌作用不如氨基糖苷类。②对立克次体作用较强，对衣原体、支原体、螺旋体、放线菌也有抑制作用。③能间接抑制阿米巴原虫。

抗菌机制主要是抑制细菌蛋白质合成。四环素通过特异性地与细菌核糖体30S亚基上的A位结合，阻止氨基酰-tRNA进入该位，从而阻止肽链的延伸而抑制细菌蛋白质合成，其次还通过改变细菌细胞膜的通透性，使细胞内重要成分外漏而抑制细菌生长繁殖。

由于长期大量使用四环素，耐药菌株逐渐增多，如金黄色葡萄球菌、大肠杆菌、痢疾杆菌、溶血性链球菌、肺炎球菌等。产生耐药性的主要原因是通过耐药质粒介导，并可在各菌株传递，使细菌的细胞膜对药物摄取减少或主动流出系统外排增加。天然药之间有交叉耐药性，但天然药与半合成药之间则呈不完全交叉耐药性。

【应用】 立克次体感染，如斑疹伤寒、恙虫病和Q热；支原体属感染，如肺炎；衣原体属感染，如性病性淋巴肉芽肿、鹦鹉热、非特异性尿道炎、宫颈炎和沙眼作首选药。对革兰阳性菌及阴性杆菌所致的呼吸道、尿道与胆道感染，一般仅作次选药。此外，也适用于对青霉素过敏患者或耐青霉素的金葡菌感染。目前临床多采用半合成四环素类。

【不良反应】

1. 局部刺激 口服常引起恶心、呕吐、上腹部不适、厌食和腹泻等症状；肌内注射可致剧痛及局部坏死，故不宜肌内注射；静脉注射时应稀释后静脉滴注，有时可引起静脉炎。

2. 二重感染 正常人体的口腔、鼻咽部、消化道等处有多种微生物寄生，相互拮抗而维持相对平衡的共生状态。长期使用广谱抗生素，使敏感菌受到抑制，而一些不敏感菌如真菌或耐药菌乘机大量繁殖，造成新的感染，称为二重感染，又称菌群交替症，多见于老、幼、体弱、抵抗力低的患者。常见的二重感染为难辨梭菌引起的假膜性肠炎，即由细菌产生一种毒性较强的外毒素，引起肠壁坏死、体液渗出，剧烈腹泻，导致脱水或休克等症状，可危及生命，应立即停药并选用万古霉素或甲硝唑治疗。

3. 影响骨、牙的生长 四环素类能与新形成的骨、牙组织中沉积的钙结合，造成牙齿黄染、龋齿或发育不全，还可抑制婴幼儿的骨骼生长。由于本品能进入胎儿循环及乳汁中，故孕妇、哺乳期妇女及8岁以下儿童禁用。

4. 其他 长期大量（>4g/日）静脉滴注可造成严重肝损害，亦可加剧原有的肾功能不全。肝、肾功能不全者慎用。此外，偶可引起药热和皮疹等过敏反应，四环素类药之间有交叉过敏反应。

多西环素

多西环素（doxycycline，强力霉素）是由土霉素经6α-位上脱氧而得到的一种半合成四环素类药物，1989年在我国注册进口。本品脂溶性较高，吸收快而完全，食物对其吸收影响较小，口服和注射给药的血药浓度几乎相同。血浆蛋白结合率为93%，药物在体内分布广泛，脑脊液中浓度也较高。药物在血液及组织中的浓度维持较久，$t_{1/2}$约15~20小时，一般每日给药1次即可。多西环素小部分从肾排泄，大部分以无活性的结合物或络合物随粪排出，因此肾功能不全时可使用本品，药物对肠道菌群影响也较小。多西环素抗菌谱、作用机制与四环素相似，但作用较后者强2~10倍。由于本品具有速效、强效、长效的特点，目前临床上最为常用，多用于敏感菌所致的呼吸道、泌尿道和胆道感染，因其在前列腺分泌较多而用于前列腺炎，也用于斑疹伤寒、恙虫病、支原体肺炎等。还可用于治疗霍乱、预防恶性疟疾和钩端螺旋体感染。此外，还可短期服用作为旅行者腹泻的预防用药。多西环素常见的不良反应有胃肠道反应，饭后服药可减轻，二重感染和皮疹均较少见。肝、肾功能严重不全者慎用，一般8岁以下儿童及孕妇、哺乳期妇女禁用。

表40-2 常用四环素类药物

分类	药名	$t_{1/2}$（小时）	抗菌强度	作用特点	应用	主要不良反应
天然品	四环素（tetracycline）（1953）	8.5	5	广谱，对多种革兰阳性和阴性菌、立克次体、衣原体、支原体、螺旋体、放线菌等有抑菌作用。能间接抑制阿米巴原虫	立克次体病、衣原体病、支原体肺炎等；革兰阳性或阴性杆菌所致的感染	局部刺激，二重感染，影响骨、牙的生长，肝、肾功能损害，过敏反应等
	土霉素（terramycin）（1950）	9	6	同四环素	少用。对肠道感染包括肠内阿米巴疗效较好	同四环素，胃肠道反应多见
	金霉素（chlortetracycline）		4	同四环素	结膜炎、沙眼	

（续表）

分类	药名	$t_{1/2}$（小时）	抗菌强度	作用特点	应用	主要不良反应
半合成品	多西环素（doxycycline，强力霉素）（1962）	20	2	同四环素，作用快、强，口服吸收快而完全，食物吸收影响较小	可替代四环素与土霉素。还用于前列腺炎、霍乱等	胃肠道刺激反应，宜饭后服
	米诺环素（minocycline，二甲胺四环素）		1	抗菌谱同四环素，抗菌活性最强。体内过程同多西环素，组织渗透性好，进入脑脊液量较多，$t_{1/2}$ 为 14～18 小时	同四环素，治疗沙眼衣原体所致的非淋菌性尿道炎，奴卡菌病和酒糟鼻等；痤疮；阿米巴病的辅助治疗	同四环素，但能引起可逆性前庭反应，表现为恶心、呕吐、眩晕、共济失调等症状，停药后 24～28 小时可消失
	美他环素（metacycline）	14	3	同四环素，对耐四环素、土霉素菌株仍有作用	耐药菌引起的感染	同四环素

第二节　氯霉素类

氯霉素类抗生素包括氯霉素及甲砜霉素。1947 年从委内瑞拉链丝菌培养液中分离出一种抗生素，因其化学结构中含氯，所以命名为氯霉素。它是当时已知的抗菌谱最广的药物，该药首次使用是注射用于治疗斑疹伤寒，获得良好效果。进一步研究证明，该药口服有效。次年 Crooks 等用化学方法合成，使之成为第一个人工合成的抗生素。氯霉素有严重的骨髓造血系统毒性，应用已受到极大限制。1995 年甲砜霉素在我国批准生产。目前某些国家正在研制该类药的含氟化合物，以期得到毒性小、疗效好的药物。

氯霉素

氯霉素（chloramphenicol）系左旋体，在弱酸性和中性溶液中较稳定，遇碱易分解失效。

【体内过程】 本品脂溶性高，口服吸收快而完全，一次口服 1g 后，约 2 小时血药浓度达到高峰，6～8 小时后仍可维持有效血药浓度。$t_{1/2}$ 为 1.5～3.5 小时。吸收后广泛分布于全身各组织和体液。药物在脑脊液中浓度较其他抗生素为高，易通过胎盘屏障及血眼屏障，也可进入乳汁。氯霉素大部分在肝脏与葡萄糖醛酸结合而灭活，原形药及代谢产物均从肾脏排泄。氯霉素是肝药酶抑制药。

【作用】 抗菌谱广，对革兰阳性菌、阴性菌均有抑制作用，高浓度时也有杀菌作用。特点是对革兰阴性菌的作用较强，尤其对流感杆菌、肺炎链球菌、脑膜炎球菌等作用强。对立克次体属、螺旋体和沙眼衣原体等有效。

由于与核糖体的结合是可逆的，因而是抑菌作用。

抗菌机制主要是抑制细菌蛋白质合成，氯霉素通过与核糖体 50S 亚基结合，选择性地抑制肽酰基转移酶，从而阻止肽链的延伸。

细菌对氯霉素产生耐药性较慢，但近年来呈逐渐上升的趋势，其中以大肠杆菌、痢疾杆菌、变形杆菌等较为多见。

【应用】 某些敏感菌所致的严重感染。如伤寒、副伤寒、流感杆菌性脑膜炎、立克次体感染等。局部用于治疗沙眼、结膜炎、耳部表浅感染等。

【不良反应】

1. 抑制骨髓造血功能 是氯霉素的主要毒性反应，可分为：

（1）*可逆性的血细胞减少* 此反应与剂量和疗程有关。可表现为白细胞和粒细胞减少，继而血小板减少。停药后较易恢复。

（2）*不可逆再生障碍性贫血* 此反应与剂量和疗程无关，常见于初次用药 3～12 周，各类血细胞减少，虽极罕见，但死亡率高。可能因为骨髓造血细胞线粒体内的核蛋白体与细菌内的核蛋白体同是 70S 组成，所以对氯霉素敏感。

由于上述毒性反应，应严格控制氯霉素的用药指征，详细询问病人有无与药物有关的骨髓抑制既往史，用药期间应定期检查血象，一旦发现毒性反应，立即停药。

2. 灰婴综合征（graybaby syndrome） 由于新生儿和早产儿肝肾功能发育不全，使用大剂量氯霉素易引起蓄积中毒。表现为腹胀、呕吐、呼吸抑制乃至皮肤灰白、紫绀，最后循环衰竭、休克，称灰婴综合征。40%病人在症状出现后 2～3 天内可死亡。因此，早产儿和新生儿两周内禁用氯霉素或每日量不超过 25mg/kg，出现上述症状应立即停药。

3. 其他 口服发生胃肠道反应，长期应用也会引起二重感染。少数病人可出现神经炎、中毒性精神病或皮疹、药热、血管神经性水肿等过敏反应。

【禁忌证】

肝、肾功能不良者应慎用或禁用。孕妇及哺乳期内妇女慎用或禁用。

甲砜霉素

甲砜霉素（thiamphenicol）是氯霉素的衍生物。其抗菌谱及抗菌作用与氯霉素相似，对沙门菌、大肠杆菌、肺炎杆菌等革兰阴性杆菌作用较氯霉素略弱。本品与氯霉素有完全交叉耐药性。口服或注射给药吸收迅速而完全，吸收后分布广泛，以肾、脾、肝、肺中的含量较多。由于存在肝肠循环，故在胆汁中浓度较高。该药在肝内不与葡萄糖醛酸结合而灭活，最后以原形经胆汁和尿排出。临床主要用于治疗伤寒、副伤寒及其他沙门菌感染，也用于治疗敏感菌所致的呼吸道、胆道、尿路感染。主要不良反应与氯霉素相同但稍轻。可引起周围神经炎。肾功能减退时尿中排出量明显减小。肾功能不全者、妊娠妇女和新生儿慎用。

第四十一章 抗真菌药与抗病毒药

第一节 抗真菌药

真菌感染分为浅部真菌感染和深部真菌感染两类。浅部真菌感染常由各种癣菌引起，主要侵犯皮肤、毛发、指（趾）甲等，引起体癣、头癣、手足癣、花斑癣等，发病率高。深部真菌感染多由白色念珠菌、新型隐球菌、荚膜组织胞浆菌、皮炎芽生菌等引起，主要侵犯内脏器官和深部组织。虽然发生率低，但危害性大，常可危及生命。对于存在严重全身性疾病的患者（如艾滋病、恶性肿瘤患者），以及长期应用广谱抗生素、免疫抑制剂、肾上腺皮质激素的患者，由于其机体免疫机能低下，导致感染容易发生，因此近年来深部真菌病的发病率呈现上升趋势。

治疗真菌病的药物根据来源不同分为两类：①抗真菌抗生素：如两性霉素 B、制霉菌素、灰黄霉素等。②合成抗真菌药：主要为唑类抗真菌药，此外还有丙烯胺类和氟胞嘧啶等。

唑类（azoles）抗真菌药从 20 世纪 70 年代开始使用，根据药物结构不同分为咪唑类（imidazoles）和三唑类（triazoles）。咪唑类如克霉唑、酮康唑、咪康唑等，三唑类如氟康唑、伊曲康唑等。两者抗菌机制相同，三唑类作用特异性更高，因此毒性低，疗效更好，代表了唑类抗真菌药的发展方向。

对于浅部真菌感染，主要治疗药物为灰黄霉素、制霉菌素或局部应用的咪唑类抗真菌药。全身性真菌感染治疗药物主要为两性霉素 B、咪康唑、酮康唑、氟康唑及伊曲康唑等。

常用抗真菌药见表 41－1。

两性霉素 B

两性霉素 B（amphotericin B，二性霉素，庐山霉素）属多烯类抗生素。由链霉菌属 *streptomyces nodosus* 培养液中提取而得。

【体内过程】 口服、肌内注射难吸收，且刺激性大，临床采用缓慢静脉注射给药，口服仅用于胃肠内真菌感染。不易通过血脑屏障，每日约 2% ～5% 以原形从尿中排出，故体内消除缓慢。

【作用】 抗真菌谱广，对各种深部真菌如念珠菌、新型隐球菌、荚膜组织胞浆菌及皮炎芽生菌等有强大抑制作用。高浓度可杀菌。

两性霉素 B 可选择性地与真菌细胞膜上固醇类结合，在细胞膜上形成孔道，增加细胞膜通透性，导致细胞内核苷酸、氨基酸等重要物质外漏，使真菌死亡。细菌细胞不含类固醇，故对细菌无效。

【应用】 是抗深部真菌感染的首选药。缓慢静脉注射或鞘内、腹膜内和胸膜内给药，可用于各种真菌性肺炎、心内膜炎、脑膜炎及尿路感染等。口服给药用于肠道念珠菌感染。

【不良反应】 较多，毒性较大。常可出现不同程度的肝、肾损害及血液系统、神经系统毒性。

1. **一般反应** 静脉滴注可出现高热、寒战、头痛、恶心、呕吐，静滴过快出现血压下降、心律失常、眩晕、惊厥等。

2. **肾毒性** 80%患者可出现蛋白尿、管型尿及尿素氮增高等。

3. **血液系统** 可见贫血、血小板及白细胞减少。

4. **肝毒性** 可致肝细胞坏死、急性肝功能衰竭等。

【禁忌症】 孕妇及肝、肾功能不全者禁用。

咪　康　唑

【作用】 对多数皮肤癣菌以及白色念珠菌、新型隐球菌、芽生菌等均有抑制作用，还可抑制葡萄球菌、链球菌、炭疽杆菌等细菌。

作用机制是选择性地抑制真菌细胞色素 P_{450} 依赖酶，从而抑制真菌细胞膜的重要成分——麦角固醇合成，导致膜通透性增加，胞内重要物质外漏而使真菌死亡。

【应用】 本品口服吸收差，不易通过血脑屏障。静脉滴注用于治疗多种深部真菌病，但因不良反应较多，仅作为两性霉素 B 无效或不能耐受时的替代药物。局部应用可治疗五官、皮肤、阴道的念珠菌感染。

表 41－1　　常用抗真菌药

药　物	作用及机制	应　用	不良反应
两性霉素 B (amphotericin B) (1956)	抗深部真菌，对各种深部真菌如白色念珠菌、新型隐球菌、荚膜组织胞浆菌及皮炎芽生菌等有强大抑制作用，高浓度可杀菌；与真菌细胞膜上的固醇类结合，增加细胞膜通透性，导致胞内容物外漏引起菌体死亡	敏感菌引起的深部真菌感染，如脑膜炎、骨髓炎、心内膜炎、败血症等	静滴过程中出现高热、寒战、头痛、恶心、呕吐等，静滴过快出现血压下降、心律失常、惊厥等；80%患者出现肾损伤；还可致贫血、血小板及白细胞减少、肝细胞坏死、急性肝功能衰竭等
灰黄霉素 (griseofulvin) (1939)	对各种浅表皮肤癣菌有较强抑制作用，通过干扰敏感真菌的有丝分裂而抑制其生长；对深部真菌、细菌及已感染的病灶无效；吸收后分布于全身，可渗入皮肤角质层，与角蛋白结合阻碍细菌继续入侵，但不能通过表皮角质层，故外用无效	浅表真菌感染，对头癣效果最好，对体癣、股癣、甲癣等也有效	消化道反应：恶心、呕吐、腹泻，个别出现胆汁淤积性黄疸；神经系统反应：头痛、嗜睡、眩晕、共济失调、周围神经炎；过敏反应：皮疹、药热、血管神经性水肿等；血液系统反应：白细胞减少等

（续表）

药　物	作　用	应　用	不良反应
制霉菌素（nystatin）（1949）	对白色念珠菌及隐球菌有抑制作用；毒性大	局部用于皮肤、口腔及阴道念珠菌感染；口服用于胃肠道感染；可与广谱抗生素合用防止真菌引起的二重感染	口服出现恶心、呕吐、腹泻等胃肠反应，个别阴道给药可见白带增多
克霉唑（clotrimazole）（1967）	咪唑类 抗真菌谱广；对皮肤癣菌的抗菌作用类似灰黄霉素，对深部真菌的作用不如两性霉素 B；口服吸收差	局部用于浅部真菌病或皮肤黏膜的念珠菌感染，如体癣、手足癣、耳道和阴道真菌病，对头癣、甲癣无效；口含片用于口腔念珠菌病	口服有胃肠道反应、精神抑郁；局部用药轻微刺激及烧灼感
咪康唑（miconazole）（1967）	咪唑类 抗真菌谱广。对多种真菌都有效，并对葡萄球菌、链球菌、炭疽杆菌等有抑制作用	深部真菌病、肠道念珠菌及五官、皮肤、阴道等局部真菌感染	静脉用药可发生寒战、高烧、血栓性静脉炎等，给药速度过快可发生心律失常，甚至呼吸、心跳停止；局部用药可见皮肤瘙痒、皮疹等
酮康唑（ketoconazole）（1979）	咪唑类 抗真菌谱广；对白色念珠菌、新型隐球菌和浅表癣菌等具有较强抗菌作用，对组织胞浆菌和球孢子菌也有效	口服用于表皮和深部真菌感染；因不易通过血脑屏障，故不宜单独用于真菌性脑炎；局部用于糠秕孢子菌引起的花斑癣、脂溢性皮炎、头皮糠疹等	口服有恶心、呕吐、腹痛、头痛、皮肤瘙痒等，少数有肝损害和男性乳房发育；外用局部瘙痒刺激等症状
益康唑（econazole）	三唑类 抗真菌；作用同咪康唑，特异性较咪唑类高	局部用于念珠菌性阴道炎、体癣、股癣、足癣、脂溢性皮炎等	常见瘙痒和烧灼感，偶见红斑和水泡
氟康唑（fluconazole）	新型三唑类抗真菌谱广，高效、低毒，抗菌活性高于酮康唑和两性霉素 B 数十倍至百倍；对白色念珠菌、新隐球菌、芽生菌、组织胞浆菌、球孢子菌等均有抑制作用。可根治毛发癣菌引起的皮肤真菌感染	隐球菌引起的全身感染，包括新型隐球菌性脑膜炎及肺部感染；白色念珠菌引起的深部感染；真菌引起的皮肤、黏膜感染，包括口腔黏膜及食道、阴道黏膜感染；预防免疫功能低下病人发生真菌感染	常见恶心、腹痛、腹泻、皮疹，偶见肝、肾损害
伊曲康唑（itraconazole）	三唑类 抗真菌谱广。对多种深部真菌有强大抗菌作用，如新型隐球菌、白色念珠菌、荚膜组织胞浆菌、芽生菌、孢子菌等。对花斑菌、念珠菌性口腔炎和阴道炎等浅表性真菌感染也有效	敏感菌引起的深部和浅部真菌感染	头痛、头晕、瘙痒、胃肠道反应

（续表）

药　　物	作　　用	应　　用	不良反应
氟胞嘧啶（flucytosine）	合成抗真菌药，抗菌谱窄，仅对酵母菌（新型隐球菌属）和酵母样菌（念珠菌属）有较强抑制活性；对着色霉菌、烟曲菌等有抗菌作用	敏感菌引起的深部感染；与两性霉素 B 合用产生协同作用，并减少耐药性的产生及降低毒性	少数有胃肠反应、皮疹，偶有白细胞及血小板减少，可能有肝、肾轻度损害
特比萘芬（terbinafine）	丙烯类口服广谱抗真菌药；作用于鲨烯环氧酶，干扰细胞膜内麦角固醇的合成。对皮肤癣菌有杀菌作用，对念珠菌有抑菌作用	皮肤癣菌引起的甲癣、体癣、股癣、手癣、足癣效果好	轻微。主要为胃肠道反应，其次皮肤瘙痒、荨麻疹、皮疹，偶见肝功能损害

第二节　抗 病 毒 药

病毒是病原微生物中最小的一种，结构简单，不具备细胞结构，由核酸（包括 DNA 和 RNA）组成核心，蛋白质为外壳。大部分病毒缺乏酶系统，必须进入活宿主细胞，利用宿主细胞的酶系统合成自身的核酸和蛋白质才能生长繁殖，是细胞内寄生微生物。

1995 年国际病毒分类委员会对病毒的分类做了修订，将病毒分为三大组：DNA 病毒、RNA 病毒和 DNA 或 RNA 逆转录病毒。人类免疫缺陷病毒（human immunodeficiency virus，HIV）属逆转录病毒，分为 HIV－1 和 HIV－2 两个亚型。世界上的艾滋病（acquired immune deficiency syndrome，AIDS）多由 HIV－1 引起。

药物可在不同阶段阻断病毒的生长繁殖而发挥治疗作用：①与病毒竞争细胞膜表面受体，阻止病毒吸附于宿主细胞。②阻止病毒进入宿主细胞内或脱壳，如金刚烷胺能抑制流感病毒的脱壳而预防流感。③抑制病毒核酸复制，如碘苷抑制胸腺嘧啶核苷合成酶，影响 DNA 合成；吗啉双胍可抑制病毒繁殖周期的各个阶段；阿昔洛韦、阿糖腺苷等抑制病毒 DNA 合成。④通过增强宿主抗病能力而抑制病毒转录、翻译、装配等过程。如干扰素通过激活宿主细胞的某些酶而发挥抗病毒作用。

由于病毒严格的胞内寄生特性及病毒复制时依赖于宿主细胞的许多功能，导致药物在抗病毒的同时，也可能杀伤宿主的正常细胞，由此现有的抗病毒药大多有较大的毒性，临床疗效也不甚满意。

常用抗病毒药见表 41－2。

阿 昔 洛 韦

阿昔洛韦（aciclovir，ACV，无环鸟苷）为核苷类抗 DNA 病毒药物，是目前最有效的抗单纯疱疹病毒（HSV）药物之一。

【作用】 广谱抗疱疹病毒药，其中对 HSV 的作用最强，比碘苷强 10 倍，比阿糖腺苷强 160 倍，对乙型肝炎病毒也有一定作用。

阿昔洛韦进入被感染的细胞后，在酶的催化下转化为三磷酸无环鸟苷，对病毒 DNA 多聚酶呈强大的抑制作用，阻止病毒 DNA 的合成。阿昔洛韦对 RNA 病毒无效。

【应用】 治疗 HSV 感染的首选药，用于防治 HSV 引起的皮肤和黏膜感染，如角膜炎、皮肤黏膜感染、生殖器疱疹、疱疹病毒脑炎等，也用于治疗带状疱疹病毒感染。对乙型肝炎有明显近期效果。

【不良反应】 可见肌酐升高、皮疹、荨麻疹。伴有脱水的患者在用药剂量过大时偶尔会出现肾损害。

【禁忌症】 过敏体质及精神异常者忌用。

表 41－2　　常用抗病毒药

药　物	作　用	应　用	不良反应
阿昔洛韦（aciclovir）（1977）	抗疱疹病毒谱广，对乙肝病毒也有一定抑制作用	单纯性疱疹病毒感染，如角膜炎、皮肤黏膜感染、生殖器疱疹、疱疹病毒脑炎和带状疱疹；也用于乙型肝炎	可见肌酐升高、皮疹、荨麻疹；偶有肾功能损害
利巴韦林（ribavirin，病毒唑）（1972）	广谱，对多种 DNA、RNA 病毒有效，如甲、乙型流感病毒，呼吸道合胞病毒，沙眼病毒，麻疹病毒，甲型肝炎病毒，流行性出血热病毒等	流感病毒引起的呼吸道感染，疱疹病毒性角膜炎、结膜炎、口腔炎、小儿病毒性肺炎等。对甲型肝炎也有一定疗效	大剂量可引起头痛、腹泻、疲劳、胆红素升高。长期应用可致贫血和白细胞减少；动物实验有致畸胎作用
阿糖腺苷（vidarabine）（1960）	抗 DNA 病毒，具有体外广谱抗疱疹病毒作用。对痘病毒、单纯疱疹病毒（Ⅰ、Ⅱ型）、带状疱疹、E－B 病毒和 Gross 白血病病毒均有抑制作用	疱疹性脑炎，疱疹性角膜炎，慢性乙型肝炎等	眩晕、恶心、呕吐、腹泻、腹痛，偶见骨髓抑制、白细胞减少等；有致畸作用
干扰素（interferon，IFN）（1957）	抗病菌谱广，且有抗肿瘤和免疫调节作用	带状疱疹，小儿病毒性肺炎及上呼吸道感染，病毒性脑炎，慢性活动性肝炎（甲、乙、丙、丁型），多种肿瘤	发热、寒战、肌痛及注射部位红斑。可逆性白细胞减少、血小板减少等骨髓抑制现象；长期应用致中枢神经系统毒性反应
更昔洛韦（ganciclovir）	阿昔洛韦衍生物，对病毒 DNA 聚合酶有强大抑制作用；可抑制 HIV	AIDS，器官移植，恶性肿瘤	毒性大；骨髓抑制，消化、泌尿系统损伤；过敏者禁用
金刚烷胺（amantadine）（1959）	特异地抑制甲型流感病毒，阻止病毒进入宿主细胞并抑制其复制；对乙型流感病毒及其他病毒无效；还可抗震颤麻痹	预防和早期治疗甲型流感病毒致呼吸道感染，对其他病毒感染无效	恶心、眩晕、失眠、头痛、共济失调等
碘苷（idoxuridine，疱疹净）（1959）	嘧啶类，抗 DNA 病毒；口服或注射后很快代谢而失效，仅局部外用	外用治疗浅层单孢病毒性角膜炎、眼带状疱疹及其他病毒感染性眼病；因眼内通透性差，故对深层单疱病毒性角膜炎无效	刺痛、痒感、水肿、畏光，长期用药损伤角膜，出现变性、浑浊

（续表）

药 物	作 用	应 用	不良反应
吗啉双胍（moroxydine，病毒灵，ABOB）	对多种 DNA、RNA 病毒有效，抑制流感病毒、副流感病毒、腺病毒、疱疹病毒、脊髓灰白质炎病毒等。	防治流行性感冒、流行性腮腺炎、水痘、疱疹性口腔炎、带状疱疹、结膜炎和角膜炎；因疗效不够确切而渐少用	大剂量可降低食欲，口干、出汗、低血糖等

第三节 抗艾滋病药

艾滋病（获得性免疫缺乏综合征，AIDS）遍及五大洲，近年来其发病率有上升趋势。其临床常表现为全身衰竭和免疫功能低下，引起一系列机体感染，如卡氏肺孢子虫病（PCP）及卡波西肉瘤（KS）。由于该病死亡率极高，有“超级癌症”之称。自 20 世纪 80 年代发现并确立该病病因是人类免疫缺陷病毒（HIV）以来，世界医学界对该病的防治进行了大量的深入研究，已经取得较明显的进展。目前对 AIDS 的治疗主要包括两个方面：①抗病毒、抗感染及抗肿瘤治疗；②重建或恢复被破坏的细胞免疫系统。本节仅涉及抗 HIV 药物。在抗 HIV 药物研究方面涉及：抑制 HIV 吸附；抑制 HIV 逆转录酶；抑制 HIV 调控蛋白活性；阻止 HIV 颗粒装配；破坏 HIV 颗粒的稳定性。以上研究中仅有关抑制 HIV 逆转录酶药物较为成熟。当前临床所用的治疗药物由于选择性和毒性问题，其治疗效果不甚满意。常用药物见表 41－3。

表 41－3　常用抗 HIV 药物比较

药 物	作用及机制	应 用	不良反应
齐多夫定（zidovudine，叠氮胸苷）	可与病毒 DNA 聚合酶结合，阻止病毒复制；抑制 HIV	AIDS、重症 AIDS 综合征	骨髓抑制，口腔溃疡，过敏及肝肾功能不全者禁用
膦甲酸钠（foscarnet sodium）	竞争抑制病毒 DNA 聚合酶；非竞争抑制逆转录酶，抑制逆转录 HIV 及其他病毒	疱疹病毒感染，肝炎，AIDS 并发的肺炎、肠炎等	肾损害，电解质紊乱，过敏反应；过敏者禁用

第四十二章 抗菌药物的合理应用

抗菌药物问世以来，使许多严重的感染性疾病得以控制，是一类临床应用广泛的重要药物。然而，随着抗菌药物的广泛应用，特别是不合理应用和滥用，导致耐药菌的日益增加及蔓延。据不完全统计，目前金黄色葡萄球菌已有80%以上对青霉素耐药，一般致病菌对四环素的耐药率也达80%～90%。60年代后，相继有以铜绿假单胞菌等革兰阴性菌为代表产生的耐药菌，有耐青霉素肺炎链球菌（PRSP）、耐甲氧西林金黄色葡萄球菌（MRSA）和耐万古霉素肠球菌（VRE）等耐药菌株产生，给治疗感染性疾病带来重重困难。因此，应十分重视抗菌药物的合理应用，以提高疗效，降低不良反应，减少或延缓耐药性的产生。

第一节　合理应用抗菌药物的基本原则

1. 明确病原诊断　通常临床上在致病菌未明确或药敏试验未做之前采取经验疗法。这是凭以往的治疗经验，结合临床的诊断基础而进行的，这对病情严重或待明确致病菌后再进行治疗将会延误病情时是必要的。但须注意留取各种怀疑被感染的标本以便于病原学诊断。用药一般为联合疗法或选用广谱抗菌药以对付有可能引起该病的致病菌。但在许多情况下，由于致病菌未明，经验疗法往往收效不佳，甚至因此而掩盖病情或使致病菌不易检出，延误正确的诊断和治疗。所以应及早明确病原学诊断，才能有针对性地合理选用抗菌药物。

2. 掌握药物特点合理选药　一是依据抗菌药的抗菌谱如青霉素主要对革兰阳性球菌（不包括产酶的金黄色葡萄球菌）、杆菌和螺旋体敏感，对由这些敏感菌引起的败血症、肺炎、心内膜炎、白喉、破伤风及炭疽等各种感染宜选青霉素。二是依据抗菌药的药动学特性，使所选药物在感染部位能达有效抗菌浓度。如脑膜炎应选能透过血脑屏障，在脑脊液中可达有效抗菌浓度的SD、氯霉素、青霉素（大剂量）、头孢曲松及头孢噻肟等；氨基糖苷类、青霉素类、SMZ+TMP、氟喹诺酮类、头孢菌素类等抗菌药主要以原形从肾排泄，尿药浓度高，可治疗泌尿道感染；大环内酯类、氟喹诺酮类、林可霉素类等在胆道中浓度高，利于胆道感染的治疗。三是注意细菌耐药性的产生及变迁，合理选用最有效的抗菌药物。如氯唑西林、苯唑西林、氟氯西林、双氯西林及第一代头孢菌素等对耐青霉素的金黄色葡萄球菌感染有效，但对耐甲氧西林的金黄色葡萄球菌感染无效；又如溶血性链球菌对庆大霉素有固有的耐药性，而对青霉素则保持敏感。见表42－1。

表 42－1 抗菌药临床选用参考表

	病原微生物	所致主要疾病	首选药物	次选药物
革兰阳性球菌	金黄色葡萄球菌、表皮葡萄球菌（不产酶株）	败血症、肺炎、心内膜炎、脑膜炎、疖、痈等	青霉素	林可霉素、红霉素、万古霉素、亚胺培南
	金黄色葡萄球菌、表皮葡萄球菌（产酶株）	同上	苯唑西林、氟氯西林、氯唑西林	头孢唑啉、头孢噻吩、万古霉素、头孢呋辛、亚胺培南
	金黄色葡萄球菌、表皮葡萄球菌（耐甲氧西林株）	同上	万古霉素、去甲万古霉素	氧氟沙星、磷霉素、阿米卡星、利福平（合用）
	溶血性链球菌（A、B 组）	扁桃体炎、咽炎、肺炎、丹毒、蜂窝组织炎、猩红热、败血症、中耳炎、心内膜炎等	青霉素	头孢唑啉、氨苄西林、大环内酯类、林可霉素类、万古霉素、SMZ + TMP
	肺炎球菌	大叶性肺炎、脑膜炎	青霉素、阿莫西林	氨苄西林、头孢唑啉、克林霉素、氯霉素、红霉素、SMZ + TMP
	草绿色链球菌	败血症、心内膜炎	青霉素 + 庆大霉素（或链霉素）	万古霉素、头孢菌素 1 代、氟喹诺酮类
	肠球菌属	心内膜炎、败血症	氨苄西林、庆大霉素 + 青霉素	万古霉素、氨苄西林、亚胺培南
革兰阳性杆菌	白喉杆菌	白喉	青霉素	红霉素、克林霉素
	破伤风杆菌	破伤风	青霉素、万古霉素	克林霉素、氯霉素、甲硝唑
	炭疽杆菌	炭疽	青霉素	多西环素、红霉素
	产气荚膜杆菌（厌氧）	气性坏疽	青霉素	红霉素、哌拉西林、头孢西丁、克林霉素
革兰阴性球菌	淋病奈瑟菌（不产酶株）	淋病、心内膜炎	青霉素、氨苄西林	头孢克肟、头孢噻肟
	淋病奈瑟菌（产酶株）	同上	氧氟沙星、依诺沙星	头孢西丁、氧氟沙星、大观霉素、头孢曲松
	脑膜炎奈瑟菌	脑膜炎	青霉素（大剂量）、SD	头孢曲松、头孢噻肟、氯霉素、头孢唑肟
	大肠埃希菌	泌尿道感染、胆道感染、败血症等	氨苄西林 + 庆大霉素、哌拉西林、氟喹诺酮类、SMZ + TMP	四环素类、头孢菌素、呋喃妥因、亚胺培南、氨基糖苷类
	变形杆菌	同上	庆大霉素、哌拉西林	氯霉素、头孢曲松、头孢噻肟、氟喹诺酮类、SMZ + TMP、氨苄西林
	流感杆菌	肺炎	阿莫西林 - 克拉维酸、SMZ + TMP	氨苄西林、氯霉素

（续表）

	病原微生物	所致主要疾病	首选药物	次选药物
革兰阴性球菌	脑膜炎双球菌	脑膜炎	头孢曲松、头孢噻肟、氯霉素	氨苄西林+舒巴坦、SMZ+TMP
	痢疾杆菌	菌痢	诺氟沙星、环丙沙星	呋喃唑酮、SMZ+TMP、氧氟沙星
	沙门菌	伤寒、副伤寒	氯霉素、氨苄西林、环丙沙星、SMZ+TMP	阿莫西林、头孢曲松、氟喹诺酮类
	百日咳杆菌	百日咳	红霉素	氨苄西林、氯霉素、SMZ+TMP
	幽门螺杆菌	消化性溃疡、慢性胃炎	阿莫西林、甲硝唑	氟喹诺酮类、氨基糖苷类、呋喃唑酮
	铜绿假单胞菌（绿脓杆菌）	肺炎、泌尿道感染、菌血症等	头孢他啶、呋苄西林、替卡西林、妥布霉素、环丙沙星	多黏菌素E、氧氟沙星、庆大霉素、哌拉西林、头孢哌酮、氨曲南、亚胺倍南、阿米卡星
	肺炎杆菌	肺炎、泌尿道感染	头孢呋辛、第三代头孢菌素	氨基糖苷类、氟喹诺酮类、哌拉西林、美洛西林
	鼠疫杆菌	鼠疫	链霉素、庆大霉素	环丙沙星、氯霉素、多西环素
	沙雷菌	各种住院和机会性病菌感染	亚胺培南、头孢替坦、哌拉西林	氨曲南、氟喹诺酮类
	不动杆菌属	各种住院感染	氨基糖苷类（阿米卡星）、亚胺培南	哌拉西林、头孢他啶、氟喹诺酮类
	布鲁杆菌	布鲁菌病	四环素、链霉素、庆大霉素	SMZ+TMP
	弯曲菌（空肠）	肠炎	环丙沙星、氧氟沙星、红霉素	克林霉素、庆大霉素
	弯曲菌（胎儿）	心内膜炎、菌血症、脑膜炎	氨苄西林、庆大霉素	亚胺培南、庆大霉素
	霍乱弧菌	霍乱	多西环素、环丙沙星、氧氟沙星	吡哌酸、SMZ+TMP
	军团菌	军团病	红霉素+利福平	阿奇霉素、环丙沙星
抗酸杆菌	结核杆菌	结核	异烟肼+利福平或乙胺丁醇或链霉素	吡嗪酰胺
	麻风杆菌	麻风	氨苯砜+利福平	氧氟沙星、噻唑砜
螺旋体	钩端螺旋体	钩端螺旋体病	青霉素	四环素、氯霉素
	梅毒螺旋体	梅毒	青霉素	多西环素、头孢曲松
	回归热螺旋体	回归热	青霉素、多西环素	红霉素
支原体	肺炎支原体	肺炎	多西环素、红霉素	甲红霉素、阿奇霉素、克拉霉素、四环素、环丙沙星

（续表）

	病原微生物	所致主要疾病	首选药物	次选药物
衣原体	沙眼衣原体	沙眼、性病性淋巴肉芽肿	四环素、多西环素	红霉素、氧氟沙星、环丙沙星、阿奇霉素
	肺炎衣原体	肺炎	阿奇霉素、四环素	
	鹦鹉衣原体	鹦鹉热	四环素	
立克次体		斑疹伤寒、恙虫病	多西环素	氯霉素、阿奇霉素、克林霉素
放线菌		放线菌病	氨苄西林、青霉素、SMZ + TMP、磺胺	红霉素、四环素、克林霉素、多西环素
真菌	念珠菌属	深部感染	两性霉素 B + 氟胞嘧啶	酮康唑、氟康唑
		浅部感染	克霉唑、氟康唑、制霉菌素	咪康唑、酮康唑、灰黄霉素

3. 熟悉患者状况 患者的病理、生理、免疫等自身因素均影响到抗菌药物的选择。如老年人的肝、肾功能渐趋减退，新生儿则发育未完善，或有肝、肾功能障碍的患者，对主要经肝代谢或对肝有损害的药物如氯霉素、红霉素、林可霉素、利福平、异烟肼、咪康唑、四环素类等，或主要经肾排泄或对肾有损害的药物如氨基糖苷类、万古霉素、两性霉素、多黏菌素、磺胺类等，均必须减量慎用或避免使用（表 42－2），以免消除减慢，$t_{1/2}$ 延长，导致蓄积中毒。

表 42－2　肝、肾功能不良时抗菌药物的选择

肝功能不良		肾功能不良	
减量慎用的药物	避免使用的药物	适当减量的药物	必须减量或避免使用的药物
红霉素	氯霉素	青霉素	四环素类（除多西环素外）
克林霉素	红霉素酯化物	阿洛西林	呋喃妥因
林可霉素	四环素类	羧苄西林	两性霉素 B
头孢哌酮	利福平	头孢唑林	万古霉素
头孢噻吩	异烟肼	头孢噻吩	多黏菌素类
头孢噻肟	磺胺类	头孢西丁	氨基糖苷类
头孢曲松	两性霉素 B	头孢氨苄	磺胺类
氟胞嘧啶	呋喃妥因	头孢他啶	氟胞嘧啶
阿洛西林	酮康唑	头孢唑肟	
美洛西林	咪康唑	头孢呋辛	
苯唑西林		林可霉素	
氨苄西林		氨曲南	
		亚胺培南	

新生儿、早产儿如有遗传性 G－6－PD 缺陷时，应用磺胺类、氯霉素及硝基呋喃类等药物后可能导致溶血性贫血，应禁用。儿童期的皮肤较为菲薄，使用四环素、磺胺类及氟喹诺

酮类等药物后，较易出现光敏感症状等。

妊娠期使用氨基糖苷类药物可能损害胎儿的听神经及肾脏，故应禁用；孕期服用四环素类药物，可抑制胎儿骨骼与牙釉质发育，导致肢体畸形等；妊娠晚期或临产时服用大量氯霉素可引起新生儿"灰婴综合征"；妊娠早期服用磺胺类、甲硝唑、利福平及TMP等药物可能有致畸作用，故应禁用。

哺乳期妇女长期大量服用氨苄青霉素可致新生儿腹泻或感染，如要应用，可考虑暂停哺乳。氨基糖苷类、四环素、红霉素、氯霉素、氯洁霉素等均可排入乳汁，给乳儿带来不良影响，故哺乳期应慎用或禁用。

此外，抗菌药的合理应用还要考虑病人的遗传、防御功能及有无过敏史等全身状况后，做出合理选择，以发挥抗菌药物的最佳疗效，又最大限度地防止各种不良反应的产生。

4. 制定合理方案 抗菌药物的合理应用应依据临床和病原学的诊断及病人病情等情况确定用药剂量、方法和疗程。

(1) *适当的剂量和疗程* 因剂量过小或过大，结果会出现无效或导致耐药性和毒副作用的产生。如青霉素剂量过大，不仅浪费药物，且易引起中枢神经系统毒性反应及电解质平衡失调等不良后果；又如链霉素、庆大霉素等氨基糖苷类药物的剂量过大可致第八对脑神经及肾脏的损害等。抗菌药物通常可在病情严重、感染部位特殊（心内膜炎、脑膜炎）、感染者免疫缺陷等情况下用较大剂量，而老年人、新生儿、早产儿的感染或感染者肝、肾功能不良时则宜用较小剂量。疗程也要适当，过短的疗程易致感染复发或转为慢性。

(2) *适宜的给药方法* 一般处理严重感染应静脉给药，轻、中度感染或危重病情缓解后宜口服或肌内注射。

5. 避免局部用药 抗菌药物在皮肤、黏膜的局部用药也易引起耐药性及变态反应的产生，如磺胺类（除供外用的磺胺米隆、磺胺嘧啶银外）、头孢菌素类、青霉素等。故应尽量避免局部使用这些药物。

6. 严格预防性用药 对无指征或指征不强（如休克、昏迷、心衰或绝大部分无菌性外科手术）患者采用抗菌药物的预防性用药不但无益，反而有害。抗菌药物的预防性用药只适用于有一定指征者。见表 42-3。

表 42-3 抗菌药物预防性应用参考表

	预防的感染或手术类别	抗 菌 药 物
内科	风湿热复发（风湿性心脏病或风湿热病史的患者）	苄星青霉素或普鲁卡因青霉素
	流行性脑脊髓膜炎（接触密切者）	利福平或SD（敏感株）
	百日咳（接触密切者）	红霉素
	结核病（接触密切者、结核菌素试验阳性者）	异烟肼
	泌尿道感染（复发性）	SMZ + TMP、氟喹诺酮类、多西环素、阿莫西林
	霍乱（接触密切者）	四环素、多西环素
	疟疾（进入疟区前）	氯喹或乙胺嘧啶或磺胺多辛
	新生儿眼炎（刚出生的新生儿）	红霉素或硝酸银（1%）滴眼

（续表）

	预防的感染或手术类别	抗菌药物
	感染性心内膜炎（风湿性心脏病、先天性心脏病及人工心脏瓣膜等病人需进行口腔、尿路等手术时）	青霉素+庆大霉素、氨苄西林+庆大霉素
	头颈部手术（口咽部）	头孢唑啉或克林霉素/庆大霉素
	胃、十二指肠手术（因溃疡或肿瘤合并出血或梗阻导致胃排空受阻或胃酸缺乏）	头孢唑啉
	胆道手术（急性胆囊炎或胆管炎、胆管梗阻或70岁以上高龄等患者）	头孢唑啉
外科	结肠或直肠手术	头孢唑啉、甲硝唑+庆大霉素
	心血管手术	头孢唑啉、头孢呋辛、万古霉素
	复杂战伤、外伤（预防气性坏疽）	青霉素（过敏者改用克林霉素或甲硝唑）
	严重烧伤	哌拉西林或头孢唑林（扩创术前用），磺胺嘧啶银或磺胺米隆（局部用）
	阑尾切除术（阑尾穿孔或坏疽性阑尾炎）	头孢唑啉+甲硝唑
	经阴道子宫切除术	哌拉西林、头孢唑啉+甲硝唑
	腹部穿刺伤	哌拉西林+甲硝唑或庆大霉素

第二节　抗菌药物的联合应用

临床上对绝大多数的感染性疾病，一般只用一种抗菌药物治疗即可。不必要的或不合理的联合应用抗菌药物，不仅会使不良反应及费用增加，耐药菌也更易出现，有时反而会由于药物相互间发生拮抗作用而降低疗效。因此，我们必须了解抗菌药物联合用药的目的、联合用药的指征及可能出现的结果等，做到合理的联合用药。

1. 联用的目的　①提高疗效，降低毒性，扩大抗菌谱；②延缓或减少耐药性的产生，如磺胺药与TMP、青霉素与氨基糖苷类等抗菌药的联用等。

2. 联用的指征　①致病菌未明的严重感染，可依据临床诊断和经验预测最有可能的病原菌先行联合用药。待病原学诊断明确后调整用药，停用无关的抗菌药。②单一抗菌药物难以控制的混合感染，如涉及厌氧菌及需氧菌的肠穿孔或胸、腹部严重创伤所致的腹膜炎，可以氨基糖苷类或第三代头孢菌素（抗革兰阴性菌）和甲硝唑（抗厌氧菌）联合使用。③单一抗菌药物难以有效控制的严重感染，如草绿色链球菌及肠球菌所致的亚急性细菌性心内膜炎，可以青霉素或氨苄西林与庆大霉素或链霉素联合使用，其疗效优于单用青霉素，疗程也缩短。④单一或长期用药易耐药的慢性感染，如结核病单用链霉素或异烟肼或利福平治疗时，结核杆菌均易对它们产生耐药性，故宜联合用药（链霉素+异烟肼/利福平+异烟肼），使耐药性的产生减少或延缓。还有慢性骨髓炎和慢性尿路感染等也须联合用药。⑤合用易渗入脑或骨组织的药物以提高疗效，如治疗细菌性脑膜炎，可用大剂量的氨苄西林或青霉素合用易透入脑脊液的SD或氯霉素；治疗金黄色葡萄球菌所致的慢性骨髓炎，可在应用β-内酰胺类抗生素时合用易渗透入骨组织的克林霉素、氟喹诺酮类或磷霉素等药物。⑥减量以减轻与药物剂量相关的毒性反应，如两性霉素 B 联用氟胞嘧啶治疗隐球性脑膜炎，可减少两性霉素 B 的用量而减轻其对肾脏的毒性反应。

抗菌药物根据其作用性质可分为 4 类：Ⅰ类为繁殖期杀菌剂，如青霉素类及头孢菌素类；Ⅱ类为静止期杀菌剂，如氨基糖苷类，多黏菌素类及喹诺酮类；Ⅲ类为速效抑菌剂，如四环素类、林可霉素类、氯霉素及大环内酯类；Ⅳ类为慢效抑菌剂，如磺胺类。

各类抗菌药联用的可能结果为：Ⅰ类 + Ⅱ类——协同，原因是Ⅰ类药物使细菌细胞壁缺损而使Ⅱ类药物易于进入菌体内的作用靶位。Ⅰ类 + Ⅲ类——拮抗，原因是Ⅲ类药物可迅速抑制细菌细胞蛋白质合成，使细菌处于静止状态，致使Ⅰ类药物难以发挥其繁殖期杀菌作用。Ⅲ类 + Ⅳ类——相加，因两类均为抑菌药。Ⅱ类 + Ⅲ类也可获得相加或增强作用。Ⅰ类 + Ⅳ类——无关或相加，因Ⅳ类为慢效抑菌药，并不影响Ⅰ类的杀菌活性。如青霉素与 SD 合用于治疗流行性脑膜炎时可发生相加作用。

应该注意，抗菌药物中作用机制或作用方式相同的药物联用不但不增效，反而增加毒性反应（如两种氨基糖苷类药物联用），甚至竞争同一作用靶位而出现拮抗现象（如氯霉素 + 大环内酯类或林可霉素类）。两类药物有同类毒性时，也不宜联用（如利福平与酮康唑均有肝脏毒性，氨基糖苷类与多黏菌素均有肾脏毒性等）。

常见的抗菌药物联合应用见表 42 - 4。

表 42 - 4　　常见的抗菌药物联合应用参考表

病原菌	联合用药选择	备注
草绿色链球菌	青霉素 + 链霉素（或庆大霉素）	病原菌对青霉素中度敏感的心内膜炎适用
肠球菌属	氨苄西林或青霉素 + 庆大霉素；万古霉素 + 庆大霉素或链霉素	心内膜炎或败血症者适用
金黄色葡萄球菌	利福平 + 庆大霉素或万古霉素或头孢唑啉；氯唑西林 + 万古霉素；哌拉西林 + 他唑巴坦或舒巴坦	心内膜炎或严重败血症者适用
布鲁菌属	四环素 + 链霉素或庆大霉素；SMZ + TMP + 氨基糖苷类	联用 2 ~ 3 个疗程，防止布鲁菌病复发
结核杆菌	利福平 + 异烟肼或乙胺丁醇	可防止耐药菌产生
铜绿假单胞菌	庆大霉素 + 哌拉西林；头孢他啶 + 庆大霉素或氟喹诺酮类；头孢哌酮 + β - 内酰胺酶抑制剂	各种严重感染适用
其他革兰阴性杆菌	氨基糖苷类 + 哌拉西林或第二、第三代头孢菌素；β - 内酰胺类 + 酶抑制剂	肠杆菌科细菌为主
深部真菌	两性霉素 B + 氟胞嘧啶	宜酌减两性霉素 B 剂量，减少其毒性反应

第四十三章 抗结核病药

结核病是由结核分枝杆菌引起的慢性传染病，可累及全身各个组织和器官，其中以肺结核最多见，此外还有骨结核、肠结核、肾结核、结核性脑膜炎、结核性胸膜炎等，统称肺外结核。

抗结核病药（antituberculous drugs）的品种较多，来源也广，包括抗生素类、合成药物等。抗生素有氨基糖苷类的链霉素（SM）、卡那霉素、阿米卡星等，利福霉素类的利福平（RMP）、利福定，以及多肽类的卷曲霉素等。合成药物有异烟肼类的异烟肼（INH）、乙硫异烟胺、丙硫异烟胺；其他还有对氨基水杨酸（PASA）、乙胺丁醇（EMB）、吡嗪酰胺（PZA），以及喹诺酮类的环丙沙星和氧氟沙星等。疗效高、不良反应较少的异烟肼、利福平、乙胺丁醇、链霉素和吡嗪酰胺等为“一线抗结核药”，大多数结核病人用一线药物可以治愈。其余毒性较大或疗效较低的为“二线抗结核药”，如对氨基水杨酸、乙硫异烟胺、丙硫异烟胺、卡那霉素、卷曲霉素、阿米卡星等，主要用于对第一线抗结核药产生耐药性时的替换治疗。

一、常用抗结核病药

异 烟 肼

异烟肼（isoniazid，INH）又名雷米封（rimifon），是治疗结核病的主要药物，1952 年开始用于临床，至今仍然是最有效的抗结核病药物之一。

【体内过程】 口服吸收快而完全，1～2 小时血药浓度达高峰。可广泛分布在各种体液和组织中，包括脑脊液、胸腹水、关节腔，纤维化或干酪样病灶及淋巴结等，且易通过血脑屏障。异烟肼大部分在肝内代谢为乙酰化异烟肼和异烟酸，代谢产物与少量原形药物由肾脏排出。异烟肼在肝内乙酰化的速度有明显的种族和个体差异，分为快代谢型（$t_{1/2}$平均为 70 分钟）和慢代谢型（$t_{1/2}$约 3 小时），慢代谢者肝中乙酰化酶较少，故代谢慢，半衰期延长。由于代谢快慢的不同，临床用药时应注意调整给药方案。

【作用】 选择性作用于结核分枝杆菌，对静止期结核杆菌有抑制作用，对繁殖期结核杆菌有杀灭作用。因其穿透性强，故对细胞内外的结核杆菌均有作用。异烟肼抗菌作用机制尚未完全阐明，可能是抑制分枝菌酸（mycolic acid）的合成，从而使细胞丧失耐酸性、疏水性和增殖力而死亡。分枝菌酸是结核分枝杆菌所特有的重要成分，因此异烟肼对其他细菌无明显作用。单用时容易产生抗药性，与其他抗结核药合用无交叉耐药性，故临床常联合用药。

【应用】 是治疗各种结核的首选药之一。除早期轻症肺结核或预防应用可单用外，均需与其他一线抗结核药合用。对急性粟粒性结核和结核性脑膜炎应增大剂量，必要时静脉滴注给药。

【不良反应】 轻，发生率与剂量有关。

1. 神经系统 常见周围神经炎，表现为手、脚震颤、麻木，步态不稳等。过量可引起中枢神经系统毒性，出现头痛、头晕、惊厥、精神错乱，偶尔可见中毒性脑病或中毒性精神病。同服维生素 B_6 可以防治。

2. 肝脏毒性 35 岁以上及快代谢型患者容易发生，可引起转氨酶升高、黄疸，严重者可引起死亡，用药时应定期检查肝功能。

3. 其他 可致过敏反应，如药热、皮疹；偶尔可引起粒细胞缺乏、血小板减少、再生障碍性贫血等。

利 福 平

利福平（rifampicin）又名甲哌利福霉素（rifampin），是人工半合成的利福霉素的衍生物。

【体内过程】 口服吸收良好，2～4 小时血药浓度达高峰。食物可减少吸收，故应空腹服药。吸收后分布于全身各组织，穿透力强，能进入细胞、结核空洞、痰液及胎儿体内，脑膜炎时，脑脊液中浓度可达有效抗菌浓度。主要在肝内代谢成去乙酰基利福平，药物原型及代谢产物经胆汁排泄并形成肝肠循环。少量经肾尿排泄，因药物及其代谢产物是橘红色，可使患者的尿、粪、泪液、痰等均呈橘红色。

【作用】 抗菌谱较广，对结核杆菌和麻风杆菌作用强，对繁殖期和静止期的结核杆菌都有效。低浓度抑菌，高浓度杀菌，且由于穿透力强，对细胞内、外的结核杆菌均有作用。抗结核效力与异烟肼相当。此外，该药对多种革兰阳性球菌，特别是耐药金黄色葡萄球菌有强大抗菌作用；对革兰阴性菌如大肠杆菌、变形杆菌、流感杆菌等，以及沙眼衣原体和某些病毒也有抑制作用。

利福平可抑制分枝杆菌和其他微生物的 DNA 依赖性 RNA 多聚酶，阻碍 RNA 合成，而对哺乳动物细胞的 RNA 多聚酶无影响。

【应用】 是目前治疗结核病最有效的药物之一。单用容易产生耐药性，故主要与其他抗结核药合用治疗各种结核病，包括初治和复治。也可用于耐药金黄色葡萄球菌及其他敏感细菌所致的感染，并可用于治疗麻风病。

【不良反应】

1. 胃肠反应 常见恶心、呕吐、食欲不振、腹痛、腹泻。

2. 肝脏损害 少数病人出现黄疸、肝肿大。对慢性肝病患者、嗜酒者及老年患者，或与异烟肼合用时易出现肝损害。

3. 过敏反应 如皮疹、药热、血小板及白细胞减少等，出现时需停药。

4. 流感综合征 大剂量间歇疗法时偶尔出现，表现为发热、寒战、头痛、嗜睡、肌肉酸痛。

对动物有致畸胎作用，故妊娠早期（头 3 个月）禁用，明显肝胆疾患病人、老年人、幼儿、嗜酒者慎用。

其他常用抗结核药物见表 43－1。

表 43－1　常用抗结核药物

药　物	作　用	应　用	不良反应
异烟肼（isoniazid）	作用于结核分枝杆菌，对静止期结核杆菌有抑制作用，对繁殖期结核杆菌有杀灭作用；穿透性强，对细胞内外的结核杆菌均有作用	一线抗结核药，是治疗各种结核病的首选药物之一，常与其他一线抗结核药联合应用	神经系统毒性，可引起周围神经炎、中枢神经系统毒性和中毒性脑病。肝损害，严重者可引起死亡；偶尔引起过敏反应
利福平（rifampicin）	抗结核作用与异烟肼相当。对多种革兰阳性菌、革兰阴性菌及某些病毒也有抑制作用	一线抗结核药，主要与其他抗结核药合用	胃肠反应有恶心、呕吐、腹痛、腹泻；肝损害，与异烟肼合用时容易出现。还可引起过敏反应和“流感综合征”
乙胺丁醇（ethambutol）	对所有类型的结核分枝杆菌均有高度抗菌活性；对异烟肼或链霉素耐药的结核杆菌也有效。抗结核杆菌作用与链霉素相似，优于 PASA	一线抗结核药，治疗各型结核	球后视神经炎，表现为弱视、视野缩小、红绿色盲或分辨能力减退；偶见胃肠道反应、过敏反应及高尿酸血症
链霉素（streptomycin）	抗结核作用仅次于异烟肼和利福平，因穿透力弱，对细胞内和脑脊液中的结核杆菌作用弱；易产生耐药性	一线抗结核药，与其他抗结核药合用于浸润性肺结核、粟粒性结核等，对急性渗出型病灶疗效好	见氨基糖苷类抗生素
吡嗪酰胺（pyrazinamide，PZA）	可杀灭结核分枝杆菌，抗结核作用介于链霉素和 PASA 之间，对细胞内结核杆菌有作用；单用易产生耐药性	一线抗结核药。用于各种结核的低剂量、短程化疗，常用于其他抗结核药治疗失败的复治患者	高剂量、长期用药常引起肝损害；诱发痛风
对氨基水杨酸（para－aminosalicylic acid，PASA）	对结核杆菌作用弱于异烟肼、利福平、乙胺丁醇和链霉素等。耐药性产生较慢	二线抗结核药，常与异烟肼、链霉素等合用治疗各型活动性结核病	胃肠反应有恶心、呕吐、厌食、腹痛及腹泻；偶有过敏反应
利福喷汀与利福定（rifapentine，rifandin）	抗结核作用强于利福平，对革兰阳性及阴性菌也有抗菌作用	与其他抗结核药合用治疗结核病；用于对其他抗生素耐药的金黄色葡萄球菌感染	胃肠道反应，转氨酶升高，白细胞、血小板减少，皮疹等

二、抗结核病药的应用原则

结核病治疗的五项原则是：早期、联用、适量、规律和全程。

1. 早期用药　结核病早期病灶部位血液供应丰富，药物容易渗入病灶达到有效浓度，同时早期病灶内结核分枝杆菌生长旺盛，对药物敏感。此外早期病人抵抗力强，故早期用药可获得较好疗效。

2. 联合用药　联合用药可以提高疗效、降低毒性、延缓耐药性，并可交叉消灭对其他药物耐药的菌株。联合用药一般在异烟肼的基础上加用其他药物，可根据病情的严重程度合用两种、三种或四种药物，一般至少应两种药物合用，但毒性相似的药物不宜合用。

3. 有规律长期用药 不规则用药，如时用时停或随意变换剂量，是结核病化疗失败的主要原因，且容易产生耐药性或导致复发。目前提倡采用6～9个月的短程疗法，常用的治疗方案为：2HRZ/4HR，即最初2个月每日并用异烟肼、利福平和吡嗪酰胺治疗，以后继续用异烟肼、利福平连续治疗4～7个月。该法是一种强化疗法，疗效好。为预防耐药结核病（DR－TB）和耐多药结核病（MDR－TB）的产生，WHO提出DOTS疗法，即在医务人员直接监督下的短程化学疗法，并将此作为控制结核病和解决当前结核病危机的关键措施向全球推荐。

第四十四章 抗 疟 药

第一节 概 述

抗疟药（antimalarial drugs）是用来防治疟疾的药物。公元前 1 ~2 世纪《神农本草经》中已有中药常山治疗疟疾的记载。17 世纪欧洲开始应用金鸡纳树皮治疗疟疾。1820 年从该树皮中提取了奎宁广泛用于治疗疟疾。20 世纪又相继合成了伯氨喹、阿的平、氯喹和乙胺嘧啶等治疗疟疾的药物。我国学者经过不懈的努力，从中药黄花蒿中提取了青蒿素，发现青蒿素及其衍生物蒿甲醚和青蒿琥酯对疟疾有良好的作用，为抗疟作出了重要贡献。

疟疾是由疟原虫引起，目前尚无一种能对疟原虫生活史的各个环节都有杀灭作用的抗疟药。

寄生于人体的疟原虫主要有三种：间日疟原虫、三日疟原虫和恶性疟原虫，分别引起间日疟、三日疟和恶性疟。

一、疟原虫的生活史及抗疟疾药作用环节

疟原虫的生活史可分为两个发育阶段：雌按蚊体内的有性生殖阶段和人体内的无性生殖阶段（图 44 -1）。

1. 人体内的无性生殖阶段

(1) 原发性红细胞外期（原发性红外期） 受感染的按蚊叮咬人时，子孢子随血流进入肝细胞，开始红细胞前期发育和裂体增殖。此期并不发生临床症状，为疟疾的潜伏期。对此期有作用的药物有乙胺嘧啶，可作为病因预防药。

(2) 继发性红细胞外期（继发性红外期） 良性疟原虫的子孢子有速发型子孢子和迟发型子孢子，它们同时进入肝细胞。速发型子孢子完成原发性红细胞外期后，即全部由肝细胞释放，进入红细胞内期。而迟发型子孢子则长时间处于休眠状态（称休眠子），然后缓慢发育完成红外期裂体增殖，成为良性疟复发的根源。能杀灭继发性红细胞外期的药物伯氨喹对间日疟有根治（阻止复发）作用。恶性疟无此期，故无复发性。

(3) 红细胞内期（红内期） 裂殖体进入红细胞后发育成滋养体、裂殖体，并破坏红细胞，释放出大量裂殖子及其代谢产物，再加上被破坏的红细胞产生大量变性蛋白刺激机体，引起寒战、高热等临床症状。裂殖子又可重新进入红细胞进行发育，如此周而复始，每完成一个无性生殖周期，引起一次症状发作。不同种的疟原虫完成无性生殖周期所需时间不同：恶性疟 36 ~48 小时，间日疟 48 小时，三日疟 72 小时。对此期疟原虫有杀灭作用的药

物有氯喹、奎宁、青蒿素等。

2. 雌按蚊体内的有性生殖阶段 红内期疟原虫一方面不断裂体增殖，同时产生雌、雄配子体。当按蚊在吸取疟原虫感染的患者血时，雌、雄配子体随血液进入蚊体，二者结合成合子，进一步发育产生子孢子移行至唾液腺内，成为感染人的直接传染源。能抑制雌、雄配子体在蚊体内发育的药物乙胺嘧啶有控制疟疾传播和流行的作用。

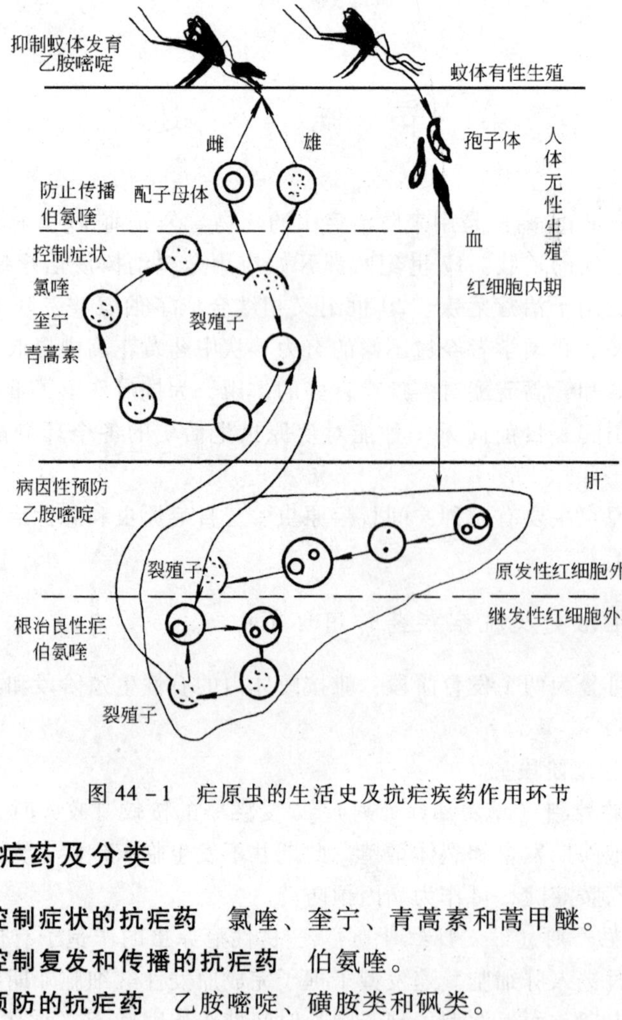

图 44－1 疟原虫的生活史及抗疟疾药作用环节

二、常用抗疟药及分类

1. 主要用于控制症状的抗疟药 氯喹、奎宁、青蒿素和蒿甲醚。

2. 主要用于控制复发和传播的抗疟药 伯氨喹。

3. 主要用于预防的抗疟药 乙胺嘧啶、磺胺类和砜类。

第二节 常用抗疟药

一、主要用于控制症状的抗疟药

氯 喹

氯喹（chloroquine）为4－氨喹啉类衍生物。

【体内过程】 氯喹口服吸收快而完全。1～2小时血药浓度达高峰。在红细胞内的浓度为血浆浓度的10～25倍。而在有疟原虫的红细胞内的浓度为正常红细胞内浓度的25倍，为杀灭红内期的裂殖体而迅速控制症状创造了良好的条件。氯喹主要分布在肝、脾等器官中，是血浆浓度的200～700倍，主要在肝中代谢，部分（10%～25%）以原形代谢产物从肾脏排泄，该药代谢和排泄较慢，维持作用时间长。

【作用】

1. 抗疟 氯喹对间日疟、三日疟原虫及敏感的恶性疟原虫的红细胞内期的裂殖体有强大、迅速而持久的杀灭作用。

2. 抗肠道外阿米巴 氯喹在肝组织内浓度比血药浓度高数百倍，对肝内阿米巴原虫有杀灭作用效。

3. 抑制免疫 大量氯喹有抑制免疫作用。

【作用机制】 氯喹的作用机制尚未明了，主要有：①干扰红内期疟原虫的蛋白质合成。其分子可插入DNA双螺旋链之间，形成DNA－氯喹复合物，影响DNA复制和RNA转录，并使RNA断裂，从而抑制疟原虫的分裂繁殖；②氯喹呈弱碱性，大量进入疟原虫体内可使细胞液pH升高，形成对蛋白质分解酶不利的环境，疟原虫不能分解和利用血红蛋白，使必需氨基酸缺乏；③疟原虫在红细胞内生长发育还需微量元素，由于氯喹与高铁原卟啉Ⅸ的结合形成复合物，损害疟原虫维持阳离子梯度的能力，使虫体迅速溶解死亡。

由于疟原虫结合和摄取氯喹的能力降低，大量、长期、反复应用后疗效减低。

【应用】

1. 疟疾 能迅速治愈恶性疟；控制间日疟的症状发作，也可用于症状抑制性预防。一般在用药后24～48小时内发作停止，48～72小时内血中疟原虫消失。氯喹对其他各期疟原虫无作用。

2. 肝阿米巴脓肿

3. 类风湿性关节炎、蝶形红斑狼疮及肾病综合征

【不良反应】 较少，仅有轻度头晕、头痛、胃肠不适和皮疹等，停药后迅速消失。但长期大剂量用药可引起视力障碍，药物性精神病，肝、肾脏损害。

青 蒿 素

青蒿素（artemisinin）是我国科技工作者根据“青蒿截疟”的记载，从传统中药菊科植物黄花蒿中分离出的一种倍半萜内酯过氧化物，为一种高效、速效抗疟药。迄今，青蒿素及其衍生物已发展成为一组高效杀灭红细胞内期裂殖体的抗疟药。

【体内过程】 口服易吸收，分布于全身各组织，以肝、肾等脏器含量较多，可透过血脑屏障。药物在体内很快代谢失活，代谢物大部分经肾排泄，部分经胆汁排入肠道。

【作用】 杀灭良性疟及恶性疟红细胞内期滋养体和裂殖体。对继发性红细胞外期无效。

【作用机制】 可能是血红素或 Fe^{2+} 催化青蒿素形成自由基破坏疟原虫表膜和线粒体等，可使食物泡膜、线粒体、内质网等肿胀，最终形成自噬泡，并不断排出虫体外，使其损失大量胞浆而死亡。

【应用】 日间疟、恶性疟的症状控制以及耐氯喹虫株感染的治疗；凶险型恶性疟如脑疟、黄疸型疟疾等。其退热时间及疟原虫转阴时间都较氯喹快。因青蒿素的抗疟机制不同于氯喹，二者之间无交叉耐药性，为当前治疗耐氯喹恶性疟原虫感染的重要药物之一。

【不良反应】 偶见轻度恶心、呕吐及腹泻等胃肠道反应，尚可致一过性转氨酶升高及轻度皮疹。肌内注射可引起局部疼痛和硬块。妊娠早期妇女慎用。

蒿 甲 醚

蒿甲醚（artemether）是青蒿素的脂溶性衍生物。对红细胞内期裂殖体有杀灭作用，能迅速控制症状，其抗疟作用较青蒿素强 10～20 倍。蒿甲醚对恶性疟的近期疗效可达 100%，用药后 2 日内多数病例血中疟原虫转阴并退热，复燃率 8% 左右。不良反应较轻，仅少数病人注射局部有暂时性胀痛。妊娠 3 个月内妇女慎用。

青 蒿 琥 酯

青蒿琥酯（artesunate）是青蒿素的水溶性衍生物，可经口、静脉、肌肉、直肠等多种途径给药，作用快，能迅速控制疟疾发作。适用于脑型疟疾及各种危重疟疾的救治。宜与防治疟疾复发的药物合用，以达到根治目的。

双氢青蒿素

双氢青蒿素（dihydroartemisinin）为上述三种青蒿素及其衍生物的有效代谢产物。近年来已将其发展为抗疟药。治疗有效率为 100%，复发率约为 2%。不良反应少，少数病例出现皮疹、一过性的网织红细胞下降。

二、主要用于控制复发和传播的药物

伯 氨 喹

伯氨喹（primaquine）是人工合成的8-氨喹啉类衍生物。

【体内过程】 口服吸收快而完全，2小时达高峰，分布广，以肝中浓度最高，有利于杀灭肝内疟原虫，$t_{1/2}$约6~8小时。在肝中代谢24小时后，大部分以代谢产物形式经尿排出。

【作用】 主要对良性疟红细胞外期（或休眠子）和各种疟原虫的配子体有较强的杀灭作用，是根治间日疟和控制疟疾传播最有效的药物。

【作用机制】 伯氨喹在体内转化成喹啉二醌，其结构类似辅酶Q，产生拮抗作用，从而阻断疟原虫线粒体内的电子传递，使线粒体肿胀，从而杀死配子体。通常需与氯喹等合用，疟原虫对此药很少产生耐药性。

【应用】 根治间日疟和控制疟疾传播。

【不良反应】

1. 毒性反应 毒性较大，治疗量即可引起头晕、恶心、呕吐、紫绀、腹痛。少数出现药热、粒细胞减少症等，停药后可消失。

2. 特异质反应 少数红细胞内缺乏葡萄糖-6-磷酸脱氢酶（G-6-PD）的特异质者可发生急性溶血性贫血和高铁血红蛋白血症。由于伯氨喹的氧化代谢产物能引起氧化应激反应，产生高铁血红蛋白、自由基和过氧化物，氧化型谷胱甘肽（GSSG）增多。正常时，在G-6-PD作用下，使NADP迅速转变成NADPH，使GSSG还原为谷胱甘肽（GSH）。GSH对红细胞膜、血红蛋白和红细胞内的某些含巯基的酶有保护作用，使之免受伯氨喹氧化代谢物引起的氧化应激反应的损害。当红细胞内缺乏G-6-PD时，NADPH不能迅速补充，GSH减少，使红细胞膜脆性增大而发生溶血。另一方面，由于NADPH减少，不能将高铁血红蛋白还原为血红蛋白，产生高铁血红蛋白血症。

三、主要用于病因性预防的抗疟药

乙胺嘧啶

乙胺嘧啶（pyrimethamine）是目前用于病因性预防的首选药。

【体内过程】 口服吸收慢但完全，6小时达高峰，维持48小时以上。分布广，主要在肝、肺、脾、肾等组织，在肝中代谢，经肾脏缓慢排泄，$t_{1/2}$约4~6天。

【作用】

1. 对恶性疟和间日疟的原发性红细胞外期有效，是较好的病因预防药。

2. 对红细胞内期的未成熟裂殖体也有抑制作用，但对已成熟的裂殖体则无效。

3. 不能直接杀灭配子体，但含药血液随配子体被按蚊吸入后，能阻止疟原虫在蚊体内的孢子增殖，起控制传播的作用。

【作用机制】 疟原虫由于不能直接利用叶酸和四氢叶酸，必须自身合成叶酸，在二氢叶酸转移酶的作用下转变为四氢叶酸而利用。乙胺嘧啶可抑制疟原虫的二氢叶酸还原酶，从而阻止四氢叶酸的生成，阻碍核酸的合成。与二氢叶酸合成酶抑制剂磺胺类或砜类合用，在叶酸代谢的两个环节上起双重抑制作用，使作用增强，并可延缓耐药性的发生。

【应用】预防疟疾的传播。

【不良反应】 不良反应少。时有恶心、呕吐、发热、紫绀、惊厥等，甚至死亡。长期大量服用时，可因二氢叶酸还原酶受抑制而引起巨细胞性贫血。偶可引起皮疹。由于此药略带甜味，应避免儿童误服中毒。

表 44－1　常用抗疟疾药物的临床选用

临床症状	选用药物	用法	用药目的
间日疟或恶性疟急性发作	氯喹＋伯氨喹	口服	控制症状、根治良性疟、防止传播
脑型恶性疟	青蒿素＋奎宁	静滴或肌注静滴	增强疗效、杀灭抗药性疟原虫
耐氯喹恶性疟	青蒿素＋奎宁	口服、静滴或肌注	杀灭抗药性疟原虫
	乙胺嘧啶＋伯氨喹胺	口服	增强疗效
预防用药	乙胺嘧啶	口服	病因性预防
	氯喹	口服	症状性预防
休止期用药	乙胺嘧啶＋伯氨喹	口服	消灭血中未成熟裂殖体，控制复发

第四十五章 抗阿米巴病药与抗滴虫病药

第一节 抗阿米巴病药

抗阿米巴病药（amebicides）主要是治疗由溶组织阿米巴原虫所感染的寄生虫病药。阿米巴病的致病过程与溶组织阿米巴原虫在人体内的生活史密切相关。经口感染阿米巴包囊后，在肠腔内脱囊，成为小滋养体，在结肠与肠道菌丛共生。小滋养体可随宿主肠内容物下移，逐渐转变成包囊，是重要的传染源。小滋养体还可在一定条件下侵入肠壁，成为大滋养体，因破坏肠组织而引起阿米巴痢疾。大滋养体不能形成包囊，但可经血流至肝和其他器官，引起阿米巴炎症和脓肿，统称为肠外阿米巴病（图 45－1）。

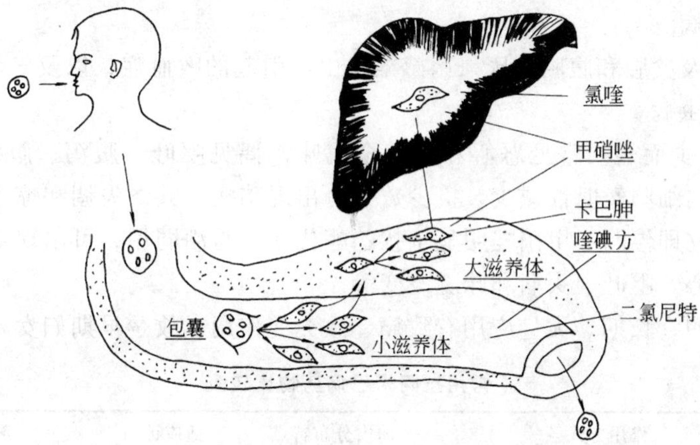

图 45－1 阿米巴原虫生活史及抗阿米巴药物作用环节

对急性阿米巴痢疾和肠外阿米巴病首选甲硝唑；对于排包囊者肠腔内的小滋养体和阿米巴痢疾急性症状控制后肠腔内残存的小滋养体，则宜选用主要分布于肠腔内的二氯尼特，其次可考虑应用卤化喹啉类、巴龙霉素和四环素等。

甲 硝 唑

甲硝唑（metronidazole）又称灭滴灵，为硝基类咪唑衍生物。

【体内过程】 口服吸收迅速而完全。2～3 小时达到有效血浓度。$t_{1/2}$ 约 8～10 小时，通常8小时给药一次，在体内各组织和体液中分布均匀。主要在肝中代谢，约70%的药物以原形从肾脏排泄，粪中只含少量。还可通过乳汁、唾液、黏液及阴道排出。

【作用】

1. 抗阿米巴 原虫对阿米巴大滋养体有很强的直接杀灭作用，24小时可杀死全部的阿米巴滋养体。对肠腔内阿米巴小滋养体和包囊则无明显作用。故单用甲硝唑治疗阿米巴痢疾时，复发率高，再用杀灭小滋养体药继续治疗。

2. 抗滴虫 直接杀灭阴道滴虫。是口服治疗阴道滴虫安全有效药物。由于口服后在阴道分泌物、精液和尿中出现，对女性和男性泌尿生殖道滴虫感染有明显疗效。通常采用2g顿服，对男性和女性同样有效。一个疗程治愈率可达90%。治疗时配偶需同时使用，以求彻底治愈。

3. 抗厌氧菌 有较强的抑制厌氧性革兰阳性和阴性菌作用。尤以对脆弱杆菌的杀菌作用最好。不易产生耐药性，亦不诱发二重感染。

4. 抗贾第鞭毛虫 是目前治疗贾第鞭毛虫病最有效的药物。治愈率达90%以上。

【作用机制】在体内还原为硝基阴离子等细胞毒物质，损害虫体DNA螺旋结构，阻止RNA和DNA的合成，杀灭原虫。

【应用】

1. 急性阿米巴痢疾和肠外阿米巴病。

2. 阴道滴虫病。

3. 防治口腔及盆腔和腹腔内厌氧菌感染及由此引起的败血症，以及气性坏疽。

4. 贾第鞭毛虫病。

【不良反应】少而轻。常见恶心和口腔金属味，偶见呕吐、腹泻、腹痛、头痛、眩晕、肢体麻木。偶有白细胞暂时性减少。极少数人可出现脑病、共济失调和惊厥。发生四肢麻木和感觉异常时应立即停药。甲硝唑明显干扰乙醛代谢，与酒同用，可出现急性乙醛中毒，引起腹部不适、恶心、呕吐、头痛和味觉改变等。

动物试验证明，长期、大量应用有致癌、致突变作用，故孕早期妇女禁用。

表45-1 常用抗阿米巴病药物比较表

药物	作用方式	体内分布特点	适应证	不良反应
甲硝唑 (metronidazole) (1956)	作用强，直接杀灭滋养体	分布广，浓度高	各型阿米巴病首选	胃肠道反应，偶有白细胞暂时性减少
依米丁 (emetine) (1921)	作用强，直接杀灭滋养体	肠腔内浓度低，肠外肠壁中可达有效浓度	急性阿米巴痢疾、肠外阿米巴病不能口服甲硝唑者	毒性大，出现中毒性心肌炎、胃肠道刺激等
氯喹 (chloroquine) (1939)	作用较强，直接杀灭滋养体	口服吸收完全，肝中浓度高，肠壁肠腔内很低	肝阿米巴脓肿	长期、大量应用可致心律失常、视网膜病变

（续表）

药物	作用方式	体内分布特点	适应证	不良反应
喹碘方 (chiniofon) (1893)	作用弱，抑制肠道共生菌的生长和直接杀灭作用	口服不易吸收，肠腔浓度高	无症状包囊携带者	大剂量可致腹泻，肝肾功能不良、甲亢和碘过敏者禁用
二氯尼特 (diloxanide) (1960)	作用弱，直接杀灭滋养体	口服肠内吸收，主要从尿中排泄	肠内阿米巴病，无症状包囊携带者首选	轻微

第二节 抗滴虫病药

滴虫性阴道炎是由阴道毛滴虫所致感染，但阴道毛滴虫也可寄生于男性尿道内。甲硝唑是治疗滴虫病首选药物。详见本章第一节。偶遇抗甲硝唑株滴虫感染时，可考虑改用乙酰胂胺局部给药。

乙酰胂胺

乙酰胂胺（acetarsol）为五价胂化物，其复方制剂称滴维净（devegan），外用有杀灭阴道滴虫的作用。以其片剂，1～2 片置于阴道穹隆部，次晨坐浴，有直接杀灭滴虫作用。此药有轻度局部刺激作用，使阴道分泌物增多。

第四十六章 抗血吸虫病药与抗丝虫病药

第一节 抗血吸虫病药

血吸虫病是一危害人类健康的寄生虫病。由日本血吸虫、曼氏血吸虫和埃及血吸虫引起(图46-1)。我国仅有日本血吸虫病在长江流域和长江以南十三个省、直辖市、自治区流行。多年来，我国医务工作者在防治血吸虫病方面做了大量工作，取得了辉煌的成绩。

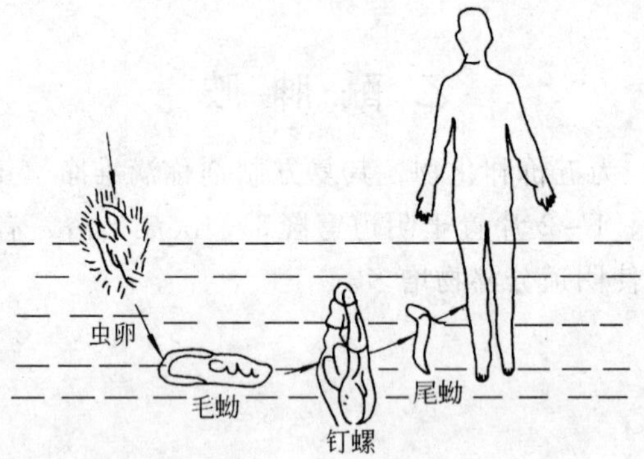

图46-1 血吸虫生活史

1918年开始用酒石酸锑钾治疗埃及血吸虫病，开创了治疗血吸虫病的先河。但酒石酸锑钾对心脏和肝脏毒性大，患者难以接受。经过50多年研究，发展了许多治疗血吸虫病的化合物。70年代中期又发现了疗效高、疗程短、毒性低的药物吡喹酮，现已广泛用于各种血吸虫病。

吡 喹 酮

吡喹酮（praziquantel）是吡嗪异喹啉衍生物，1977年被发现的一种抗蠕虫药。对寄生于人体的血吸虫均有高效杀灭作用。对线虫和原虫感染无效。

【体内过程】 口服吸收迅速，2小时血药浓度达高峰。分布广，以肝、肾中含量最高，$t_{1/2}$为0.8~1.5小时，严重肝脏疾病患者$t_{1/2}$明显延长，可达4~6小时，在肝脏内迅速代谢为羟基化合物，大多数在24小时内经肾及胆道排出，4日内排出总量达80%。

【作用】 吡喹酮对日本、埃及血吸虫单一或混合感染均有良好疗效，对血吸虫成虫有良好杀灭作用，但对未成熟的童虫则无效。对虫卵发育无明显影响，也不抑制成熟虫卵孵化为毛蚴。口服吸收后，使45%血吸虫迅速肝移并在肝内死亡。此外对其他吸虫，如华支睾吸虫、姜片吸虫、肺吸虫以及各种绦虫感染和其幼虫引起的囊虫症、包虫病都有不同程度的疗效。

【作用机制】 改变生物膜对 Ca^{2+} 的通透性，Ca^{2+} 内流使虫体发生痉挛性麻痹，吸附能力丧失，不能附着于血管壁，被血流冲入肝（出现肝移）。在肝内由于失去完整体被的保护，更易被吞噬细胞所消灭。在较高浓度时，使虫体表膜损伤，暴露抗原，在宿主防御机制的参与下，导致虫体破坏而死亡。同时，虫体表膜的损伤导致一系列酶活性的改变，加速虫体死亡。

【应用】

各种血吸虫病。

1. 慢性日本血吸虫病：一日疗法，20mg/kg，每日 3 次；或 10mg/kg，每日 3 次，连用 2 日。远期治愈率可达 90% 以上。

2. 急性血吸虫病：能迅速退热和改善全身症状，远期疗效可达 87%。对有心、肝等并发症的晚期患者也有很好的疗效。

3. 肝脏华支睾吸虫病、肠吸虫病、肺吸虫病、绦虫病等。

【不良反应】 多，但不严重，可在服药后短期内发生腹部不适、腹痛、恶心、头昏、头痛以及肌束颤动等。少数出现心电图改变，心律失常、冠心病、心肌炎患者慎用。

第二节 抗丝虫病药

丝虫病是由班氏丝虫和马来丝虫寄生在淋巴系统引起的一种慢性寄生虫病，由蚊子传播（图 46－2）。早期表现为淋巴管炎和淋巴结炎，晚期出现淋巴管阻塞性疾病，治疗丝虫病的药物以 1947 年研制的乙胺嗪疗效最好、应用最广。

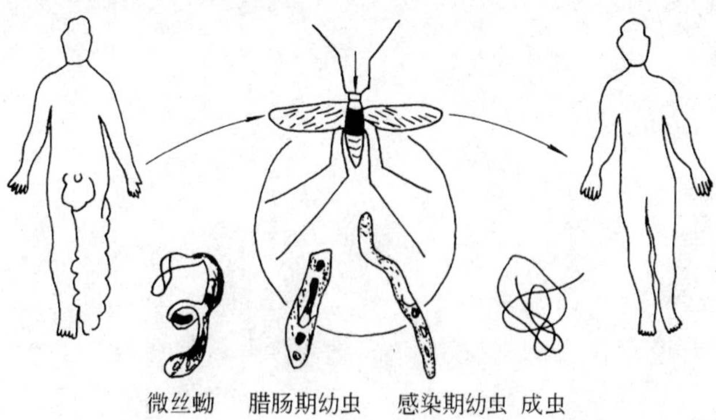

图 46－2 丝虫生活史

乙胺嗪

乙胺嗪（diethylcarbamazine），其枸橼酸盐叫海群生（hetrazan）。

【体内过程】 口服迅速吸收，3 个小时血药浓度达高峰，$t_{1/2}$为 8 个小时。除脂肪外均匀分布于各组织内。代谢迅速，48 小时后几乎全部以原形或代谢产物的形式从尿中排出，酸化尿液加速排泄。

【体内过程】 对班氏丝虫和马来丝虫的微丝蚴有较强的杀灭作用，使虫体迅速从患者血液中减少或消失。对淋巴系统中的成虫也有毒杀作用，但需剂量较大或较长疗程。其抗虫作用机制可能有两方面：一是使微丝蚴肌组织发生超极化，失去活动能力，以致不能停留于宿主周围血液中；再一是破坏微丝蚴体表膜的完整性，暴露抗原，使其易于遭受宿主防卫机制的破坏。

【应用】首选治疗班氏与马来丝虫病。对马来丝虫病的疗效优于班氏丝虫病。因对成虫作用弱，必须几年反复用药才能治愈。

【不良反应】 本身不良反应较轻，可引起厌食、恶心、呕吐、头痛、无力等。但因丝虫、成虫和幼虫死亡释出大量异体蛋白引起的过敏反应较明显，表现为皮疹、淋巴结肿大、血管神经性水肿、畏寒、发热、哮喘，以及心率加快、胃肠功能紊乱等。

第四十七章 抗肠蠕虫药

抗肠蠕虫药（intestinal anthelmintics）是用于驱除或杀死寄生于肠内蠕虫的药物。包括抗线虫药（nematocides）和抗绦虫药（taeniacides）。常见肠道蠕虫包括绦虫、钩虫、蛔虫、蛲虫、鞭虫和姜片虫等。不同蠕虫对不同药物的敏感性不同，因此合理选用高效、低毒的抗蠕虫药特别是广谱抗肠蠕虫药，可达到治愈、杜绝传染，降低发病率的目的。

甲苯咪唑

甲苯咪唑（mebendazole）是苯并咪唑类衍生物。

【体内过程】 不溶于水，口服吸收快，但吸收量少，血浆浓度低，2～4 小时达高峰，原形药物及代谢产物主要从肾脏排泄，有一部分从胆道排泄。

【作用】 广谱，对蛔虫、蛲虫、钩虫、鞭虫、绦虫等肠蠕虫有效。高效给药后 3 日以上能将虫排尽。本品对钩虫卵、蛔虫卵和鞭虫卵有杀灭作用，对控制传播有重要意义。

【作用机制】 选择性与蠕虫细胞内的 β－微管蛋白结合，抑制微管的组装，引起营养物质转运阻塞，使胞浆内细胞器溶解而死亡。还能抑制虫体对葡萄糖的摄取和利用，使糖原耗竭，减少 ATP 生成，断绝虫体能源，达到杀虫目的。

【应用】 蛔虫病、蛲虫病、钩虫病、鞭虫病、绦虫病。

【不良反应】 少。少数患者可出现短暂腹痛、腹泻、嗜睡、皮肤瘙痒，无需处理。大剂量时偶见过敏反应、脱发、粒细胞减少等。大鼠试验有明显的致畸胎和胚胎毒作用，故孕妇禁用。2 岁以下儿童和对本品过敏者不宜使用。

表 47－1 抗肠蠕虫药作用特点

药　物	蛔虫	钩虫	蛲虫	鞭虫	绦虫	不良反应
甲苯咪唑（mebendazole）（1971）	+++	+++	+++	++	+	较轻，孕妇禁用
阿苯达唑（albendazole）（1975）	+++	+++	+++	++	++	常见腹痛、腹泻、恶心、头痛，长期应用转氨酶升高，孕妇禁用
左旋咪唑（levamisole）（1966）	+++	++	++			轻微短暂
噻苯唑（thiabendazole）（1961）	++	++	+++	++		消化道及神经系统反应

（续表）

药物	蛔虫	钩虫	蛲虫	鞭虫	绦虫	不良反应
噻嘧啶（pyrantel）(1966)	+++	++	++			轻度胃肠道反应，肝功能不良者慎用
哌嗪（piperazine）(1949)	++		++			较轻，过量引起眩晕、共济失调等
扑蛲灵（pyrvinium pamoate）(1956)			+++			较轻
氯硝柳胺（niclosamide）(1959)					+++	轻度消化道反应
吡喹酮（praziquantel）(1975)					+++	较轻
奥克太尔（oxantel）				+++		胃肠道反应

第四十八章　抗恶性肿瘤药

恶性肿瘤是严重威胁人类健康的常见病、多发病。当前治疗恶性肿瘤多采用综合治疗，包括外科手术、放射、化学、免疫以及中药治疗。化学治疗有别于适合肿瘤局部治疗的外科手术和放射治疗，强调全身治疗，对已播散、转移的晚期恶性肿瘤亦具有治疗作用。

1943 年 Gilman 等首先应用氮芥治疗淋巴瘤，使恶性肿瘤的治疗迈入了现代肿瘤化学治疗学时代。近 40 年，化学治疗有了很大发展，已从姑息性治疗向根治性治疗过渡，约 5% 恶性肿瘤有可能通过化学治疗得到治愈。抗恶性肿瘤药物在肿瘤治疗中占有重要地位，但是占恶性肿瘤 90% 以上的实体瘤的治疗却不能达到满意效果。恶性肿瘤化学治疗主要存在两方面问题：①抗恶性肿瘤药物的毒性反应。现今临床使用的传统细胞毒类抗恶性肿瘤药物对肿瘤细胞的选择性不强，在杀伤肿瘤细胞的同时，对正常组织也有不同程度的损伤，因此成为化学治疗药物用药量受限的关键因素。②肿瘤细胞产生耐药性，肿瘤细胞对抗肿瘤药物不敏感是化学治疗失败的重要原因。

70 年代以来，分子生物学的研究以及恶性肿瘤治疗取得了许多新的进展，为恶性肿瘤的防治提供了新的靶点，开辟了许多新领域，使抗恶性肿瘤药物从传统的细胞毒类药物向多环节作用方面发展，如肿瘤诱导分化剂、肿瘤细胞凋亡诱导剂、生物反应调节剂、导向治疗、抗肿瘤侵袭及转移药、新生血管生成抑制剂、肿瘤耐药性逆转剂以及肿瘤基因治疗、植物药如紫杉醇、喜树碱衍生物等。

第一节　抗恶性肿瘤药的分类、作用机制及其不良反应

一、抗恶性肿瘤药的分类

目前临床常用的抗恶性肿瘤药物，除了一些肿瘤诱导分化剂如维 A 酸（tretinoin）、生物反应调节剂（biological response modifiers，BRMs）如干扰素等外，绝大多数属于直接杀伤肿瘤细胞的细胞毒类药物。通常所称肿瘤化学治疗药物即细胞毒类抗恶性肿瘤药。具体分类如下：

（一）根据药物化学结构和来源分类

1. **烷化剂**　氮芥类、乙撑亚胺类、亚硝脲类、甲烷磺酸酯类等。
2. **抗代谢物**　叶酸、嘧啶、嘌呤类似物等。

3. **抗肿瘤抗生素** 蒽环类抗生素、丝裂霉素、博莱霉素类等。

4. **抗肿瘤植物药** 长春碱类、喜树碱类、紫杉醇类、三尖杉生物碱类等。

5. **激素** 肾上腺皮质激素、雌激素、雄激素等激素及其拮抗药。

6. **其他类** 铂类配合物和酶等。

（二）根据抗肿瘤作用的生化机制分类

1. **干扰核酸生物合成的药物** 甲氨蝶呤、氟尿嘧啶、卡培他滨、吉西他滨、巯基嘌呤、羟基脲、阿糖胞苷等。

2. **直接影响 DNA 结构与功能的药物** 烷化剂、铂类配合物、丝裂霉素、博来霉素、喜树碱类等。

3. **干扰转录过程和阻止 RNA 合成的药物** 蒽环类抗生素如阿霉素、柔红霉素、表阿霉素等。

4. **干扰蛋白质合成与功能的药物** 三尖杉生物碱类、门冬酰胺酶等。

5. **影响激素平衡的药物** 肾上腺皮质激素、甲羟孕酮、来曲唑等。

（三）根据作用周期或时相特异性分类

1. 细胞周期非特异性药物（cell cyclic nonspecific agents，CCNSA） 主要杀灭增殖期甚至包括 G_0 期细胞，如烷化剂、抗肿瘤抗生素等。

2. 细胞周期（时相）特异性药物（cell cyclic specific agents，CCSA） 仅对增殖周期某些时相敏感，对 G_0 期细胞不敏感的药物，如作用于 S 期细胞的抗代谢药物，作用于 M 期的长春碱类药物，作用于 G_2 期和 M 期的紫杉醇。

从细胞生物学角度来看，诱导肿瘤细胞分化，抑制肿瘤增殖或者导致肿瘤细胞死亡的药物均可发挥抗肿瘤作用。维 A 酸等对部分肿瘤具有诱导分化作用；生物反应调节剂主要通过机体的免疫功能产生抗肿瘤作用，而绝大部分的细胞毒类抗恶性肿瘤药主要是直接抑制肿瘤细胞的增殖分裂，甚至诱导凋亡。

根据肿瘤细胞生长繁殖特点，将肿瘤细胞分为增殖细胞群和非增殖细胞群。肿瘤增殖细胞群与全部肿瘤细胞群之比称为生长比率（growth fraction，GF）。增长迅速的肿瘤 GF 值较大（接近 1），对药物最敏感，药物疗效好，如急性白血病等；增长慢的肿瘤，GF 值较小（约 0.01～0.5），对药物不敏感，药物疗效差，如多数实体瘤。一般早期 GF 值大，对化学治疗药物敏感性高，疗效也较好。

肿瘤增殖细胞群中细胞生长繁殖周期分为 4 个时期：DNA 合成前期（G_1 期）、DNA 合成期（S 期）、DNA 合成后期（G_2 期）和有丝分裂期（M 期）。非增殖细胞群主要是静止（G_0 期）细胞，G_0 期细胞有增殖能力，但暂不进行分裂，当周期中细胞被药物大量杀灭时，G_0 期细胞即可进入增殖期，是肿瘤复发的根源。

二、抗恶性肿瘤药的药理作用机制

抗肿瘤作用的生化机制（图 48－1）：

1. 干扰核酸生物合成　核酸的基本结构是核苷酸，其合成需要嘧啶、嘌呤类前体及其合成物。根据药物主要干扰的生化步骤或所抑制的靶酶的不同，可进一步分为：①二氢叶酸还原酶抑制剂（抗叶酸药），如甲氨蝶呤等；②胸苷酸合成酶抑制剂（抗嘧啶药），如氟尿嘧啶等；③嘌呤核苷酸互变抑制剂（抗嘌呤药），阻止嘌呤类核苷酸形成，如巯基嘌呤；④核苷酸还原酶抑制剂，如羟基脲等；⑤DNA 多聚酶抑制剂，如阿糖胞苷等。

2. 破坏 DNA 结构与功能　①烷化剂：如环磷酰胺等能与细胞中的亲核基团发生烷化反应，破坏 DNA 的结构与功能；②铂类配合物：如顺铂可与 DNA 结合，破坏其结构与功能；③丝裂霉素和博来霉素：前者作用机制与烷化剂相同，后者使 DNA 单链断裂；④喜树碱类：依托铂苷，抑制拓扑异构酶，使 DNA 不能修复。

3. 干扰转录过程和阻止 RNA 合成　可嵌入 DNA 碱基对之间，干扰转录过程，阻止 mRNA 的形成，如柔红霉素、阿霉素、表阿霉素、吡喃阿霉素等蒽环类抗生素。

4. 干扰蛋白质合成与功能　药物可干扰微管蛋白聚合功能、干扰核蛋白体的功能或影响氨基酸供应。① 影响纺锤丝形成和功能的药物，如长春碱类、紫杉醇、泰索帝等；②干扰核蛋白体功能的药物，如三尖杉生物碱类；③ 影响氨基酸供应的药物，如门冬酰胺酶，可降解血中门冬酰胺，使肿瘤细胞缺乏此氨基酸，干扰蛋白质合成。

5. 影响激素平衡　① 通过影响激素平衡从而抑制某些激素依赖性肿瘤，如糖皮质激素、雌激素、雄激素等激素类或其拮抗药可抑制某些肿瘤的生长。② 通过与芳香化酶结合，并阻断其将雄激素转化为雌激素，抑制肿瘤生长，如来曲唑。

6. 其他　①通过调动机体免疫功能，促分化，抑制增殖，调控某些致癌基因表达，如干扰素。②通过诱导肿瘤分化剂，如维 A 酸。③ 药物作为单克隆抗体特异性杀伤癌细胞的导向治疗，如利妥昔单抗。

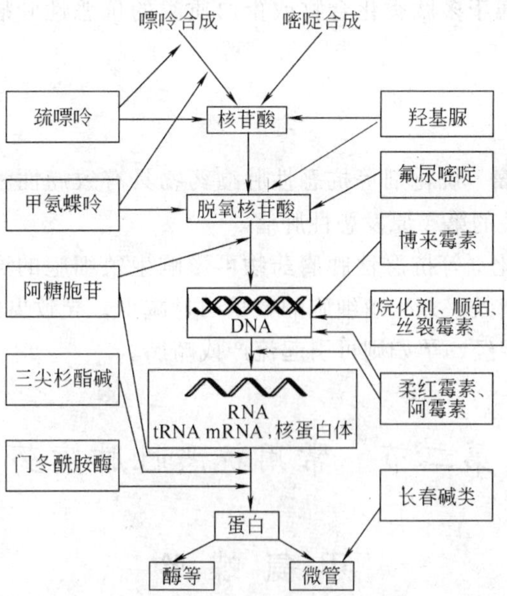

图 48－1　抗恶性肿瘤药的作用示意图

三、抗恶性肿瘤药的不良反应

常用的抗肿瘤药物，主要是干扰核酸蛋白质代谢过程，对肿瘤细胞产生杀灭和抑制作用。由于肿瘤细胞起源于正常细胞，药物对肿瘤细胞和正常细胞的选择性低，在杀伤恶性肿瘤细胞的同时，对某些正常组织也产生了一定程度的损害，在治疗中产生严重的不良反应。抗恶性肿瘤药的毒性反应可分为近期毒性和远期毒性两种。近期毒性又可分为共有的毒性和特有的毒性。这些不良反应主要包括：

（一）近期毒性

1. 共有的毒性反应

（1）骨髓抑制　除激素类、博来霉素和门冬酰胺酶外，大多数抗恶性肿瘤药物均有不同程度的骨髓抑制。寿命短的外周血细胞数量容易减少，通常先见白细胞减少，后出现血小板减少。

（2）消化道反应　恶心、呕吐是常见毒性反应。系药物直接刺激胃肠道、作用于延脑呕吐中枢以及刺激呕吐化学感受区所致。

（3）脱发　正常人头发中的10%～15%生发细胞处于静止期，其他大部分处于活跃生长，因此多数抗肿瘤药物都能引起不同程度的脱发。

2. 特有的毒性反应

（1）心、肺、肝、肾及神经系统损害　心脏毒性以阿霉素常见；博来霉素大量长期应用可引起肺纤维化；门冬酰胺酶、环磷酰胺等可引起肝损害；大剂量环磷酰胺可引起出血性膀胱炎；顺铂损害肾小管；长春碱类、顺铂有神经毒性。

（2）过敏反应　凡属于多肽类化合物或蛋白质类的抗恶性肿瘤药物如门冬酰胺酶、博来霉素静注后容易引起。

（二）远期毒性

1. 第二原发恶性肿瘤　烷化剂等抗恶性肿瘤药物具有致癌性和致突变性及免疫抑制作用，产生与化学治疗相关的第二原发恶性肿瘤。

2. 不育和致畸　烷化剂等抗恶性肿瘤药物可影响生殖细胞的产生和内分泌功能，产生不育和致畸作用。男性病人睾丸生殖细胞的数量明显减少，导致男性不育，女性病人可产生永久性卵巢功能障碍和闭经，孕妇则可引起流产或畸胎。

第二节　常用抗恶性肿瘤药

甲氨蝶呤

甲氨蝶呤（methotrexate，MTX）化学结构与叶酸相似，可竞争性抑制二氢叶酸还原酶，使二氢叶酸（FH_2）不能变成四氢叶酸（FH_4），从而使5，10－甲酰四氢叶酸产生不足，使脱氧胸苷酸（dTMP）合成受阻，DNA合成障碍。也可阻止嘌呤核苷酸的合成，故能干扰蛋白质的合成。临床上用于治疗儿童急性白血病、绒毛膜上皮癌和恶性葡萄胎。大剂量给药对骨肉瘤、肺癌、乳腺癌等有效。不良反应包括消化道反应如口腔炎、胃炎、腹泻、便血，骨髓抑制最为突出，长期大量用药可致肝、肾损害，妊娠早期使用可致畸形。

氟尿嘧啶

氟尿嘧啶（fluorouracil, 5－Fu）在细胞内转变为5－氟尿嘧啶脱氧核苷酸（5F－dUMP）而抑制脱氧胸苷酸合成酶，阻止脱氧尿苷酸（dUMP）甲基化转变为脱氧胸苷酸（dTMP），从而影响DNA的合成。对消化系统癌（食道癌、胃癌、肠癌、胰腺癌、肝癌）和乳腺癌疗效较好，对宫颈癌、卵巢癌、绒毛膜上皮癌、膀胱癌、头颈部肿瘤也有效。对骨髓和消化道毒性较大，出现出血性腹泻应立即停药，也可引起脱发、皮肤色素沉着，偶见肝、肾损害。

顺铂

顺铂（cisplatin，顺氯氨铂，DDP）为目前常用的金属配合物，能与DNA结合形成交叉联结，从而破坏DNA的结构和功能，抑制RNA及蛋白质合成。具有抗瘤谱广，对乏氧细胞有效的特点。对多种实体肿瘤均有效，如睾丸肿瘤、乳腺癌、肺癌、头颈部癌、卵巢癌、骨肉瘤及黑色素瘤等，为当前联合化学治疗中最常见的药物之一。主要不良反应为消化道反应、骨髓抑制及听神经毒性，大剂量或连续用药可致严重而持久的肾毒性。

环磷酰胺

环磷酰胺（cyclophosphamide, CTX）为氮芥类衍生物。CTX进入机体内被肝脏或肿瘤内存在的过量的磷酰胺酶或磷酸酶水解，生成磷酰胺氮芥而起作用。抗瘤谱广，是目前广泛应用的烷化剂。对恶性淋巴瘤疗效显著。对复发性骨髓瘤、急性淋巴细胞性白血病、肺癌、乳腺癌、卵巢癌、神经母细胞瘤、睾丸肿瘤等均有一定疗效。常见的不良反应是骨髓抑制、消化道反应、脱发、出血性膀胱炎。

其他常用的抗恶性肿瘤药物的作用、应用及不良反应见表48－1。

表48－1　常用的抗恶性肿瘤药物

药物		作　用	应　用	不良反应
干扰核酸生物合成药物	卡培他滨（xeloda，希罗达）（2001）	新型口服氟嘧啶氨基甲酸酯，通过三步连续的酶催化反应途径，在肿瘤组织中转化成5－Fu而发挥作用，在肿瘤组织内浓度较高，且安全性好，减轻了全身毒性反应	乳腺癌，尤其是对蒽环类或紫杉醇类联合化疗方案治疗失败的转移性乳腺癌及结肠、直肠癌	手足综合征，消化道反应，骨髓抑制作用轻

（续表）

	药物	作用	应用	不良反应
干扰核酸生物合成药物	巯嘌呤 (mercaptopurine, 6 - MP) (1952)	阻止肌苷酸转变为腺苷酸和鸟苷酸，干扰核酸合成，对S期作用最显著	对儿童急性淋巴细胞性白血病疗效好，对绒毛膜上皮细胞癌也有效	骨髓抑制，消化道反应，肝损害
	羟基脲 (hydroxycarbamide, HU) (1898)	抑制核苷酸还原酶，抑制DNA合成，选择性作用于S期细胞	对慢性粒细胞白血病有显著疗效，短期缓解黑色素瘤	骨髓抑制，轻度消化道症状，致畸
破坏DNA结构与功能的药物	阿糖胞苷 (cytarabine, Ara - C)	抑制DNA多聚酶，影响DNA合成	急性粒细胞白血病，单核细胞性白血病，恶性淋巴瘤	骨髓抑制，消化道反应，肝损害
	替加氟 (tegafur, 喃氟啶, FT - 207)	5 - FU的衍生物，在肝内活化为氟尿嘧啶而起作用，作用持久	消化道癌、肝癌、乳腺癌	较5 - FU轻，神经毒性较大
	安西他滨 (ancitabine)	Ara - C脱水衍生物，体内转变为Ara - C而显效，抗瘤谱广，作用持久	急性粒细胞白血病和慢粒急性变	骨髓抑制轻，体位性低血压，腮腺痛，流涎
	吉西他滨 (gemzar, 健择) (2001)	主要作用于DNA合成期；经核苷激酶的作用转化成具有活性的二磷酸及三磷酸核苷，抑制DNA合成	进展期或已转移的非小细胞肺癌、进展期或已转移及氟尿嘧啶治疗无效的胰腺癌	骨髓抑制和消化道反应，蛋白尿，血尿
	硫鸟嘌呤 (tioguanine) (1955)	与6 - MP相似，在体内转变为有活性的硫鸟嘌呤核苷酸	急性白血病，Ara - C联用对急性粒细胞或单核细胞白血病疗效好	骨髓抑制和消化道反应较轻
影响DNA结构与功能的药物	白消安 (busulfan, 马利兰) (1950)	烷化作用	慢性粒细胞性白血病的慢性期；对慢性粒细胞白血病急性病变无效	消化道反应，骨髓抑制，久用可致闭经或睾丸萎缩
	卡莫司汀 (carmustine, 卡氮芥, BCNU)	与DNA、蛋白质和RNA均有烷化作用，能通过血脑屏障	原发和颅内转移脑瘤，对恶性淋巴瘤、骨髓瘤等有一定疗效	骨髓抑制，消化道反应及肺部毒性
	洛莫司汀 (lomustine, CCNU)	作用与卡氮芥相近	脑肿瘤、肺癌、恶性淋巴瘤及恶性黑色素瘤	与卡氮芥相同
	尼莫司汀 (nimustine, 尼氮芥, ACNU)	烷化作用，抑制DNA和RNA的合成	肺癌、胃癌、直肠癌、食管癌、恶性淋巴瘤	消化道反应，脱发，迟缓性骨髓抑制
	丙卡巴肼 (procarbazine, 甲基苄肼) (1962)	烷化作用	对霍奇金病、淋巴瘤有效	骨髓抑制，消化道反应，神经毒性
	达卡巴嗪 (dacarbazine, DTIC) (1962)	烷化作用	黑色素瘤、脑瘤、淋巴瘤	消化道反应
	六甲密胺 (altretamine)	抑制核酸合成	卵巢癌、小细胞肺癌、恶性淋巴瘤、乳腺癌	消化道反应发生率高
	美法仑 (melphalan)	烷化作用	乳腺癌、卵巢癌、慢淋、慢粒、恶性淋巴瘤、多发性骨髓瘤	消化道反应，骨髓抑制

（续表）

药物		作用	应用	不良反应
影响DNA结构与功能的药物	博来霉素（bleomycin，BLM）（1965）	使DNA单键断裂，阻止DNA复制。干扰细胞分裂增殖，为周期非特异性药物	鳞状上皮癌（口腔头颈部、食管、阴茎、宫颈）	发热、脱发，最严重是肺毒性
	丝裂霉素（mitomycin，MMC）（1955）	有烷化作用，能与DNA的双链交叉联结，可抑制DNA复制，也能使部分DNA链断裂	抗瘤谱广，用于肺、胃、乳腺癌、慢性粒细胞性白血病、恶性淋巴瘤	骨髓抑制明显，消化道反应，偶有心、肝、肾毒性
	卡铂（carboplatin，碳铂CBP）	第二代铂类抗肿瘤药，作用与顺铂似	小细胞肺癌、卵巢癌、睾丸癌及头颈部肿瘤	消化道反应、肾脏毒性、骨髓抑制
	奥沙利铂（oxaliplatin）（2001）	新的铂类衍生物，作用与顺铂相似，抑制DNA合成与复制，某些对顺铂耐药的细胞系治疗均有效	经氟尿嘧啶治疗后的结、直肠癌转移	骨髓抑制，消化道反应，与5-Fu合用毒性增加；末梢神经炎
	喜树碱（camptothecin，CPT）	干扰DNA拓扑异构酶Ⅰ破坏DNA结构，并抑制DNA合成，为周期非特异性药物	胃癌，肠癌，绒癌，急、慢性粒细胞性白血病	消化道反应，骨髓抑制，血尿，脱发
	羟基喜树碱（hydroxycamptothecin OPT）	同上	原发性肝癌、头颈部癌、白血病	不良反应轻
	依托泊苷（etoposide，VP-16）	作用于DNA拓扑异构酶Ⅱ导致DNA结构破坏	小细胞肺癌、淋巴瘤、睾丸肿瘤、急性粒细胞白血病	骨髓抑制较明显，消化道反应，脱发，体位性低血压
干扰转录过程和阻止RNA合成的药物	柔红霉素（daunorubicin，DNR）	嵌入DNA碱基对中，阻止转录过程，抑制DNA复制和RNA合成	急性淋巴细胞性白血病和急性粒细胞白血病、恶性淋巴肉瘤、乳腺癌、卵巢癌、小细胞肺癌、胃癌、肝癌、膀胱癌	骨髓抑制发生率高（90%），心脏毒性较大，消化道反应
	阿霉素（doxorubicin，ADM多柔米星）	比柔红霉素强，属于周期非特异性药物，S期细胞对其更加敏感	抗瘤谱广，疗效高，最常用抗肿瘤药物之一，用于急性白血病、恶性淋巴瘤及实体瘤，如乳癌、肺癌、骨肉瘤、肝癌	类似柔红霉素，对心脏毒性稍轻
	表阿霉素（epirubicin，EADM）	直接嵌入DNA碱基对中或抑制DNA聚合酶，抑制DNA复制与转录	同上	心脏毒性较阿霉素轻
	吡喃阿霉素（perarubicin，吡柔比星，THP-ADM）（1997）	同上	对头颈部癌、乳腺癌、膀胱癌、输尿管癌、肾盂癌、卵巢癌、宫颈癌、恶性淋巴瘤、急性白血病有效，恶性淋巴瘤单药有效率50%，可杀灭耐阿霉素癌细胞	骨髓抑制、消化道反应、口腔炎、少数肝肾损伤、脱发、心脏毒性较ADM轻

（续表）

	药物	作　用	应　用	不良反应
抑制蛋白质合成与功能的药物	长春碱 （vinblastine，VLB） （1958）	与微管蛋白结合，使纺锤丝不能形成，细胞有丝分裂停止于中期	急性白血病、恶性淋巴瘤、绒癌、睾丸癌	骨髓抑制、神经毒性、消化道反应、脱发
	长春新碱 （vincristine，VCR） （1961）	同上	儿童急性淋巴细胞性白血病疗效较好，起效快	骨髓抑制不明显，神经毒性较大
	长春地辛 （vindesine，VDS）	较低剂量强度为长春新碱的3倍，长春碱的10倍。在组织培养中作用于有丝分裂中期	肺癌、恶性淋巴瘤、乳腺癌、食管癌、恶性黑色素瘤、白血病、生殖细胞肿瘤、头颈部癌	神经毒性为长春碱的1/2，骨髓抑制较长春碱轻
	长春瑞宾 （vinorelbine，NVB，去甲长春花碱，诺威本）	与微管蛋白结合，使微管形成障碍，为周期特异性药物	非小细胞肺癌、乳腺癌、卵巢癌、淋巴瘤	骨髓抑制较明显，神经毒性
	紫杉醇 （paclitaxel） （1994）	新型抗微管药物，促进微管聚合，抑制微管解聚，影响纺锤体的功能，抑制瘤细胞的有丝分裂	对卵巢癌、乳腺癌有独特疗效，对顺铂耐药及未控制的卵巢癌亦有效，对肺癌、食管癌、大肠癌、黑色素瘤、头颈部癌、淋巴瘤、脑瘤也都有一定疗效	骨髓抑制，过敏，神经毒性，心脏毒性
	泰索帝 （taxotere）	抑制微管解聚作用为紫杉醇2倍，杀伤人、动物癌细胞株作用为紫杉醇1.3～12倍	乳腺癌、卵巢癌、肺癌	骨髓抑制
	高三尖杉酯碱 （homoharringtonine） （1969）	抑制蛋白质合成的起始阶段，使核蛋白体分解，抑制有丝分裂	急性粒细胞白血病疗效好，对急性单核细胞白血病也有效	骨髓抑制，消化道反应，脱发
	门冬酰胺酶 （asparaginase） （1963）	水解血清门冬酰胺，使肿瘤细胞缺乏门冬酰胺供应，生长受抑	对急性淋巴细胞性白血病疗效显著	消化道反应，精神症状，低蛋白血症
调节激素平衡的药物	肾上腺皮质激素 （adrenocortical hormones）	抑制淋巴组织，使淋巴细胞溶解	急性淋巴细胞白血病及恶性淋巴瘤，见效快但短暂，易产生耐药性，对其他肿瘤无效	参见激素类药物
	甲羟孕酮 （medroxyprogesterone） （1958）	抑制雌激素分泌，增加体内雌激素降解，竞争性抑制雌二醇和雌激素受体结合，抑制癌细胞生长	激素敏感的肿瘤，暂作为治疗乳腺癌、子宫内膜癌、前列腺癌、肾腺癌药物	肝肾功能不全、心血管疾患者禁用
	他莫昔芬 （tamoxifen，三苯氧胺，TAM）（1964）	雌激素受体的部分激动剂，具雌激素样作用。也有抗雌激素样作用	主要用于乳腺癌，雌激素受体阳性病人疗效好	无雄激素的男性化副作用
	来曲唑 （femara，弗隆） （2001）	最新一代芳香化酶抑制剂，可与芳香化酶结合并阻断其将雄激素转化为雌激素，选择性高，耐受性好	晚期乳腺癌	骨痛、阵发性皮肤炽热感、背痛、恶心、呼吸困难

（续表）

	药物	作　用	应　用	不良反应
	氨鲁米特(aminoglutethimide)(1958)	阻止雄激素转化为雌激素	绝经后晚期乳腺癌	雌激素分泌减少
其他	干扰素(interferon)	调动机体细胞免疫功能，促分化、抑制增殖及调控某些致癌基因表达，选择性抑制迅速分裂的肿瘤细胞	晚期毛细胞白血病、肾癌、黑色素瘤、慢性粒细胞性白血病和中低度恶性非霍奇金淋巴瘤、骨肉瘤、乳腺癌、多发性骨髓瘤、头颈部癌和膀胱癌	发热、流感样症，肌肉酸痛，轻度骨髓抑制，少数有转氨酶、血肌酐升高
	维A酸(tretinoin，RA)	抑制肿瘤病毒MSV的诱癌作用。抑制白血病细胞的增殖，诱导白血病细胞分化成熟	对急性早幼粒白血病M_3型的完全缓解率达90%，其疗效已被证实和公认	急性和亚急性皮炎、湿疹类皮肤病患者及孕妇禁用
	利妥昔单抗(mabthera，美罗华)	第一个治疗B细胞淋巴瘤的单克隆抗体，诱导抗体介导细胞毒性作用，诱导细胞凋亡	多发或化疗抵抗性淋巴细胞型的非霍奇金淋巴瘤	过敏反应，心律失常，心绞痛，消化道反应

第三节　抗恶性肿瘤药联合应用原则

为了提高抗恶性肿瘤药物的疗效、降低毒性及延缓耐药性的产生，临床上常根据抗恶性肿瘤药物的作用机制和肿瘤的增殖动力学，合理设计联合化学治疗方案。联合用药有先后使用的序贯法，也有同时应用的联合疗法。一般原则如下：

1. 根据细胞动力学规律

(1) 交替应用周期非特异性和特异性药物　增长缓慢的实体瘤，其G_0期细胞较多，一般先用周期非特异性药物，杀灭增殖期及部分G_0期细胞，使瘤体缩小而驱动G_0期细胞进入增殖周期，继而用周期特异性药物杀灭之。对增长较快的肿瘤如急性白血病，则先用细胞周期特异性药物（作用于S期和M期药物），以后再用周期非特异性药物杀灭其他各期细胞。待G_0期细胞进入周期，可重复上述疗法。

(2) 联合应用作用于不同时相的药物　即先用细胞周期特异性药物，将肿瘤细胞阻滞于某一时相（如G_1期），待药物作用消失后，肿瘤细胞即同步进入下一时相，再应用作用于后一时相的药物。

2. 根据抗恶性肿瘤药物的作用机制　联合应用作用机制不同的药物，可以分别杀灭各期细胞，使疗效提高，如甲氨蝶呤和巯嘌呤的合用。

3. 根据药物的毒性　大多数抗恶性肿瘤药物均有抑制骨髓作用，而泼尼松、长春新碱、博莱霉素无明显抑制作用，合用可以提高疗效、降低毒性。

4. 根据抗瘤谱　胃肠道腺癌宜用氟尿嘧啶、塞替派、环磷酰胺、丝裂霉素、羟基脲等；

鳞癌宜用博莱霉素、甲氨喋呤等；肉瘤可用环磷酰胺、顺铂、阿霉素等。

5. 给药方法 一般均采用机体能耐受的最大剂量，特别是对病期较早、健康状况较好的肿瘤病人应用环磷酰胺、阿霉素、甲氨喋呤等，大剂量一次用药往往比小剂量连续用药的效果好。因为前者杀灭瘤细胞数更多，而且大剂量用药后的间歇期也有利于造血系统、消化道等组织的修复，有利于提高机体的抗病能力及减少耐药性。

第八篇　影响免疫功能药与其他药

第四十九章　免疫调节药

免疫系统是保证机体适应复杂多变的内外环境的重要系统之一，具有免疫防护（抗病原体侵袭）、免疫稳定（消除损伤、衰老细胞）和免疫监视（清除突变细胞）三大功能，包括参与免疫反应的各种细胞、组织和器官，如胸腺、淋巴结、脾、扁桃体以及分布在全身体液和组织中的淋巴细胞和浆细胞。这些组分及其功能的任何缺陷都将引起机体免疫功能异常，导致感染、变态反应、免疫缺陷病及肿瘤的发生。

免疫功能通过免疫应答反应体现。免疫应答反应指机体免疫系统在抗原刺激下免疫活细胞识别、破坏、清除抗原的过程，分特异性和非特异性两类。前者则更为重要，包括细胞免疫和体液免疫，其过程可分为感应阶段、增殖分化阶段和效应阶段。

1. 感应阶段　为处理和识别抗原阶段。绝大多数抗原先由巨噬细胞吞噬和处理，在胞浆内降解、消化，暴露出活性部位与巨噬细胞 mRNA 结合形成抗原 - mRNA 复合物，使 T、B 细胞得以特异性地识别。

2. 增殖分化阶段　抗原 - mRNA 复合物能刺激 B 和 T 细胞，使其转化为免疫母细胞并进行增殖。B 细胞增殖分化为浆细胞，可合成并分泌多种免疫球蛋白 IgG、IgM、IgA、IgD、IgE 等抗体。T 细胞增殖分化为活化 T 细胞，包括辅助 T 细胞（T_H）、抑制 T 细胞（T_S）、杀伤 T 细胞（T_C）等亚型，分别对相应抗原起特异作用。

3. 效应阶段　活化 T 细胞或抗体再次接触抗原，可产生细胞免疫或体液免疫效应。活化 T 细胞再次接触抗原时，可直接杀伤或释放多种细胞因子等免疫活性物质，使抗原所在细胞被破坏或发生异体器官移植的排异反应等，称为细胞免疫。抗体与抗原结合，直接或在补体协同下破坏抗原，称为体液免疫。不论细胞免疫或体液免疫，其最终效果都是消除抗原，保护机体。

在调节免疫和炎症反应方面，淋巴因子（lymphokines）和单核因子（monokines）等细胞调节蛋白也起到重要作用。它们由淋巴细胞、单核细胞和巨噬细胞产生，主要包括干扰素、白细胞介素、集落刺激因子、肿瘤坏死因子、巨噬细胞激活和抑制因子等，其中已有多种作为免疫调节剂应用。

影响免疫功能的药物主要包括：免疫抑制药（immunosuppressive drugs）和免疫增强药（immunpotentiating drugs）。它们通过影响免疫应答和免疫病理反应而调节机体免疫功能，达到防治疾病的目的。

第一节　免疫抑制药

免疫抑制药是一类非特异性地抑制机体免疫功能的药物，可用于抑制对机体不利的免疫反应，临床主要用于器官移植和自身免疫疾病。前者用其抑制患者免疫系统产生的对外来组织正常的免疫反应——排异反应；后者用其抑制机体对自身组织异常的免疫反应，但只能缓解症状，不能根治。

这类药物具有下列作用特点：①缺乏选择性。②对初次免疫应答反应的抑制作用强于再次免疫应答反应的抑制作用。在感应、增殖分化阶段最为敏感，已建立免疫记忆的则敏感性较低。由于自身免疫疾病都已处于再次免疫应答阶段，因此免疫抑制药的效果不如抗排异反应。③不同类型的免疫病理反应对药物敏感性不同。如Ⅰ型变态反应对细胞毒类药物不敏感，因为此类药对已形成的IgE无效；Ⅳ型变态反应则对免疫抑制药较敏感，因为药物能使致敏淋巴细胞和单核巨噬细胞减少。④药物作用取决于该药与抗原刺激的时间间隔和先后次序。糖皮质激素在抗原刺激前24～48小时给药，免疫抑制作用最强，可能与其干扰感应阶段有关；6-MP、CTX在抗原刺激后24～48小时给药，抑制作用最强，因它们主要影响增殖的淋巴细胞。⑤多数药物有抗炎作用，但强度不一定与其免疫抑制活性相关。

常用的免疫抑制药有环孢素、肾上腺皮质激素类、烷化剂和抗代谢药等（表49-1）。除环孢素外，其他都缺乏选择性和特异性，属于非特异性免疫抑制剂，直接抑制T、B淋巴细胞的分化、增殖，用药后机体的免疫反应均有降低，在抑制病理免疫反应的同时，也抑制正常免疫反应，对细胞免疫和体液免疫的选择性不高。这就导致此类药物使用时容易发生比较严重的不良反应。①诱发感染：药物使正常免疫反应也受抑制，从而导致细菌、病毒、真菌等病原微生物感染以及各种罕见的机会性感染的危险增加。如同种肾移植的40%死亡病例系死于感染。②诱发肿瘤：长期应用免疫抑制药可使机体免疫监视功能削弱，使淋巴瘤和其他恶性肿瘤的发生率增加，尤以器官移植患者为多见。③致骨髓抑制、不育、畸胎：以细胞毒类药物如烷化剂、抗代谢药最为严重，这些药物对骨髓、性腺、胃肠道黏膜上皮细胞等快速增殖的细胞毒性大。妊娠用药可致畸胎。

环　孢　素

环孢素A（cyclosporin A，CSA）为真菌代谢产物中提取的一种由11个氨基酸组成的中性环多肽，可溶于乙醇，不溶于水。1980年人工合成成功。

【体内过程】 本品可静脉给药，也可口服给药。软胶囊吸收缓慢且不完全，生物利用度为20%～50%。微乳剂配方的生物利用度较高，通常口服后1.5～4小时达血浆峰值。脂肪性食物能明显延缓软胶囊制剂吸收，但不影响微乳剂的吸收。分布广泛，在全血中50%～60%集中分布于红细胞，10%～20%在白细胞。主要在肝脏代谢。原形及代谢物主要经胆汁入肠，形成肝肠循环，约6%由尿排出。本品体内过程个体差异明显，因此给药剂量应个体化，尤其是肝肾功能不全、胃肠疾病及合并用药时，更需通过监测血药浓度，及时调整剂量。

【作用】 环孢素是选择性作用于T细胞的免疫抑制药。免疫抑制作用强而毒性小，选择性较高，特别是对T细胞激活的早期阶段有强大抑制作用，一般剂量对B淋巴细胞无明显影响。环孢素可与T淋巴细胞胞浆受体蛋白-环亲和素（cyclophlilin）结合形成复合物，此复合物可抑制 Ca^{2+} 依赖性的丝氨酸/苏氨酸磷酸酶活性，阻断细胞浆调节蛋白的去磷酸化，从而抑制T细胞活化及细胞因子如IL-2的基因表达。

【应用】

1. 器官移植 抑制器官和组织移植后的排异反应，为首选药物。在肾移植和骨髓抑制上用得多，还用于心、肝、肺、胰、皮肤、角膜等移植。对肾移植的疗效佳。

2. 自身免疫性疾病 其他药物无效的难治性自身免疫性疾病。其中对Ⅰ型糖尿病、眼色素层炎、牛皮癣、类风湿性关节炎和肾病综合征效果较好；对重症肌无力、系统性红斑狼疮和原发性胆汁性肝硬化效果较差。

【不良反应】 发生率较高，其严重程度、持续时间均与剂量和血药浓度相关，且多为可逆性的。

1. 肾毒性 常见。可能是因本品减少肾内舒血管物质合成，增加缩血管物质合成，使肾单位皮质血流重新分布，导致肾小管受损。在治疗量时，肾损害多系可逆的，减量即减轻。急性毒性在数天后出现，表现为肾血流量减少和肾小球滤过率降低。慢性毒性表现为肾功能逐渐减退，甚至慢性肾衰竭。应控制用药量，每日不超过17mg/kg为宜，用药期间监测肾功能，并可用甘露醇等预防。

2. 肝毒性 多见于用药早期，与剂量有关。大部分病例在减量后得到改善。

3. 其他 神经系统毒性也常见，表现为惊厥、癫痫发作、精神错乱等。此外有继发感染、多毛症、恶心、厌食、牙龈增生等，长期用药者淋巴肉瘤发生率增高（约1%）。

表49-1 常用免疫抑制药

药物	药理作用	临床应用	不良反应
环孢素A（cyclosporin A）（1978）	选择性抑制T淋巴细胞活化	防止器官或组织移植后排异反应，自身免疫性疾病	肝肾损害
肾上腺皮质激素（adrenocortcial hormones）	影响免疫反应的许多环节，抑制细胞免疫和体液免疫	自身免疫病，排异反应	药源性皮质功能亢进，诱发或加重感染等
他克罗姆（tacrolimus,FK506）	类似环孢素免疫抑制作用，作用强10~100倍	防止器官移植排异反应，对肝移植效果优于环孢素	肾毒性，神经毒性，胃肠道毒性，心血管毒性。属大环内酯类
烷化剂（alkylating agents）	烷化DNA，杀伤淋巴细胞，免疫抑制作用强而久，对B细胞作用强；抑制NK细胞	自身免疫病，排异反应。常用环磷酰胺、白消安、塞替派等	骨髓抑制作用相对较小，胃肠道反应，继发性感染
抗代谢药（antimetabolites）	主要抑制DNA、RNA和蛋白质合成，对T细胞的抑制较明显，但不抑制巨噬细胞的吞噬功能	肾移植的排异反应，自身免疫疾病。常用甲氨蝶呤、硫唑嘌呤等	与皮质激素合用可增强免疫抑制作用，但继发感染发生率亦增加

（续表）

药　物	药理作用	临床应用	不良反应
抗淋巴细胞球蛋白（antilymphocyte globulin，ALG）	是直接抗淋巴细胞的抗体，可与淋巴细胞结合，在补体的共同作用下，使淋巴细胞裂解，特异性高，作用强	器官移植的排异反应，对急性排异期效好	速发型变态反应发生率高，无骨髓抑制作用

第二节　免疫增强药

免疫增强药又称免疫兴奋药，具有双向调节作用，根据机体免疫功能状态，使过高或过低的免疫功能恢复到正常水平。临床主要用其免疫增强作用，治疗免疫缺陷疾病、慢性难治性感染和肿瘤等。现临床应用者已有10多种，分别来源于化学合成、人或动物免疫系统产物、微生物及中药等（表49-2）。

干扰素

干扰素（interferon，IFN）是免疫系统产生的细胞因子之一，属于一类小分子糖蛋白。根据细胞来源和抗原特异性不同，可分为3型：由人白细胞产生的α-干扰素（IFN-α）、人成纤维细胞产生的β-干扰素（IFN-β）和人T细胞产生的γ-干扰素（IFN-γ）。α-干扰素有20多种亚型，β-干扰素有两种亚型，γ-干扰素只有一种亚型。各型干扰素都有不能透析，沉降率低，可被胃蛋白酶、胰蛋白酶、木瓜蛋白酶破坏的特性。现已应用基因工程技术进行大规模生产。

【体内过程】 IFN口服失活，可通过皮下或肌内注射吸收，一般采用肌注。肌内注射10^6U后，5~8小时内可达峰值（100U/ml），若每隔12小时肌注1次，则可维持该水平。静脉注射后可迅速从血中消除，其$t_{1/2}$为2~4小时。人类IFN-α与IFN-γ的药动学相似，但肌注IFN-β后的血药浓度较低。IFN不易透过血-脑脊液屏障，在某些体液（如唾液、血清、尿液）内很易失活。IFN-α、IFN-β分别在肾和肝内代谢。IFN尚可抑制细胞色素P_{450}，故与化疗药物配伍用药时应谨慎。

【作用】

1. 抗病毒 广谱：对已知RNA病毒、DNA病毒几乎都能抑制，对寄生于细胞内的衣原体、原虫等也有作用。IFN主要通过与细胞表面受体结合，激活细胞内抗病毒蛋白基因，使细胞合成多种抗病毒蛋白，切断病毒mRNA，抑制病毒的蛋白质合成，从而抑制病毒繁殖。IFN还能使细胞抑制病毒的脱壳、DNA复制及mRNA转录，但不影响宿主细胞mRNA与核糖体的结合，因此对人体毒性小。IFN-α、IFN-β的抗病毒作用比IFN-γ强。

2. 抑制增殖 抑制细胞生长、胸腺嘧啶转运、DNA和蛋白质合成。对肿瘤细胞的抑制作用比正常细胞大500~1000倍。

3. 调节免疫 ①增强NK细胞活性，杀伤癌变细胞和病毒感染细胞；②促进抗体形成；③增强淋巴细胞表面组织相容性抗原和Fc受体的表达；④激活单核巨噬细胞的吞噬功能；

⑤诱导 ILs、TNF、CSF 等细胞因子产生，协同进行免疫调节。其免疫调节作用可因给药时间和剂量不同而异。三型 IFN 中以 IFN－γ 的免疫调节作用最强。

4. 抗肿瘤　通过直接抑制肿瘤细胞生长、抑制肿瘤病毒的繁殖、抑制癌基因（c－fos）的表达、激活抗肿瘤免疫功能等作用产生综合性抗肿瘤效应。IFN－α 干扰素有广谱抗恶性肿瘤活性。

【应用】

1. 病毒性疾病　慢性乙肝、丙肝、丁肝、水痘、带状疱疹、扁平湿疣、尖锐湿疣、巨细胞病毒感染、病毒性角膜炎及流感。IFN－α 还可用于艾滋病、艾滋病相关综合征。

2. 肿瘤　IFN－α 对血源性恶性肿瘤疗效较好，是治疗多毛细胞白血病的首选药，有效率为 80%，对慢性白血病的有效率也有 48%。对成骨肉瘤、喉乳头状瘤、淋巴瘤、成胶质细胞瘤、多发性骨髓瘤、肾癌、恶性黑色素瘤、卵巢癌、乳腺癌、血管瘤、鼻咽癌、宫颈癌、肺癌、皮肤癌等实体瘤，也均有较好疗效。三型 IFN 之间有协同作用，与抗癌药之间也有协同作用。

【不良反应】　因给药途径、制剂纯度和种类、疗程长短而有差异。应用早期出现发热、寒战、畏寒、出汗、心动过速、头痛、肌痛、关节痛、疲乏、恶心、呕吐、腹泻等流感样症状，与剂量有关。大剂量可引起白细胞减少、血小板减少、心悸、低血压、心肌梗死、甲状腺功能异常、血清转氨酶升高、肾病综合征、精神错乱、癫痫发作、间质性肺炎等。

表 49－2　　常用免疫增强药

药　物	药理作用	临床应用	不良反应
干扰素（interferon，IFN）	广谱抗病毒，抑制细胞增殖，调节免疫，抗肿瘤	病毒感染性疾病，恶性肿瘤	早期发热、畏寒、头痛、肌痛、恶心、呕吐等，大剂量白细胞减少等
左旋咪唑（levamisole，LMS）（1966）	使受抑的 T 细胞和巨噬细胞功能恢复正常	免疫功能低下或缺陷者感染，类风湿性关节炎等自身免疫病，肿瘤辅助治疗	胃肠道反应、头晕、失眠、粒细胞减少
白细胞介素 2（interleukin－2，IL－2）	与 IL－2 受体特异结合诱导 TH、T_C 细胞增殖，促进 B 细胞、NK 细胞、抗体依赖性杀伤细胞和淋巴因子激活后的杀伤细胞等分化增殖	病毒和细菌感染，肿瘤	肾损害严重，亦见肝损害、肺水肿、骨髓抑制、低血压、心律失常等
转移因子（transfer factor，TF）	将供体细胞免疫信息转移给受者的淋巴细胞，使之转化、增殖、分化为活化淋巴细胞，从而获得供体样的免疫力	原发性或继发性细胞免疫缺陷病的补充治疗	少，偶见发热、皮肤发疹等

（续表）

药　物	药理作用	临床应用	不良反应
胸腺素 (thymosin)	为胸腺提取物。促T细胞分化成熟，增强白细胞、红细胞免疫功能	细胞免疫缺陷疾病，自身免疫病和晚期肿瘤	不良反应少
卡介苗 (bacillus calmette guerin，BCG)	具免疫佐剂作用，增强多种抗原免疫原性，加速诱导免疫应答反应	肿瘤，预防肺损害，防治慢性支气管炎、感冒	较多，注射局部可见红斑、硬结或溃疡，寒战、高热、全身不适等
异丙肌苷 (isoprinosine，ISO)	促进T细胞分化，增强淋巴因子、NK细胞活性	病毒感染，免疫功能低下，肿瘤	轻，仅恶心、血尿酸增多

第五十章 营养保健药与老年病药

第一节 营养补充药

表 50－1 营养补充药（维生素类及微量元素类）

类别	药品	作用	用途	备注
水溶性维生素类	维生素 B_1（vitamin B_1）	参与机体的糖代谢过程，并在神经传导中起一定的作用	维生素 B_1 缺乏引起的“脚气病”	静脉注射偶可引起过敏性休克，肌内注射应预先做皮试
	维生素 B_2（vitamin B_2）	是体内氧化还原酶的辅酶，主要起氢传递体的作用	维生素 B_2 缺乏时引起的口角炎、唇炎、阴囊炎、眼睑炎、羞明等	饮酒影响肠道吸收
	维生素 PP（vitamin PP）	是多种不需氧脱氢酶的辅酶，起递氢的作用；还有扩张血管、降低血脂的作用	维生素 PP 缺乏症如皮炎、腹泻、痴呆等，还可用于扩张小血管、降血脂等	长期大量服用有肝损害，异烟肼长期服用可引起维生素 PP 缺乏
	维生素 B_6（vitamin B_6）	在体内与 ATP 一起经酶作用，参与很多氨基酸的吸收、转运、生物氧化和代谢	除用于维生素 B_6 缺乏症外，还可用于小儿惊厥、妊娠呕吐、小细胞低血色素贫血和血清铁增高	服用异烟肼时应补充维生素 B_6
	泛酸（pantothenic acid）	泛酸在体内的活性型是构成酰基转移酶的辅酶，广泛参与糖、脂类、蛋白质代谢及肝的生物转化作用	脚灼热综合征	泛酸广泛存在于生物界，很少见泛酸缺乏症
	生物素（biotin）	是体内多种羧化酶的辅酶，是糖、蛋白质和脂肪中间代谢中的重要辅酶	脂溢性皮炎和婴儿脱屑性红皮病	与叶酸，维生素 B_{12}、C 和泛酸有密切关系。可直接参与叶酸转变成辅酶衍生物过程
	叶酸（folic acid）	一碳单位的传递体，参与 DNA 的合成	巨幼红细胞性贫血	孕妇及哺乳期、口服避孕药或抗惊厥药者应适量补充叶酸
	维生素 B_{12}（vitamin B_{12}）	在蛋氨酸和四氢叶酸的生成中起重要作用	巨幼红细胞性贫血和神经炎	广泛存在于动物、食品中

（续表）

类别	药品	作用	用途	备注
水溶性维生素类	维生素 C（vitamin C）	参与胶原、类固醇激素等的合成和分解，参与 5－HT 和 NA 等神经递质的合成，对有毒的重金属离子具有络合作用，还可促进叶酸变成四氢叶酸，促进铁的吸收	防治坏血病，治疗感染性疾病、肿瘤、肝胆疾病，及砷、汞、铅、苯等慢性中毒	大量应用可引起恶心、呕吐、腹泻、心动过速、肾结石、血栓形成和血管内溶血或凝血
脂溶性维生素类	维生素 A（vitamin A）	构成视觉细胞内感光物质，参与糖蛋白的合成	夜盲症、干眼病等维生素 A 缺乏症	一般剂量无毒性反应，剂量过大可引起慢性中毒
	维生素 D（vitamin D）	能促进钙、磷在肠道吸收，有利于新骨的生成、钙化	防治佝偻病、骨软化病和婴儿抽搐症	大量应用可出现中毒
	维生素 E（vitamin E）	抗氧化，保护生物膜的结构与功能，促进血红素代谢	妇产科疾病及心血管、血液、神经消化系统疾病	大量应用可出现生殖功能障碍及凝血时间延长
	维生素 K（vitamin K）	维持体内的第Ⅱ、Ⅶ、Ⅸ、Ⅹ凝血因子在正常水平	维生素 K 缺乏性出血	新生儿、长期应用抗生素及肠道灭菌药可引起维生素 K 缺乏
微量元素类	铁制剂：硫酸亚铁（ferrous sulfate）、富马酸亚铁（ferrous fumarate）、右旋糖酐铁（iron dextran）	铁是血红蛋白、肌红蛋白、细胞色素系统、电子传递链主要的复合物，过氧化物酶及过氧化氢酶等的主要组成部分	防治缺铁性贫血	口服铁制剂有胃肠道刺激症状
	锌制剂：硫酸锌（zinc sulfate）、氯化锌（zinc chloride）、葡萄糖酸锌（zinc gluconate）、甘草锌（zinc glycyrrhizate）	锌是体内 80 多种酶的辅助因子，促进生长发育，并参与性腺、胰腺、脑垂体的活动	小儿厌食、纳差、异食、生长停滞、口腔溃疡、贫血等缺锌症状	常见消化道症状，过量可出现中毒。忌与四环素、青霉胺等药同用
	铜制剂：硫酸铜（cupric sulphate）、氯化铜（cupric chloride）	铜为许多金属酶的成分，是氧化还原体系的有效催化剂，并参与造血过程	各种铜缺乏症及长期依靠静脉营养的患者，以硫酸铜为多用	过量可引起中毒
	硒制剂：亚硒酸钠（sodium selenite）、硒酵母	硒能防止脂质过氧化，清除自由基，与维生素 E 协同，保护细胞膜，参与辅酶 A 和辅酶 Q 的合成	克山病、大骨节病的防治，也试用于原发性肝癌等肿瘤	过量可引起秃发、指甲异常、贫血、孕妇慎用

表 50－2　营养补充药（维生素及微量元素复方制剂、核酸、氨基酸及脂肪制剂）

类别	药品	作用和应用	备注
维生素及微量元素复方制剂	防老丸（geritric pharmaton capsules）	预防衰老，恢复机体细胞活力，医治老年人常见的疾病	头两周，每天早晚饭后各服 1 丸，第 3 周每天服 1 丸即可
	geritol liquid	用于铁或维生素的缺乏，每日所规定食物的补充营养药	口服过量会引起毒性反应和出现一些症状，如腹痛、恶心、呕吐，继之引起酸中毒和心血管疾病
	peritnic	营养性贫血的预防，对于缺铁性贫血症、维生素缺乏症有良好的治疗作用	本品服用过量可出现中毒反应，应立即请医生控制毒性发展
	vicon－plus 胶囊	由于手术、烧伤、创伤、热病引起的生理性应激反应或营养不足	每日服用不得超过 8 粒，剂量过大可能引起中毒
	isomil SF	用于对牛奶过敏的病人，含多种营养成分	本品是一种无糖大豆蛋白质制剂
核酸制剂	免疫核糖核酸（immune RNA）	主要用于恶性肿瘤的辅助治疗，还可用于慢性乙型肝炎和流行性乙脑	由低剂量开始应用，并注意过敏反应
	核酸花粉合剂	防止高胆固醇症，延年益寿	主要由核酸、花粉中一些酶及有机活性物组成
脂肪制剂	脂肪乳剂（fat emulsion）	补充热量，减少蛋白质和糖原的消耗，用于需要高热量的患者、禁用蛋白质的患者及不能经胃肠道摄取营养的患者	为大豆油加卵磷脂乳化而成，副作用较多，有发热、恶心、呕吐等。长期用药应每周做血象、血凝、血沉、血小板计数等检查

表 50－3　营养补充药（氨基酸制剂、糖制剂）

类别	药品	作用	用途	备注
氨基酸制剂	精氨酸（arginine 阿及宁）	参与鸟氨酸循环，促进体内尿素生成而降低血氨；增加男性精子数和动力	用于肝昏迷忌用谷氨酸钠者和病毒性肝炎 GPT 异常者，还用于男性不育及碱中毒	滴速太快可引起流涎、面部潮红及呕吐，肾功能不全者禁用
	L－赖氨酸（L－lysine）	可促进儿童生长发育，增加胃酸分泌，增进食欲	用于缺乏赖氨酸引起的营养不良、发育不全、食欲不振等，亦可用于纠正碱中毒	肝、肾功能严重不全者禁用
	蛋氨酸（acimetion）	为体内必需氨基酸之一，在肝内供给甲基，促进胆碱合成，有去脂作用	用于慢性肝炎、肝硬化、脂肪肝及乙醇、巴比妥中毒时的辅助治疗	肝昏迷者禁用
	水解蛋白（protolysate）	纠正负氮平衡，提高血浆蛋白含量	用于低蛋白血症、严重感染、烧伤、手术、蛋白质消化障碍	为蛋白质水解产物，含多种氨基酸及肽类
	维纳斯粉（vionex powder）	为可溶性营养要素粉，能提供足够量的物质满足病人在营养方面的要求		应密封保存于 20℃以下

（续表）

类别	药品	作用	用途	备注
氨基酸制剂	复方氨基酸注射液(amino acid compound injection)	提供能量，减少负氮平衡，有利于伤口愈合及脏器生理功能恢复	肝硬变、肝炎、肝功能不全、门脉吻合术等人体蛋白质大量消耗或口服吸收不足的患者	高钾血症、严重肾病者禁用
	肾用氨基酸注射液		专供肾功能不全的患者	肝功能不全、严重脱水者忌用
	肝用氨基酸粉		专供肝功能不良的患者	先天性氨基酸代谢障碍者忌用
糖制剂	葡萄糖(glucose)	是机体所需能量主要来源，亦可以糖原形式贮存，并能促进肝脏解毒机能	等渗液（5%）滴注可补充体液；高渗液（50%）静注可产生组织脱水及渗透性利尿作用	输入过快易增加心脏负担及利尿，心肾功能不全者慎用
	果糖(fructose)	与葡萄糖基本相同，但果糖能在无胰岛素情况下代谢成糖原，比葡萄糖更容易吸收、利用，还能加速乙醇代谢	用于糖尿病、肝病患者补充能量和体液，还用于急性乙醇中毒	贮存不宜超过1年。禁用于甲醇中毒
	木糖醇(xylitol)	补充热量，改善糖代谢，而不增加血糖浓度，还能抑制酮体生成	可用于糖尿病患者作为糖的代用品，亦可作为糖尿病、手术麻醉时酮中毒的合并用药	口服致肠鸣、腹泻；注射给药偶有头晕、恶心。胰岛素诱发的低血糖禁用

第二节　减　肥　药

因体脂增加使体重超过标准体重20%或体重指数[BMI = 体重(kg)/(身高)^2(m^2)]大于24者称为肥胖症。肥胖症根据发病机制及病因可分为单纯性和继发性两类：前者可分为体质性和获得性肥胖症两型；后者则继发于神经－内分泌－代谢紊乱。肥胖症是多种严重危害健康疾病的危险因子，在许多疾病的病理过程中起着病因、诱因或加重因素等作用。因此，肥胖症的防治具有十分重要的理论与实践价值。

治疗肥胖症应以饮食及运动疗法为主，而药物治疗仅作为辅助手段。

减肥药按照其作用机制可以分为6类：

1. 食欲抑制药　芬氟拉明。

2. 消化吸收阻滞药　奥利司他。

3. 脂肪合成阻滞药　西布曲明。

4. 胰岛素分泌抑制药　长春花碱。

5. 代谢刺激药　甲状腺片。

6. 脂肪细胞增殖抑制药　曲格列酮。

目前常用的药物是食欲抑制药，某些类型的药物尚处于研究开发中。中药方药（如防风通圣散、白金降脂丸等）治疗肥胖症具有较好疗效，但作用机制不清。

表 50-4　常用减肥药比较

药　物	作用机制	中枢兴奋	血　压	应　用	不良反应
芬氟拉明（fenfluramine，氟苯丙胺）	抑制食欲中枢	极小	轻度下降	单纯性及继发性肥胖症	大便次数增多、头晕、嗜睡、抑郁、夜尿
右芬氟拉明（dexfenfluramine）	同上	无	影响小	各种肥胖症	口干、恶心、便秘、腹泻、乏力等
安非拉酮（amfepramone，二乙胺苯酮）	同上	较轻	影响小	单纯性肥胖症	激动、失眠、恶心、便秘、腹泻。有依赖倾向
右苯丙胺（dexamfetamine）	同上	较强	轻度升高	肥胖症、发作性睡病、慢性酒精中毒、疲劳	失眠、头痛、口干、恶心，过敏者慎用。有依赖性
西布曲明（sibutramine，曲美）	增强脂肪代谢，减少脂肪吸收	较小	无影响	各种肥胖症	便秘、失眠、口干、焦虑等

注：1. 氯苄雷司、芬普雷司、美芬雷司作用基本类似于芬氟拉明。
2. 以上药物禁用于孕妇、哺乳期妇女。不可与单胺氧化酶抑制药同用。
3. 由于副作用及个案死亡问题，意大利已宣布禁售所有含西布曲明的减肥药物。
4. 右苯丙胺国外有死亡报道，应慎用。

第三节　延缓衰老药

衰老是由机体新陈代谢的衰退而引起的。何为引起衰老的最根本原因，目前尚无定论。但已经提出了许多与衰老有关的学说，主要有自由基学说、酶学说、必需微量元素学说、免疫功能学说和激素学说。由于衰老是多种内外因素的综合作用而引起的代谢失调，以及由于代谢失调引起的机体机能失调，故目前所应用的延缓衰老药仅有一定的治疗效果。

一、自由基清除药

维生素 E

维生素 E（vitamin E）为体内抗氧化剂，具有清除自由基作用。长期服用适量维生素 E，可以改善人体的一般状况，例如皮肤、淋巴系统、骨骼肌和心脑血管系统的功能。但长期大剂量服用可引起某些不良反应，如下肢水肿、血清胆固醇升高、肺栓塞、血栓性静脉炎等。

超氧化物歧化酶

超氧化物歧化酶（superoxide dismutase，SOD）为抗氧化酶，具有清除超氧阴离子自由基作用。SOD 可由牛、猪的红细胞中提取，亦可从菠菜、小白菜、刺梨、细菌中提取。目前国内外已有多种含有 SOD 的制剂面市，据称有增强机体免疫功能、美容祛斑、防癌等功效。

二、微量元素药

葡萄糖酸锌

葡萄糖酸锌（zinc gluconate）吸收好，生物利用度高。用于小儿及青少年因缺锌所致的生长发育迟缓、营养不良、厌食症、复发性口腔溃疡、痤疮等。亦可用于老年缺锌者。应避免空腹服药。少数病人可出现腹部不适、恶心、呕吐等。

复合蛋白锌

复合蛋白锌（multiprotein－zinc）为通过生物转化技术，将锌、硒、碘等多种微量元素制备成与蛋白质结合的有机络合物。其可补充人体所需的必需微量元素锌、硒、碘，拮抗铅、镉，激活多种抗氧化酶，保持细胞膜稳定。现有多种制剂，分别用于前列腺肥大、冠心病、糖尿病、肝炎、再生障碍性贫血、小儿厌食等治疗。

三、其他类药物

目前临床应用的其他类延缓衰老药品种众多，见表50－5。

表50－5　有关延缓衰老药物比较

药物类别及品种	作　用	应　用	不良反应
单胺氧化酶抑制药			
福康宁	增强神经系统营养，促进新陈代谢	中风后遗症、斑秃、冠心病、更年期综合征	偶见皮疹
益康宁	同上	神经衰弱，更年期综合征	
免疫增强药			
胸腺素（thymosin）	促进淋巴细胞增殖，促使淋巴干细胞分化	肝炎，自身免疫病，肿瘤，病毒性角膜炎	偶见注射局部红肿
胸腺五肽（thymopentin）	促进淋巴细胞转化及抗体形成，增高红细胞SOD活性	原发性及继发性免疫缺乏症	嗜睡
微生态制药			
丽珠肠乐	改善肠内环境、清除有害代谢产物、清除自由基、增强免疫功能等	消化不良，便秘，腹泻，肠道菌群失调，肝脏疾患辅助治疗	
昂立一号	使乳酸菌等繁殖，抑制有害菌，清除自由基，增强免疫，降低血脂等	肿瘤疾病的辅助治疗，中老年心脑血管及胃肠道疾病	
多烯酸制药			
γ－亚麻酸（gamma－linolenic acid）	抗氧化、调血脂、抗血栓形成、降压减肥、抗溃疡等	糖尿病、高脂血症、心血管疾病、癌症、肥胖症等	
DHA胶丸（忘不了）	提高记忆力及思维能力、调整血脂、降压、抗血栓形成等	老年人、学生、脑力工作者服用	

另外尚有大脑功能促进药，如氯酯醒、吡拉西坦（脑复康）、氢麦角碱（喜德镇）、都可喜（duxil）等，临床用于改善大脑功能、增强记忆、治疗老年性痴呆等。

第四节 治疗老年性白内障药

老年性白内障是晶体老化过程中逐渐出现的退行性病变，其发病机制尚不完全明了，与紫外线、全身性疾病（糖尿病、动脉硬化等）、遗传因素及营养代谢状况等有关。研究提示，晶状体血浆膜脂质过氧化是一个重要的促发因素，某些自由基清除药可抑制白内障的形成。目前临床所用治疗白内障药物见表 50－6。

表 50－6 常用治疗白内障药物比较

药 物	作 用	应 用	不良反应
吡诺克辛（pirenoxine，卡他灵）	竞争性抑制醌型物质对晶体蛋白质的氧化、变性作用	白内障及视网膜色素变性	结膜充血、发痒、刺痛，眼睑炎
谷胱甘肽（glutathion）	激活多种酶，稳定晶体蛋白巯基，阻止晶体混浊化	白内障，角膜溃疡角膜上皮剥离等	局部刺激，结膜充血瘙痒，视物模糊
法可林（phacolin，白可明）	激活蛋白分解酶，吸收变性蛋白，改善眼组织新陈代谢	早期老年性白内障及其他白内障	偶见结膜充血，过敏体质者禁用
氨肽碘（amiotide）	改善血液循环，激活酶，促进混浊玻璃体吸收及炎症消退	早期老年性白内障及玻璃体混浊	局部刺激，结膜充血

第五节 抗骨质增生药

目前临床所用治疗骨质增生的药物几乎全部为中药复方制剂，例如骨仙片、骨刺片、抗骨质增生丸、颈复康冲剂等，多由补益药、活血化瘀药、温里药等组成。治疗因骨质增生所引起的疼痛、肢体麻木、颈项强直等症状以及类风湿性关节炎、肩周炎等具有较好疗效。

第五十一章 皮肤病用药

皮肤是人体最大的器官之一，覆盖全身体表，占体重的5% ~15%，总面积为1.5 ~ 2.0m²，厚度因人或部位而异，为0.5 ~4mm。皮肤有两个方面的屏障作用：一方面防止体内水分、电解质和其他物质的丢失，维持机体内环境稳定如调节体温等；另一方面阻止外界有害物质的侵入，抵御各种机械性、物理性、化学性及生物性刺激。

皮肤病是一类很常见的疾病。由于皮肤位于体表，皮肤病的治疗主要通过经皮给药，药物可直接接触到皮肤的病变部位而发挥作用。经皮给药通过吸收后可治疗全身性疾病，并可产生不良反应。

一、皮肤用药的药理学基础

（一）经皮给药产生作用的过程

经皮给药将药物涂于皮肤表面到产生药理作用，经历以下过程：

1. 释放、吸附 药物从基质中释放出来，分布到皮肤表面。经过物理化学的黏附或结合，药物主要结合到皮肤角质层，以后缓缓地释放到下面的皮肤组织中。

2. 渗透、吸收 药物通过表皮的角质层等一系列障碍，到达皮肤各部位。涂于皮肤表面的药物通过真皮及皮下组织中的毛细血管、淋巴管而进入体循环，分布到全身。

3. 代谢 皮肤中存在的许多酶，可使药物发生氧化、还原、水解、甲基化、糖基化、键性结合等反应而失去药理作用。

（二）经皮吸收概况及影响因素

1. 角质层的基本结构

角质层由15 ~20层死亡的角朊细胞紧密排列而成。细胞内充满了角蛋白，角蛋白被包埋在富含二硫键的无定形基质中。细胞间有交联度很高的蛋白键性联结。在角质层的角朊细胞膜内和细胞膜间有丰富的脂质（占角质层的20%），包括酰基鞘氨醇、胆固醇、游离脂肪酸等，是药物通过角质层的主要屏障。这些脂质与角质层内的水分（约15%）在细胞间构成类似脂质体样的结构。

2. 经皮吸收的概念及过程

（1）概念 药物经皮吸收是指药物涂于皮肤表面，从基质中释放，分布到各层皮肤组织从而进入血液的过程。

（2）过程 经皮吸收的药物主要是通过角质层屏障，是一个被动扩散过程，有两个途径，一是穿透细胞膜吸收，二是通过角质细胞间隙吸收。药物通过角质层是经皮吸收过程中的限速步骤。药物涂于皮肤表面后，药物分子首先必须通过阻力很大的角质层，速度较慢；当到达其下方的颗粒层和棘层的活角朊细胞时，通过速度大大加快；一旦通过表皮到达真皮乳头层，药物分子很快被乳头内丰富的微血管吸收进入血液。少量药物也可通过皮脂腺、汗腺、毛囊吸收。

3. 影响经皮吸收的因素

（1）*用药部位* 由于皮肤角质层的厚薄、毛囊皮脂腺的多少存在差异，不同部位经皮吸收能力差别很大。药物透过能力的高低排列顺序为：耳后、阴囊、面部、腋窝、腹部、头皮、前臂、足趾。透过力大的部位给药，相对剂量小，作用快。

（2）*皮肤水合程度* 角质层正常含有15%～20%的水分，含水量低于10%皮肤可能皲裂。增加角质层的含水量即提高角质层的水合程度，可大大提高药物的经皮吸收。覆盖、封包均是增加经皮吸收的有效手段。

（3）*皮肤损伤* 机械、物理、化学、创伤等刺激造成的皮肤损伤、皮炎、湿疹、银屑病、剥脱性皮炎等皮肤病变，均可破坏皮肤结构，不同程度地损伤角质层的屏障作用，致使某些吸收途径敞开，增加药物的经皮吸收。如胶布反复在皮肤上贴撕，使角质层部分剥落，可使皮肤对氢化可的松的吸收量增加4倍；若大范围的表皮松解、糜烂，则药物经皮吸收的量将大大增加，可导致药物吸收中毒。

（4）*剂量* 在一定条件下，剂量与吸收总量相关。吸收总量还与用药部位的表面积、药物浓度、用药时间、次数有关。提高药物的浓度，则增加了单位时间内药物扩散的量；药物表面积增大，吸收增加。皮肤是许多药物的“药库”，口服半衰期短的药物，经皮给药时“局部半衰期”可能延长，如皮质类固醇每天经皮给药一次和口服多次一样有效。

（5）*剂型* 剂型对药物的吸收有明显的影响。经皮给药制剂通常由活性成分和适合皮肤应用的溶媒构成。溶媒能减慢水分从皮肤表面蒸发，不同的溶媒对水蒸发影响的能力也不一样。经皮给药有溶液、洗剂、气雾剂、酊剂、湿敷剂、乳剂、霜剂、软膏、糊剂、凝胶、油剂、硬膏、粉剂、成膜剂等剂型。这些剂型由于溶媒成分不同，减慢水分从皮肤表面蒸发的能力也不一样，酊剂和湿敷剂作用最小，软膏作用最大。

（6）*其他* 患者的年龄与性别、药物的性质、皮肤渗透促进剂、环境温度与湿度等也会影响药物的经皮吸收。

二、皮肤病常用药物

经皮给药主要治疗皮肤病。皮肤病种类繁多，有微生物感染所致的疾病、寄生虫类所致的疾病、变态反应性病、维生素缺乏病、瘙痒性皮肤病、红斑鳞屑性皮肤病、结缔组织病、皮肤附属器疾病等。针对上述疾病，治疗药物的种类也很多。

近年来对银屑病（牛皮癣）、痤疮、白癜风、皮肤真菌感染等病的用药研究较多，抗真菌感染的用药在抗菌药物一章中已做介绍，这里不再叙述。银屑病、痤疮、白癜风是较难治愈的皮肤病，近年来开发了一些具有较好疗效的药物，其中研究最多的是维甲酸类。

维甲酸类药物是维生素 A 的衍生物，其研究有了很大的进展，目前已合成了三代维甲酸类药物。这类药物作用机制不太明确，有的可能具有促进上皮细胞增生分化、角质溶解等作用，有的具有抑制皮脂腺分泌的作用，可用于痤疮、牛皮癣等疾病的治疗。

第一代（1969～1974 年），非芳香维甲酸类，包括维生素 A 自然代谢产物，在合成时改变了其末端基团，如全反维甲酸、13-顺维甲酸。不良反应较多，应控制使用。适用于严重的结节性、聚合性痤疮，也可用于鱼鳞病等。

第二代（1974～1980 年），单芳香维甲酸类，有一个芳香分子环，如芳香维甲酸。用于严重银屑病、鱼鳞病和其他角化性疾病。

第三代（1980～1984 年），多芳香维甲酸类，如芳维甲酸，用于银屑病。最好合并用其他疗法，也用于鱼鳞性红皮病、掌蹠角化症等。

光化学治疗药甲氧沙林（8-甲氧补骨脂素），在口服后，引起皮肤对紫外线的敏感，然后照射长波紫外线，可以治疗银屑病、白癜风等疾病。

皮肤病药的种类很多，性质和作用各异，主要分类如下：

1. 治痤疮药 维 A 酸、异维 A 酸、过氧苯甲酰、克林霉素、庆大霉素等。

2. 治银屑病药 阿维 A 酯、依曲替酸、氯倍他索、钙泊三醇、甲氧沙林、卤米松等。

3. 抗脂溢药、生发剂 二硫化硒、酮康唑、泽它、敏乐定等。

4. 角质剥脱剂、腐蚀剂 尿素、水杨酸、鬼臼树脂、斑蝥素等。

5. 遮光剂 对氨基苯甲酸及酯类、苯酚酮、二苯甲基甲烷等。

6. 止痒剂 多虑平、普拉莫星、麝香草酚、薄荷脑、樟脑等。

7. 清洁剂 如皂类、油类、溶液，溶液有高锰酸钾、过氧化氢等。

8. 消毒防腐药 如苯酚、碘、甲紫、乙醇、过氧乙酸、苯扎溴铵等。

9. 抗病原微生物 抗生素有莫匹罗星、杆菌肽、克林霉素等，抗真菌药有咪康唑等，抗寄生虫药有林丹、扑灭司林等，抗病毒药有阿昔洛韦、万昔洛韦、伐昔洛韦等。

常用治疗皮肤病药物的药理作用及机制、临床应用、不良反应等见表 51－1～7。

表 51－1 常用治疗痤疮的药物

药物	作用及机制	应用	不良反应	备注
维 A 酸（维甲酸，tretinoin）（1974 年）	促进皮肤角化、减少皮脂分泌、增强免疫、防治肿瘤	寻常痤疮、扁平苔癣、白斑、毛发红糠疹、面部单纯糠疹等；银屑病辅助治疗	常见头痛、头晕、口干、脱屑等	不宜用于急性皮炎、湿疹类疾病
异维 A 酸（保肤灵，isotretinoin）（1983 年）	抑制皮脂腺活性和功能，减少皮脂分泌；抑制痤疮丙酸杆菌；减轻炎症反应；抑制上皮角化	耐药性的严重囊性痤疮，尤其是结节囊肿性痤疮；也用于毛发红糠疹	致畸；全身皮肤干燥和瘙痒如面部、黏膜皲裂，少数脱发、皮疹等	不宜与维生素 A、四环素同用

（续表）

药物	作用及机制	应用	不良反应	备注
过氧苯甲酰（酰舒，benzoyl peroxid）	遇有机物易分解出新生态氧而杀菌除臭（厌氧菌、痤疮杆菌），具角质剥脱、溶解作用	皮脂腺分泌过多所致的寻常痤疮、慢性皮肤溃疡、疖肿、痱子等	局部刺痛、发红、过敏、皮肤干燥等，通常 1～2 分钟后自行消退	不宜用于眼周围和黏膜处

表 51－2　常用治疗银屑病的药物

药物	作用及机制	应用	不良反应	备注
阿维 A 酯（银屑灵，etretinate）（1981 年）	松解皮肤角质、调节角朊细胞分化和抑制皮脂腺分泌、抑制胶原蛋白酶活性、杀灭痤疮杆菌，抑制 T 淋巴细胞而调节免疫	顽固性银屑病如脓疮型、红皮症型银屑病；毛发红糠疹、鱼鳞病、毛囊角化病等	皮肤黏膜干燥、面部皮炎、唇炎、口渴、流汗、头痛、脱发；致畸	不宜与维生素 A、四环素同用
依曲替酸（新体卡松，neotigason）	亲脂性低，与白蛋白结合，排出速度快	严重银屑病，包括红皮性银屑病、局部性或全身性脓疱银屑病	口唇干燥，偶有头痛。致畸作用较阿维 A 酯弱	可代替阿维 A 酯
甲氧沙林（敏白灵，methoxsalen）（1983 年）	光敏活性强，易被长波紫外线激活而产生光毒作用；增加并加速黑色素形成	银屑病、白癜风	偶有胃部不适、失眠、皮肤老化、光敏、色素增多、多毛等。长期用有白内障、皮肤癌	口服与外用宜同时进行
卤米松（适确得，halometasone）（1983 年）	快速显著抗炎、抗过敏、抗渗出、抗组织增生、止痒、收缩血管，迅速缓解和消除炎症	银屑病、湿疹、外阴部皮肤黏膜疾病、阴部白癜风	偶有刺激、皮肤干燥、瘙痒、刺痛和毛囊炎	勿接触眼结膜
氯倍他索（特美肤，clobetasol）（1986 年）	收缩毛细血管、抗炎、抑制表皮细胞 DNA 合成和有丝分裂	银屑病、顽固性湿疹、扁平苔藓、盘状红斑狼疮等	偶见皮质醇增多症、肾上腺萎缩等	眼周围、腋窝、腹股沟等部位慎用
卡泊三醇（达力士，calcipotriol）（1991 年）	抑制表皮细胞的增殖和刺激受损皮肤细胞分化，抑制角化细胞增生和分化	银屑病	轻而短；局部皮肤刺激反应、非皮损性红斑、浸润、脱皮、头面部皮肤病损、升高血钙等	不宜用于颜面部，用后应洗手

表 51－3　常用抗脂溢药物及生发剂

药物	作用及机制	应用	不良反应	备注
二硫化硒（潇洒洗液，selenium sulfide）（1953 年）	抗皮脂溢出、抑制皮屑、杀灭表浅部真菌和寄生虫	头皮脂溢性皮炎、汗斑、头癣、花斑癣	偶见头发脱落或异常干燥、褪色、接触性皮炎	

（续表）

药　物	作用及机制	应　用	不良反应	备　注
酮康唑（采乐，ketoconazole）（1981 年）	通过抑制细胞色素 P_{450} 而抑制真菌麦角甾醇生物合成。对皮肤癣菌、酵母菌、双相真菌、暗色真菌、卵圆形糠秕孢子菌有抑菌和杀菌作用	脂溢性皮炎和头皮糠疹（头皮屑）；浅表性真菌感染如体股癣、手足癣、花斑癣等	轻度刺激、瘙痒和红斑	孕妇禁用
泽它（1%煤焦油，coal tar）	抑制表皮 DNA 合成和有丝分裂。表面活性高，穿透性强，快速显著杀菌、止痒、消炎；修复受损头发，改善发质，光泽易梳	头部银屑病、脂溢性皮炎及原因不明的头皮屑等头皮疾病	致癌，偶有刺激反应及毛囊炎	用药第 6 周产生作用
敏乐定（minoxidil）	抑制男性脱发	顶秃疗效好于前秃	治疗中断 4～6 月会掉发，影响血压	嗜铬细胞瘤患者禁用

表 51－4　　常用角质剥脱剂、腐蚀剂

药　物	作用及机制	应　用	不良反应	备　注
尿素（urea）（1826 年）	提高角质层水分，前角蛋白和角蛋白改变使可溶性增加；溶解角质层细胞表面蛋白，使角质碎屑剥脱	寻常型鱼鳞病、掌趾过度角化干燥病、毛发角化等	轻微氨味，如有刺痛感须停用	
水杨酸（salicylic acid）（1860 年）	溶解角质层细胞表面蛋白，使角质碎屑剥脱	掌趾过度角化	局部刺激、急性炎症、中毒、死亡	限制使用总量和次数
鬼臼树脂（podophyllum resin）	与有丝分裂纺锤体的微管蛋白有特异亲和性，使表皮有丝分裂中止于分裂中期	尖锐湿疣	恶心、呕吐、感觉改变、昏迷、死亡	用药只限于疣组织
斑蝥素（cantharidin）	抑制疱疹病毒、脊髓灰质炎病毒等；作用于线粒体氧化酶，导致 ATP 水平降低，引起上皮细胞膜改变，棘层松解，形成水疱	尖锐湿疣、寻常疣	局部轻微灼痛或灼热感。摄入 10mg 即出现腹痛、恶心、呕吐，甚至休克	用药疼但不留瘢痕

表 51－5　　常用皮肤遮光剂

药　物	作用及机制	应　用	不良反应	备　注
对氨基苯甲酸（PABA）	吸收紫外线（波长为 280～320nm 的 B 波）	长期暴露于该波段导致的皮肤红斑、变黑、老化、癌变		浅肤色：* PF≥15 深肤色：PF 10～15

（续表）

药物	作用及机制	应用	不良反应	备注
羟甲氧苯酮（oxybenzone）	吸收紫外线（波长为 250～360nm）	暴露于该波段导致的皮肤红斑		
叔丁基-甲氧二苯甲酰甲烷（butyl-methoxydibenzoylmethane）	吸收紫外线（A段320～400nm长波，最大吸收在360nm）	对A波敏感如多形性日光疹、皮肤型红斑狼疮、药物引发的光敏反应		
沙立度胺（反应停，thalidomide）（1953年）	免疫调节、溶酶体膜的稳定作用、非特异性抗炎作用	光敏性皮肤病如多形性日光疹、日光性痒疹等	口服致畸作用强（短肢海豹儿）、多发性神经炎	

注：* PF指保护系数（protection factor），用来评价一种遮光剂吸收致红斑紫外线的效果。通过测量一组正常人用遮光剂的最小红斑量（minimal erythema dose，MED）与不用遮光剂的最小红斑量之比就是PF。对易晒伤的浅肤色人建议用PF大于等于15的产品，深肤色人可用PF低一些（如10～15）的遮光剂。

表51-6　常用皮肤止痒剂

药物	作用及机制	应用	不良反应	备注
多塞平（多虑平，doxepin）	阻滞 H_1、H_2 受体	慢性单纯性苔癣，局限性瘙痒症，亚急性、慢性湿疹及异位性皮炎引起的瘙痒	一过性烧灼、刺痛感、瘙痒、红斑	禁用于眼、黏膜部位
普拉莫星（pramoxine）	产生麻醉作用而暂时缓解瘙痒	轻度湿疹样皮炎伴发的瘙痒	一过性烧灼、刺痛感	禁用于眼
麝香草酚（thymol）	止痒、防腐	瘙痒性皮肤病		
薄荷脑（menthol）	止痒、清凉、局部扩张血管	各种原因引起的皮肤瘙痒		
樟脑（camphor）	止痒、镇痛、抗菌	皮肤瘙痒症、冻疮		

表51-7　抗病原微生物类皮肤用药

药物	作用及机制	应用	不良反应	备注
咪康唑（达克宁，miconazole）（1971年）	广谱抗真菌药。抑制真菌细胞膜的麦角固醇合成，影响细胞膜通透性，抑制真菌生长，并可致死	深部及浅表性真菌感染如手足癣、体癣和股癣等	烧灼感、瘙痒、刺激感	1岁以下儿童禁用
阿昔洛韦（无环鸟苷，aciclovir）（1981年）	抗病毒药。在体内转化为三磷酸化合物，干扰单纯疱疹病毒DNA聚合酶的作用，抑制病毒DNA复制	单纯疱疹、带状疱疹	一过性血清肌苷升高、皮疹、荨麻疹	孕妇禁用

（续表）

药 物	作用及机制	应 用	不良反应	备 注
林丹（lindane，六氯环己烷，hexachlorocyclohexane）	抗寄生虫药。灭虱、头虱、阴虱杀疥		小。局部刺激，神经毒性和血液毒性	勿接触眼和黏膜
乌洛托品（西施兰夏露，methenamine）	杀菌、收敛、止汗；清除腋下大汗腺分泌物	手足多汗、腋臭	偶有过敏	皮肤破损者禁用
莫匹罗星（mupirocin，百多邦）（1985年）	局部用抗生素。通过竞争性抑制细菌的异亮氨酸转移核糖核酸合成酶而抑制细菌生长。对革兰阳性球菌有强大抗菌活性	外阴部疾病如阴茎着色杆菌病、外伤、阴囊坏疽；革兰阳性球菌感染	少。偶见烧灼、蜇刺、瘙痒等	

附录一

消毒防腐药

消毒药（disinfectants）是指能迅速杀灭病原微生物的药物。防腐药（antiseptics）是指能抑制病原微生物生长繁殖的药物。两者之间没有严格的界限，主要取决于药物浓度和作用时间，故一般统称为消毒防腐药。它们与抗菌药物不同，对病原微生物和人体组织没有明显的选择性，也能损害人体，通常不作全身用药，主要用于体表、器具、排泄物和周围环境的消毒防腐。因为本类药物在临床各科、卫生防疫、生物战防护及食品、制药等方面有广泛用途，必须注意合理使用。

一、酚类

主要使病原体蛋白质变性，也可增加病原体胞浆膜通透性，使胞内物质外渗而显抗菌作用。

药　物	作用与用途	备　注
苯酚 （phenolum，phenol，石炭酸）	1%以上浓度可杀灭一般细菌。对芽孢、病毒效果较差，对皮肤、黏膜随浓度增高呈现止痒、刺激和腐蚀作用，1%溶液用于皮肤止痒，3%～5%水溶液用于器械、用具及房屋消毒，1%～2%甘油液滴耳治疗中耳炎	可溶于水，有异臭，有引湿性，水溶液作用强，甘油、醇及油溶液作用弱，刺激性也小
煤酚皂溶液 （liquor cresoli saponatus，saponated cresol solution） （来苏儿，lysol）	为50%煤酚皂溶液，杀菌力比苯酚强3倍，毒性、腐蚀性较小，2%水溶液用于皮肤消毒，3%～5%用于器械消毒，5%～10%用于环境及排泄物消毒	系邻、对、间三种甲酚的混合物
鱼石脂 （ichthyolum，ichthyol）	具有温和的刺激作用，改善局部循环，而收抗炎消肿之功效。同时具有防腐作用。10%～20%软膏用于疖肿、丹毒等	为含硫的棕黑色软膏样物质，有异臭。硫酮脂为其代用品
间苯二酚 （雷琐辛，resorcinolum，resorcinol）	有杀细菌和真菌作用，作用强度仅为苯酚的1/3，刺激性较小，可用于癣症、湿疹、牛皮癣（银屑病）、脂溢性皮炎等，常用2%～10%油膏及洗剂	

二、醛类

能与蛋白质的氨基结合，使蛋白质变性沉淀而杀菌。杀菌力强于酚类，对人体毒性及皮肤黏膜刺激性也大。主要用于房屋、器械等消毒。

药　物	作 用 与 用 途	备　注
甲醛溶液（liquor formaldehydi，formaldehy solution）（福尔马林，formalin）	对细菌、芽孢、病毒皆有效，因对皮肤黏膜有刺激性，吸收后毒性大，且有刺激性臭味，应用受限。2%溶液用于器械消毒（浸泡1～2小时），10%溶液固定标本，保存疫苗和血清，牙科用其配制干髓剂	用于房间消毒，用2～4ml/m^3加热蒸发

三、醇类

使蛋白质变性或沉淀而抑菌或杀菌，但对芽孢、病毒、真菌无效。

药　物	作 用 与 用 途	备　注
乙醇（酒精，alcohol）	20%～30%用于擦澡降低体温，50%用于皮肤按摩防褥疮，75%（w/w）用于皮肤器械消毒。因对芽孢无作用，不宜用于外科手术器械消毒	20%～70%（w/w）浓度范围内杀菌作用随浓度增高而增高，75%以上使菌体表层蛋白质凝固影响乙醇透入，杀菌力减弱
苯氧乙醇（phenoxyethanol）	1%～2%水溶液（其中加乙醇10%）对铜绿假单胞菌有较强的杀灭作用，对其他G^-菌作用差，对G^+菌几无作用。用于清洗铜绿假单胞菌感染的表面创伤、灼伤或脓疮	仅限于外用涂擦

四、酸类

解离后的氢离子或整个分子使菌体蛋白质变性或沉淀而杀菌。

药　物	作 用 与 用 途	备　注
苯甲酸（安息香酸，acidum benzoicum，benzoic acid）	毒性很低，可用于食物防腐（每100g食物加0.1g本品），亦可与水杨酸配成复方制剂用于治癣	酸性环境中作用强
水杨酸（柳酸，acidum salicylicum；salicylic acid）	有抗真菌作用，浓溶液可松解角质层，3%～6%醇溶液、5%软膏治癣，10%溶液治疗鸡眼	易溶于醇，微溶于水
硼酸（acidum boricum，boric acid）	抗菌力弱，刺激性小，2%～5%水溶液洗眼、漱口、冲洗伤口，4%醇溶液治外耳真菌感染，10%软膏用于皮肤黏膜患处	禁用于乳头部位；禁用于婴幼儿或大面积创伤者
硼砂（硼酸钠，borax）	作用与硼酸相似，与碳酸钠各1.5%加液状酚等组成多贝氏液，常用于口腔感染的含漱剂	同上
乳酸（acidum lacticum lactic acid）	消毒防腐作用较强，常用其蒸汽消毒房间（12ml+20ml水/100m^3加热蒸发30分钟），1%溶液用于阴道冲洗，治疗滴虫性阴道炎	
醋酸（acidum aceticum，acetic acid）	刺激性小，0.5%～2%用于洗涤铜绿假单胞菌感染的伤口，0.1%～0.5%溶液用于冲洗阴道配合治疗滴虫病，用于房间消毒（5%溶液，食醋2ml/m^3）	对其他细菌感染疗效较差
十一烯酸（acidum undecylenicum）	有中等强度的抗菌和抗真菌作用，常用2%～10%醇溶液及复方十一烯酸软膏治疗脚癣、头癣、股癣等	软膏即脚气灵尚含有十一烯酸锌

五、卤素类

通过卤化与氧化菌体原浆蛋白活化基团，发挥杀菌作用。

药　物	作用与用途	备　注
碘 (iodum, iodine)	对各种病原体及芽孢均有强大杀灭作用，刺激性亦大。碘酊：2%用于皮肤消毒，3%～5%用于手术野皮肤消毒，用后需再用75%乙醇洗净以减少对皮肤刺激。10%碘甘油刺激性小，涂擦患处用于牙龈感染、咽炎等	碘酊不宜用于黏膜消毒，对碘过敏者禁用，禁与红汞合用（产生的碘化高汞刺激性增强）
碘仿 (iodoformum, iodoform)	具有防腐除臭作用，4%～6%碘仿纱布，10%碘仿软膏充填口腔、会阴等易污染的伤口	
含氯石灰 (漂白粉，calx chlorinata)	杀菌作用强大、迅速、短暂，对某些芽孢及病毒也有效，遇有机物或在碱性环境中，其活性大减。对结核杆菌不敏感。溶液：1%～3%用于环境消毒，0.5%用于食具、饮水消毒。干粉：用于排泄物消毒用量为1:5，放置2小时。与硼酸各1.25%含量组成优琐溶液（eusol's solution），刺激性小，用于冲洗化脓口；对气性坏疽更好	含有效氯25%～30%，受潮易分解失效
氯胺T (chloraminum-T, chloramine-T)	逐渐分解出次氯酸，产生活性氯而杀菌。同时本身可能有直接杀菌作用，由于释放缓慢，故杀菌作用较弱，刺激性小，作用时间较长。1/25万用于饮水消毒，0.5%～1%用于食具器皿消毒，1%～2%创面消毒，0.1%～0.2%黏膜消毒	溶于水，遇醇分解，含有效氯12%

六、氧化剂

遇有机物放出新生氧，氧化菌体内活性基团而杀菌。

药　物	作用与用途	备　注
高锰酸钾 (灰锰氧，kalium permanganate, potassium permanganate)	杀菌作用强，高浓度亦具刺激、腐蚀作用。溶液：0.01%～0.02%洗胃用于有机药物中毒，0.125%坐浴，阴道冲洗，0.1%水果等消毒，0.1%～0.5%用于创面冲洗	水溶液性质不稳定，宜新鲜配制。消毒部位着色，可用草酸液洗脱
过氧化氢溶液 (双氧水，hydrogen peroxide)	遇有机物分解放出氧，起杀菌除臭作用，作用时间短，杀菌力弱，主要利用与组织接触后放出大量微小气泡机械清除脓块、血痂等。1%用于口腔炎、扁桃体炎等含漱，3%用于冲洗创面、松解伤口痂皮，尤适应于厌氧菌感染	不稳定，遇光易变质，遇碱易分解，应密闭避光，凉处存放

（续表）

药物	作用与用途	备注
过氧乙酸（acidum peroxyaceticum, peroxyacetic acid）	广谱、高效、速效、低毒的灭菌剂，浓度低于0.2%对细菌繁殖体、芽孢、病毒、霉菌均有杀灭作用，而对人体无害。配制容易，使用方便。可用于：①浸泡消毒：以0.04%～0.2%溶液用于衣服用具、食品及医务人员洗手消毒。②喷雾消毒：以0.04%～0.4%溶液消毒房屋、家具门窗等。③蒸熏消毒：以20%成品蒸熏（1～3g/m^3）用于实验动物室及无菌室消毒。④饮水消毒及污水处理：使污水或饮水含本品0.01%消毒0.5～1小时可获较好效果。⑤治疗灰指甲：1%溶液浸20分钟，3次/日连续2周，亦可治手足癣、发癣等	有刺激性气味，带强的醋酸味，易挥发，易溶于水及有机溶液，储存中可自然分解，急剧分解时可爆炸（40%以下浓度不爆炸及自燃），40%的浓溶液系危险品，有腐蚀性，对皮肤和眼有强烈刺激，能产生严重灼伤，吞咽可致命，应防止吸入其蒸气，操作时戴橡皮手套。溶液可腐蚀多种金属及天然纤维的被面衣物等

七、重金属类

重金属离子能与蛋白质的巯基结合，干扰巯基酶活性，较高浓度与蛋白质羧基结合，形成金属蛋白盐，使蛋白质沉淀，起杀菌作用。对人体组织随浓度不同呈现收敛、刺激以至腐蚀作用，遇蛋白质、有机酸类、某些生物碱类、卤素及碱性物质（肥皂）可使之失效，不可合用。

药物	作用与用途	备注
汞溴红（红汞，mercurochrome, merbromin）	抗菌作用弱，穿透力差，但对皮肤及黏膜无刺激作用。2%水溶液用于皮肤黏膜浅表小创面消毒，2%酒精溶液可作手术前局部消毒（如会阴部）；不能与碘酊合用	为绿赤褐色带荧光的颗粒，有引湿性，久置变色，易溶于水，难溶于醇
硫汞柳酸钠（硫柳汞，thiomersalate, merthiolate）	作用比红汞强，用于皮肤和黏膜表面消毒；不宜用于化脓性创口，因脓血的蛋白质可减弱其作用；常用其0.1%的水溶液。忌与酸、碘接触	为淡乳黄色结晶粉末，可溶于水，有引湿性
硝甲酚汞（米他芬，nitromersol, metaphen）	消毒作用强而刺激性小，0.5%用于皮肤消毒；0.02%～0.1%用于器械消毒，0.01%～0.02%用于眼科或尿道冲洗。米他红为含本品及汞溴红各0.1%的溶液，用于无化脓性创口	为黄色或棕黄色粉末，不溶于水，难溶于醇，溶于碱溶液
硝酸银（silver nitrate）	抗菌作用较强，稀溶液有收敛作用；高浓度有腐蚀作用；0.25%～0.5%溶液用于黏膜收敛、治疗急性结膜炎及预防新生儿脓眼等；5%～20%溶液及固体硝酸银棒用于腐蚀慢性溃疡面及小赘疣及过度增生肉芽组织；硝酸银用后应立即用生理盐水冲洗以免损伤周围健康组织	为无色透明结晶，遇光分解析出银，易溶于水
强蛋白银（strong silver protein, protargol）	抗菌作用比$AgNO_3$弱，刺激性小，常用2%～10%溶液用于治疗眼结膜炎及慢性鼻炎等	为黄色或棕色粉末，微有引湿性，遇光变质，能溶于水，水溶液应新鲜配制，避光密闭保存

（续表）

药 物	作用与用途	备 注
弱蛋白银（mild silver protein，argyrol）	抗菌作用较强蛋白银弱，无刺激性及腐蚀作用，用途同强蛋白银，常用10%～25%水溶液	为棕黑色有光泽鳞片或颗粒，理化性质同强蛋白银。其解离度较小
硫酸铜（胆矾，copper sulfate）	对细菌作用弱，对真菌作用强，对黏膜有收敛、刺激及腐蚀作用；0.5%水溶液用于沙眼、结膜炎；硫酸铜棒用以涂擦砂眼颗粒，用后需用生理盐水冲洗；内服可催吐及抢救磷中毒	为蓝色透明结晶体，能溶于水
硫酸锌（皓矾，zine sulfate）	有收敛作用，常以0.1%～0.5%溶液滴眼，用于结膜炎、眼炎及沙眼等	为白色晶体或结晶性粉末，易溶于水，不溶于醇
氧化锌（zine oxide）	有轻度收敛及保护作用，能吸着皮肤及创口渗出液；常与硼酸、滑石粉等配合做成撒布剂、糊剂或软膏以用于湿疹及溃疡	为白色或微黄色粉末，难溶于水
炉甘石（calamine）	有轻度收敛作用，常配成炉甘石洗剂，用于湿疹及其他皮肤病以减轻瘙痒	含碱性碳酸锌及少量氧化铁

八、燃料类

药 物	作用与用途	备 注
龙胆紫（gentian violet）	对革兰阳性菌特别是葡萄球菌作用较强，对真菌、念珠菌及铜绿假单胞菌也有作用，刺激性小，并有收敛作用；1%～2%水溶液或乙醇溶液（紫药水）常用于皮肤、黏膜创伤感染及溃疡；0.1%～1%的水溶液用于烫、烧伤	为深绿色结晶性粉末，微溶于水，有引湿性；同类药有甲紫、晶紫，三者可通用
利凡诺尔（rivanol）	对革兰阳性菌及少数革兰阴性菌有抑制作用；在治疗浓度时对组织无损害；0.1%～0.5%溶液用于创伤、皮肤、黏膜或化脓感染创面的洗涤及湿敷，亦可用利凡诺尔纱布塞入伤口	为黄色结晶性粉末，可溶于水

九、表面活性剂

药 物	作用与用途	备 注
新洁尔灭（溴化苄烷铵，bromo - geramine）	对革兰阳性菌及革兰阴性菌均有杀灭作用，毒性低，无腐蚀性，0.05～0.1%用于手术前泡手（浸泡5分钟）；0.1%用于皮肤消毒、真菌感染及器械消毒（金属器械应加0.5%亚硝酸钠以防锈）；0.02%以下用于黏膜消毒；不用于排泄物消毒，因脓、血等可降低其效力；本品为阳离子消毒剂，忌与阴离子清洁剂如肥皂、合成洗涤剂合用	为淡黄色胶状体，有芳香味，易溶于水

（续表）

药物	作用与用途	备注
杜灭芬（domiphen，消毒宁，bromide）	消毒作用稍强于新洁尔灭，使用范围相同；0.5%醇溶液用于皮肤消毒；0.02%溶液用于局部感染湿敷；0.05%溶液（加5%亚硝酸钠）用于器械储存消毒；杜灭芬喉片（每片含0.5mg）用于咽喉炎、扁桃体炎、口腔溃疡的辅助治疗	为白色或微黄色片状结晶，能溶于水和乙醇
消毒净（myristylpicoline bromide）	消毒效果比酒精、新洁尔灭、杜灭芬强，与碘酊、洗必泰相似，刺激性小。0.1%用于消毒手与皮肤（浸泡5～10分钟）、手术器械（浸泡30分钟）；0.1%醇溶液消毒手术野皮肤；0.02%以下消毒黏膜；0.05%～0.1%金属器械储存消毒（需加亚硝酸钠防锈）。忌与肥皂、合成洗涤剂合用	为白色结晶性粉末，味苦，易溶于水和醇
洗必泰（chlorhexidine，双氯苯双胍乙烷，hibitane）	消毒力大于新洁尔灭和杜灭芬，0.5%水溶液或醇溶液能在15秒内杀死一般病原菌，1.5%醇溶液能在15秒内杀死抵抗力较强的破伤风杆菌，毒性小而无刺激性。0.02%水溶液用于手消毒（3分钟），0.5%醇溶液用于手术创面及敷料消毒，0.1%乳膏及气雾剂用于烧伤、烫伤，0.1%用于医疗器械消毒。忌与肥皂、碱、碘酊、$KMnO_4$及升汞等同用	为白色针状结晶，难溶于水，其二盐酸盐可溶于水。在长期高热处理时可分解失效，1%以上不能高压灭菌。0.1%以下高压灭菌时不得超过115℃～116℃ 30分钟

十、其他

药物	作用与用途	备注
环氧乙烷（ethylene oxide）	系一种化学性能很活泼的环氧化合物；具有强的广谱抗菌作用，对细菌、芽孢、真菌、立克次体及病毒等都有杀灭作用，透入力极强，无腐蚀性；主要用于精密仪器、书籍、衣物、皮革、丝、毛、尼龙、橡皮制品及非食用塑料用品的消毒；一般置消毒袋内，用量300～700g/m^3，在38℃～54℃下，消毒6～24小时	本品沸点10.8℃，常温为无色醚味气体，空气中达3%以上即可燃烧爆炸，贮存及应用均需严密防火。消毒后放通风处1小时后方可使用
冰片（borneolum，龙脑，borneol）	作用与樟脑相似，局部应用对感觉神经有温和刺激和防腐作用，可用于消肿止痛，治疗咽喉肿痛、口疮、慢性鼻腔炎、中耳炎、痈肿	为从龙脑香的树脂和挥发油中取得的结晶，亦可从樟脑、松节油等加工制成，气清香，味辛凉
薄荷脑（mentholum，menthol）	局部应用可产生冷感及轻微刺灼感，且缓慢透入皮内，引起长时间充血和深部血管功能变化，局部用以消炎和止痛，如头痛、神经痛和瘙痒及咽喉肿痛等	系薄荷挥发油的主要成分，易挥发，有特殊气味，辛凉
樟脑（camphora，camphor）	涂于皮肤有类似薄荷的清凉感，是刺激皮肤冷觉感受器所致，用力涂擦则反射性地使血管扩张，皮肤发红，还有微弱局麻作用和防腐作用；10%樟脑醑，常用于冻疮及局部炎症挫伤、扭伤及各种瘙痒性皮肤病止痒等；亦与薄荷脑、龙脑等制成胶布样膏药贴患处，用于关节肌肉酸痛、轻度碰伤、肿痛、神经性皮炎、肌劳损等，成药清凉油、十滴水、冻疮膏均含有本品	由樟树蒸馏而得，亦能人工合成，味苦而辛，特有芳香，并有清凉感

附录二

麻醉药品、精神药品及毒性药品

（一）国家规定管制的麻醉药品品种目录

1. 醋托啡　acetorphine
2. 乙酰阿法甲基芬太尼　acetyl-alpha-methylfentanyl
3. 醋氢可待因　acetyldihydrocodeine
4. 醋美沙朵　acetylmethadol
5. 阿芬太尼　alfentanil
6. 烯丙罗定　allylprodine
7. 阿醋美沙朵　alphacetylmethadol
8. 阿法美罗定　alphameprodine
9. 阿法美沙朵　alphamethadol
10. 阿法甲基芬太尼　alpha-methylfentanyl
11. 阿法甲基硫代芬太尼　alpha-methylthio-fentanyl
12. 阿法罗定（安那度尔）*　alphaprodine
13. 阿尼利定　anileridine
14. 苄替定　benzethidine
15. 苄吗啡　benzylmorphine
16. 倍醋美沙朵　betacetylmethadol
17. 倍他羟基芬太尼　beta-hydroxyfentanyl
18. 倍他羟基-3-甲基芬太尼　beta-hydroxy-3-methylfentanyl
19. 倍他美罗定　betameprodine
20. 倍他美沙朵　betamethadol
21. 倍他罗定　betaprodine
22. 苯腈米特　bezitramide
23. 大麻与大麻脂　cannabis and cannabis resin
24. 氯尼他嗪　clonitazene
25. 古可叶　coca leaf
26. 可卡因*　cocaine
27. 可待因*　codeine
28. 可多克辛　codoxime
29. 罂粟秆浓缩物　concentrate of poppy straw
30. 地索吗啡　desomorphine
31. 右马拉胺　dextromoramide
32. 右丙氧芬*　dextropropoxyphene
33. 地恩丙胺　diampromide
34. 二乙噻丁　diethylthiambutene
35. 地芬诺辛　difenoxin
36. 双氢可待因　dihydrocodeine
37. 二氢埃托啡*　dihydroetorphine
38. 双氢吗啡　dihydromorphine
39. 地美沙朵　dimenoxadol
40. 地美庚醇　dimepheptanol
41. 二甲噻丁　dimethylthiambutene
42. 吗苯丁酯　dioxaphetylbutyrate
43. 地芬诺酯（苯乙哌啶）*　diphenoxylate
44. 地匹哌酮　dipipanone
45. 羟蒂巴酚　drotebanol
46. 芽子碱　ecgonine
47. 乙甲噻丁　ethylmethylthiambutene
48. 乙基吗啡*　ethylmorphine
49. 依托尼嗪　etonitazene
50. 埃托啡　etorphine

51. 依托利定 etoxeridine
52. 芬太尼＊ fentanyl
53. 呋替定 Furethidine
54. 海洛因 heroin
55. 氢可酮 hydrocodone
56. 氢吗啡醇 hydromorphinol
57. 氢吗啡酮 hydromorphone
58. 氢哌替啶 hydroxypethidine
59. 异美沙酮 isomethadone
60. 凯托米酮 ketobemidone
61. 左美沙芬 levomethorphan
62. 左吗拉胺 levomoramide
63. 左芬啡烷 levophenacylmorphan
64. 左啡诺 levorphanol
65. 美他左辛 metazocine
66. 美沙酮＊ methadone
67. 美沙酮中间体 methadone intermediate
68. 甲地索啡 methyldesorphine
69. 甲二氢吗啡 methyldihydromorphine
70. 3-甲基芬太尼 3-methylfentanyl
71. 3-甲基硫代芬太尼 3-methylthiofentanyl
72. 美托酮 metopon
73. 吗酰胺中间体 moramide-intermediate
74. 吗哌利定 morpheridine
75. 吗啡＊ morphine
76. 吗啡甲溴化物及其他五价氮吗啡衍生物 morphine methobromide and other pentavalent nitrogen morphine derivatives
77. 吗啡-N-氧化物 morphine-N-oxide
78. 1-甲基-4 苯基-4 哌啶丙酸盐 MPPP
79. 麦罗啡 myrophine
80. 尼可待因 nicocodine
81. 尼二可待因 nicodicodine
82. 尼可吗啡 nicomorphine
83. 诺美沙朵 noracymethadol
84. 去甲可待因 norcodeine
85. 去甲左啡烷 norlevorphanol
86. 去甲美沙酮 normethadone
87. 去甲吗啡 normorphine
88. 诺匹哌酮 norpipanone
89. 阿片＊ opium
90. 羟考酮 oxycodone
91. 羟吗啡酮 oxymorphone
92. 仲氨代芬太尼 para-fluorofentanyl
93. 1-苯乙基4-苯基4 哌啶子基乙酸盐 PEPAP
94. 哌替啶（度冷丁）及其盐和制剂＊ pethidine
95. 哌替啶（度冷丁）中间体 A pethidine intermediate A
96. 哌替啶（度冷丁）中间体 B pethidine intermediate B
97. 哌替啶（度冷丁）中间体 C pethidine intermediate C
98. 苯吗庚酮 phenadoxone
99. 非那丙胺 phenampromide
100. 非那佐辛 phenazocine
101. 非诺非烷 phenomorphan
102. 苯哌利定 phenoperidine
103. 匹米诺定 piminodine
104. 吗啉乙基吗啡（福尔可定）＊ piminodine
105. 氰苯双哌酰胺 piritramide
106. 罂粟壳＊ poppy shell
107. 普罗庚嗪 proheptazine
108. 丙哌利定 properidine
109. 丙吡兰 propiram
110. 消旋甲啡烷 racemethorphan
111. 消旋吗拉胺 racemoramide
112. 消旋啡烷 racemorphan
113. 舒芬太尼 sufentanil
114. 醋氢可酮 thebacon
115. 蒂巴因＊ thebaine
116. 硫代芬太尼 thiofentanyl

117. 替利定　tilidine

118. 三甲利定　trimeperidine

注：1. 上述品种包括其盐和制剂

2. 品种目录有＊的麻醉药品为我国生产的品种

（二）国家规定管制的精神药品品种目录

第一类

1. 苯丙胺（安非他明）amfetamine
2. 布苯丙胺　brolamfetamine（DOB）
3. 布桂嗪（强痛定）＊　bucinnazine
4. 丁丙诺非＊　buprenorphine
5. 咖啡因＊　caffeine
6. 卡西酮　cathinone
7. 安钠咖＊　CNB
8. δ-9-四氢大麻酚及其立体化学变体 delta-9-te-trahydrocannabinol and its stereochemical variants
9. 二乙基色胺　DET
10. 二甲氧基安非他明　DMA
11. （1，2-二甲基庚基）羟基四氢甲基二苯吡喃　DMHP
12. 二甲基色胺　DMT
13. 二甲氧基乙基安非他明　DOET
14. 右苯丙胺　dexamfetamine
15. 乙环利定　eticyclidine
16. 乙色胺　etryptamine
17. 芬乙茶碱　fenetylline
18. 左苯丙胺　levamfetamine
19. 左甲苯丙胺　levomethamphetamine
20. 麦角乙二胺　（＋）-lysergide
21. 二亚甲基双氧安非他明　MDMA
22. 麦司卡林　Mescaline
23. 甲氯喹酮　metamfetamine
24. 去氧麻黄碱　metamfetamine
25. 去氧麻黄碱外消旋体 metamfetamine racemate
26. 甲喹酮（安眠酮）　methaqualone
27. 甲卡西酮　methcathinone
28. 甲米雷司　4-methylaminorex
29. 哌醋甲酯（利他林）＊　methylphenidate
30. 甲羟芬胺　MMDA
31. 乙芬胺　N-ethyl，MDA
32. 羟芬胺　N-hydroxy，MDA
33. 六氢大麻酚　parahexyl
34. 苯环利定　phencyclidine
35. 芬美曲嗪　phenmetrazine
36. 副甲氧基安非他明　PMA
37. 赛洛新　psilocine，psilotsin
38. 塞洛西宾　psilocybine
39. 咯环利定　rolicyclidine
40. 司可巴比妥＊　secobarbital
41. 二甲氧基甲苯异丙胺　STP，DOM
42. 替苯丙胺　tenamfetamine
43. 替诺环定　tenocyclidine
44. 四氢大麻酚（包括其同分异构物及其立体化学变体）tetrahydrocannabinol
45. 三甲氧基安非他明　TMA
46. 齐培丙醇　zipeprol
47. 复方樟脑酊＊

第二类

48. 阿洛巴比妥　amobarbital
49. 异戊巴比妥＊　amobarbital
50. 阿普唑仑＊　alprazolam
51. 安非拉酮＊　amfepramone

52. 阿米雷司 aminorex
53. 巴比妥 * barbital
54. 苄非他明 benzfetamine
55. 溴西泮 bromazepam
56. 溴替唑仑 brotizolam
57. 布他比妥 butalbital
58. 丁巴比妥 butobarbital
59. 卡马西泮 camazepam
60. 去甲麻黄碱（苯丙醇胺）* cathine
61. 氯氮䓬（利眠宁）* chlordiazepoxide
62. 氯巴占 clobazam
63. 氯硝西泮 * clonazepam
64. 氯拉䓬酸 clorazepate
65. 氯噻西泮 clotiazepam
66. 氯噁唑仑 cloxazolam
67. 环己巴比妥 cyclobarbital
68. 地洛西泮 delorazepam
69. 地西泮（安定）* diazepam
70. 艾司唑仑 * estazolam
71. 乙氯维诺 ethchlorvynol
72. 炔己蚁胺 ethinamate
73. 氯氟䓬乙酯 ethyl loflazepate
74. 乙非他明 etilamfetamine
75. 芬坎法明 fencamfamin
76. 芬普雷司 fenproporex
77. 氟地西泮 fludiazepam
78. 氟硝西泮 flunitrazepam
79. 氟西泮 * flurazepam
80. 格鲁米特（导眠能） glutethimide
81. 哈拉西泮 halazepam
82. 卤噁唑仑 haloxazolam
83. 凯他唑仑 ketazolam
84. 利非他明 lefetamine
85. 氯普唑仑 loprazolam
86. 劳拉西泮 lorazepam
87. 氯甲西泮 lormetazepam
88. 马吲哚 mazindol
89. 美达西泮 medazepam
90. 美芬雷司 mefenorex
91. 甲丙氨酯（眠尔通）* meprobamate
92. 美索卡 mesocarb
93. 甲苯巴比妥 methylphenobarbital
94. 甲乙哌酮 methyprylon
95. 咪达唑仑 midazolam
96. 硝甲西泮 nimetazepam
97. 硝西泮（硝基安定）* nitrazepam
98. 去甲西泮 nordazepam
99. 奥沙西泮 oxazepam
100. 噁唑仑 oxazolam
101. 匹莫林 * pemoline
102. 喷他佐辛（镇痛新）* pentazocine
103. 戊巴比妥 * pentobarbital
104. 苯甲曲嗪 phendimetrazine
105. 芬特明 phendimetrazine
106. 苯巴比妥 * phenobarbital
107. 匹那西泮 pinazepam
108. 哌苯甲醇 pipradrol
109. 普拉西泮 prazepam
110. 吡咯戊酮 pyrovalerone
111. 仲丁比妥 secbutabarbital
112. 替马西泮 temazepam
113. 四氢西泮 tetrazepam
114. 三唑仑 * triazolam
115. 乙烯比妥 vinylbital
116. 氨酚待因 *
117. 氨酚待因Ⅱ号（安度芬）*
118. 氯芬待因 *
119. 丙氧氨酚 *

注：1. 上述品种包括其盐和制剂

2. 品种目录有 * 号的为我国生产的品种

编者注：目录34，去氧麻黄碱即甲基苯丙胺，也称甲基安非他明，俗称“冰毒”。外文名称也译为 methamphetamine，化学名称为（+）-（S）-N，a-dimethylphenethylamine

（三）国家规定管制的毒性西药品种目录

1. 三氧化二砷 arsenic trioxide
2. 阿托品 atropin
3. 去乙酰毛花苷丙 cedilanid
4. 升汞 corrosive sublimate
5. 洋地黄毒苷 digitoxin
6. 氢溴酸后马托品 homatropine hydrobromide
7. 水杨酸毒扁豆碱 physostigmine salicylate
8. 毛果芸香碱 pilocarpine
9. 亚砷酸钾 potassium arsenite
10. 氢溴酸东莨菪碱 scopolamine hydrobromide
11. 士的宁 strychnine（番木鳖碱）

附录三 常用药物剂量折算法

1. 年龄折算药物剂量法

年 龄	剂 量	年 龄	剂 量
初生～1个月	成人剂量的1/18～1/14	6～9岁	成人剂量的2/5～1/2
1个月～6个月	成人剂量的1/14～1/7	9～14岁	成人剂量的1/2～2/3
6个月～1岁	成人剂量的1/7～1/5	14～18岁	成人剂量的2/3～全量
1～2岁	成人剂量的1/5～1/4	18～60岁	全量～成人剂量的3/4
2～4岁	成人剂量的1/4～1/3	60岁以上	成人剂量的3/4
4～6岁	成人剂量的1/3～2/5		

注：本表仅供参考，使用时可根据病人体质、病情及药物性质等各方面因素斟酌决定。

2. 按体重折算小儿药物剂量法

根据年龄推算体重：

1～6个月体重（kg）＝月龄×0.5＋3

7～12个月体重（kg）＝月龄×0.6＋3

1岁以上小儿体重（kg）＝实足年龄×2＋8

注：用上法计算小儿体重时，应根据患儿营养状况、体型等差异适当增减，必要时可称实际体重。

3. 按体表面积计算小儿药物剂量法

小儿体表面积计算公式：

表面积（m^2）＝0.0061×身高（cm）＋0.0128×体重（kg）－0.1529

或＝体重（kg）×0.035＋0.1

设成人体重为60kg，其相应的表面积为1.7m^2

小儿用量＝［成人剂量×小儿的表面积（m^2）］/1.7m^2

附录四 药物中英文索引

A

B

C

G

H

J

K

L

T

W

X

教材与教学配套用书

新世纪全国高等中医药院校规划教材

注：凡标○号者为“普通高等教育‘十五’国家级规划教材”；凡标★号者为“普通高等教育‘十一五’国家级规划教材”

（一）中医学类专业

1 中国医学史（常存库主编）○★
2 医古文（段逸山主编）○★
3 中医各家学说（严世芸主编）○★
4 中医基础理论（孙广仁主编）○★
5 中医诊断学（朱文锋主编）○★
6 内经选读（王庆其主编）○★
7 伤寒学（熊曼琪主编）○★
8 金匮要略（范永升主编）★
9 温病学（林培政主编）○★
10 中药学（高学敏主编）○★
11 方剂学（邓中甲主编）○★
12 中医内科学（周仲瑛主编）○★
13 中医外科学（李曰庆主编）★
14 中医妇科学（张玉珍主编）○★
15 中医儿科学（汪受传主编）○★
16 中医骨伤科学（王和鸣主编）○★
17 中医耳鼻咽喉科学（王士贞主编）○★
18 中医眼科学（曾庆华主编）○★
19 中医急诊学（姜良铎主编）○★
20 针灸学（石学敏主编）○★
21 推拿学（严隽陶主编）○★
22 正常人体解剖学（严振国　杨茂有主编）★
23 组织学与胚胎学（蔡玉文主编）○★
24 生理学（施雪筠主编）○★
生理学实验指导（施雪筠主编）
25 病理学（黄玉芳主编）○★
病理学实验指导（黄玉芳主编）
26 药理学（吕圭源主编）
27 生物化学（王继峰主编）○★
28 免疫学基础与病原生物学（杨黎青主编）○★
免疫学基础与病原生物学实验指导(杨黎青主编)
29 诊断学基础（戴万亨主编）★
诊断学基础实习指导（戴万亨主编）
30 西医外科学（李乃卿主编）★
31 内科学（徐蓉娟主编）○

（二）针灸推拿学专业（与中医学专业相同的课程未列）

1 经络腧穴学（沈雪勇主编）○★
2 刺法灸法学（陆寿康主编）★
3 针灸治疗学（王启才主编）
4 实验针灸学（李忠仁主编）○★
5 推拿手法学（王国才主编）○★
6 针灸医籍选读（吴富东主编）★
7 推拿治疗学（王国才）

（三）中药学类专业

1 药用植物学（姚振生主编）○★
药用植物学实验指导（姚振生主编）
2 中医学基础（张登本主编）
3 中药药理学（侯家玉　方泰惠主编）○★
4 中药化学（匡海学主编）○★
5 中药炮制学（龚千锋主编）○★
中药炮制学实验（龚千锋主编）
6 中药鉴定学（康廷国主编）★
中药鉴定学实验指导（吴德康主编）
7 中药药剂学（张兆旺主编）○★
中药药剂学实验
8 中药制剂分析（梁生旺主编）○
9 中药制药工程原理与设备（刘落宪主编）★
10 高等数学（周　喆主编）

11 中医药统计学（周仁郁主编）
12 物理学（余国建主编）
13 无机化学（铁步荣 贾桂芝主编）★
无机化学实验（铁步荣 贾桂芝主编）
14 有机化学（洪筱坤主编）★
有机化学实验（彭松 林辉主编）
15 物理化学（刘幸平主编）
16 分析化学（黄世德 梁生旺主编）
分析化学实验（黄世德 梁生旺主编）
17 医用物理学（余国建主编）

（四）中西医结合专业

1 中外医学史（张大庆 和中浚主编）
2 中西医结合医学导论（陈士奎主编）★
3 中西医结合内科学（蔡光先 赵玉庸主编）★
4 中西医结合外科学（李乃卿主编）★
5 中西医结合儿科学（王雪峰主编）★
6 中西医结合耳鼻咽喉科学（田道法主编）★
7 中西医结合口腔科学（李元聪主编）
8 中西医结合眼科学（段俊国主编）★
9 中西医结合传染病学（刘金星主编）
10 中西医结合肿瘤病学（刘亚娴主编）
11 中西医结合皮肤性病学（陈德宇主编）
12 中西医结合精神病学（张宏耕主编）★
13 中西医结合妇科学（尤昭玲主编）★
14 中西医结合骨伤科学（石印玉主编）★
15 中西医结合危重病学（熊旭东主编）★
16 中西医结合肛肠病学（陆金根主编）★

（五）护理专业

1 护理学导论（韩丽沙 吴 瑛主编）★
2 护理学基础（吕淑琴 尚少梅主编）
3 中医护理学基础（刘 虹主编）★
4 健康评估（吕探云 王 琦主编）
5 护理科研（肖顺贞 申杰主编）
6 护理心理学（胡永年 刘晓虹主编）
7 护理管理学（关永杰 宫玉花主编）
8 护理教育（孙宏玉 简福爱主编）
9 护理美学（林俊华 刘 宇主编）★
10 内科护理学（徐桂华主编）上册★
11 内科护理学（姚景鹏主编）下册★
12 外科护理学（张燕生 路 潜主编）
13 妇产科护理学（郑修霞 李京枝主编）
14 儿科护理学（汪受传 洪黛玲主编）★
15 骨伤科护理学（陆静波主编）
16 五官科护理学（丁淑华 席淑新主编）
17 急救护理学（牛德群主编）
18 养生康复学（马烈光 李英华主编）★
19 社区护理学（冯正仪 王 珏主编）
20 营养与食疗学（吴翠珍主编）★
21 护理专业英语（黄嘉陵主编）
22 护理伦理学（马家忠 张晨主编）★

（六）七年制

1 中医儿科学（汪受传主编）★
2 临床中药学（张廷模主编）○★
3 中医诊断学（王忆勤主编）○★
4 内经学（王洪图主编）○★
5 中医妇科学（马宝璋主编）○★
6 温病学（杨 进主编）★
7 金匮要略（张家礼主编）○★
8 中医基础理论（曹洪欣主编）○★
9 伤寒论（姜建国主编）★
10 中医养生康复学（王旭东主编）
11 中医哲学基础（张其成主编）★
12 中医古汉语基础（邵冠勇主编）★
13 针灸学（梁繁荣主编）○★
14 中医骨伤科学（施 杞主编）○★
15 中医医家学说及学术思想史（严世芸主编）○★
16 中医外科学（陈红风主编）○★
17 中医内科学（田德禄主编）○★
18 方剂学（李 冀主编）○★

新世纪全国高等中医药院校创新教材（含五、七年制）

1 中医文献学（严季澜主编）★
2 中医临床基础学（熊曼琪主编）
3 中医内科急症学（周仲瑛 金妙文主编）★
4 中医临床护理学（杨少雄主编）★

5 中医临床概论（金国梁主编）
6 中医食疗学（倪世美主编）
7 中医药膳学（谭兴贵主编）
8 中医统计诊断（张启明主编）★
9 中医医院管理学（赵丽娟主编）
10 针刀医学（朱汉章主编）
11 杵针学（钟枢才主编）
12 解剖生理学（严振国　施雪筠主编）★
13 神经解剖学（白丽敏主编）
14 医学免疫学与微生物学（顾立刚主编）
15 人体形态学（李伊为主编）★
人体形态学实验指导（李伊为主编）
16 细胞生物学（赵宗江主编）★
17 神经系统疾病定位诊断学（高玲主编）
18 西医诊断学基础（凌锡森主编）
19 医学分子生物学（唐炳华　王继峰主编）★
20 中西医结合康复医学（高根德主编）
21 人体机能学（张克纯主编）
人体机能学实验指导（李斌主编）
22 病原生物学（伍参荣主编）
病原生物学实验指导（伍参荣主编）
23 生命科学基础（王曼莹主编）
生命科学基础实验指导（洪振丰主编）
24 应用药理学（田育望主编）
25 药事管理学（江海燕主编）
26 卫生管理学（景　琳主编）
27 卫生法学概论（郭进玉主编）
28 中药成分分析（郭　玫主编）
29 中药材鉴定学（李成义主编）
30 中药材加工学（龙全江主编）★
31 中药调剂与养护学（杨梓懿主编）
32 中药药效质量学（张秋菊主编）
33 中药拉丁语（刘春生主编）
34 针灸处方学（李志道主编）
35 中医气功学（刘天君主编）
36 微生物学（袁嘉丽　罗　晶主编）★
37 络病学（吴以岭主编）
38 中医美容学（王海棠主编）
39 线性代数（周仁郁主编）
40 伤寒论思维与辨析（张国骏主编）
41 药用植物生态学（王德群主编）
42 方剂学（顿宝生　周永学主编）
43 中医药统计学与软件应用（刘明芝　周仁郁主编）
44 局部解剖学（严振国主编）
45 中医药数学模型（周仁郁主编）
46 药用植物栽培学（徐　良主编）★
47 中西医学比较概论（张明雪主编）★
48 中药资源学（王文全主编）★
49 中医学概论（樊巧玲主编）★
50 中药化学成分波谱学（张宏桂主编）★
51 中药炮制学（蔡宝昌主编）★
52 人体解剖学（严振国主编）（英文教材）
53 中医内科学（高天舒主编）（英文教材）
54 方剂学（都广礼主编）（英文教材）
55 中医基础理论（张庆荣主编）（英文教材）
56 中医诊断学（张庆宏主编）（英文教材）
57 中药学（赵爱秋主编）（英文教材）
58 组织细胞分子学实验原理与方法
（赵宗江主编）★
59 药理学实验教程（洪　缨主编）
60 医学美学教程（李红阳主编）
61 中医美容学（刘　宁主编）
62 中药化妆品学（刘华钢主编）
63 中药养护学（张西玲主编）
64 医学遗传学（王望九主编）

新世纪全国高等中医药院校规划教材配套教学用书

（一）习题集

1 医古文习题集（许敬生主编）
2 中医基础理论习题集（孙广仁主编）
3 中医诊断学习题集（朱文锋主编）
4 中药学习题集（高学敏主编）
5 中医外科学习题集（李曰庆主编）
6 中医妇科学习题集（张玉珍主编）
7 中医儿科学习题集（汪受传主编）
8 中医骨伤科学习题集（王和鸣主编）

9 针灸学习题集（石学敏主编）
10 方剂学习题集（邓中甲主编）
11 中医内科学习题集（周仲瑛主编）
12 中国医学史习题集（常存库主编）
13 内经选读习题集（王庆其主编）
14 伤寒学习题集（熊曼琪主编）
15 金匮要略选读习题集（范永升主编）
16 温病学习题集（林培政主编）
17 中医耳鼻咽喉科学习题集（王士贞主编）
18 中医眼科学习题集（曾庆华主编）
19 中医急诊学习题集（姜良铎主编）
20 正常人体解剖学习题集（严振国主编）
21 组织学与胚胎学习题集（蔡玉文主编）
22 生理学习题集（施雪筠主编）
23 病理学习题集（黄玉芳主编）
24 药理学习题集（吕圭源主编）
25 生物化学习题集（王继峰主编）
26 免疫学基础与病原生物学习题集（杨黎青主编）
27 诊断学基础习题集（戴万亨主编）
28 内科学习题集（徐蓉娟主编）
29 西医外科学习题集（李乃卿主编）
30 中医各家学说习题集（严世芸主编）
31 中药药理学习题集（黄国钧主编）
32 药用植物学习题集（姚振生主编）
33 中药炮制学习题集（龚千锋主编）
34 中药药剂学习题集（张兆旺主编）
35 中药制剂分析习题集（梁生旺主编）
36 中药化学习题集（匡海学主编）
37 中医学基础习题集（张登本主编）
38 中药制药工程原理与设备习题集（刘落宪主编）
39 经络腧穴学习题集（沈雪勇主编）
40 刺法灸法学习题集（陆寿康主编）
41 针灸治疗学习题集（王启才主编）
42 实验针灸学习题集（李忠仁主编）
43 针灸医籍选读习题集（吴富东主编）
44 推拿学习题集（严隽陶主编）
45 推拿手法学习题集（王国才主编）
46 中医药统计学习题集（周仁郁主编）
47 医用物理学习题集（邵建华　侯俊玲主编）
48 有机化学习题集（洪筱坤主编）
49 物理学习题集（章新友　顾柏平主编）
50 无机化学习题集（铁步荣　贾桂芝主编）
51 高等数学习题集（周　喆主编）
52 物理化学习题集（刘幸平主编）
53 中西医结合危重病学习题集（熊旭东主编）

（二）易学助考口袋丛书

1 中医基础理论（姜　惟主编）
2 中医诊断学（吴承玉主编）
3 中药学（马　红主编）
4 方剂学（倪　诚主编）
5 内经选读（唐雪梅主编）
6 伤寒学（周春祥主编）
7 金匮要略（蒋　明主编）
8 温病学（刘　涛主编）
9 中医内科学（薛博瑜主编）
10 中医外科学（何清湖主编）
11 中医妇科学（谈　勇主编）
12 中医儿科学（郁晓维主编）
13 中药制剂分析（张　梅主编）
14 病理学（黄玉芳主编）
15 中药化学（王　栋主编）
16 中药炮制学（丁安伟主编）
17 生物化学（唐炳华主编）
18 中药药剂学（倪　健主编）
19 药用植物学（刘合刚主编）
20 内科学（徐蓉娟主编）
21 诊断学基础（戴万亨主编）
22 针灸学（方剑乔主编）
23 免疫学基础与病原生物学（袁嘉丽　罗　晶主编）
24 西医外科学（曹　羽　刘家放主编）
25 正常人体解剖学（严振国主编）
26 中药药理学（方泰惠主编）

中医执业医师资格考试用书

1 中医执业医师医师资格考试大纲
2 中医执业医师医师资格考试复习指南
3 中医执业医师医师资格考试习题集